智能医疗

医学人工智能的未来

[美] 张世尧（Anthony C. Chang）/ 著

齐惠颖　吴朝霞 / 译

德勤管理咨询 / 审定

 中国协和医科大学出版社

著作权合同登记号：图字 01-2022-3324 号

图书在版编目（CIP）数据

智能医疗：医学人工智能的未来 /（美）张世尧（Anthony C. Chang）著；齐惠颖，吴朝霞译 . -- 北京：中国协和医科大学出版社，2023.3
ISBN 978-7-5679-2142-9

Ⅰ . ①智… Ⅱ . ①张… ②齐… ③吴… Ⅲ . ①人工智能－应用－医学－研究 Ⅳ . ① R319

中国国家版本馆 CIP 数据核字（2023）第 002025 号

智能医疗：医学人工智能的未来 Intelligence Based Medicine: Artificial Intelligence and Human Cognition in Clinical Medicine and Healthcare

著　　者：[美] 张世尧（Anthony C. Chang）
译　　者：齐惠颖　吴明霞
策　　划：德勤中国
责任编辑：沈冰冰
封面设计：李新泉
责任校对：张　麓
责任印制：张　岱

出版发行：中国协和医科大学出版社
　　　　　（北京市东城区东单三条 9 号　邮编 100730　电话 010-65260431）
网　　址：www.pumcp.com
经　　销：新华书店总店北京发行所
印　　刷：北京联兴盛业印刷股份有限公司

开　　本：787mm×1092mm　1/16
印　　张：22.75
字　　数：350 千字
版　　次：2023 年 3 月第 1 版
印　　次：2023 年 3 月第 1 次印刷
定　　价：260.00 元

ISBN 978-7-5679-2142-9

序言

过去十年来，数字化浪潮席卷全球，而中国已走在全球数字化创新的前沿。在中国，数字经济蓬勃发展，据新华社报道，我国数字经济规模已由 2012 年的 11 万亿元增长至 2021 年的超 45 万亿元，数字经济占国内生产总值的比重也相应地从 21.6% 跃升至 39.8%。铸就这一数字化新纪元的是各类高新技术的崛起与应用：大数据、云计算、人工智能、5G、虚拟现实、区块链……是它们将高效、实时的分析变成可能，并逐步将其转为常态；是它们驱动数据资源价值化，将我国的数字经济加速推向"黄金时代"。

随着技术的迭代成熟、数字化赋能的优势不断显现，相伴而生的智慧应用已然成为近几年的主旋律，引领着人们的生活、工作、出行以及各行各业的全方位转变。我们所熟知的智能新能源汽车、自动驾驶技术，还有"车云一体""车路协同"等概念，便是利用移动互联网、物联网、大数据、云计算等先进技术，与传统交通运输业进行渗透融合而形成的"智能交通"；我们时常听闻的"智慧城市"，则是借助高新技术优化配置城市核心资源，促进城市管理与发展的理念。同样，数字化技术在医疗领域也开始了实践，如智能导诊、机器读片、辅助诊断、研发筛选，不一而足。智慧应用在医疗健康行业的生根与发展，势必推动医疗生态体系中的多方群体激荡新思，为其插上创新的翅膀，并为整个行业带来颠覆性的变化。

在一次数智医疗产业峰会上，我有缘认识了张世尧博士。作为全球顶级的心脏病专家，同时也是医疗人工智能领域的全球领军人物，张博士深度见证了人工智能在美国乃至全球医疗市场的发展历程。在这之后，我和张博士的交谈十分投机，我了解到他本人也正致力于帮助中国医疗机构持续推动信息化和智能化。他和他的团队多年来摸索和总结的经验和工具，在实践中发挥着巨大的作用。

张博士撰写的这部《智能医疗：医学人工智能的未来》，深入浅出地阐述了医疗人工智能的前世今生、前沿应用、各个细分领域的发展动态和未来展望，是这个领域的权威著作。在此，我谨向张博士表示热烈祝贺！本书的问世，能为所有致力于中国医疗行业建设发展的有识之士提供技术方面的指引和极具前瞻性的启发。智能医疗的应用空间和未来发展不可限量，但这绝非单一医疗机构或医疗健康企业凭借一己之力所能实现的；相反，相关各方应打造、巩固行业内的生态圈，与合作伙伴们同心同向，聚智聚力，领驭人工智能在医疗领域的变革与发展，为"健康中国 2030"的愿景添砖加瓦。

戴耀华

德勤中国首席战略官
德勤管理咨询中国首席执行官
2022 年 5 月于上海

推荐序

　　人工智能革命正在改变我们生活和工作的方方面面。没有什么比人工智能在健康和医学领域的应用更重要、更有影响力了。在《人工智能》一书中，李开复指出："当我们在 2041 年回望时，我们可能会看到医疗保健是人工智能带来的最大变革。"

　　本书是现今可用的最丰富的知识纲要之一，它可以帮助读者了解人工智能在临床环境中的重点概念，同时帮助人们清晰看到人工智能在医疗健康规划和服务的各个方面渗透、普及的未来。

　　在这本书中，张世尧博士巧妙地为在临床中计划并使用人工智能的关键概念奠定了基础。在此过程中，他让精通和不精通技术的读者都较为容易地理解了人工智能的特殊功能。本书不仅是了解当今人工智能在健康和医学中应用的极好资源，还可以作为临床和健康领导者管理未来几年的趋势变化指南。

汤姆·劳里
微软全球健康和生命科学行业人工智能部门主席
福布斯科技委员会委员
人工智能书籍作家

"教育是改变世界最强有力的武器。"

——纳尔逊·曼德拉（南非前总统）

医学的演进速度常落后于每一次技术或工业革命的脚步，我们目前正处于人工智能、大数据和机器人技术发展的数字时代。与"健康中国 2030"战略重点类似，美国国家医学研究学会提出，未来医疗健康发展的重要方向是：更好的健康和福利保障，高价值医疗和更深入的科技应用。

临床医学经历着从经验决策到循证和智能实践发展的持续挑战，同时很多医疗健康体系在此过程中面临着不可持续的预算赤字以及系统性浪费等问题。在从证据到指南再到实践这条艰难崎岖的道路上，医生们一直被归因于缺乏知识（没有时间、信息量太大和缺乏获取方法）、态度、行为和技能。

由张世尧博士编写的这部《智能医疗：医学人工智能的未来》非常适时，张博士不仅是医学博士、工商管理学硕士、公共卫生学硕士、理学硕士，同时也是一位对医学人工智能实践有极大兴趣的教育开拓者、创新者和数据科学家。我从事临床科学、临床教育和临床管理多年，非常喜欢阅读这本书，并且正将其用作医疗健康人工智能主题和医学领域应用场景的"未来参考"，或用来核实生物医学数据科学、机器学习方法等。每一次重新阅读这本书都能使我温故而知新，这本书对人工智能历史、数据科学原理和应用、人类认知以及医学人工智能在当前和未来不同医学领域的应用场景进行了全面总结。

我强烈推荐本书给任何有兴趣了解医学人工智能并应用到实践中或支持其机构转型的临床医生和实习医生。本书将激励和赋能新一代临床医生，使其从数据科学视角来积极应用到多学科，同时在多专业（教育、管理等）以及不同行业之间进行密切协作，从而实现"健康中国 2030"的愿景和使命，并成为医疗健康的重点方向。

郑仲煊
加拿大健康科学院院士
香港中文大学（深圳）医学院创院院长、校长讲座教授本书介绍了人工智能在医疗健康领域的基本概念、模型、技术、方法和应用，对智能诊疗和智能医院的建设具有很强的指导作用，对我国医疗健康领域的政策、法规、规划等有重要的参考价值。

中国是一个人口大国，也是数据大国，海量医疗数据是国家重要的战略资源，将医疗数据资源转化为国家数据资产，实现数据增值和数据驱动的产业发展，对提升诊疗效率，提高医疗健康水平有着重要的现实意义和广阔的发展前景。特别是中国医院的医疗水平参差不齐，如何使优质的医疗技术和专家资源下沉到基层医院，提升高效、同质、智能的医疗服务水平，降低医疗成本，减轻社会经济负担，是国家和医疗行业面临的难题，也是亟待解决的瓶颈。当前，制约发展的主要问题，包括大数据使用和管理的政策与机制未能充分发挥效能；医疗数据的隐私性限制了医疗数据的易用性；医疗数据治理、汇聚、整合、应用尚未建立统一的技术体系和实用的标准规范；缺乏适用于医疗多模态数据的新一代人工智能的大模型和创新算法；缺少"理－工－医－信"多学科团队的深度融合和"研－试－用－评"协同创新的生态模式。

本书重点回顾了医学人工智能发展的历程，总结了医学人工智能的基本理论、核心原理、重要技术，凝炼了人工智能在医学领域的应用场景，指明了医学人工智能未来的发展方向，为智慧医疗实践提供了有效的支撑，为疾病的人工智能辅助诊疗提供了重要的借鉴，为医学与人工智能的融合发展提供了全新的视角，对破解医学人工智能领域和行业发展的困难和瓶颈、加快智慧医学工程学科和人才团队的建设、促进智慧医院建设和智慧医疗产业发展以及提高我国智慧医疗水平和高质量发展的国际竞争力，有着重要的启示和参考价值。

何昆仑
中国人民解放军总医院主任医师、教授

我们始终相信，将最前沿的科技用于治病救人永远值得人类探索。人工智能作为前沿科技在医疗行业正在引发的变革是令人瞩目的。在医疗影像、数据分析、生命科学以及疾病的诊断、治疗和管理中，人工智能技术正在致力于帮助病人减少辐射照射、更快更好地生成影像、更高效地找到疾病的靶标，并在临床治疗上更精准地消除病变。更为重要的是，无论在科研、临床、制药，还是在医院管理、培训等方面，人工智能还有更多潜能值得挖掘。

作为人工智能、大数据和高性能计算的解决方案供应商，我们非常赞同张世尧博士的观点，同时也非常期待如张博士提到的"在人工智能为医疗带来价值的所有方式中，我想解决最困难的问题之一 —— 为个体患者提供精准护理的能力……患者的疾病在发生之前就能被预测到，而且知道能更改其自然过程的具体干预措施，这将使医疗保健从被动性转变为预期性，从路径驱动转变为数据驱动，从'清单'方法转变为精准护理。"而所有的这一切，"如果没有人工智能的力量，将永远无法很好地实现。"

本书作者对人工智能在医疗行业中的应用场景做了详尽的描述，并且对于人工智能在医疗行业中的颠覆性创新，特别是对于医术与人工智能结合对健康生态系统产生的变革，进行了深入的探讨。此书对于人工智能在医疗领域的应用和实践的思考深具抱负和智慧，让我们一同与张博士研读并探索人工智能与医疗相结合的各种可能性。

陈景
上海信弘智能科技有限公司董事长

自序

40 年前，我作为一名年轻的美籍华裔儿科心脏病专家第一次来到上海，加入了一个多机构的儿科心脏团队，来帮助促进中国儿童心脏项目中的中美合作。这次旅行的结束恰逢中秋节，我与新认识的中国家庭一起度过，这次会面激发了我对中国的热爱，并永远改变了我的临床事业和个人生活。

自那次有意义的旅行以来，我有幸多次返回中国从事临床工作、参加学术会议，并借此机会与我的中国同事以及我的大家庭变得更加亲近。多年来，我很荣幸地见证着中国令人震惊的飞速成长和繁荣发展。中国在迅速成为世界经济大国的同时，也在临床医学和医疗保健领域取得了同样快速的进步。

同样，我们现在看到中国在人工智能方面的强大能力正在迅速提升。我衷心希望这本书能够指导中国乃至整个亚洲的临床医生理解并采用人工智能作为我们这一代人最宝贵的医疗健康资源。就像我多年前有机会为中国在儿科心脏护理领域带来创新理念一样，我为能够以人工智能在临床医学领域的创新应用做出贡献感到特别荣幸。我永远感谢我的一众朋友和同事，他们让我有机会为改善中国和亚洲以及世界其他地区许多人的生活做出贡献。

多年来，上海已成为我的第二个家。在 40 年前的第一次旅行之后，我对上海的第一个记忆是上海外滩和平饭店优雅的装饰艺术设计。虽然其中许多建筑元素已经过翻新和现代化改造，但至今仍有一些原始设计保留在酒店内。这种新旧并置象征着人工智能在未来临床医学的应用场景，也象征着我与中国的持续关系：充分利用崭新的现代世界的丰富性所提供的资源，同时保留传统世界仍然有意义的元素。

目录

01 人工智能的基本概念 / 001

定义 / 001

人工智能和神经科学 / 012

02 人工智能的历史 / 016

关键人物和事件 / 018

重要时期和类型 / 019

03 人工智能在医学领域的发展史 / 021

基于规则的专家系统 / 021

其他人工智能方法论 / 027

应用失败 / 028

人工智能应用于医学领域的十大常见误解 / 028

04 医疗数据和数据库 / 033

医疗数据 / 033

医疗数据管理 / 039

医疗数据库 / 041

数据到智能的连续体和人工智能 / 043

05 机器学习和深度学习 / 045

机器学习简介 / 045

神经网络和深度学习 / 075

模型的性能评估 / 092

机器学习和深度学习的基本问题 / 100

06 人工智能的其他关键概念 / 112

认知计算 / 112

自然语言处理 / 119

机器人学 / 123

与人工智能相关的其他关键技术 / 127

与人工智能相关的关键问题 / 137

提高医学领域人工智能知识水平的十种方式 / 143

07 临床医师认知与医学中的人工智能 / 146

智能医学的基本原理 / 146

人工智能在医学中的应用：未来的挑战 / 159

临床医师认知与医学中的人工智能 / 183

当前人工智能在医学中的应用 / 195

08 子专业领域的人工智能 / 213

人工智能在子专业领域的现状 / 213

子专业、人工智能的策略及应用 / 213

09 人工智能在医学中的实现 / 311

10 未来人工智能的关键概念 / 325

11 人工智能在医学领域的未来 / 339

后记 / 351

人工智能的
基本概念

我们往往高估一项技术在短期内的效果，而低估其长期的效果。

——罗伊·阿拉玛，未来研究所联合创始人

定义

"智能"（Intelligence）一词来源于拉丁词根 legere，意为"收集、集合和组装"，其同系词 intellegere 意为"认识、理解、感知和选择"。智能可以定义为学习或理解、处理新情况或应用知识和技能来改变环境的能力。

智能通常与数据、信息、知识、智力和智慧等有趣的单词列表相连，这些词构成了一个信息层次，但经常被误解（见图 1.1）。数据是信号和事实的基础层，在没有上下文的情况下几乎没有意义。信息是在更加结构化且更有意义的环境中的数据，并且通常组织得更好。如果数据是信息的原子，那么信息就可被视为是一个分子。当信息变得更有语境时，就成了知识。知识可以是显性的，也可以是隐性的，其涉及理解模式，也用于实现目标。智力是获取和应用知识以实现目标的能力。智慧是对源自智力的原则的理解，并在其中嵌入了反思自我、憧憬未来的价值观和信念。智能和智慧的区别在于，后者是以良好的智力利用价值观和伦理来提供动力的明智决策，因此更难获取。从数据到智能是一个连续体，有了好的智能，一个人就能拥有智慧；在医疗保健领域，最终应该有一个智慧和智能的双向连续体，指导人们如何收集、存储和分享数据、信息和知识。

这些定义对人工智能有着有趣的影响。也许对人工智能最好的定义是美国认知科学家马文·明斯基给出的：让机器做本需要人的智能才能够做到的事情的一门科学。在某种程度上，人工智能并没有什么"人工"，因为人类是这门学科的创造者，任何工作，即使是由机器自主进行的，也仍然植根于人类早期的工作。

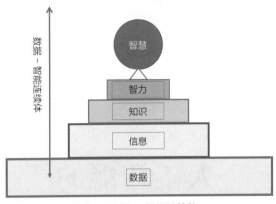

图 1.1 数据 – 智能连续体

人工智能的种类

人工智能可以分为弱人工智能和强人工智能：弱人工智能（也被称为"特定"人工智能或"窄"人工智能）属于能够执行特定任务（例如下棋或危险边缘游戏！）的人工智能技术；强人工智能（也被称为"广"人工智能或"通用"人工智能）更难获得，它也被称为通用人工智能（见图1.2）。通用人工智能涉及能够执行需要人类感知和理解的智力任务的机器。然而，公众对人工智能的不准确认知仍停留在来势汹汹、威胁人类的机器人（比如《2001太空漫游》或《终结者》）。最近，这种看法受更复杂人工智能启发，但仍停留在电影《她》（2013年）和《机械姬》（2015年）中的拟人化的机器人或半机械人。瑞典哲学家尼克·博斯特罗姆在他富有启发性的书中警告说，超级智能的出现，本质上是一种在智力上超越人类的智能体（一种在几乎每个领域都比最优秀的人类大脑聪明得多的智力，包括科学创造力、一般智慧和社交技能）[1]。未来学家雷·库兹韦尔描述了一种技术奇点与之类似，即机器智能在指数增长下将在2045年左右取代人类智能的现象[2]。简言之，这些人工智能学者对未来几十年人工智能的发展持乐观而谨慎的态度。

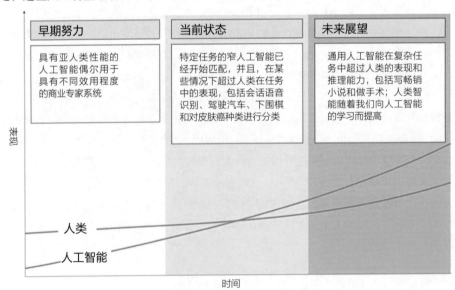

图 1.2 人工智能与人类表现的对比

人工智能与数据科学

机器学习以及更稳健和特定类型的深度学习不是人工智能的同义词，但二者经常互换使用；机器学习和深度学习是人工智能方法（见图1.3）。然而，人工智能确实与数据科学和统计数学相重叠。在数据科学中，有数据分析和数据挖掘（除了与机器学习和人工智能的一些交叉之外）。数据分析是从假设开始，利用数据集的高级算法来回答询问的学科。与数据科学的不同之处在于，它更多地涉及描述性和相关类型的预测分析，而不像数据科学更侧重于因果类型的预测分析、指导性分析和机器学习。数据挖掘是从数据集里发现关联或模式，以产生潜在的问题和假设的子学科。简言之，如今人们对数据科学家的期望是一个全能的数据矿工、数据分析师、数学家和统计学者，并且精通人工智能（包括机器学习和深度学习）。

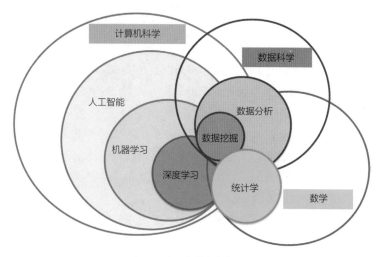

图1.3 人工智能与数据科学

数学在医疗人工智能中的作用

兰达尔·摩尔曼

兰达尔·摩尔曼是一位心脏病专家，也是一位有数学背景的心血管工程师，他撰写的这篇评论，是关于临床医生学习人工智能方法学算法时数学基础知识学习的重要性的。

自然现象之间也有一种节奏和模式，肉眼不可见，只有通过分析可见。——理查德·费曼，《物理定律的特征》。

20年前，我和同事开始根据床边心电图监测器的连续时间序列数据进行早产儿败血症的早期检测。在观察心率时间序列的无数个小时中，我们发现了一个稳定的现象——变异性降低和短暂减速的异常心率特征——在临床怀疑患病前的几个小时内[1]。我们还发现，基于这一特定的时间序列相关的发现与基于时域和频域分析的经典心率变异性工具的检测相抵触。因此，我们决定要么设计新的相关数学应用，要么停止。

当时还没有人工智能，也没有机器学习（更不用说深度学习）、大数据或数据科学。所以，虽然今天我们可能会把整件事情交给计算机来解决，但在当时是不可能的。相反，我们设计了一套数学工具来量化异常心率特征中变异性降低和短暂减速的程度。（样本熵就是当时设计出来的算法，该算法现在已经发展了 [2]。）几年后的临床研究表明，基于这些数学时间序列分析的风险估计挽救了无数生命 [3]。从这个实践中，我们着重学习了数学在照顾单个患者中的价值。

现在我们了解了人工智能，以及它将为我们完成所有工作的希望。一个人只需将所有的数据保存到计算机中，它就会找到所有的相关性，包括你已知的、显而易见的和你做梦也想不到的关系。听起来好得不像真的，我也没有说这不是真的。但我想知道——用人工智能方法检测新生儿败血症会带来同样的临床工具和临床益处吗？人工智能会开发出样本熵等普遍有用的指标吗？

最近，我们在威廉与玛丽学院的同事开发了优雅的时间扭曲和基于小波变换的方法，用于识别早产儿呼吸的主要障碍、新生儿呼吸暂停和周期性呼吸 [4]。研究结果——用于研究和临床护理的定量呼吸记录——很可能改变医生照顾婴儿的方式 [5]。同样，我们自然也想问人工智能方法是否会产生同样的结果。

这些是我们计划进行的实验。准备时，我阅读了关于人工智能方法论的报道，我有时被作者对算法的盲目信任所震惊。因此，关于卷积神经网络的教程可能限于定性描述和调用库存程序的一些代码行。这是非常不理想的。如果我们在新生儿重症监护病房进行这样的时间序列分析，我怀疑我们不会取得任何进展。

我建议新一代医生要从上一代人身上吸取教训，最大限度地发挥人工智能的好处、尽量减少坏处。我有以下一些想法。

1. 如果你要使用人工智能，你需要了解算法中的每一个数学运算以及它们的来源。你可能会被你需要知道的东西的深度吓倒，或者为奠定人工智能基础的算法的历史和稳定性欢呼。可以说，矩阵代数、微积分基本定理、概率论和随机变量以及熵估计都是关键——即使它们在人工智能中使用时似乎都有不同的名称。如果你对人工智能的基础数学知识没有很好的了解，你就无法得心应手地使用它。

2. 如果你知道，比如说，时间序列数据中的有用特征，你应该提前计算它们，并把它们和原始数据输入计算机。也就是说，如果你能用眼睛分辨出两个数据集之间的差异，那么没有什么比设计或采用数学方法来量化这种差异更有价值的了。

像任何新科学一样，人工智能也有它的怀疑论者。因此，人工智能从业人员有责任提升这一领域的未来前景。在我看来，这需要自下而上地理解相关的数学知识，既要理解人工智能算法，也要理解数据特征。

参考文献

[1] Griffin MP, Moorman JR. Toward the early diagnosis of neonatal sepsis and sepsis-like illness using novel heart rate analysis. Pediatrics 2001;107:97104.

[2] Richman JS, Moorman JR. Physiological time series analysis using approximate entropy and sample entropy. Am J Physiol 2000;278:H203949.

[3] Moorman JR, Carlo WA, Kattwinkel J, Schelonka RL, Porcelli PJ, Navarrete CT, et al. Mortality reduction by heart rate characteristic monitoring in very low birth weight neonates: a randomized trial. J Pediatr 2011;159:9006 PMID 21864846.

[4] Lee H, Rusin CG, Lake DE, Clark MT, Guin LE, Smoot TJ, et al. A new algorithm for detecting central apnea in neonates. Physiol Meas. 2012;33:117 PMID: 22156193.

[5] Dennery PA, DiFiore JM, Ambalavanan N, Bancalari E, Carroll JL, Claure N, et al. Pre-Vent: the prematurity- related ventilatory control study. Pediatr Res 2019;. Available from: https://doi.org/10.1038/s41390-019-0317-8.

其他人工智能方法论包括认知计算，自然语言处理、计算机视觉、机器人学以及自主系统等（见图1.4）。认知计算（以IBM的沃森认知计算平台为例）可以涉及无数模拟人类思维过程的人工智能工具，而自然语言处理将人类语言与计算机编程的处理、理解和生成联系起来。除了在深度学习和卷积神经网络下，将不单独讨论计算机视觉。由于其令人印象深刻的外形，机器人学被认为是人工智能及其相关自主系统的一部分（在人工智能而非信息技术的背景下）。也许应该把人工智能想象成"交响乐"，作为作曲家或指挥的你可以把各种乐器放在一起，来实现你谱写和想象的音乐。有许多人工智能工具是这些元素的组合，例如组合用于机器人过程自动化或聊天机器人的机器学习和自然语言处理，或者是用于认知计算的自然语言处理与机器学习。前面提到的所有这些人工智能方法论都将在本书后面部分更详细地介绍。

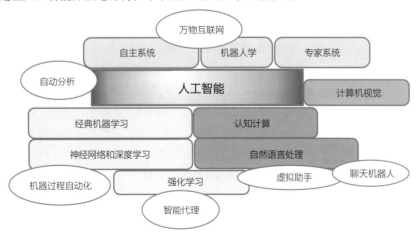

图1.4 人工智能的诸多领域

人 - 机智能连续体

人工智能可以在人 - 机智能连续体的背景下描述[3]，有三种类型的人工智能：辅助智能、增强智能和自主智能（见表 1.1）。表 1.1 说明了这三种类型的人工智能，以及医疗实践中的例子。辅助智能是指机器执行自动化的任务，任务始终不变并且不需要与人类进行交互（例如工厂中的某些自动化任务，以及现在无处不在的机器人真空吸尘器）。另一方面，增强智能意味着人和机器之间存在积极且持续的交互，使得人和机器都接受信息和学习（例如机器学习）。有些人喜欢避免使用"人工"这个词，在某些情境下使用增强智能，以提高人工智能在医学和医疗保健领域的接受水平。自主智能，如自动驾驶车辆，涉及由机器连续地与机器学习进行自动决策。

各类智能的例子越来越多，但自主智能机器（如自动驾驶车辆和无人机）的数量在过去几年中大幅上升。自主智能已经在生物医学领域开始应用，最近美国食品药物监督管理局批准了第一个自主功能诊断工具，一种糖尿病视网膜病变的深度学习筛查工具，它不需要医生的输入，可以输出以下两个结果之一：超过轻度糖尿病视网膜病变阳性（转诊至眼科护理专业人员）或阴性（12个月内重复筛查）[4]。

表 1.1 人 - 机智能连续体

智能类型	定义	人类参与程度	例子	医疗例子
辅助智能	系统进行自动化重复性任务	很少或者没有	工业机器人	通用机器人用于血液相关工作（哥本哈根医院）
增强智能	人机合作进行决策	一些或者较高	商业分析	沃森肿瘤学（纪念斯隆 - 凯特琳癌症中心）
自主智能	决策由可适应性的智能系统自主做出	很少或者没有	自动驾驶汽车	IDx-DR 视网膜图片（爱达荷大学）

分析学连续体

除了人 - 机智能连续体，还有一个受人工智能启发的分析学连续体（描述、诊断、预测、指导和认知分析），其从数据科学的角度增加智能和自主行为（见表 1.2）。描述性分析（传统的商业智能）即使在医疗保健领域也很常见，并使用成熟的统计方法和软件包来完成大部分报告功能。这里使用的方法包括数据可视化和数据挖掘。诊断分析可以创造更多价值，但更难实现。此处使用的方法包括查询和根本原因分析。预测分析不像前两种类型那么常见，却是通过使用通常被认为是略逊于机器学习的统计方法（如分类、回归和聚类）检测数据中的模式来提供见解。指导性分析是一种更高级别的分析，通过利用机器学习和深度学习给出建议，优化人类决策。从事这一领域的主要是数据科学家而非数据分析师。认知分析是当项目或企业部署人工智能方法（如强化学习、深度学习和认知计算）以实现具有智能的自我学习行为特征的类人认知时，所呈现的最高级别的分析，因此也是迄今为止最难实现的。

表 1.2 分析学连续体

类型	焦点	工具	问题
描述	报告	统计学软件 数据可视化	发生了什么?
诊断	见解	统计学软件 数据可视化	为什么发生?
预测	预测	统计学模型 预测建模	将来会发生什么?
指导	优化	预测建模 机器学习	我应该做什么?
认知	智能	强化学习 认知计算	可能发生的最好的情况是什么?

人工智能热：临床指导性分析

约翰·弗隆费尔特

约翰·弗隆费尔特是一位对指导性分析感兴趣的医生，他撰写了这篇关于被称为 Eigen 空间映射的有趣实体的评论，其与为风险预测和干预设计的临床矢量相关联。

当今美国的医疗保健是不可持续的。虽然医疗费用的上升率超过了 GDP 的增长率，但医疗质量却下降到了发达国家中的后十分位。这是基于数据、专家意见确定的，并已成为常识。根据普华永道健康研究所的数据，有 3120 亿美元浪费在无效或未实施的临床治疗上。这种浪费归因于多余的检查、可预防的再入院、慢性疾病的管理不善、可避免的急诊科就诊、医源性感染、治疗差异和医疗差错。在确定根本原因(和指责)与可能的解决方案上花费了巨大的精力。面对这一复杂的挑战，我们没有唯一的答案，但人工智能注定会起到举足轻重的作用。

在人工智能为医疗带来价值的所有方式中，我想解决最困难的问题之一——为个体患者提供精准护理的能力是当前医疗计划的一个目标，但现有的范式将门槛定得太低了。以个性化的方式整体地管理患者目前的状况，缩小医疗的差距并减轻可避免的伤害，这一目标很高尚，但如果没有人工智能的力量，这将永远无法实现。想象一下，一名癌症患者，被确定在未来 30 天内有死亡的风险，由此产生的干预措施阻止了发展中的败血症，而败血症会迅速导致她的死亡。人工智能在这个场景中的应用究竟会是什么样的呢?

让我们考虑一下，如果我们能预测发生在患者身上的病情，而且知道能改变其自然进程的具体干预措施，那么医疗保健会如何变化。这将使医疗保健从被动性转变为预期性，从路径驱动转变为数据驱动，从"清单"方法转变为精准护理。识别风险和防止产生不利结果的权力在我们的掌握之中；想象一下，五名糖尿病患者，今天看起来很好，但注定要在未来 30 天内住院，人工智能驱动的处方护理将确保每个人都得到单独管理，采取独特的干预措施，从而降低风险。

结果，其中的两个、三个甚至五个人全都免于住院。

这是科幻小说，还是人工智能的确有助于这一场景？我们必须承认，典型的预测建模价值有限，甚至会导致更大的问题，即增加资源来管理和预防并发症。预测建模做的较好的一件事是：风险分层使我们能够识别阴性结果风险较高的患者——这比不知道风险要好。经过权衡，这种方法既不能识别受影响的患者，也不能提供针对患者的干预措施。此外，随着资源被广泛用于高危人群，使用率也会增加。

还有更好的办法。在医疗保健信息和管理系统协会分析采用模型中，最高的成熟度层次是阶段7（见表1.3）：指导性分析。虽然这些分析层次（和分析成熟度）很重要，但应用新颖的人工智能方法可以使机构跳转到指导性分析，而不必花费多年为前6个阶段奠定基础。一个解决方案的例子是通过使用光谱分析和Eigen空间映射，这种方法现在应用于患者护理；与搜索引擎、在线购买和社交媒体类似，这种方法允许同化不同的数据集，而不会引入传统方法中典型的偏差。这种自下而上的方法，使用所有可用数据，可以辨别典型预测模型之外的风险患者（见图1.5）。

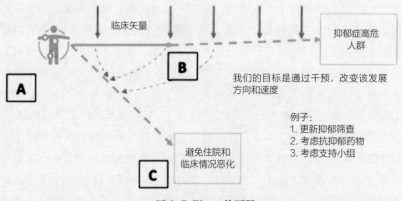

图 1.5 Eigen 的原理

在图1.5中，Eigen空间映射与人工智能技术的结合（A）可以识别并通过特定干预使个体患者的轨迹从负面结果（B）变为更好的结果（C）。人工智能提供的能力有（1）识别可能影响的患者和（2）按对患者潜在益处进行堆叠排列。

通过这些强大的技术，已经有了显著减少并发症的成功例子，如跌伤、压迫性损伤甚至医院环境中的败血症。在门诊环境中，这项技术的应用有助于减少可避免的急诊科就诊和住院，甚至预测和预防抑郁症和阿片类药物依赖等并发症的出现，随着预测建模过时，临床指导性分析将迎来一个新时代，将推动医疗保健比以往任何时候都更接近实现三重目标。

此外，HIMSS 还推广使用分析成熟度累积能力的接受模型，不要与后面提到的另一个七阶段评分系统、电子医疗记录接受模型混淆（见表 1.3）。

表 1.3 医疗保健信息和管理系统协会采用分析成熟度模型

阶段	问题
7	个体化医疗和指导性分析
6	临床风险干预和预测性分析
5	加强医疗质量，人群健康，理解医疗经济学
4	衡量和管理循证医学和医疗不确定性，减少浪费
3	高效一致的内部和外部报告生成和调整
2	建立核心数据储存：中心化数据库外加分析能力中心
1	构建基础：数据整合和最初数据治理
0	碎片化的单点解决方法

人人健康，处处人工智能

史蒂夫·怀特灵和雪莉·普里斯

美国医疗信息与管理系统协会（HIMSS）

史蒂夫·怀特灵和雪莉·普里斯都有技术背景，在美国医疗保健信息和管理系统协会担任领导职务，他们就美国医疗保健信息和管理系统协会的观点撰写了这篇评论，即人工智能这样的颠覆性技术如何成为全球健康生态系统的变革性工具。

与大多数颠覆性创新一样，人工智能可以用多种方式部署，也可以被视为一个积极或消极的创新成果。这并不奇怪。在医疗保健领域，除非有真实的投资回报，并且满足我们对安全性、一致性和产出的要求，我们倾向于（或应该）将对现有业务／护理模式的改变视为潜在有害。即便如此，我们还是要问：对新的颠覆性技术进行风险回报值得吗？

我们已经见证了人工智能提供更好护理的巨大潜力。例如，正如美国医疗保健信息和管理系统协会的首席临床官查尔斯·亚历西博士所说[1]，一种机械化的放射学方法，只要它和目前的实践一样有效，就会对工作人员和患者都有很大的好处。对患者的优势是巨大的，因为无须 24 小时安排临床医生进行常规放射，提高了可及性和便利性。此外，它减少了医疗费用，例如使用非现场（通常是远程）放射科医生，这不仅节省了资源还降低了治理方面的临床风险。

此外，随着医护人员工作负荷越来越大，人工智能兑现了将他们从平凡简单的任务中解放出来的承诺，让他们进一步关注患者，从事更令人满意更复杂且有活力的工作。

美国医疗保健信息和管理系统协会《洞见》杂志总编菲利普·格雷观察到，[2] 在医疗保健领域推进人工智能需要创新者的实际智慧。这意味着要找出差距，而不是模仿已经有效的做法。医生知道如何制订他们的肿瘤治疗计划，但他们需要帮助确定哪些癌症患者将受益于免疫治疗。这就是人工智能可以协助的地方。

除了推进决策支持、增加医生价值、改善预测分析和促进人口健康管理，人工智能还可以帮助医疗保健领域改善其业务和运营底线。

在美国医疗保健信息和管理系统协会 2018 年召开大数据和医疗分析论坛期间及之后，医疗信息技术新闻编辑迈克·米尔德与美国大学医疗保健管理项目总监萨姆·汉纳探讨了 [3] 非临床人工智能的用途。在财务和运营领域——人力资源、人才管理、收入周期 [4] 等——人工智能和机器学习可能最适合为医院和卫生系统提供即时的投资回报和有形收益。汉纳说："我们总是谈论患者和临床医生。显然，他们是我们医疗保健生态系统的关键组成部分。但患者和临床医生是由多个职业支撑的：行政、后勤、信息技术、财务、HR 和许多其他人员。"

例如，汉纳说，人工智能可以用来筛选求职者，以确定哪些是最符合手头的工作描述的人。另一个例子是在战略商业规划方面，在财务预测模型中使用人工智能可以帮助机构了解其决策的影响，并学习如何做出更好的决策。

考虑到人工智能在临床和底线方面带来的潜在投资回报率，医疗提供系统正在为人工智能、机器学习和其他新兴技术制定战略。我们在 2018 年美国医疗保健信息和管理系统协会的两项媒体调查中探讨了这个问题（见图 1.6）。

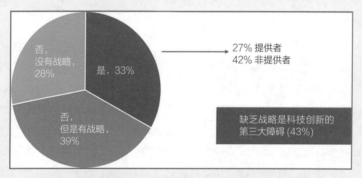

否，没有战略，28%

是，33%

27% 提供者
42% 非提供者

否，但是有战略，39%

缺乏战略是科技创新的第三大障碍 (43%)

图 1.6 你是否正在为包括人工智能和机器学习在内的新兴技术制定战略

在接受调查的 142 名在医院、医保公司和制药公司从事信息技术、商务、信息学和临床工作的专业人员中，尽管有 76% 的人报告说对如何最好地利用人工智能 / 机器学习缺乏清晰的了解，但 33% 的人正在制定新兴技术的战略，而 39% 的人计划尽快制定战略 [5]。与此同时，在另一项调查中，在 180 名接受调查的专业人士中，有 66% 表示，他们预计人工智能 / 机器学习将推动医疗保健领域的创新 [6]。

尽管人工智能仍处于起步阶段，但我们的发现加上 2017 年麦肯锡的研究表明 [7]，多个行业 20% 的受访者正在大规模使用至少一项人工智能技术，这表明人工智能作为一种颠覆性技术不仅仅是一个"非常闪耀的新技术"，它还有可能使业务流程变得更好。对于那些希望迈出试探性第一步的机构，麦肯锡的建议是："相信人工智能可以潜在地提高你的上限和下限。"

几点总结思考如下：

●考虑到将人工智能纳入临床和商业智能所需的组织、人力、财力和运营资源，这种颠覆性技术是否会至少在短期内加剧现有的医疗保健在护理、质量和成本方面的差距？随着医疗保健扩大这一颠覆性技术的使用是一个关键问题。

●采用诸如人工智能的颠覆性创新还依赖于来自用户（例如提供者）的合理、真实的信念和接收者（例如患者）的知识。就其本质而言，人工智能对很多消费者来说是一个尤其黑暗的黑盒。未来将需要可理解的医疗人工智能决策/预测解释工具，给提供者可以与患者共享的临床决策支持透明度依据，并向各方保证人工智能是准确且合理的。

●从芬兰到德国都在投资国家人工智能战略，尽管大多数国家都聚焦在医疗保健应用方面[8]。是否应该有更多的策略以支持更广泛地应用人工智能？

人工智能是通过利用信息化和技术的力量来改革全球健康生态系统的颠覆性技术。当我们在利用人工智能方面迈出这些新步伐时，除了在人口或个人护理层面进行创新之外，我们必须努力利用其潜力，实现世界各地每一个人的全面健康。

史蒂夫·怀特灵是美国医疗保健信息和管理系统协会的首席技术和创新官。围绕数字创新和技术，怀特灵战略性地指导企业范围的计划。

作为思想顾问团队的一员，雪莉·普里斯作为主题专家领导该机构围绕付款人、生命科学以及数据和分析进行工作——包括人口健康、临床和商业智能、精准健康、人工智能/机器学习。

美国医疗保健信息和管理系统协会是全球顾问意见领袖，通过应用信息和技术支持健康转型。作为一个使命驱动的非营利机构，美国医疗保健信息和管理系统协会提供思维引导、社区建设、公共政策、专业/人力开发和吸引人的活动，以帮助我们的成员发声。美国医疗保健信息和管理系统协会总部位于伊利诺伊州的芝加哥，服务于全球卫生信息和技术社区，重点业务遍及北美洲、欧洲、中东和亚太地区。

参考文献

[1] Alessi C. AI and the physician a blessing or a curse? In: Gratzel van Gratz P, editor. HIMSS insights 7.2: artificial intelligence. Chicago, IL: HIMSS Media; 2018. p. 313 [cited 21.05.19]. Available from: ,https://pages. healthcareitnews.com/HIMSSInsights2.html.

[2] Grätzel von Grätz P. The case for clinical intelligence. In: Gratzel van Gratz P, editor. HIMSS insights 7.2: artificial intelligence. Chicago IL: HIMSS Media; 2018. p. 2 [cited 21.05.19]. Available from: https://pages. healthcareitnews.com/HIMSSInsights2.html.

[3] Millard M. Making a persuasive business case for bigger AI investment. HITN [Internet] 2018; [cited 21.05.19]. Available from: , https://www.healthcareitnews.com/news/making-persuasive-business-case-bigger-ai- investment.

[4] Sanborn BJ. Why the hospital revenue cycle is practically begging for artificial intelligence and machine learning. Health Care Finance [Internet] 2018; [cited 21.05.19]. Available from: ,https://www.

healthcarefinancenews.com/news/why-hospital-revenue-cycle-practically-begging-artificial-intelligence-and-machine-learning.

[5] King J. Artificial intelligence and machine learning in healthcare. Chicago, IL: HIMSS Media; 2018. p. 17.

[6] Sullivan T. Artificial intelligence: 3 charts reveal what hospitals need in the near future. HITN [Internet] 2018; [cited 21.05.19]. Available from: ,https://www.healthcareitnews.com/news/artificial-intelligence-3-charts- reveal-what-hospitals-need-near-future.

[7] Bughin J, Chui M, McCarthy B. How to make AI work for your business. HBR [Internet] 2017; [cited 21.05.19]. Available from: ,https://hbr.org/2017/08/a-survey-of-3000-executives-reveals-how-businesses-succeed- with-ai.

[8] Grätzel von Grätz P. Old world new mission. In: Gratzel van Gratz P, editor. HIMSS insights 7.2: artificial intelligence. Chicago, IL: HIMSS Media; 2018. p. 115 [cited 21.05.19]. Available at ,https://pages.healthcareitnews.com/HIMSSInsights2.html.

人工智能和神经科学

在希腊神话中，伊卡洛斯渴望通过模仿鸟类来飞翔，但失败了；相反，人类在深刻理解空气动力学原理后，最终通过建造飞机和宇宙飞船，实现了飞行。同样，我们可以在彻底理解大脑和神经科学之后，通过构建机器智能来接近人工智能[5]。戴密斯·哈萨比斯回顾了过去在深度学习和强化学习背景下的机-脑交互作用，并预测了其他背景下（注意、情景记忆、工作记忆和持续学习）的心-机同步状态。在他看来，人工智能和神经科学令人兴奋的未来在于连接人类智能与机器；人类未来将关注的领域是对物理世界的直观理解、高效学习、迁移学习、想象和规划，最后是虚拟大脑分析。简而言之，创新的人工智能系统可以部分地受到大脑的启发，就像大脑可以被机器增强一样。

神经科学和人工智能

沙里夫·塔拉曼

沙里夫·塔拉曼是一位对人工智能充满热情的儿科神经学家，他撰写了这篇评论，阐述了人工智能与神经科学之间日益密切的关系，以及这两个相互关联领域的融合，以达到对其更高层次的理解。

进化

与其他医学学科不同，神经科学与人工智能有着独特的关系。人类的思维和我们对神经科学的理解长期以来一直激励和推动着人工智能的发展，相反，人工智能的进步也促进了我们对人类思维的理解。人工智能的一些最早的基础根本上是神经科学，许多首创人工智能系统的早期科学家在神经科学、心理学、数学和 / 或计算机科学方面具有跨学科的专业知识[14]。

在过去的四分之三个世纪中，神经网络在神经科学和人工智能交织的历史中前进，出现了监督学习、无监督学习、强化学习、递归神经网络、深度递归神经网络、卷积神经网络、递归神经网络和长时间记忆网络等新模式。神经科学已经为这些算法方法提供了丰富的灵感来源。

同时，神经科学和相关的医学学科，如神经病学和精神病学，已经采用了基于人工智能的工具。过去，人工智能主要限于研究应用；然而，人工智能在临床医疗保健环境中的实施正在稳步增加，在神经成像[5]、孤独症[6]、阿尔茨海默病[7]和癫痫[8]等神经疾病的诊断和管理以及预测[9]中都有应用案例。

增强

人工智能在神经科学相关学科中最成功的使用案例是该技术被定位为增强而非取代临床医生或医务人员。现实已经反复证明，人工智能和临床医生的伙伴关系优于算法独立使用或是临床医生独立工作。这种协同伙伴关系的存在是基于人工智能和人类的优缺点的二分法。

具体到医疗保健领域，人工智能正变得越来越广泛地被称为"增强智能"或"共生智能"。人工智能的这种替代概念化着眼于协助角色，强调增强人类而不是取代人类的能力。

神经科学中另一个新兴的技术领域是脑机交互。脑机接口的研究始于 20 世纪 70 年代。20年后出现了第一个神经假体装置，21 世纪初有了第一个植入的脑机接口。用于开发和应用脑机接口的机器学习已经被证明有助于解决一些最复杂的问题。

融合

尽管有人反对人工智能可以取代人类智能的概念，但我们渴望创造一个具有完全认知能力的通用人工智能，模仿人类的认知能力。这一愿望触手可及，并得到了量子和认知计算发展的支持。此外，神经科学和人工智能继续相互交叉融合的程度越深，通用人工智能在作者有生之年取得成果的可能性就越大。即使在通用人工智能成为现实后，人工智能也将作为一种工具，就像任何其他人类创造的工具一样。我们在人工智能和神经科学方面最大的进步已经并将继续源于神经科学和人工智能的融合[10,11]。未来，我们有希望对人类思维如何运作、人类未知的认知能力和神经接口技术有全新的理解。

参考文献

[1] McCulloch WS, Pitts W. A logical calculus of the ideas immanent in nervous activity. Bull Math Biophys [Internet] 1943;5:11533 [cited 26.01.19]. Available from: ,http://link.springer.com/10.1007/BF02478259.

[2] Hebb DO. The organisation of behavior. New York: Wiley; 1949.

[3] Turing AM. I. —— Computing machinery and intelligence. Mind [Internet] 1950;LIX:43360 [cited 26.01.19]. Available from: ,https://academic.oup.com/mind/article-lookup/doi/10.1093/mind/LIX.236.433.

[4] Rosenblatt F. Perceptron simulation experiments. In: Proceedings of the IRE; 1960.

[5] Bagher-Ebadian H, Jafari-Khouzani K, Mitsias PD, Lu M, Soltanian-Zadeh H, Chopp M, et al.

Predicting final extent of ischemic infarction using artificial neural network analysis of multi-parametric MRI in patients with stroke. PLoS One [Internet] 2011;6:e22626 [cited 26.01.19]. Available from: ,https://doi.org/10.1371/journal. pone.0022626.

[6] Abbas H, Garberson F, Glover E, Wall DP. Machine learning approach for early detection of autism by combining questionnaire and home video screening. J Am Med Inform Assoc [Internet] 2018;25:10007 [cited 19.12.18]. Available from: ,http://www.ncbi.nlm.nih.gov/pubmed/29741630.

[7] Zhang S, McClean SI, Nugent CD, Donnelly MP, Galway L, Scotney BW, et al. A predictive model for assistive technology adoption for people with dementia. IEEE J Biomed Health Inform [Internet] 2014;18:37583 [cited 26.01.19]. Available from: ,http://ieeexplore.ieee.org/document/6527964/.

[8] Yang C, Deng Z, Choi K-S, Jiang Y, Wang S. Transductive domain adaptive learning for epileptic electroencephalogram recognition. Artif Intell Med [Internet] 2014;62:16577 [cited 26.01.19]. Available from:,http://www.ncbi.nlm.nih.gov/pubmed/25455561.

[9] Rughani AI, Dumont TM, Lu Z, Bongard J, Horgan MA, Penar PL, et al. Use of an artificial neural network to predict head injury outcome. J Neurosurg [Internet] 2010;113:58590 [cited 26.01.19]. Available from: ,https://thejns.org/view/journals/j-neurosurg/113/3/article-p585.xml.

[10] Marblestone AH, Wayne G, Kording KP. Toward an integration of deep learning and neuroscience. Front Comput Neurosci [Internet] 2016;10:94 [cited 26.01.19]. Available from: ,http://www.ncbi.nlm.nih.gov/pubmed/27683554.

[11] Hassabis D, Kumaran D, Summerfield C, Botvinick M. Neuroscience-inspired artificial intelligence. Neuron [Internet] 2017;95:24558 [cited 09.12.17]. Available from: ,http://www.ncbi.nlm.nih.gov/pubmed/28728020.

医生大脑和机器智能

日常临床工作的"医生大脑"（见图1.7）可以通过其无数的功能来解构，并与机器等效能力相匹配。例如，心脏科医生需要以心电图、超声心动图以及可能的磁共振成像或CT扫描的形式查看医学图像。他还需要在听到患者或家属的病史后对病例进行思考。最后，他需要做出复杂的诊断和治疗决定。

这些机器可以执行临床医生日常且通常毫不费力地完成的一些功能。视网膜和枕叶视觉皮层的图像识别可以通过计算机视觉完成，图像解释由深度学习特别是卷积神经网络完成。大脑左半球的布罗卡区和韦尼克区的语言理解和表达功能可以通过机器自然语言处理及其理解和生成来执行。基于现有数据和过去经验思考特定临床病例的细微差别可以部分用机器学习来表示（尽管过程非常不同）。医生的额叶是帮助做出具有挑战性决策的大脑的一部分，通过认知计算、机器学习/深度学习和强化学习（包括深度强化学习），该过程可以部分地被计算机决策支持能力所模仿。

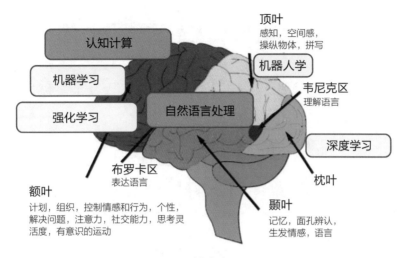

图 1.7 医生大脑

参考文献

[1] Bostrom N. Superintelligence: paths, dangers, strategies. London: Oxford University Press; 2014.

[2] Kurzweil R. The singularity is near. New York City: Viking Press; 2005.

[3] Quindazzi M. ,bit.ly/2oyHqEw.

[4] Personal communication with Dr. Michael Abramoff, 2018.

[5] Hassabis D, Kumaran D, Summerfield C, et al. Neuroscience-inspired artificial intelligence. Neuron Rev 2017;95（2）:24558.

人工智能的历史

人工智能的历史可以追溯到希腊哲学家亚里士多德有关逻辑学的研究，他制定了一套用于正确推理的三段论系统，以及古希腊的安提凯希拉机械装置，这是世界上已知最古老的模拟计算机[1]。统计学家托马斯·贝叶斯和他的概率以及贝叶斯推理框架，数学家乔治·布尔和他的布尔代数，博学家查尔斯·巴贝奇和他的早期数字可编程计算机（分析引擎），都为当今人工智能打下了基础（见表 2.1）。

表 2.1 人工智能（AI）简史

年份	人工智能发展里程碑事件	关键人物
公元前 384– 公元前 322 年	修辞学三段论	亚里士多德
	逻辑论证和分析方法	希腊哲学家
公元前 250– 公元前 60 年	安提凯希拉机械装置	希腊科学家和水手
	用于预测天文位置的最古老的计算机	
1763	贝叶斯推理	托马斯·贝叶斯
	关于事件概率的推理框架	英国统计学家
1854	逻辑推理	乔治·布尔
	用方程表示逻辑的框架	英国数学家
1837	分析引擎	查尔斯·巴贝奇 / 埃达·洛芙莱斯
	第一台通用计算机	英国博学家 / 程序员
1943	神经活动中内在思想的逻辑演算	沃伦·麦卡洛克 / 沃尔特·皮茨
	人工神经元的概念与逻辑功能	美国神经科学家和逻辑学家
1945	ENIAC 计算机	格兰登·巴恩斯
	第一台电子通用计算机	研究与工程主管

年份	人工智能发展里程碑事件	关键人物
1949	为国际象棋编写计算机程序	克劳德·香农
	国际象棋计算机程序的首例参考	美国数学家
1950	计算机与智能	艾伦·图灵
	成为图灵测试的"模仿游戏"	英国数学家
1951	SNARC	马文·明斯基
	第一人工神经网络	美国认知科学家
1952	第一个计算机国际跳棋程序	亚瑟·塞缪尔
	机器学习的早期演示	美国人工智能研究员
1955	逻辑理论家	艾伦·纽厄尔
	第一个模拟人类解决问题的人工智能程序	美国计算机科学家
1956	达特茅斯夏季人工智能研究项目	约翰·麦肯锡
	首次提出"人工智能"一词和人工智能的开创性事件	美国计算机科学家
1957	感知机算法与机器	弗兰克·罗森布拉特
	神经网络和深度学习的先驱	美国心理学家
1958	LISP	约翰·麦肯锡
	人工智能研究的编程语言	美国计算机科学家
1965	ELIZA	约瑟夫·魏泽鲍姆
	人机交互性自然语言处理程序	德美计算机科学家
1968	《2001：太空漫游》	亚瑟·克拉克
	HAL，有感知能力的计算机	英国小说家和未来主义者
1989	反向传播算法	
	多层神经网络的应用	杨立昆（贝尔实验室）
	人工智能现代	
1997	深蓝（IBM）	加里·卡斯帕洛夫
	在比赛中击败国际象棋世界冠军	俄罗斯国际象棋大师
2011	沃森（IBM）	戴维·费鲁奇
	DeepQA 项目击败《危险边缘！》游戏冠军	首席科学家
2012	ImageNet	杰弗里·辛顿
	具有 65 万个神经元的卷积神经网络使得错误率降至 15.3%	英裔加拿大计算机科学家

年份	人工智能发展里程碑事件	关键人物
2016	AlphaGo（DeepMind）	杰弗里·辛顿
	强化学习击败围棋冠军李世石	英国人工智能研究员和神经科学家
2017	AlphaZero（DeepMind）	杰弗里·辛顿
	同时进行多场游戏，并能通过自我博弈进行训练	英国人工智能研究员和神经科学家
2019	AlphaStar（DeepMind）	杰弗里·辛顿
	深度强化学习击败《星际争霸》游戏玩家	英国人工智能研究员和神经科学家

关键人物和事件

艾伦·图灵和图灵机

杰出的英国数学家和计算机科学家艾伦·图灵被公认为人工智能的绝对先驱，他在计算理论和研发计算机方面做出了开创性的工作[2,3]。他最有价值的贡献是他在第二次世界大战期间在布莱切利公园用机器智能破译了德国的恩尼格玛密码机（这段故事在电影《模仿游戏》中有所描述）。以他的名字命名的图灵测试提出了一种判定机器人工智能是否具有人类能力的测试方法，而主持这一测试的人并不知道实验对象是人还是机器。

达特茅斯会议

1956 年，数学家和科学家齐聚在庄重的达特茅斯会议（由约翰·麦肯锡和其他人组织），斯坦福大学计算机科学家约翰·麦肯锡首次提出了"人工智能"一词，作为该会议的提案。这次夏季会议及其讨论被广泛认为标志着人工智能作为一个跨学科领域的诞生。约翰·麦肯锡还帮助设计了首个人工智能编程语言 LISP，这是若干重要概念（如树数据结构和面向对象编程）的前身。

罗森布拉特的感知机

大约在同一时期，美国心理学家弗兰克·罗森布拉特于 1958 年为感知机的发明做出了重大贡献（见图 2.1），这是一种受生物学启发的三层结构（输入、传递功能和输出），是一种简单但优雅的有监督线性二进制分类器。感知机成为人工神经网络和我们现在非常熟悉的深度学习架构的早期先驱。

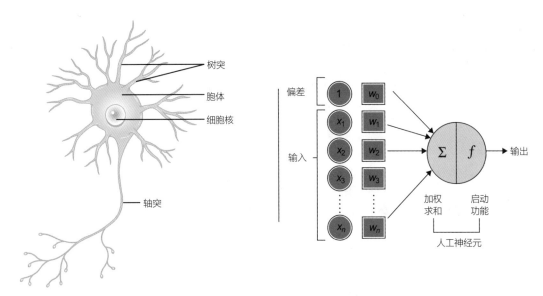

图 2.1 生物神经元和感知机

如图 2.1 所示，在左边的生物神经元及其解剖结构中，树突接受信号，传递给胞体和细胞核，这些信号经过处理，从胞体传向轴突及其连接和终端。右边是感知机的示意图。输入 x 乘以它们的权重 w，是将所有乘积相加，得到的加权和（图中未标记出中和分类器里的偏差的额外权重）。这些输入相当于树突携带的传向胞体的信号。激活函数（或阶跃函数）被放置在节点中，根据实际数据，可以是线性或非线性的。激活函数可以是 sigmoid、tanH（类似于 sigmoid）或斜率为 1 的 ReLU（线性整流函数）。通过函数处理求和后，进行输出。

重要时期和类型

有效的老式人工智能

虽然当前的机器学习是一种知识获取型的人工智能，但早期基于知识的系统（如由专家系统以及知识表示和概率推理所表示的）被认为是相对弱的人工智能程序。专家系统包括基于规则的推理和基于案例的推理（后者以先前类似问题的较好解决方案为例，找到新问题的解决方案）。这些方法不能大规模应用，也无法解决更大、更复杂的问题。20 世纪 50 年代至 80 年代末的符号人工智能也被称为有效的老式人工智能和与邋遢相对的"整洁"人工智能，其主要植根于对问题的符号表征，这是那个时代的主要思想流派。简言之，老式人工智能是基于自上而下的逻辑、问题解决和专家系统方法。

知识表征（包括最著名的例子，基于规则的模型）需要构建一种认知科学和通用本体，以覆盖许多知识领域，难度不小；知识表征的其他例子包括语义网络、框架和概念图。概率推理涉及各种技术，特别是通过条件概率来解释不确定性的贝叶斯网络来处理知识中的不确定性。自动推理也称自动推导，这是一种让计算机应用逻辑推理来解决问题的艺术与科学方法，比如证明定理、解决谜题、设计电路以及验证或合成计算机程序。自动推理被认为是人工智能的一部分，但没有部署典型的人工智能方法。

计算智能

在人工智能的早期阶段，相对于老式人工智能的另一种选择是计算智能（即整洁或邋遢中的"邋遢"），它依赖于启发式算法，如在模糊系统、进化计算和神经网络中看到的那些。模糊系统基于模糊逻辑，分析 0 和 1 之间连续的模拟输入值（而非 0 或 1 的二分法）；该系统用于机器控制，并可应用于生物医学及其生理参数。基于进化生物学及自然选择过程，以遗传算法为例的进化计算涉及对解的优化过程。神经网络也是这种自下而上的人工智能方法的一部分。

人工智能之冬

在机器智能的早期阶段之后，由于过高的期望和现实之间的落差，出现了两个人工智能的"寒冬"（1974—1980 年和 1987—1993 年），导致了对人工智能的前景预估总体失望，随之而来的是相关项目的减少甚至中止资金支持。在两次人工智能寒冬之间有一次短暂的繁荣，专家系统和神经网络在此期间蓬勃发展。

参考文献

[1] Marchant J. Decoding the heavens: a 2,000 year-old computer and the century-long search to discover its secrets. Cambridge, MA: Da Capo Press; 2009.

[2] Turing AM. On computable numbers, with an application to the entscheidungsproblem. Proc London Math Soc 193637;Series 2, 42:23065.

[3] Copeland J. The essential Turing. Oxford: Oxford University Press; 2004.

人工智能在医学领域的发展史

基于规则的专家系统

人工智能及其在医学领域中的应用开始于 20 世纪 60 年代，是以规则的特定领域专家系统为基础，并主要应用于诊断和治疗当中[1]。在医学人工智能的早期工作中，最著名的是由斯坦福大学的内科医生及生物医学信息学家爱德华·肖特立夫创新的启发式编程项目 MYCIN。这项开创性的工作是基于规则的专家系统（用 LISP 语言编写）。MYCIN 遵循 if-then 规则，这些规则产生了模仿人类专业知识的确定值（如针对不同传染病患者推荐抗生素）[2]。同一时期，此类的专家系统还有 INTERNIST、AI/RHEUM 和 ONCOCIN[3]（见表 3.1）。

专家系统的工作原理（见图 3.1）：

知识指一种信息库，包括事实性知识和启发式知识两部分。人类的领域专业知识由知识工程师输入知识库（步骤 1）。

1-7 / 专家系统

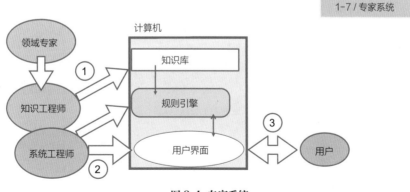

图 3.1 专家系统

知识库组织清晰。输入知识的质量和准确性越高，知识库的有效性也就越高。知识库与规则引擎相连，后者内部存储了许多 if-then 规则。系统工程师负责检查规则引擎以及用户界面（步骤2）。用户通过与推理机相连的用户界面进行查询（步骤3），最终形成的一致建议也会通过该界面返回给用户。

表 3.1 医学人工智能简史

年份	医学领域的人工智能事件	关键人物
1972	MYCIN	爱德华·肖特立夫
	用于识别感染细菌的专家系统	美国医学 – 计算机科学家
1974	INTERNIST-1	杰克·迈尔
	医学的计算机辅助诊断工具	美国内科医生
1982	《医学人工智能》	彼得·斯佐洛维茨
	关于"医学人工智能"的第一本书	美国计算机科学家
1985	"医学人工智能"大会	马里奥·斯特凡内利
	第一次关于"医学人工智能"的会议	意大利生物医学工程师
1986	DXplain	E P·霍弗
	基于概率算法的临床决策支持系统 MODERN AI ERA 现代人工智能	马萨诸塞州综合医院
1998	《医学人工智能》期刊	马里奥·斯特凡内利
	第一本关于"医学人工智能"的杂志	意大利生物医学工程师
2002	ISABEL	杰森·莫德
	儿科临床决策支持系统	创始人
2017	CheXNet	吴恩达
	用于高水平肺炎检测的卷积神经网络算法	美国人工智能专家
	Cardio DL	法比安·贝克斯
	首个经美国食品药品监督管理批准的云人工智能辅助心脏成像技术	
2018	ContaCT	克里斯·曼西 / 戴维·戈兰
	首个通过美国食品药品监督管理局认证的人工智能驱动的 CDSS 平台（中风）	
	IDx-DR (IDx)	迈克尔·阿布拉莫夫
	首个通过美国食品药品监督管理局认证的自主人工智能设备（糖尿病视网膜病变）	美国眼科医师
2019	《医学中的人工智能管理规则》	斯科特·戈特利布
	美国食品药品监督管理局提案，在医疗监管中创新性使用人工智能	美国食品药品监督管理局局长

专家系统的本质是一套编程的规则。计算机根据这套规则运行并输出答案。

值得注意的是，MYCIN 的前身是帮助识别未知有机分子的 DENDRAL 专家系统。尽管 MYCIN 最后没有成功地用于临床实践，但经比较发现，它在传染病学方面优于人类专家。然而，基于规则的专家系统不仅构建很繁琐，而且难以适应和应用在新的或复杂的临床场景中。INTERNIST-1 是由杰克·迈尔博士开发的另一种机器辅助诊断工具。杰克·迈尔称："医生需要经过复杂的信息处理过程得出诊断结果，这一过程与大多数基于计算机系统的统计操作相差甚远。"

在医学人工智能的早期，包括斯坦福大学、麻省理工学院、罗格斯大学和卡内基梅隆大学在内的美国学术中心以及多个欧洲中心都很关注这一新兴领域（见表3.2）。但总体而言，在早期的这几十年中，生物医学领域的人工智能工具存在两点缺陷：一是缺乏与实践相匹配的理论，二是缺乏将现有人工智能技术整合到工作流程的机制，无法实现为用户提供支持（因为仪器发展缓慢、数据不足）[4]。

表3.2 医学人工智能在各临床工作中的应用

临床工作	跟踪和评估
全科医生开具常规处方	Walton et al., British Medical Journal (1996)
乳腺筛查	Taylor et al., Medical Image Analysis (1999)
遗传风险评估	Emery et al., British Medical Journal (1999, 2000)
基因分型和抗逆转录病毒治疗	Tural et al., AIDS (2002)
急性淋巴细胞白血病的化疗	Bury et al., B Journal of Haematology (2005)
疑似癌症患者的早期转诊	Bury et al., Ph.D. Thesis (2006)
癌症风险评估与调查	Patkar et al., British Journal of Cancer (2006)
住院治疗决策：哮喘	Best Practice Advocacy Centre, NZ (2009)
遗传风险评估与治疗计划	Glasspool et al., J Cancer Education (2010)
跨学科的决策	Patkar et al., BMJ Open (2011)
甲状腺结节的调查、诊断	Peleg et al., Endocrine Practice (2015)
中风的诊断与治疗	Ranta et al., Neurology (2015)
化疗中的共同决策	Miles et al., BMJ Open (2017)
低钠血症的诊断	Gonzales et al., Int J Med Informatics (2017)
眼科疾病的检测和诊断	Chandrasekaran Ph.D. Thesis (2017)
肾脏捐献者的检查和资格判断	Knight et al., Transplantation (2018)

1970 年，施瓦茨在《新英格兰医学杂志》上发表了一篇综述，其中预测，到 2000 年，计算机将成为临床医生的强大延伸，在医学领域发挥全新的作用[5]。1982 年，麻省理工学院计算机科学与工程系教授彼得·斯佐洛维茨编撰了《医学人工智能》一书，该书收编了这一领域各种主题的论文，但主要关注专家系统领域[6]，还首次报道了人工智能在医学诊断中的应用[7]。大约在同一时期，意大利帕维亚的马里奥·斯特凡内利博士在欧洲成立了一个名为医学人工智能的组织。2003 年，索洛·韦茨在麻省理工学院开办了一门医学人工智能课程，是首批有关该主题的有组织的教育工作之一，但遗憾的是，这门课程仅进行了一年就停止了[8]。

医学中的数据科学和知识工程：建立证据库

约翰·福克斯

约翰·福克斯是人工智能和认知科学的领军人物，他曾撰写一篇关于医学人工智能混合方法的评论，将当今时代的数据科学和机器学习与早期的知识工程相结合。

如今，关于人工智能的讨论激增，在世界范围内备受关注。但这并不表明人工智能突然从一个学术研究领域的问题变成了商业和经济意义领域的问题（这种转变在"科技"领域似乎很常见）。然而，这种高关注度表明有很多人相信，在一系列专业任务上，人工智能将超过人类。这些人认为人工智能的能力将彻底改变临床服务，提供比传统医疗保健专业人士所能提供的成本更低、更好、更安全的护理。

当前人工智能在医学领域的热潮：数据科学

几年前，少数意料之外的技术突破引发了数据科学的热潮，其中较为有名的包括：IBM 的沃森在《危险边缘！》游戏中的表现、Deepmind 的 Alphago 击败世界围棋冠军等。尽管这些展示"仅仅是游戏"，但它们引发了广泛的争论：作为一项关键的人工技能技术，机器学习是否具有真正的革命性意义？

但尽管这一话题受到广泛的讨论，医生对此却闭口不言。营销部门、记者、政治家和医疗保健专业人员已经颁布了无数创新方案的变种，但直到不久前，医学界的大部分人都基本保持沉默。在医学领域，所谓的突破层出不穷，但多数技术最终都没有结果。

新的技术概念必定能带来思维的突破，但除非这项新技术有明确的医疗需求和令人信服的有利证据，否则医疗保健专业人员和临床研究人员对它始终持有怀疑态度。事实上，在医疗保健领域持续推进的人工智能创新似乎正是忽视了循证医学的这一基本标准。此外，人们对人工智能的担心还来自复杂算法备受热议的"黑盒"性质，人们对人工智能也有一种感觉，即基于群体数据的数学决策观难以与临床医生基于专业知识的判断和以病人为中心的实践紧密结合。

但现在，许多临床机构、研究机构、投资机构急切地想要制定出一个与人工智能有关的实用方案，在对人工智能的怀疑和恐惧态度与对技术的开放思想需要之间找到平衡。毕竟，在人类技术和服务面临压力巨大的时候，这些新技术能帮助改善情况并产生较好的结果。伦敦皇家医师学院最近的一份声明就是持这样的立场。

应支持所有临床医生批判性地评估新技术，提出问题并参与讨论、判断新技术的建议、功效和证据基础的准确性及其带来的影响。确保无论技术如何发展，医生都能在实践中坚持核心的专业原则，并有信心同意或否定人工智能技术提出的建议。

人工智能在医学领域的上一波浪潮：知识工程

目前的热潮令人惊讶的另一个原因是，医学在人工智能研究中的突出表现至少有40年了，考虑过的应用范围远比目前所反映的要广。使用复杂算法、处理大量数据集，然后找到统计方法或其他模式，为临床决策提供信息，这很重要，但人工智能的应用远比这更广泛、更有雄心。不要忘了成功开发和部署医学人工智能的经验教训。

一个重要的应用例子是使用知识工程方法，从人类专业知识和可读的临床指南（文本、流程表等）出发，将医学知识和实践形式化，让医学知识和实践以一种易于理解的符号或逻辑形式来模拟，而不是使用数学模型或算法。这一模式还可以在计算机上执行，来协助临床医生，但比传统的软件更容易被医护人员理解和评判。"专家系统"可以完成捕捉并解释病人数据、评估风险、判断诊断的合理性、针对病人提出调查研究和治疗随访的建议、制订护理计划、管理临床工作流程等常规临床任务。

法勒等人[1] 综述了一些指南建模的方法，包括 EON（美国）、ASBRU（以色列）、GUIDE（意大利）、GLIF（美国）和 PROforma（英国）。法勒等人系统地比较了这些不同方法表达实践指南的能力，这些实践指南通常借鉴人工智能的思想，但也包含一些医学信息学领域的重要进展。其中一些方法尝试建立严格的设计方法和临床实践建模标准，以及证明临床价值的证据库。对于在表 3.2 中对应的各种应用，PROforma[2] 已经成功完成试用（所有试验细节请参照 Fox 2018）。

在治疗时设计并部署人工智能的 PROforma 方法与数据科学方法截然不同。它以认知科学和长期研究目标为基础，了解人类专业知识并将人类和机器智能相结合，从中获得最佳效果[3]。这表明知识工程方法具有高度的通用性。它们以医疗保健人员能理解并能批判性参与的方式成功地进行规模部署。

虽然目前公众和企业关注的焦点是数据科学和机器学习在医学中的应用，但知识工程方法在本体设计、支持临床服务的自治代理等领域也在不断进步。对 PROforma 和与它类似系统的研究已经有几十年历史了，并不是现代知识工程或人工智能的最新成就。大数据和机器学习可以帮助它改善一些弱点；反过来，临床经验和医学知识的深入了解又能帮助人工智能在进行护理时提供人性化的直观基础。当下，知识工程和人工智能技术相结合应该是主要目标。

参考文献

[1] Peleg M, et al. Comparing computer-interpretable guideline models: a case-study approach. J Am Med InformAssoc 2003;10(1):52-68.

[2] Sutton D, Fox J. The syntax and semantics of the PROforma guideline modelling language. J Am Med Inform Assoc 2003;10(5):433-43.

[3] Fox J. Cognitive systems at the point of care: the CREDO program. J Biomed Inform 2017;68:83-95.

医学领域的数据和知识的结合

安妮特·泰捷

安妮特·泰捷是一位擅长医学知识形式化的计算机工程师，她撰写了这篇关于医学知识获取的综合模式或知识和数据驱动方法的评论文章。

在为医疗决策开发智能支持工具时，流行的趋势是"数据为王"。然而，我们需要重视知识的作用，特别是在医疗领域。

众所周知，过去的 10 年中，在大量可用数据的推动下，机器学习和数据分析发生了巨大的变化。但少有人知，在同一时期，知识表征发生了一场不太明显的革新。新的逻辑形式和全球网络技术的巧妙结合，为现在构建大规模的知识库创造了可能。知识库包含大量收集的证据和规则（通常达到数亿，有时甚至数十亿）。这些所谓的知识图谱现在被主要的搜索引擎（谷歌、必应、百度）、新闻公司（BBC、《纽约时报》、路透社）、电子商务平台（亚马逊、eBay、Uber、Airbnb）和政府（美国、英国）广泛使用。在关联开放数据云图中可以找到可用的知识图谱，接下来可以复制，但更多的知识图谱是在组织内部使用。在医学领域主要的知识图谱有 Drugbank、SNOMED、SIDER、Bio2RDF、MESH、Medline、LinkedCT 等。

此外，有许多技术可以对医学知识进行建模，使其可以用于医学领域的各种决策支持系统。我们在这里以医疗指南的计算机模型使用为例，进行简单的讨论。

医学指南是为了使临床实践的有效性最大化，同时尽可能降低风险和成本。此类指南基于一系列假设的医疗任务规定了要完成的过程或例行程序，特别是产生当时的临床证据。

医学指南中的医学知识可以通过某种方式建模，使得指南模型可以由计算机编辑。这种计算机模型最重要的好处是可以检测到不一致性、不完整性及其他可能的异常情况。根据我们过去的工作经验，即使是国家标准的指南也有不一致的地方，这种不一致性只有通过计算机分析才能发现 [1]。此外，这样一个可由计算机编辑的医学指南模型能用于完成各种任务，比如指南执行中的决策支持，或者寻找几个指南之间的相互作用。一个指南通常只涵盖一种疾病，但多病患者的数量迅速增加，使后者成为一个值得关注的问题。此外，我们在工作中会使用公共知识图谱，如 SIDER 和 Drugbank，来检测常见慢性病（如高血压、糖尿病和骨质疏松症）的标准治疗之间的相互作用 [2]。

除了针对单一疾病这一点缺陷，指南的另一个问题是更新频率慢。理想情况下，医学指南应该与医学文献的最新进展保持同步。然而，研究发表速度惊人（PubMed 的发表量以每天 2000 篇论文的速度增长）但指南的更新至少需要 3 年。如何加快指南的更新周期，使其成为"活指南"是问题的关键。一种方法是我们可以再次利用指南的计算机模型来识别 PubMed 中新的有价值科学出版物（证据），从而加快更新速度 [3]。除了使用文献中的证据，还可以通过使用病例更新指南，通过来自实践的证据改进指南。通过自动收集证据、从患者数据和医院工作流程中收集经验等，修改诊断、治疗活动的首选方式，使指南与从实践中收集的证据保持同步。这种知识和数据的结合有望提供质量更高、更新、周期更快的指南。基于最初的指南模型、新的出版物和来自实践的证据（患者数据）得到活指南。

以上只是我们研究议程中的几个例子，即结合模型驱动（知识驱动）和数据驱动的方法。我们相信，在医学这样一个知识高度密集的领域，人类的专业知识必不可少。将知识驱动和数据驱动相结合是一个有望超越目前数据驱动的方法。

参考文献

[1] ten Teije A, Marcos M, Balser M, van Croonenborg J, Duelli C, van Harmelen F, et al. Improving medical protocols by formal methods. Artif Intell Med 2006;36(3):193-209.

[2] Zamborlini V, Da Silveira M, Pruski C, ten Teije A, Geleijn E, van der Leeden M, et al. Analyzing interactions on combining multiple clinical guidelines. Artif Intell Med 2017;81:78-93.

[3] Hu Q, Huang Z, ten Teije A, van Harmelen F. Detecting new evidences for evidence-based medical guidelines with journal filtering. In: Riano, D, Lenz R, and Reichert M. (Eds.), Knowledge Representation for Health Care KR4HC/ProHealth@HEC. 2016, Springer, 2016, pp. 120-132.

其他人工智能方法论

除了上述的专家系统，模糊逻辑、神经网络 [9] 等其他一些人工智能方法也在医学领域有所应用。如前所述，模糊逻辑用于真理程度或连续性的处理（相对于真或假的二分法布尔逻辑），因此特别适用于具有连续数据的客观生理参数（如心率和血压）的生物系统 [10]。一篇综述认为，仅靠算法来解决生物医学中的疑难问题是不可行的，在不久的将来，模糊逻辑会成为医学人工智能的重要组成部分 [11]。神经网络是一种产生于大脑的处理范式，这种方法可以用于各种临床情况，包括临床诊断、医疗图像、重症监护环境等 [12]。

应用失败

虽然早期应用的主要是医学专家系统的知识工程，机器学习和数据挖掘这类人工智能方法后期才出现，但它们后来居上，成为更关键的方法[13]。在早期阶段，人工智能及其在医学上的应用之所以失败，不仅是由于缺乏符合期望的工作流和缓慢的计算速度，还因为人们对其较高的期望值。一旦医学人工智能变得不再受欢迎，投资的金额和公众的热情都会减少。

总之，图灵和他的图灵机以及达特茅斯会议开启了人工智能在近代的非凡历史。人工智能的复兴带来了以专家系统为标志的老式人工智能时期。现代人工智能源于人工智能在各种游戏中与人类竞争中的历史进步：国际象棋（专家系统）、《危险边缘！》游戏（认知计算）以及围棋（深度强化学习）。人工智能的复兴源于三种主要力量的融合：改进的方法论、大数据以及大存储量的计算能力。尽管有这些里程碑事件，但由于缺乏信任和知识基础，临床医学和医疗还没有大范围采用这些人工智能工具。希望在不久的将来，临床医生能学会如何在实践中利用这些工具。

人工智能应用于医学领域的十大常见误解

以下列举了临床医生以及数据科学家对医学人工智能的常见误解。这些都是可以理解的人之常情。

1. 人工智能将会取代临床医生。即使是严谨的数据科学家和经验丰富的风险投资者也对临床医生的工作缺乏基本的了解，这种缺陷使人们轻易相信仅靠计算机视觉和对医学图像的解释就足以取代图像密集型的专科医生，如放射科医生、病理科医生、眼科医生、皮肤科医生和心脏科医生。医生的任务可以分为三部分，即感知（视觉图像解释和综合数据分析）、认知（创造性地解决问题并做出复杂的决策）和操作（程序）。计算机尽管在感知任务方面更强，但对临床医生任务中的认知和操作部分还不是很熟练。而且，那些宣称放射科医生即将被替代的人完全不懂放射科医生，甚至一点也不懂医生。把对人工智能与医生的争论转移到讨论两种健康资源如何协同工作上来，才是当下应该做的事情[14]。

2. 人工智能可以应用于医疗保健的各个方面，并产生价值。虽然人工智能可以改善工作流，提高诊断的准确性，但有一些技术使用人工智能未必有益处。例如，将人工智能应用于旧技术（如心脏杂音的听诊）带来的价值增长就可能不会达到预期。然而从另一方面来讲，医疗保健领域的工作流存在大量缺陷，并且可以通过人工智能来改善，但这些缺陷往往被忽视了。因此，在即设计应用人工智能时先要明确问题，把解决问题作为设计的思维原则。

3. 人工智能如果能在围棋方面实现突破，也就能在医疗保健领域获得成功。在古老的围棋比赛方面，人工智能确实成功地击败了人类冠军。而医疗保健，尤其是在重症监护或急诊室、慢性病管理、人口健康等领域，类似于《星际争霸》这类实时战略游戏，需要在复杂的环境中及时做出多方面的决定，并且每个人所处的环境都不一样（本质上更类似于同时玩数百局《星际争霸》游戏）。然而，值得关注的是，即便在实时战略游戏中，人工智能也成功地击败了人类玩家。

4. 在未来很长一段时间内，深度学习，尤其是卷积神经网络，将成为备受期待的人工智能工具。无论是否存在炒作，深度学习在计算机视觉、医学图像解释和决策支持方面确实非常有效，但未来这些领域将需要更复杂的工具，如认知架构等第三代人工智能。即使是如杰弗里·辛顿这样的深度学习大师，也认为需要利用像胶囊网络这样的认知元素来提高深度学习的性能[15]。在未来，受制于有限的医学数据量，使用卷积神经网络的深度学习需要更复杂的工具，如递归冠状网络和转移学习。此外，虽然卷积神经网络在医学图像解读方面有着卓越贡献，但递归神经网络具有强大的自然语言处理系统，同样可以通过从医院和诊所的记录中提取信息和知识来发挥同样的价值。带有递归神经网络的卷积神经网络变体也可用于检查医学成像中常见的影像[16]。

5. 医疗领域中的深度学习需要更多的生物医学数据。医学和医疗保健方面的大数据在几种特定的情况下是不可行的。一种情况是涉及罕见疾病的患者。罕见疾病患者的数量少，因此医疗图像的数量也有限。另一种情况是数据涉及非常复杂的或侵入性的检测，或检测的风险或成本过高。这些检测要求会导致人口中的样本非常少。在这些情况下，创造性地使用对抗式生成网络或小样本学习可以弥补大数据的不足，消除生物医学中大数据的绝对必要性。

受试者工作特性曲线和曲线下面积是衡量算法性能的主要指标。首先，临床医生和数据科学家看待人工智能就像看待自己的孩子，可能对此有相对较高的期望，即使这种高期望或许毫无道理。实际上，不少临床医生对某些医疗诊断的准确率不超过 50%，但我们对机器智能的期望却非常高（尽管可以理解）[17]。然而，把工作特性曲线的曲线下面积作为唯一决定因素来判断机器智能检测的准确性是有问题的[18]。首先，图像上的标记往往一开始就不完全准确（标记是人做的，不可能万无一失）。其次，对大型数据集来说，还存在其他问题。例如缺乏精确的术语（凝血功能与肺炎）、诊断中的时间元素（肺炎的早期与晚期表现）、存在多个标记（诊断通常不是排除性的或二分法的）以及数据集的可变性（图像的质量）。要从这个工作特性曲线评估中得出准确的性能结论，有三个关键因素是至关重要的：准确性、阈值和疾病的流行率。疾病的流行率是分析的关键因素，但往往没有包含在整个研究描述中。查准率 – 查全率曲线在这一方面找到了平衡，将发病率低的疾病考虑在内，因此它测量的真阴性数较大（人为地夸大了准确率，减少了错误率或误分类率）。

6. 要想在医学人工智能方面有所建树，你必须先学会编程。实际上，除了实际进行程序设计和编码，任何从事医学和医疗保健的人都可以通过很多其他方式促进医学人工智能的整体模式转变。医学人工智能领域最大的不足不是缺乏人工智能工具，而是生物医学数据的质量控制和管理。首先，每一位临床医生都可以为人工智能项目提供领域专业知识，纠正可能错误的观点。此外，在普遍的工作流程上，每一位医疗保健工作者都可以指出人工智能项目的不足之处。最后，任何一位医疗保健领域的参与者都可以更加关注数据质量和数据基础设施的完整性，为数据 – 信息 –

知识－智能金字塔的基础做出贡献。

7. 人工智能主要针对特定细分领域的专业人员，如放射科医生、病理学家等。确实，在这些领域，人工智能和深度学习做出了重大贡献。但诸如认知计算、机器人流程自动化、自然语言处理等其他人工智能方法的使用，对几乎所有其他专业人员都有帮助。此外，无论处于哪一临床领域，这些工具在减少医疗系统的行政负担方面都至关重要。因此，除了卷积神经网络和深度学习的医学图像解读之外，人工智能还可以提供更多东西。人工智能工具的组合能提供一种新的资源，减轻各个领域医疗保健服务的负担。

8. 人工智能将减少医生人力资源。随着人工智能的适当应用，特别是自然语言处理和自然语言理解工具的应用，电子病历的负担将会减轻，使得医生有能力做得更好。值得期待的是，未来的医患沟通环境中将没有可见的机器，而只有人与人之间的交流[19]。

9. 人工智能设备很难被理解或监管。如果先进的人工智能工具缺乏可解释性，那么这一论调可能自我应验[20]。即使我们把人工智能和它的一系列工具视为"软件即设备"，如何能够有效且迅速地批准所有这些即将出现的人工智能工具将成为一个挑战。也许，我们需要转变其技术上的这种指数级范式，使其与监管方式相匹配。一个可能的解决方案是放弃监管人工智能设备本身，而是监管在特定项目或机构中从事人工智能工具的团队或个人。另一个可能的答案是基于明智的图灵哲学"机器对机器"，设计出监管算法，除监管机构的定期检查外，长期忽视算法的存在。

10. 医学人工智能的未来将会到来。正如计算机科学家威廉·吉布森所说："未来已经到来，只是不是所有人都知道。"鉴于数据和信息量的指数级增长，为了实现精准医疗和人口的慢病管理，医学的发展轨迹需要改变。临床医学和数据科学的所有利益相关者都有一个特殊的机遇，为医学中千载难逢的变革性范式转变创造特殊的协同效应。

参考文献

[1] Kulikowski CA. Artificial intelligence methods and systems for medical consultations. IEEE Trans Pattern Anal Mach Intell 1980;5:464-76.

[2] Shortliffe EH, David R, Axline SG, et al. Computer-based consultations in clinical therapeutics: explanation and rule acquisition capabilities of the MYCIN system. Comput Biomed Res 1975;8(4):303-20.

[3] Miller PL. The evaluation of artificial intelligence systems in medicine. Comput Methods Programs Biomed 1986;22:5-11.

[4] Personal communication with Dr. Shortliffe. 2014.

[5] Schwartz WB. Medicine and the computer: the promise and problems of change. N Engl J Med 1970;283:1257-64.

[6] Szolovits P. Artificial intelligence in medicine. Boulder, CO: Westview Press Inc; 1982.

[7] Szolovits P, Patil RS, Schwartz W. Artificial intelligence in medical diagnosis. Ann Intern Med 1988;108:80-7.

[8] Personal communication with Dr. Szolovits. 2015.

[9] Hanson CW, Marshall BE. Artificial intelligence applications in the intensive care unit. Crit Care Med 2001;29:427-35.

[10] Ramesh AN, Kambhampati C, Monson JR, et al. Artificial intelligence in medicine. Ann R Coll Surg Engl 2004;86(5):334-8.

[11] Thukral S, Singh Bal J. Medical applications on fuzzy logic inference system: a review. Int J Adv Networking Appl 2019;10(4):3944-50.

[12] Yardimci A. A survey on the use of soft computing methods in medicine. In: Proceedings of the 17th interna- tional conference on artificial neural networks, Porto, Portugal. p. 69-79.

[13] Peek N, Combi C, Marin R, et al. Thirty years of artificial intelligence in medicine (AIME) conferences: a review of research themes. Artif Intell Med 2015;65(1):61-73.

[14] Goldhahn J, Rampton V, Spinas GA. Could artificial intelligence make doctors obsolete? BMJ 2018;363:k4563.

[15] Hinton G. Deep learning —— a technology with the potential to transform health care. JAMA 2018;320 (11):1101-2.

[16] Yu F, Silva Croso G, Kim TS, et al. Assessment of automated identification of phases in videos of cataract surgery using machine learning and deep learning techniques. JAMA Netw Open 2019;2(4):e191860.

[17] Hill AC, Miyake CY, Grady S, et al. Accuracy of interpretation of pre-participation screening electrocardio- grams. J Pediatr 2011;159(5):783-8.

[18] Mallett S, Halligan S, Collins GS, et al. Exploration of analysis methods for diagnostic imaging tests: pro blems with ROC AUC and confidence scores in CT colonography. PLoS One 2014;9(10):e107633.

[19] Verghese A, Shah NH, Harrington RA. What this computer needs is a physician: humanism and artificial intelligence. JAMA 2018;319(1):19-20.

[20] Vellido A. The importance of interpretability and visualization in machine learning for applications in medi- cine and health care. In: Neural computing and applications. 2019. https://doi.org/10.1007/s00521-019- 04051-w.

关键概念

- 自 2012 年以来，深度学习技术及其利用的复杂性取得了巨大进展，使得人工智能意识和应用的势头不断升级。

- 尽管数据科学、机器、深度学习等的出现带来了先进的信息和分析，并促进了创新，但这种新的人工智能范式在医疗保健领域的运用仍然远远落后于其他领域。

- 从数据到智能是一个连续的过程，有了好的智能，就可以有智慧；在医疗保健领域，最终会有一个双向的连贯性，连接智慧和智能，指导我们如何收集、存储和共享数据、信息和知识。

- 也许人工智能的最佳定义是由美国认知科学家马文·明斯基提出的：一种让机器做那些需要人类的智慧来做的事情的科学。

- 人工智能可分为弱人工智能和强人工智能：弱（也称为"特定"或"狭义"）人工智能能够

执行特定任务（如下棋或参与《危险边缘！》游戏）；而强人工智能更难实现，它也被称为广义人工智能或一般人工智能。

- 机器学习及其更强大和具体的类型，深度学习并不是人工智能的同义词，但经常被混淆；机器学习和深度学习都属于人工智能方法。
- 其他人工智能方法论包括认知计算、自然语言处理、计算机视觉、机器人学和自主系统。
- 从人机智能连续体这一方面来讲，人工智能可以分为三种类型：辅助型、增强型和自主型。
- 除了人机智能连续体，还有一个受人工智能启发式分析连续体（描述性、诊断性、预测性、指导性和认知性分析）。从数据科学的角度来看，它的智能程度和自主性都更优。
- 创新人工智能系统在一定程度上受到大脑的启发，同时，大脑可以通过机器得到增强。
- 用于日常临床工作的"医生大脑"可以方便地解构，它有众多功能，并与机器的同种能力相匹配。
- 杰出的英国数学家和计算机科学家艾伦·图灵被认为是人工智能的绝对鼻祖，他的计算理论和在计算机上的工作都是开创性的成果。
- 20世纪50年代到80年代末的符号人工智能也被称为有效的老式人工智能，主要植根于问题的符号表示，被认为是那个时代的主要思想流派。
- 在早期的人工智能时期，老式人工智能的另一个替代方案是计算智能。它依赖于在模糊系统、进化计算和神经网络中看到的启发式算法。
- 人工智能及其在医学中的应用的初步努力始于20世纪60年代，并基于规则的特定领域专家系统，主要集中在诊断和治疗方面。
- 在早期阶段，人工智能及其在医学中的应用失败，不仅是由于缺乏有利的工作流和缓慢的计算速度，还由于人们对人工智能不切实际的过高期望。

04

医疗数据和
数据库

医疗数据

医疗数据组成复杂。除了电子病历，患者经历、生命体征、实验室结果、处方等，还包括先进的医疗影像资料（如 MRI、CT 扫描、超声心动图和血管造影等）[1]。结构化数据通常是以组织清晰的表格或关系数据库（如电子表格中的整数、字符串等）的形式呈现。这样的形式可以节省储存空间，并便于非结构数据区分（通常以文字、媒体图片、音频、视频等形式呈现）。非结构数据占用储存空间大。然而据估计，大约 80% 的医疗数据是非结构化的[2]（见图 4.1）。

国际疾病伤害及死因分类标准是由世界卫生组织制定的疾病分类清单。目前已经更新到第十版，不仅收录了疾病的详细描述（包括疾病的症状和体征），还详细记录了异常发现、伤害、社会状况等（与第九版相比，新版标准的计费代码更多，超过 69000 个）。国际间的互操作性和 HIE 交换依赖 3-7 位字母数字的诊断字符和程序代码（如，H91.21 代表右耳突发性特发性听力损失）。医疗编码的另一个参考标准是当前的程序术语，它是美国医学会编写的一组用于医疗、外科和诊断服务的代码。与 ICD-10 中的代码表示诊断不同，5 位数的 CPT 代码表示的是提供的服务（例如，93303 或 93306 都代表经胸超声心动图，后者指在医保范围内的服务）。

《系统化临床医学术语集》是临床文献中医学术语的本体集合，包括了临床发现、症状、诊断、程序、解剖结构等各个方面。《系统化临床医学术语集》由四个核心部分组成，分别是要素概念、描述、关系和属性。此外，美国国立医学图书馆的一体化医学语言系统整合并区分了关键的术语和标准，提供了包括电子病历在内的可互操作的生物医学信息系统。为了统一对完全相同的医疗状况的描述，统一"字典"至关重要。观测指标标识符逻辑命名与编码系统专门用于医学实验室观察的数据库（见图 4.1）。完整的 LOINC 名称包含多个组成部分：属性：时间特征：体系 / 样本：标尺精度（如，2951-2 SOIDUM:SCNC:PT:SER/PLAS:QN）。

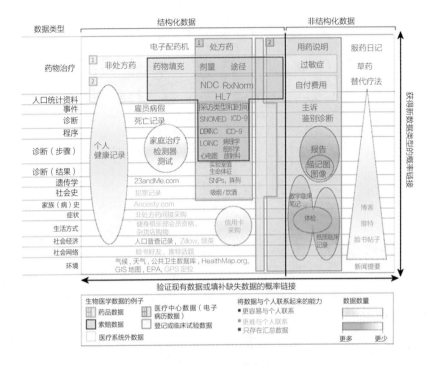

图 4.1 生物医学数据

此外,医学数字成像与通信标准是一种用于医学图像传输和管理的公认标准。用于存储、显示、处理和传输医学图像,以集成医学图像设备,从而实现图像的互操作。医学影像存档与通信系统是电子医学图像和报告的计算机网络系统。医学数字成像与通信标准由成像数据、传输信息的安全网络、审查图像的工作站和存储图像的档案组成。

大数据

数据经过各种方式的升级到超出传统的数据处理应用的处理范围的数据称为"大数据"。大数据的四个"V"特性常被提及,即(1)大量性(volume),到 2020 年,预计将有超过 40ZB,或相当于 40 万亿个千兆字节的数据,并且物联网将加速这一增长;(2)多样性(variety),视频、可穿戴技术、图像、结构化与非结构化的数据类型带来了数字"海啸";(3)高速性(velocity),5G 技术的支持下,在不久的将来,人们可以快速访问流媒体数据,容纳超过 200 亿的网络连接;(4)确定性(veracity),数据的不确定性不仅会提高成本,还会导致结论的不确定性[3]。此外,大数据的其他特征也在不断涌现,如价值、可视化、可变性等。

目前医疗数据的突出问题在于非结构化异质性的医疗数据量不断增加,以及缺乏嵌入预测分析或机器学习[4,5]。从生物医学数据的大小来看,尽管电子病历的大小范围仅在 5-10MB 之间,但放射学和心脏成像研究的数据量则成 10–100 倍地增加，超过 50–100MB，然而这些数据仍远远没有临床基因组数据大，可能达到 20GB 的数据量。总的来说，目前整个卫生保健数据量估计在 150EB 以上，并且这一数字还在快速增长[6]。

自动驾驶汽车、电子健康记录、床下的怪物：对影响患者结局的重要数据进行操作

理查德·弗兰克

西门子医疗集团

理查德·弗兰克是一位拥有数十年行业经验的内科医生，他撰写了这篇关于人工智能的评论，并指出人工智能将卫生保健数据转化为可操作元件，从而实现了四重目标，改善了患者的治疗效果的能力。

患者和医生都认为他们害怕增强智能事出有因。从改善疗效、提高患者体验和降低成本这"三重目标"来看，患者有理由怀疑增强智能会带来效率过剩，而对患者来说其重要的结局并不会得到改善。这类似于自动驾驶汽车，相对于行人的安全，它更注重行驶的平稳性；当传感器检测到一个步行的行人时，为了减少车辆行为不稳定的可能性，计算机控制下的车辆不会启用紧急制动操作[1]，尽管会带来致命的后果，汽车还是不会停下，而是直接进行撞击。

医生们有理由担心电子病历的缺点会再次出现，如过度承诺、不可互操作性等。医生们深受警报的骚扰，并为遵守电子病历的行政要求所累。最终要求采用电子病历的规定引起了人们的不满。在预先授权出现之前，电子病历是导致医生倦怠和自杀想法的主要原因。基于这一情况，医生们提出了"四重目标"[2]，把"改善包括临床医生和工作人员在内的医疗服务提供者的工作生活"作为目标之一。

好消息是人工智能并不是电子病历。或者说，如果我们能吸取教训，它就至少不会成为电子病历。患者可以放心，医疗保健人工智能是用于临床决策的增强，而不是被它支配。为了跟上医学文献的更新速度，一位医生每天必须阅读 13 篇文章。过去的几十年里，在这种认知负担和收入激励的促进下，医生完成了从初级护理向专业护理的转变。如今，即使是专家也会遭受这种认知负担的痛苦，因为他们自己成功地创造了如此多高质量、可操作的知识。又因为医生日益短缺，这种情况变得更加复杂，这在部分地区尤为严重。

患者可以放心。医生通过咨询人工智能，可以获得丰富的医学知识，最大程度解决他们的问题。同时，医生也因为提供了更好的护理而获得成就感。

医生们可以放心，至少可以对传统的医疗设备创新者放心。在我们实现数据价值的过程中，将实现互操作性（见证 DICOM 成像）、简化工作流程，以及在护理点的可用性[3]。实现人工智能[4]承诺的资源节约和健康结局的关键是以人工智能增值所保证的支付形式进行激励，而不

是压制对电子病历行政负担的抵制。

医生们乐意看到结局的改善，而且他们可以为有资格在临床实践中广泛采用的人工智能盖上批准章，将它们确定为"标准疗法"[5]，在实际上授权，提供更好的护理。因为有更好的结果，除了能减少用药错误，医疗保健专业人员还有希望减少责任索赔。

激励措施将保证各个地区和社会经济内的公平获取。平衡三级学术医疗中心和社区诊所、世界级城市和农村环境的获取环境。由于医生的日益短缺，获得医疗照护变得困难，尤其是在服务不足的人群间。然而这一问题可以通过人工智能来缓解。作为护理路径的伴侣，人工智能将医生从单调的常规任务中解放出来，减轻他们的行政和认知负担。

除了 DICOM 的简化互操作性，成熟的创新者正在建立一个数字生态系统。这个系统不仅重视网络安全、患者隐私和工作流程，还参照大多数疾病的多学科共性促进整合。床下的怪物——对成本效益的过度追求和强制遵守医嘱——可能会阻碍患者结局和医生满意度的有益改善。相反，让我们通过评估、投资和支付机器在增强临床决策方面所做的工作来战胜怪物，从而收获基于对患者重要结局的可操作数据的新护理标准的好处。

参考文献

[1] NTSB. Preliminary report highway HWY18MH010. Available from https://www.ntsb.gov/investigations/ AccidentReports/Reports/HWY18MH010-prelim.pdf ; 2015 [Accessed 05.04.19].

[2] Bodenheimer T, Sinsky C. From triple to quadruple aim: care of the patient requires care of the provider. Ann Fam Med 2014;12（6）:573-6. Available from http://www.annfammed.org/content/12/6/573.full [Accessed 05.04.19].

[3] Daniel G, Silcox C, Sharma I, Wright MB, Blake K, Frank R, et al. Current state and near-term priorities for AI-enabled diagnostic support software in health care. Available from https://healthpolicy.duke.edu/news/ white-paper-release-current-state-and-near-term-priorities-ai-enabled-diagnostic-support; 2019 [Accessed 05.04.19].

[4] Collier M, Fu R. Technology; ten promising AI applications in health care. Harvard Business Review May 10, 2018. Available from https://hbr.org/2018/05/10-promising-ai-applications-in-health-care [Accessed 05.04.19].

[5] JASON report. Artificial intelligence for health and health care. Dec 2017. Section 2.3. Available from https:// fas.org/irp/agency/dod/jason/ai-health.pdf [Accessed 05.0419].

尽管生物医学领域的大数据数量大、种类多、速度快、不确定性强，但从医疗大数据中获得的信息几乎没有任何好处 [7,8]。然而，医疗大数据的利用在降低成本、减少复发、改善分诊、预测失代偿、预防不良事件、引入治疗优化等方面有相当大的机遇 [9]。随着数据"海啸"的出现，目前的情况很快将变得更加复杂和艰巨：基因组数据（来自高通量的下一代测序）[10]和生理学数据（来自家庭监测和可穿戴生理学设备）[11]。

医疗数据的难题

医疗数据在很多方面存在独特性，这使数据对人工智能应用来说充满挑战性。

1. 数据大小——医疗数据，尤其是基因组数据和一些图像数据，以及未来可能出现的可穿戴技术数据，在不断扩大。数据的管理和储存变得越来越困难。

2. 数据位置——数据的形式丰富（临床数据与医保支付数据等）。通常这些数据存在于不同位置的数据仓库中，如诊所、医院、其他部门（放射科、实验室等）。

3. 数据结构——大部分医疗数据（大于80%）仍然是非结构化的，如手写的医嘱、超声心动图等。因此，医疗数据很难作为一个数据包来处理。

4. 数据完整性——医疗数据中部分或大量缺失或不准确是很正常的事情。但这些问题可以通过数据挖掘和数据分析策略的方法弥补。

5. 数据一致性——数据的记录方式因诊断的不同而存在差异，并且因为缺乏统一的规定，医生对病情的定义也不尽相同，即使是最简单的医学术语也可能不一致。

寻找相关数据

皮尔特·沃瑞坎普

皮尔特·沃瑞坎普是一位电气工程师，他的孩子死于癌症。通过这篇评论，他讲述了自己为了提高孩子的癌症存活机会，获取和管理儿子的医疗记录数据的艰难过程。

相比于成人癌症，儿童癌症更加特殊并极其罕见（图4.2）。CI5-X数据库[1]显示，超过九成的癌症患者的诊断时间超过45岁。仅有1%的癌症患者在20岁及以下时确诊。

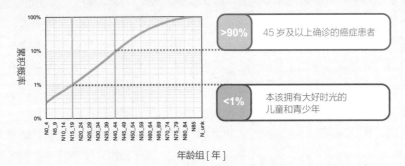

图4.2 总癌症人群的累积标准化人数

此外，成人癌症类型和儿童癌症类型有根本的不同。如图4.3所示，排名前五的成人癌症（包括肺癌、乳腺癌、前列腺癌、结肠癌和膀胱癌）和排名前十的儿童癌症（包括淋巴性白血病、脑癌、非霍奇金淋巴瘤、霍奇金病、骨癌、骨髓性白血病、结缔组织和软组织癌、肾癌、甲状腺癌和睾丸癌）之间完全没有关联性。

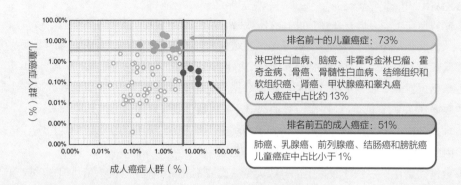

图中标注：

纵轴：儿童癌症人群（%），刻度 0.00%、0.001%、0.01%、0.10%、1.00%、10.00%、100.00%

横轴：成人癌症人群（%），刻度 0.00%、0.01%、0.10%、1.00%、10.00%、100.00%

排名前十的儿童癌症：73%
淋巴性白血病、脑癌、非霍奇金淋巴瘤、霍奇金病、骨癌、骨髓性白血病、结缔组织和软组织癌、肾癌、甲状腺癌和睾丸癌
成人癌症中占比约13%

排名前五的成人癌症：51%
肺癌、乳腺癌、前列腺癌、结肠癌和膀胱癌
儿童癌症中占比小于1%

图 4.3 成人癌症和儿童癌症的关系

聚焦滑膜肉瘤

滑膜肉瘤是结缔组织和软组织癌的一个分支，初步诊断通常是在青少年和年轻人。大多数肿瘤最早发现四肢关节附近。滑膜肉瘤具有独特的染色体易位 t（X；18）[2,3]。转移常见于肺部，并且转移诊断后的平均生存率会下降到不足 5 年。

因上述原因，很少有制药企业研发相应的药物，且研究程度有限。此外，大多数儿童癌症领域的研究通常集中在"成功案例"上。这些案例运用新型实验性的治疗方法，观察到的中位总生存率有所改善，但它们的样本量通常在统计学上不显著[4]。不幸的是，那些"不成功的故事"总被遗忘和忽视。通常，因为那些未能治愈的患者的记录和治疗史的消失和不被关注，隐藏在这些患者病历中的重要数据也就很难找到。这些数据通常是非结构化的，常常包括手写的笔记。然而，目前还没有任何工具能够从这些有潜在价值的数据中提取完整的患者病史。此外，尽管这些数据包含了重要的信息，但它们并没有在临床医生和研究团队中共享。问题是："我们如何访问和利用这些信息？"更重要的是："之后的滑膜肉瘤患者如何从过去的患者以及他们的病史和接受的治疗方案中获益？"

扩展数据集

我们坚信，通过纳入并分享少数"成功案例"和其余这些"非成功案例"的相关信息，并利用 DNA 和 RNA 的研究突破，以及临床与研究团队的强大合作和专项基金会的支持，我们可以找到其中的模式和共同点，从而开发出相关的统计模型，向治愈疾病更进一步，甚至能在罕见病治疗方面有所突破。

2017 年，助人基金会建立了一个患者登记处，作为 ShareMD 合作倡议的一个组成部分。这个以收集滑膜肉瘤患者的数据为基础的概念，不仅受到患者及其父母的支持，也备受研究人员和肿瘤学家欢迎。迄今为止，助人基金会已经注册了 80 多名患者，并且人数还在迅速增长。

助人基金会——L4OF.org

助人基金会由蒂姆·沃瑞坎普于 2015 年创立，是一个非营利性组织，旨在帮助提高人们对滑膜肉瘤的认识，并为治愈滑膜肉瘤的研究提供资金。蒂姆与这种极其罕见的癌症斗争了 5 年，在此期间，他逐渐化身为意识和希望的灯塔。蒂姆当时只有 18 岁，但他积极的精神和对生活的无限热情吸引了大量关注。为了建立基金会，他一直努力工作直到最后一天。借助这个基金会，他能帮助他人并将自己的使命传递下去。为了实现蒂姆的愿望，同时也为了满足该病患者和他们家人的迫切愿望，我们坚信，通过将医疗记录与遗传信息结合进行分析共享，我们能迈出突破性的一步。

作为 ShareMD 合作的一个组成部分，助人基金会已经创建了滑膜肉瘤患者登记处，也是机构审查委员会批准的患者登记处，专门为滑膜肉瘤患者服务。患者信息将匿名处理（完全遵守 HPPA 的要求），并且未经允许，不会与任何人分享。基金会也期望在未来能将这一平台扩展到滑膜肉瘤之外的患者，把更多的医疗专业人士和研究人员也纳入进来。

生命是一场旅行，为同道之人而活。——蒂姆·沃瑞坎普

参考文献

[1].Forman D, Bray F, Brewster DH, Gombe Mbalawa C, Kohler B, Pineros M, et al., editors. Cancer incidence in five continents, Vol. X, IARC scientific publication no. 164. Lyon: International Agency for Research on Cancer; 2014.

[2].Ren T, Lu Q, Guo W, Lou Z, Peng X, Jiao G, et al. The clinical implication of SS18-SSX fusion gene in synovial sarcoma. Br J Cancer 2013;109:2279-85.

[3].Coindre JM, Pelmus M, Hostein I, Lussan C, Bui BN, Guillou L. "Should molecular testing be required for diagnosing synovial sarcoma?" A prospective study of 204 cases. Cancer 2003;98（12）:2700-7.

[4].Krieg AH, Hefti F, Speth BM, Jundt G, Guillou L, Exner UG, et al. Synovial sarcomas usually metastasize after .5 years: a multicenter retrospective analysis with minimum follow-up of 10 years for survivors. Ann Oncol 2011;22（2）:458-67.

医疗数据管理

数据处理和储存

数据仓库技术用于从系统中提取数据并为业务青睐的数据仓库配置数据。因为数据通常是结构化的（但存储通常更昂贵）。数据湖是备受数据科学家喜爱的低成本数据存储库，可以容纳大量包括非结构化数据的原始数据，供以后分析使用。对于灵活的配置，数据湖中的数据也更灵活，而数据仓库中的数据通常不那么灵活。数据仓库和数据湖之间有很大区别，或许一个利用这两种

混合方式存储的——"数据存储库"可能达到最佳效果。储存在数据库管理系统的医疗数据既可以存储在服务器上，也可以存储在分布式系统存储平台上，用于访问和分析（Hadoop 就是这样一个系统）。亚马逊、谷歌和 IBM 等商家现在都有云端数据存储和分析系统。

电子病历的应用和互操作性

卫生信息交换标准指国际标准化组织开放系统互连的七层通信模型的第七（应用）级别，用于促进临床和管理数据在软件应用之间的传输，特别是与人工智能相关的工作。卫生信息交换标准致力于构建一个世界，使"每个人无论何时何地都能安全地访问和使用准确的健康数据"。基于这一愿景和其促进电子病历互操作性的能力，医疗保健组织中的人工智能工作要求遵循卫生信息交换标准。美国医疗卫生信息与管理系统协会认为，互操作性是指"不同信息系统、设备或应用程序以协调方式在组织内部和跨组织边界建立连接，利益相关者之间相互访问、交换和合作使用数据，从而优化个人和人群健康的能力"。这种互操作能力分为基础级别、结构级别、语义级别和组织级别四个等级。健康数据的互操作性对于人工智能领域的多机构合作至关重要。基于卫生信息交换标准开发的"快速医疗互操作性资源"是一个应用编程接口，也是交换电子病历的数据格式的标准，有利于互操作能力的提高。

卫生信息交换标准有时会与 HIMSS 采用模型及其阶段设计相混淆（见表 4.1）：第 7 阶段中，是不再使用纸质图表（完整的电子病历），而在此之前的第 6 阶段中，医疗机构正在应用电子病历的最新技术——可解释的电子病历。

表 4.1 美国医疗卫生信息与管理系统协会电子病历应用模型

阶段	
7	完整的电子病历，数据分析改善医疗
6	医师文档（范本），全面临床决策支持系统，闭环用药
5	全院 R- 影像归档和通信系统
4	计算机化医生医嘱录入系统；临床决策支持（临床方案）
3	临床文档，临床决策支持系统（错误检查）
2	临床数据中心，受控医学词汇表，临床决策支持，医疗信息交换平台能力
1	具有三种辅助设备——实验室、放射科、药房
0	三个辅助设备均没有

医疗数据库

数据库管理系统

数据库管理系统分为层次型、网络型、关系型和面向对象型四种类型。传统上，医疗数据库是原始的平面文件，几乎没有数据库管理。而且电子病历最近才开始实施，目前进展不大[12]。因此，医疗数据一直是静态的，主要通过超链接进行间接共享。简而言之，目前大部分的医疗数据仍然存储在平面文件中，充其量是在相对简单的分层或关系型数据库管理系统中。大部分数据集中并被锁定在医院或办公室这类本地操作系统中。生物医学领域中关于面向对象型数据库管理系统的文献非常少[13]。

关系数据库

因为最常见的医疗数据库是关系型数据库，所以它的管理系统被称为关系型数据库管理系统（简称 R 数据库管理系统）。Oracle 和结构化查询语言（SQL）服务器是关系型数据库管理系统的典型例子，而非关系型的数据库（NoSQL）像 MongoDB 是非关系型数据库管理系统。在线交易处理数据库是 R 数据库管理系统的主要应用场景。这种数据库的一个主要缺点是数据经常会被封存。为解决这个问题，企业通常将在线分析处理数据库用作数据仓库。关系型数据库管理系统在医疗保健数据方面存在局限性：这些数据库对较大的医疗数据（如时间序列数据、大型文本文件和图像/视频）缺乏足够的基础设施支持。此外，由于关系型数据库管理系统的结构原因，查询相对困难。

面向对象的数据库

虽然这种类型的数据库管理系统更加高效和灵活，但它缺乏关系型数据库管理系统的使用功能，如搜索和查询等。对象 – 关系型数据库管理系统可以混合利用关系型和对象型数据库管理系统的优势，从而容纳更大、更复杂的医疗数据元素，同时保留关系型表结构用于查询（使用 Hadoop、Oracle 或 SQL）。然而，这种对象 – 关系型数据库管理系统的配置更加复杂，需要更多的操作经验。NoSQL 或下一代数据库代表了以大数据量、可扩展的复制和分布以及高效查询为特征的数据库；这些数据库的典型代表是基于文档的系统（如 MongoDB）或图形数据库，是医疗数据库的未来。

图形数据库

图形数据库（用于 LinkedIn、Twitter、Zephyr Health 和 Doximity 等，并经 Neo4j 实现可视化）可以以图元件（节点和边）这类非线性形式存储数据：节点（也叫顶点）代表一个实体，边代表节点间的关系（见图 4.4）。这种类型的数据库更加"立体"，与传统的关系型数据库相比具有

041

明显的优势（见表 4.2）。在快速变化的世界，医疗质量、整体效率和创新方向成为医疗保健的新范式，使得这种描绘联系和关系的核心原则在生物医学中非常重要。

在图形数据库中，图中的每个数据元素都需要用通用语言描述。资源描述框架（RDF）[14]作为一个"三元组"（<主语><谓语><宾语>）被存储在一个语义数据库中，可以使用 SQL 的语义版 SPARQL（简单协议和 RDF 查询语言）进行查询。本体和伴随的推理规则可以被嵌入数据中，以丰富数据库。

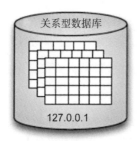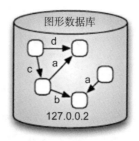

图 4.4 关系型数据库与图形数据库

表 4.2 关系数据库和图形数据库对比表

	关系数据库	图形数据库
格式	表格	图像
关系	行列	没有关系
数据	结构化	结构化或非结构化
数据类型	简单或中等	复杂
关系数量	数百	数以千计到数十亿计
关系质量	低而稀疏	高而丰富
数据模型种类	相互关联的表格集合	多关系图
数据模型	不常改变	不断变化
敏捷性	静态的	动态的
模式	刚性	灵活
深度分析性能	差	好
劳动力和机器	劳动密集型	机器辅助

左图显示的是表格式的传统关系型数据库，而右图以节点（圆形的方块）和边（箭头）表示。

简而言之，如果关系是重点，而且数据是不断变化的（比如医疗保健数据），那么图形数据库就比传统的关系型数据库管理系统更合适。图形数据库具有搜索算法，特别适合医疗保健领域的复杂查询，例如慢性病管理、急性流行病学危机应对、医疗保健资源分配等。也可以使用此策略定位与索引患者相似的患者。图形数据库的主要限制是它相对庞大和复杂，但现在这种限制可以通过增大存储容量、语义存储的改进和卓越的搜索算法得到部分缓解。图或其更高级的版本——超图，也许是人工智能在医疗保健领域推进到下一阶段的一个基本要素。

数据到智能的连续体和人工智能

从数据到智能的连续体始于高质量数据和数据库管理；考虑到医疗保健数据往往不准确和/或不完整，这一点在医疗保健领域尤为重要。要想在医疗保健领域发展最好的人工智能，就需要从良好的医疗保健数据（数据－智能金字塔的基础层）开始。正如本书开头我们讨论的很多哲学问题，经过处理和解释后，数据会产生意义，从而获得更深层次的信息。计算机以数据为源头，而人类以信息为目的。最近医学图像解读和深度学习的热潮提醒我们数据在生物医学人工智能中的重要性。例如，简单地使用一个大型数据集，如 NIH 有数十万张图像和标签（注释）的 CXR14，为深度学习进行特征选择和提取，并希望诊断工具接近完美，这种想法过于乐观和天真。即使是高信誉机构的大型数据集也有一长串的问题，包括变异性不足、标签方法不佳、标签不准确、水平结构不一致、隐藏分层（由于未标记的发现）、文件不完善、图像质量差等[15]。

从信息中人们获得了知识，而知识则源自人们的经验和分析。数据科学有助于将信息转化为有用的知识和智能。因此，智能就是应用这些知识的能力和速度。智慧被认为是一种"知"的质量，它不一定用逻辑来确认观察或做出决定。目前，创新的人工智能方法，特别是深度强化学习、递归皮质网络和认知架构，正在改变着人类的角色，以及在从数据到智能的连续体中对机器的期望。

参考文献

[1] Weil AR. Big data in health: a new era for research and patient care. Health Aff 2014;33:1110.

[2] Healthcare Content Management White Paper. Unstructured data in electronic health record（HER）systems: challenges and solutions. ,www.datamark.net.; 2013.

[3] Chang AC. Big data in medicine: the upcoming artificial intelligence. Prog Pediatr Cardiol 2016;43:914.

[4] Chang AC, et al. Artificial intelligence in pediatric cardiology: an innovative transformation in patient care, clinical research, and medical education. Cong Card Today 2012;10:112.

[5] Roski J, et al. Creating value in health care through big data: opportunities and policy implications. Health Aff 2014;33（7）:111522.

[6] Hughes G. How big is "big data" in health care? SAS Blogs October 11, 2011.

[7] Jee K, et al. Potentiality of big data in the medical sector: focus on how to reshape the health care system. Healthc Inform Res 2013;19（2）:7985.

[8] Schneeweiss S. Learning from big health care data. N Eng J Med 2014;370:21613.

[9] Bates DW, et al. Big data in health care: using analytics to identify and manage high-risk and high-cost patients. Health Aff 2014;7（2014）:112331.

[10] Feero WG, et al. Review article: genomic medicine —— an updated primer. N Engl J Med 2010;362:200111.

[11] Chan M, et al. Smart wearable systems: current status and future challenges. Artif Intell Med 2012;56（3）:13756.

[12] Mandl KD, et al. Escaping the HER trap —— the future of health IT. New Engl J Med 2012;366:22402.

[13] Gu H, et al. Benefits of an object-oriented database representation for controlled medical terminologies. J Am Med Inform Assoc 1999;6（4）:283303.

[14] Anguita A, et al. Toward a view-oriented approach for aligning RDF-based biomedical repositories. Methods Inf Med 2015;53（4）:505.

[15] Blog from Luke Oaken-Rayner, , www.lukeoakdenrayner.wordpress.com . ; February 25, 2019.

机器学习和
深度学习

机器学习简介

数据挖掘和知识发现

数据科学包含数据挖掘以及机器学习，这两个领域有一些重叠，因此读者可能会混淆。数据科学家可以利用数据挖掘结合数据库和统计方法来从数据中提取信息（比如显现模式），而机器学习被数据科学家用来给机器提供学习的机会。换句话说，数据挖掘更多是一种信息来源，机器学习从中受益（具有自动学习和预测能力）。这两种数据挖掘方法是关联规则挖掘，它描述了属性之间的关系，但受到其二进制性质的限制和为连续和时间数据设计的连续模式发现的限制。

机器学习的历史和现状

机器学习被定义为机器从其任务的经验中学习的能力，在我们的社会中被广泛使用（从搜索引擎到垃圾邮件过滤）。机器学习这一术语最初由阿瑟·塞缪尔在1959年提出的，是人工智能的一个越来越流行的子学科，是计算机编程的艺术，使计算机在没有外部程序指示时能够学习并提高性能。换句话说，在机器学习中，算法会自我改进，并从试验和错误中"学习"，就像人从经验中学习那样。

派多·多明哥在他的《主算法》一书中描述了机器学习的五个流派或"部落"，它们共享一个范式，即发掘隐藏在数据中的知识。他提出，一个主算法需要来自五个流派的每一个元素（见表5.1）。

符号主义显然是早期人工智能时代的主力军，贝叶斯派在这一时期也有不错的表现，但很明显，目前的时代主要由联结主义主导（特别是自2012年以来流行的深度学习算法激增）。希望某一天能努力将所有五个流派统一成一个"主算法"。

表 5.1 机器学习中的五个流派

流派	表现形式	起源和影响	方法	关键算法
符号主义	逻辑	哲学 计算机科学	产生式规则系统 逆演绎 决策树	逆演绎
联结主义	神经网络	神经科学	反向传播 深度学习 深度强化学习	反向传播
进化主义	遗传程序	进化生物学	遗传算法 进化编程 进化博弈理论	遗传编程
贝叶斯派	图形模型	统计学	隐马尔可夫模型 图形模型 因果推理	概率推理
行为类推主义	支持向量机	心理学	k 近邻 支持向量机	内核机器

机器学习与传统编程的比较

在传统编程中（见图 5.1A），数据（输入）和计算机程序（规则）输入计算机（步骤 1）后得出答案（输出）（步骤 2）。然而，在机器学习中（见图 5.1B），计算机同时使用数据（输入）和相应答案（输出）（步骤 1），通过检查数据中的模式（步骤 2）得出"规则"（从而从数据中"学习"）。然后将这些新的规则应用于新的数据以获得答案（预测）（步骤 3）。后一种"自下而上"的方法明显不同于传统编程（如前面提到的基于规则的专家系统），传统编程中，人将指令输入计算机，让它遵循指令（因此是一种"自上而下"的方法）。机器学习也不同于传统的统计分析（也是像编程一样"自上而下"的，通过统计规则分析数据以产生输出或答案）。简而言之，机器学习从输入和输出数据中"学习"，并找到将输入数据与输出数据联系起来的模式，然后将从机器学习中学习到的这些模式（以模型的形式）应用于新数据，看模型如何拟合数据。

复杂而高效的算法（完成特定任务的一组步骤）的出现不仅可用于计算和数据处理，还可用于自动推理，这提高了机器智能的能力。目前使用的复杂算法的例子包括皮克斯为虚拟空间中的 3D 人物着色（渲染算法）和 NASA 对国际空间站的太阳能板的操作（优化算法）。甚至最近有史以来首次拍摄的 Messier 87 星系的黑洞照片也是由数据科学家和一种新的算法（使用补丁先验的连续高分辨率图像重建，也叫 CHIRP）帮助完成的，该算法将来自一系列虚拟望远镜的数据放在一起，将其渲染成一个地球大小的巨型望远镜。

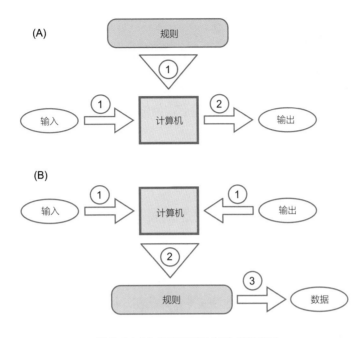

图 5.1（A）传统编程和（B）机器学习

机器学习的工作流程

以下是对有监督学习的机器学习工作流程步骤的简要描述，也适用于无监督学习，只需稍作改动（见图 5.2）。

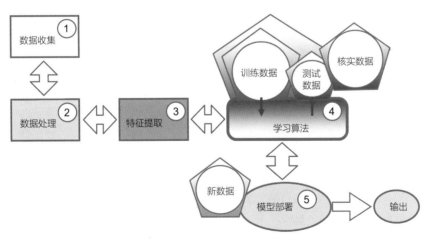

图 5.2 机器学习的工作流程

数据收集（步骤1）。在收集数据之前，团队小组应该讨论项目的预期目标，明确收集数据的方向。达成共识后，成员们就可以帮助收集相关的数据，以进行下一个重要步骤，即准备数据。数据收集有时是具有挑战性的，这取决于机构的数据采集和存储能力。在医疗领域，数据大多是非结构化的，并以许多不同的格式存储（当前的程序术语和ICD-10代码、遭遇信息、人口统计数据、药物、护士和医生记录、生命体征等），数据场所也不同（医院、诊所和现在的可穿戴设备），这使得数据收集的过程特别繁琐。

数据处理（步骤2）。收集数据后的这一步涉及利用数据处理工具，将数据清理、准备并组织成更结构化的格式，以便使用机器学习方法。数据准备包括缺失值处理、不平衡数据处理、离群点检测和标准化等措施，还有数据整理或数据挖掘，这些术语描述了将数据从步骤1的原始形式转换和映射到另一种对后续步骤更友好的格式的过程。这一步可能需要数据转换（表、逗号分隔值等）和数据平台（使用Hadoop、MapReduce、Cassandra等）。数据整理涉及疾病诊断数据的分组（手术及操作、并发症、合并症等）。

收集和处理数据的步骤经常会占用数据科学家做项目所需的大部分精力和时间，特别是在临床环境中。随着人工智能在医学领域的项目变得更加普遍、水平更加成熟，希望这两个步骤在未来更加高效。

特征提取（步骤3）。特征，也被称为变量或参数，是数据的"列名"（如血压、患者姓名和药物），而例子是实际的数字或数据。特征提取的这一步骤首先涉及特征的选择，这是一种战略性的选择，只选择能建立良好预测模型的相关特征。特征选择之后是特征提取，它将现有的特征转化为一组新的特征，而这组特征最有可能形成一个好模型。特征工程是利用领域的专业知识对特征提取进行完善。值得注意的是，表征学习是一种不涉及特征工程的机器学习，是一种在建立分类器时更容易提取到数据的有用信息的方法。

学习算法（步骤4）。这一步涉及算法的学习，以得出最佳的预测模型，对未来的新数据产生从卓越性能的预测。这一子步骤涉及一个数据集的使用，并将其分为两个较小的数据集：训练数据（通常是两个中较大的，约占70%）用于训练（或"适应"）模型或算法，较小的测试数据子集被封存，然后在最后以无偏的方式用于评估最终选择的模型的泛化误差。根据标记数据集的可用性和大小，可以分配第三个较小的数据集作为验证数据（也比训练数据集小，与测试数据集大小相似），用于估计模型选择的预测误差。过度拟合（后文的欠拟合会进行详细讨论）发生在数据与训练数据的拟合过于紧密时，但最终对其他数据集的泛化效果不佳。

模型部署（步骤5）。最后一步是为了应用和完善新数据在现实生活中的预测模型。评估模型的性能，必要时完善新数据或项目的算法。机器学习算法中内置的优化或损失函数等措施能够提高预测能力或性能，这使得机器学习"学习"并自我改进。

设计思维和生物医学人工智能

朱斯·佘曼

本篇评论的作者朱斯·佘曼是生物医学中设计思维的坚定支持者，这篇评论的内容是设计科学，及其如何通过这个问题的解决来影响医疗领域的数据科学。

设计思维从很多方面来看是一个明显的人类过程。它要求设计者与用户感同身受，以了解用户的真正需求，它坚持"以人为本"的方法，通过想象出满足明确需求或潜在需求的理想解决方案来解决问题[1]。虽然我喜欢用现有的工具成为一名研究员和医疗设备设计师，但我可以想象出通过人工智能优化我工作的无数方法。也就是说，人工智能将加强设计思维过程中的迭代和测试阶段。

人工智能已经从多方面改变了生物医学领域。举几个例子，它有助于为临床试验收集实时、真实的数据；它可以在几秒内测试数百万种复杂的相互作用以评估药物疗效；它已被证明可以评估大量的数据，来提供高度准确的诊断，有时甚至超过受过训练的专家。假肢设计是一个很好的例子，它证明了人工智能的应用可以带来更好的结果[2]。机器实时测量能够帮助制造商了解用户的步态如何变化，或者他们的身体是如何适应于一个额外的人造肢体。这些数据使制造商能够对这些可穿戴产品进行个性化设计，远比最初的设计要好。

从本质上说，人工智能将提供个性化的解决方案。一旦人工智能成为设计思维过程的常规部分，它将使生物医学产品更好地适用每个人。由于人工智能能够动态合成一致的用户反馈，它将帮助设计师、工程师和制造商能够更精确地进行快速迭代。

想象一下另一幅场景——一套护肤品自带配套的智能手机应用程序，这套应用程序会提醒消费者在使用产品时拍摄皮肤照片，这样人工智能就可以扫描图像，以评估肤色、痤疮或细纹的改善情况，然后应用程序可以将信息反馈给产品制造商，这样制造商就可以调整配方，在消费者重新订购产品时给他带来更好的效果。产品将与之前不同。它将随着消费者的皮肤改变而变化，不断改善结果。这就是生物医学人工智能的未来：基于测量结果的快速迭代改进，是设计思维过程的支柱。

我们正处于一场革命的开始。人类现在正以一种前所未有的方式与计算机融合。数据汇总方面的创新和增材制造工艺的进步代表了字节和原子的惊人融合。因此，机器将逐渐接管设计思维的许多步骤，除了构思、测试和完善之外，还包括研究和综合推理。

在一个越来越自动化的世界里，人类的主要角色将更加"元化"。曾经负责从头开始起草概念并将规格传递给开发者或制造商的设计师们，将转型为"设计科学家"。这些设计科学家将为嵌入软件系统的人工智能校准价值、选择参数，并应用相关的美学模型。它们将被用来构思程序和工具，这些程序和工具将协调一系列复杂的步骤，以便模拟我们曾经以手工方式来做的事情。

设计科学家将与程序员、数学家和统计学家一起工作，以创建实用的设计流程工具，利用各领域成功创新的数据，将这些知识应用于医学和医疗产品设计的创新之中。这种新模式确实会使设计思维过程自动化，但是，机器可能仍然无法改进寻找需求的最初步骤，这往往需要人与人之间的共情和长期的愿景。然而，在人工智能的帮助下，人类将能够使用综合数据（即有意义的数据）来增强他们对用户的同理心。

"设计科学"正在诞生。为了充分发挥其潜力，医生、计算机科学家、患者和设计师之间的跨学科合作将是关键的方式。

参考文献

[1] Brown T. Design thinking. Harv Bus Rev, June 2008;8495.

[2] Berboucha M. Artificial intelligence and prosthetics join forces to create new generation bionic hand. Forbes Jul 13, 2018.

生物医学中的数据科学

数据科学被认为是数学和统计学（包括建模和生物统计学）以及计算机科学（编程、数据概念和数据挖掘）的交叉。目前的人工智能在医学中用于生物医学数据科学的范式正在为计算机科学和数学开拓另一个知识领域：生物医学（生物信息学和临床信息学以及生物学、遗传学和基因组学、医学和健康科学）。生物信息学是一个专注于收集和分析复杂生物数据（特别是遗传信息）的领域，而临床信息学（或生物－医学信息学）是对医疗数据和信息方法的研究和实践。两者不仅与生物医学数据科学有关，而且与医学和医疗保健中的人工智能密切相关。

现在一些项目和医院提供生物医学信息学的奖学金，有临床信息学的委员会认证。在奥兰治县儿童医院，有一个试点项目配有一名在生物医学数据科学和人工智能领域的高级研究员。在不久的将来，将有许多类似这样的专业培训职位和教育，作为大多数子专业的子领域。

敏捷数据科学：人工智能驱动的临床研究和信息学方法

瑞恩·康奈尔

病理学家和信息学家瑞恩·康奈尔撰写了这篇关于敏捷数据科学这一未来概念的评论，在这一医学领域，人们可以在很短的时间内，不需要几周或几个月，只需要几分钟到几小时，就可以查询大型数据库并回答问题。

敏捷数据科学的理念与不断提高的能力有关，即：

1. 获取大型数据集；

2. 快速解析数据；

3. 实时积极调整查询；

4. 使用已有的平台和库，而不是重新开发工具。

尽管存在许多监管和财政障碍，用于研究的健康信息数据库的可用性正在缓慢提高。其中一个数据库是重症监护医疗数据库 III（MIMIC-III），它包含了 2001 年至 2012 年期间在贝斯以色列女执事医疗中心接受重症监护的 4 万多名患者的去标识化数据。下载 MIMIC-III 数据库有几种选择，包括数据库表的平面文件副本。还有用于成像研究的数据库，如 NIH 发布的胸部 X 射线 14 数据集，其中包含超过 10 万张胸部 X 射线图像。

一旦获得这些数据集，无论是否符合 HIPAA，都可以很容易地购买存储和计算能力，该领域内的供应商数量越来越多。分析大型数据集所需的计算能力通常可以通过云计算资源来满足，亚马逊 Web Services 和微软 Azure 是云计算服务的最大供应商。对云计算工具的需求主要取决于专门的弹性计算实例的可用性。弹性意味着可以实时评估更多的计算资源，或根据需要缩小规模。这种向弹性云资源的转变使得主要的电子病历供应商之一开发了使用云计算资源作为基础计算引擎的敏捷数据科学工具。这些用于数据科学的敏捷云计算工具通常使用 Jupyter 作为基础前端编程界面。Jupyter Notebook 的开源计算环境支持 Python 和 R 等这样的解析数据所用的编程语言，因为 Jupyter 的使用与编程语言无关，并支持多人协作。这也有助于调查人员实时解析数据、操作查询和可视化结果。快速循环提问和可视化数据的过程可以对临床问题或理论进行反复评估和改进。最后，一旦确定了有临床影响的项目，使用开源的机器学习库，如 Pytorch 和 TensorFlow，可以大大缩短十年前可能需要几个月的时间的开发过程。这些云计算工具还提供了使用 Apache Spark 进行大数据分析的最新技术。Spark 是一个并行的分布式云计算编程范式，它提供了一个更快速的分析、预处理和模型开发方式，它处理的数据集往往过大，无法存储在一台计算机中。事实上它是实时模型开发、更新和实施的工具。

为了说明敏捷数据科学的概念，推荐的实验是获取一个免费使用的数据集，并组成一个包含至少一名临床专家和一名数据科学家的团队。然后让临床专家确定他们感兴趣的患者队列，并提出他们在该队列中最关心的结果。然后，团队审查数据集中的可用元素，并确定哪些变量可能有助于确定结果。可以使用患者人数和简单的描述性统计作为整个过程的"完整性检查"，当队列变得很小或数据未能通过"完整性检查"时，团队可以迅速转换他们的调查或深入研究字段中可能存在的错误（缺失或重复计算）的原因。这个阶段的分析是数据预处理的一部分，通常需要数据科学家或其他分析师花费最多的时间。但利用敏捷数据科学工具，可以进行极为快速的预处理，以确定研究的可行性，并建立初始模型作为预测模型的预期性能衡量标准。数据科学家、领域专家（如供应商）和敏捷数据科学工具的结合将有助于彻底改变整个数据科学过程，加速医学以及其他应用领域的发现。

生物医学数据科学团队由以下成员组成。

数据科学家是非常全面的，他可以承担一个数据科学项目，通过机器学习开始数据收集，到数据可视化结束。数据科学家的技能包括数学和统计分析、数据仓储、工程以及编程技能（尤其是 R、Python 和 SQL）。

数据工程师（也被称为数据库管理员或数据架构师）主要专注于用软件工程处理和管理大型数据集，以便数据科学家可以处理这些数据集。数据工程师主要使用 Hadoop、NoSQL 和 Python（但通常不使用 R，因为机器学习通常不在他的技能范围内）。

数据分析师通常更关注业务，利用 Excel、Tableau 和 SQL 等工具为企业提供数据的可视化展示和交流。数据分析师通常不直接开展数据科学项目，所以他们的技能通常不包括机器和深度学习而是专注于数据仓储和基于 Hadoop 的分析，并熟悉数据架构和提取、转换及加载工具。取决于机构的情况，这些人员可能向 C-suite 中的同一个人或不同的领导报告。根据个人的技能和经验以及偏好情况，这些职位的描述有相当多的重叠。

这一数据科学团队通常与医疗机构的领导团队或公司的首席执行官合作。首席信息官（或信息技术总监）通常是该组织信息技术部门的最高层管理人员。首席医疗信息官（或首席健康信息官）通常负责组织中的健康信息部门，是临床和信息技术领域之间的联络人。首席技术官（公司中比医疗机构中更常见）通常是知道如何将软件货币化并处理软件工程问题的人。最后，首席智能官或首席人工智能官（目前非常少，医疗机构中尤其少）全面了解人工智能，也对人工智能项目的评估和部署有经验。

来自火星的数据科学家，来自金星的临床医生

戴维·兰德拜特

戴维·兰德拜特是一家儿童医院的高级数据科学家，他很长时间都在重症监护环境中与临床医生一起度过。他撰写的这篇评论，阐明了临床医生和数据科学家之间的文化差异以及合作过程。

数据科学家现在是医疗机构中的一个重要资源。他们的多种技能可以增强机构的能力，包括帮助分析和可视化数据，建立数据基础设施，以及最典型的训练机器学习模型以做出具体的预测。尽管如此，绝大多数数据科学家缺乏必要的临床基础，这使得他们难以正确理解临床环境。他们很难知道哪些问题是与临床相关的，这阻碍了他们提供可操作情报的能力。

另一方面，临床医生因为每天治疗患者，非常熟悉临床环境和术语，而这些对数据科学家来说可能是难懂的，甚至更糟。临床医生知道自己面临什么问题，也知道需要什么信息来做出更明智的决定，以及这些信息用于临床工作流程中的哪个环节。然而，大多数临床医生不是数学家，他们不适应那些大到无法用 Excel 分析的数据集。临床医生通常被训练成从 P 值和 R 值的角度来考虑问题，而不是使用更务实的样本外的表现来评估。

临床医生和数据科学团队之间存在着天壤之别。最重要的是，这两组人所使用的语言对彼此来说很难理解，比如增压剂、流体或呋塞米等专业术语。临床医生考虑的问题是解决方

案如何适用于临床工作流程及其易用性（比如需要在电子病历中点击多少次），而数据科学家往往关注深奥的误差函数，如接收操作特性或算法的技术新颖性（比如是否能将此提交给NeurIPS），如果二者没有相互沟通的能力，就会存在无法克服的问题。要解决这些问题，需要两种思维方式的合作。

为了帮他们减少这种分歧，重要的是为数据科学家提供尽可能多的接触临床的机会，一个好方法是让数据科学家们观察晨间查房。这提供了一个很好的视角，让数据科学家了解到临床部门的运作和真正紧急的生死问题。数据科学家可以亲眼看到信息是如何在护士、医生、家长和患者之间传递的，并深入了解了临床团队使用哪些信息以及如何在临床工作流程中做出决策。他们可以开始了解他们解决方案之间的相关性。

数据科学家与临床医生合作解决具体问题也很重要，这保证了问题可以从临床和数据科学的角度分析，从而可以协同实现适合临床工作流程的可行方案。数据科学家能够与临床医生一起讨论问题，实现关键性的突破，从单纯优化成本函数到理解在选定阈值下部署模型的临床意义以及成本分析的四个象限（真阳性、真阴性、假阳性和假阴性）的影响。

合集涉及下列过程中的每一步：

1. 构思——我在 ICU 中发现了什么问题？

2. 设计——在什么时间提供什么信息会有帮助？

3. 整理——这些值实际上意味着什么？

4. 评估——这是否可以在病床边使用？

能够从临床角度分析模型的失败，往往会对模型中出现的问题产生实际性的见解；找到共同的线索和系统性的问题将额外细化和改进模型。

在数据科学和临床团队之间建立一种共同的文化尤为重要，这一点怎么强调都不为过。提醒这两个团队，数据科学家不仅仅是坐在电脑屏幕后面的机器人，医生也不仅仅是……医生。采取一些辅助性的活动，如一起团建享受快乐时光，或一起去唱卡拉 OK，使两个小组都能感受到对方人性化的一面。

让临床医生接触到数据科学世界也很重要。让临床医生旁听数据科学讲座，从概念上了解数据科学家是如何思考问题的。临床医生努力理解和揭开数据科学家的工作内容、方式和限制，从而获益。数据科学家所做的事没有比逻辑回归更复杂的了。随机森林只是大量的随机二元分割；神经网络只是堆叠的逻辑回归。说到底，数据科学家只是试图通过数据拟合一条线。

优秀的数据科学家和优秀的临床医生最宝贵的特征是沟通、倾听和学习的能力。不幸的是，不是每个人都是天生的沟通者，但沟通是一种技能，它可以像其他技能一样通过练习和磨炼而获得。没有沟通能力，总会有一些力不能及的项目。

重要的是要记住，这两个群体都想解决问题，以帮助改善患者的医疗状况。携手同行，火星和金星可以理解真正的问题是什么、如何做出决定，以及在临床工作流程中可以提供哪些可行的信息。

机器学习者向临床领域的转变

安娜·古登伯格

安娜·古登伯格是一名数据科学家，曾经进入一家儿童医院的临床科室，这段经历对她来说是一笔宝贵的财富。她这篇评论就这两个领域的文化差异以及如何在医疗环境中有效实施人工智能提供了个人观点。

学习交流。什么是特征？是输入空间的一个维度。什么是输入空间？是所有你想用来进行结果预测的数据。你实际上如何学习模型？我们优化目标函数。什么是目标函数？是一个数学结构，通常代表预测结果和实际结果之间的误差，即我们目标减少的数量。还有很多像这样的例子。临床医生需要知道所有这些术语吗？不需要。机器学习者在与临床医生讨论时，会不会无意中使用这些类似的术语？很可能。在开始与临床医生合作之前，我并没有意识到机器学习的语言到底有多高的技术含量。经过多年的实践以及与临床医生和生物学家的交谈，我才明白，我们的合作者想知道的是我的模型将为他们做什么，而不是它到底是如何工作的。

接受不确定性。机器学习的一个重要部分是不确定性。我们经常开发概率模型来评估患者A是否患有疾病亚型X或Y，而不是直接预测诊断。考虑到我们用于学习的不完美数据，用概率比用确定性来表示模型的结果更令人满意。然而，在临床实践的早期我就被告知，我的临床合作者必须给患者一个诊断，他们想看看我的算法预测的是什么诊断，而不是概率。但事实是，医学上的意见不尽相同。从最不确定的急诊科到最确定的重症监护室，不确定性是无处不在的。承认我们知识的局限性并接受概率是很重要的。我相信在临床领域，理解不确定性将有助于在未来更好地利用机器学习工具。作为机器学习者，我们必须继续努力，使我们的概率结果更经得起临床解释的检验。

解释黑箱模型，或者不解释。另一个有趣的、热议的、持续的讨论是围绕人工智能的不可解释性，即黑箱模型。许多临床医生表示他们永远无法信任这样的系统。同时，许多临床医生承认他们不能总是解释他们所做的决定，而是根据他们以前的经验来做决定，这是他们多年来观察患者而形成的"内部分类器"。如果连人类都在创造内部复杂的模型，对其进行事后解释，为什么人工智能算法的标准会高得多？当临床医生要求设计他们能理解的模型时，又出现了另一个问题，即人类推理显然不能在高维度上进行，那么谁说人类的推理是最好的方法？也许，对模型可解释性的要求是根据这些工具的及时性和强大的功能来要求的，或者临床医生只是要求有一个清晰可信的方式来与系统互动。尽管机器学习从业者对可解释性的原因和目的存在分歧，甚至对可解释性在这一背景下的真正定义也存在分歧，但追求建立可信和可靠的模型以及用户可以轻松互动的模型在目前看来是许多建立医疗人工智能模型努力的核心。我非常希望通过临床医生和计算机科学家的共同努力，找到一条建立精确、值得信赖的模型的道路。

带着计算机科学的背景来到临床领域，就像搬到一个新的国家，需要学习一种新的语言，进入一个陌生的价值体系、规则和条例中，当然还有陌生的习性。这是一个学习和沉浸在专业知识中的绝佳机会，同时也会让人感到沮丧，因为无法获取相关数据、即使数据可用也可能存在许多缺失的数值和记录。尽管临床数据有许多不完善之处，与之打交道很困难，但通过与临床专家的多次交流，可以填补许多空白。总的来说，能够帮助具有疾病谱和特定条件的弱势群体获得更精确的诊断、预后和治疗是令人振奋的。正如我的研究生导师所说，能说这句话真的很棒——"让我看看，我是一个计算机科学家！"我相信我正在实现这个梦想。

生物医学数据科学的编程语言

　　有几种编程语言对于对人工智能和生物医学数据科学感兴趣的人尤其有用：

　　Python 是一种非常灵活且相对简单的编程语言，可用于多种用途，它可以说是数据科学中最流行的语言。此外，Python 有许多特殊的库（包括 NumPy 和 Pybrain，分别用于科学计算和机器学习）。

　　R 是统计学习和数据分析的常用编程语言，在数据的可视化呈现方面非常强大。R 往往在学术机构中更受欢迎。像 Python 一样，R 也是开源的，在 R 综合档案网络（简称 CRAN）中有许多机器学习的库（如 Gmodels、Class 和 Tm）。

　　MATLAB 是 MathWorks 公司的高级编程语言，具有用于数值计算以及可视化和编程的交互环境。被广泛用于科学和工程领域。

　　统计分析系统是一种相对昂贵的商业分析软件，提供大量的统计函数。

　　然而，生物医学数据科学领域中进行的大多数争论是关于 Python 和 R 哪种作为首选语言。表 5.2 有助于说明它们各自的优势和劣势。

　　对于那些在预测分析领域工作的人来说，R 比 Python 更受欢迎（SAS 在编程偏好上与 R 接近）。对于数据科学家来说，Python 在普及程度上比 R 略胜一筹（而且这种差异似乎正在扩大）。总的来说，如果对高效部署更感兴趣，Python 更有优势；如果更注重统计分析，特别是数据的图形展示，R 会是一个稍好的选择。

　　这两种编程语言对于机器学习和人工智能来说都很出色。一位数据科学家巧妙地打了一个比方：R 更像蝙蝠侠，他聪明，脑力大于体力；而 Python 更像超人，他强壮，体力大于脑力（与蝙蝠侠相比）[1]。作者同样打了个比方，Python 更像你日常上班用车，功能齐全，能完成工作；而 R 是你周末用的高级跑车，适合炫耀。也许，我们可以考虑一个综合的视觉效果：开着丰田普锐斯的超人（代表 Python）和开着保时捷的蝙蝠侠（代表 R）。

表 5.2 数据科学与人工智能中的编程语言：Python 与 R 的对比

	Python	R
用途（创立年份）	一般用途（1991）	统计分析（1993）
用户	程序员和开发者	研究人员和学者
普及度	+++	++
学习容易性	+++	++
用法及应用	+++	+++
数据处理	++	+
速度	++	+
社区支持	++	+++
呈现	++	+++
优势	用于共享的 Jupyter 笔记本 代码可读性强，语法简单 开发敏捷	优越的数据可视化 大型数据分析库
劣势	与 R 相比库不多 与 R 相比可视化不灵活	学习曲线缓慢，新手尤其缓慢 普及度降低 深度学习支持较少

　　还有几个框架和库经常用于人工智能项目中。Hadoop（Apache 软件基金会）不是一种编程语言，而是一个开源的框架（通常用 Java 编写，但并非总是如此），它包含一套工具（比如分布式文件系统和 Map Reduce 编程模型），用于在商品硬件上存储和处理大量数据。TensorFlow（Google Brain）可能是用于 DL 的最知名的人工智能库（用 C++、Python 或 CUDA 编写）。其灵活的架构能够适应各种平台，不仅有中央处理单元（CPU）和图形处理单元（GPU），还有 TPU，Google 的张量处理单元。最后，Keras 是一个开源库（用 Python 编写），可以在 TensorFlow 之上运行，但它更像是一个高级应用编程接口，用于训练深度学习模型。其他深度学习库和框架包括 Caffe（B 人工智能 R）、Theano 和 MXNet。

使机器学习更可用且更易于理解

罗伯特·霍伊特

　　罗伯特·霍伊特是一位临床信息学医生，他热衷于向临床医生教授临床信息学和数据科学。他撰写的这篇评论，为新手数据科学家提供了一个简短的介绍以及机器学习的实用资源。

　　人工智能普遍存在于所有行业，包括医疗行业，并且是生物医学数据科学家的重要技能。人工智能最重要的组成部分之一是机器学习，它使用算法，从简单的决策树到复杂的神经网络来进行预测并解决问题。机器学习是当今临床决策支持和风险预测的中坚力量。

由于机器学习起源于计算机科学，非计算机科学系通常不教授。教授时通常需要高级数学和/或编程经验。因此，大多数信息学的研究生没有学习过机器学习。同样，临床和护士信息学家通常也不了解机器学习。虽然他们不一定需要在机器学习方面有丰富的经验，但他们应该熟悉机器学习的核心概念，并熟悉可用的软件。随着医学领域接触到生物医学数据科学和人工智能，我们需要探寻如何改善教育方法，并寻找为完成这项任务需要的软件。

较新的工具（很多是开源的）正在开发中，这些工具简化了统计学、编程语言和机器学习，使得非计算机科学专业的学生和医疗工作者可以更多地参与到生物医学数据科学中。此外，这些较新的工具大多支付得起，不需要昂贵的软件使用权。例如，Jamovi 是一个基于 R 编程语言的免费统计程序[1]。Rattle 是 R 的免费图形用户界面，面向预测性分析，并与教科书关联[2]。

也有负担得起并且直观的机器学习软件。WEKA、KNIME、Orange 和 RapidMiner 等程序是机器学习的主要开源软件[3-6]。不同于 KNIME 和 Orange，WEKA 不需要操作视觉运算符来创建工作流程。WEKA 是相当直观的，并且与大量的算法、教科书和许多免费的在线课程相关联[7,8]。

最容易学习和使用的现代机器学习软件平台之一是 RapidMiner，这个平台对教师和学生免费。它包括 TurboPrep 等工具，可以加速早期数据准备（探索性数据分析）。自动模型是一个直观的功能，可以进行监督和无监督学习，自动选择并同时运行多个适当的算法，例如分类或回归。还可以使用标准参数（如曲线下面积）自动生成性能结果，并对其进行比较。还可以使用滑块创建动态模型，以便调整预测变量（自变量）并查看对结果（因变量）的影响。

无监督学习也同样是直观的。可以选择使用 k- 均值，必须设置聚类的数量或选择 x- 均值，由它决定数据集中聚类的数量。

使用 WEKA 时，可以调整算法，但在 RapidMiner 中不能。对于大多数机器学习用户来说，在他们学习基础知识和适应机器学习的时候，这是可以接受的。

这些机器学习程序的简单性将使教师更容易教授基本的机器学习。有了今天的机器学习软件选择，不再有理由不熟悉机器学习，所以机器学习有可能被更多人理解和采用。

参考文献

[1] Jamovi. ,https://www.jamovi.org.

[2] Rattle. ,https://rattle.togaware.com/.

[3] WEKA. ,https://www.cs.waikato.ac.nz/ml/weka/.

[4] KNIME. ,https://www.knime.com/.

[5] Orange. ,https://orange.biolab.si/.

[6] RapidMiner. ,https://rapidminer.com/.

[7] Witten I, Eibe F, Hall M. Data mining: practical tools and techniques. 4th ed. Morgan-Kaufmann; 2017. ,https://www.cs.waikato.ac.nz/ml/weka/book.html.

[8] Free online courses on data mining with machine learning techniques in WEKA. ,https://www.cs.waikato.ac. nz/ml/weka/courses.html.

信任人工智能：一位临床程序设计者的观点

罗布·布里斯克

罗布·布里斯克是一位具有数据科学背景的心脏病专家，他以临床医生和数据科学家的双重视角撰写了这篇评论，并对机器学习/深度学习的可解释性提出了自己的见解，认为机器学习/深度学习并不是非常难以实现的。

机器学习：通往未来医学的敲门砖

人工智能是一种广泛应用的技术，但如今机器学习的技术爆炸特别推动了其在医疗中的应用的讨论。从广义术语的角度，"经典"编程要求人类软件工程师阐述一套精确详尽的基于语言的规则，使计算机能够将一些输入数据转化为预期的输出数据，而机器学习允许我们通过获得（通常是大量的）输入数据和输出数据的匹配来生成计算机程序，然后让机器学习算法识别一套基于逻辑的规则，将输入数据转化为输出数据。

这在两种情况下是有利的：第一，在自动化任务中，人类在部分潜意识水平上执行，因此不能阐明所有需要的步骤；第二，可访问的一组输入数据可能与一组输出数据具有某种因果联系，但是人类专家不能辨别前者映射到后者的模式。临床领域的两个例子分别是：从动态心电图信号中检测心律异常，以及从脑成像中检测初期阿尔茨海默病，脑成像似乎包含诊断线索，但放射科医生无法检测出异常[1,2]。

"黑箱效应"：没有透明度还能有信任吗？

当软件工程师为一个计算机程序编写内部逻辑时，他们通常以一种基于语言的格式来编写，这样可以由理解该语言的人询问。相反，管理机器学习系统行为的规则往往被编码在意识头脑无法解释的复杂数学架构中。图5.3所示的是一个可视化的基本人工神经网络算法（最复杂的机器学习算法类型，它是深度学习应用的基础）。已经有很多人试图用显著性图、卷积网络的去卷积等方法来解释这种算法中的编码规则。这些方法可以对系统功能的某些方面提供有用的见解，但更广泛的内部逻辑仍然是不透明的。

这在临床环境中的重要性在于，即使一个机器学习系统已经经过高质量数据的广泛了解和验证，也很难预测它何时以及如何违背操作者的期望。家长都能很好地理解这个概念：我们可以根据大量的观察数据来开发和验证儿童行为的预测模型，这个模型在绝大多数时候是可靠的。然而，支配儿童行为冲动的内部逻辑的不透明性意味着家长不可能预见到儿童何时以及如何混淆预期。例如，我们大多数人预见到，如果我们离开房间一会儿，我们的孩子会继续好好玩耍——这很可能是基于以前无数次观察到的模式——但当我们回来时却发现墙上涂满了蜡笔痕迹。

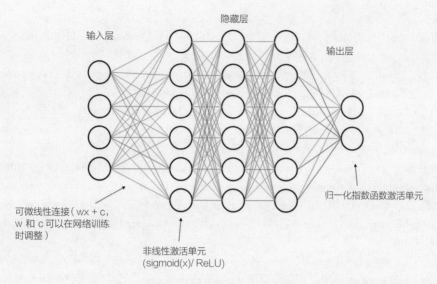

输入层　　　　隐藏层

　　　　　　　　　　　　　输出层

可微线性连接（wx + c，
w 和 c 可以在网络训练
时调整）

非线性激活单元
(sigmoid(x)/ ReLU)

归一化指数函数激活单元

图 5.3 一个基本的人工神经网络

现实世界的例子可以考虑 Google 算法，它将一对加勒比黑人夫妇的照片标记为大猩猩，还有特斯拉的自动驾驶系统由于没有检测到卡车停在路上而导致了致命的碰撞，尽管事故报告得出的结论是，在卡车撞击前整整 7 秒内对汽车可见 [3,4]。前一个例子发人深省，因为如果 Google 都不能对他们的机器学习算法施加足够的控制来避免公共关系方面的灾难，那么人们一定会思考数字健康领域的小公司将如何发展。从医疗保健的角度来看，后者甚至更引人担忧，因为它体现了在高风险环境中依赖不透明技术的潜在严重后果。

展望

人们正在广泛认可对人工智能透明度的需求，尽管如何实现这一点对于监管机构来说仍然是一个未解决的问题 [5,6]。在这一方面，DeepMind 和 Moorfields 眼科医院之间的合作取得了显著的成功，对光学相干断层成像术的解释可以分为几个部分，并在每个步骤中生成人类可读的可视化诊断过程 [7]。医学的其他领域也逐渐开发出了类似的方法，尽管将这种框架应用于对人类来说不太直观的任务可能是具有挑战性的，如多元组学分析。

归根结底，作为临床医生，我们有责任为患者提供高质量的医疗服务。因此，至关重要的是，我们要共同了解新兴技术，并开始研讨各种机制，使我们能够以安全负责的方式利用机器学习的巨大潜力。

参考文献

[1] Rajpurkar P, Hannun AY, Haghpanahi M, Bourn C, Ng AY. Cardiologist-level arrhythmia detection with convolutional neural networks. July 6, 2017. arXiv: 1707.01836.

[2] Ding Y, Sohn JH, Kawczynski MG, et al. A deep learning model to predict a diagnosis of Alzheimer disease by using F-FDG PET of the brain.Radiology 2019;290(2):456-64.

[3] Hern A. Google's solution to accidental algorithmic racism: ban gorillas. The GuardianJan12,2018.,https://www.theguardian.com/technology/2018/jan/12/google-racism-ban-gorilla-black-people. [accessed 09.06.19].

[4] Stewart J. Tesla's autopilot was involved in another deadly car crash. Wired Mar 30,2018.,https://www.wired.com/story/tesla-autopilot-self-driving-crash-california/. [accessed 09.06.19].

[5] The European Commission High Level Expert Group on Artificial Intelligence. Ethics guidelines for trustworthy AI., https://ec.europa.eu/digital-single-market/en/news/ethics-guidelines-trustworthy-ai.; 2019 [accessed 09.06.19].

[6] The US Food & Drug Administration. Proposed regulatory framework for modifications to artificial intelligence/machine learning (AI/ML)-based software as a medical device (SaMD) —— discussion paper and request for feedback. ,https://www.fda.gov/media/122535/download.; 2019 [accessed 09.06.19].

[7] De Fauw J, Ledsam JR, Romera-Paredes B, et al. Clinically applicable deep learning for diagnosis and referral in retinal disease. Nat Med 2018;24(9):1342-50

经典机器学习

机器学习，或更准确地说，经典机器学习，更适合于较小的、不太复杂的数据集以及特征较少的临床场景。经典机器学习分为两种类型：监督学习和无监督学习（见图5.4）。后文也会对半监督和集成学习以及深度学习进行补充讨论。

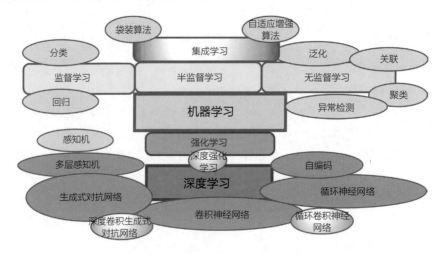

图 5.4 机器（经典）和深度学习

（一）监督学习

监督学习采用优化的原始数据，并使用一种算法来预测结果（该算法源自之前研究的标记数据，标记数据来自之前描述的过程中的训练数据集）。换句话说，训练数据有助于通过算法引导机器进行正确的预测或输出，从而使模型可以用来对新数据进行预测。主动学习是一种监督学习，它通过抛出查询让用户确定数据的标签，避免手工标记大量的样本。

简而言之，监督学习从输入和输出数据（后者由人工标记）中开发出一个预测模型，然后这个模型被用来对新的数据集进行预测。这些监督学习方法引导了分类（二分法或明确类别）或回归（连续变量）。对于分类，常用的方法是支持向量机（支持向量机 s）、朴素贝叶斯分类、k 近邻算法和决策树（增强算法或袋装算法）；逻辑回归这一说法是错误的，它实际上也是一种分类方法。对于回归，线性和多项式回归方法是最常用的，但其他类型（如岭回归和 LASSO 回归）在未来可能会变得更受欢迎。

1. 分类

这种方法可以得到预测或者分配一个标签或类别给未标记样本，例如，磁共振成像的"肿瘤"与"非肿瘤"。分类策略有利于欺诈检测和面部识别。在医学和医疗保健领域，分类有利于医学图像、表型分型和队列识别。

表 5.3 列出了监督分类方法，但其只对较常见的方法进行详细描述。逻辑回归（这其实不恰当，因为它不是一个真正的回归，而是一个分类方法）包括在这个分类中。

表 5.3 监督学习：分类方法

分类方法	主要工具
决策树	节点和分支
判别分析	判别函数
k 近邻算法	决策边界
逻辑回归	逻辑函数
朴素贝叶斯分类	决策边界
支持向量机	超平面和内核

（1）支持向量机（SVM）

这种"最大距离"的分类方法是通过在高维空间中创建一条线或一个最佳超平面（一个决策面）来实现的，该超平面代表了两个类之间的最大分离（见图 5.5）。一般来说，这种分离度越大，支持向量机的性能就越好。最接近边界的点被称为"支持向量"。支持向量机有两种形式：一种是线性支持向量机：使用线性优化来实现线性分离（如果可能的话），这种方法相对较快（类似于逻辑回归）；另一种是内核支持向量机：使用许多不同种类的分割结构，称为内核（注：我们说的内核技巧是一种数学技巧，它增加了一个额外的维度。在有限的维度中不可能实现的事情现在可以用更多的维度来实现）。简而言之，内核以非线性的方式划定边界（可以是曲线，也可以是最佳平面）。

常见的用途是垃圾邮件过滤、情感分析、图像分类和分离、手写字符的识别和欺诈检测。

这种流行但相对复杂的机器学习方法的优点是可以很好地处理输入特征和输出之间复杂的非线性关系。这种方法通常被认为是最准确的分类算法之一，特别是当有大量特征（与数据点的数量相比）时，因此它对高维数据很有效。支持向量机也很稳健，因此可以避免干扰，并尽量减少过度拟合。小的训练数据集不能很好地扩展到更大的数据集，因此经常使用支持向量机（更大的训练集可能更适合其他分类方法，甚至DL）。线性支持向量机被认为是相对较快的(但准确度较低)，而内核支持向量机的分类可能更准确（但速度较慢）。

它的缺点是支持向量机需要高水平的内存和处理能力，而且难以解释输入特征和输出之间的精确关系。

最近生物医学文献中的一个例子表明，支持向量机在基于CT的影像组学特征中的应用，仅在227名患者中有效地识别了高和低等级的透明细胞肾细胞癌，曲线下面积（AUC）值为0.88-0.91[2]。

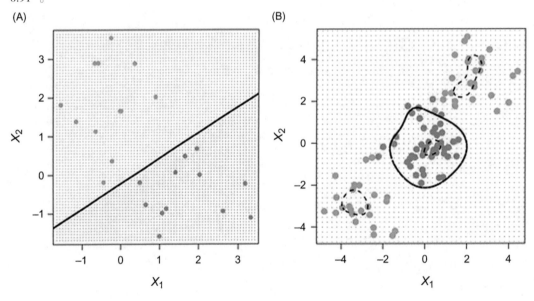

图5.5 支持向量机

（2）朴素贝叶斯分类

这种监督学习方法应用概率对数据进行划分或分类，并基于贝叶斯定理（其先验概率的概念指选择概率最高的结果）。其假定是，预测因子是相互独立的（因此称为"朴素的"），所以模型本质上成为一个概率表，其中某个特征的存在不依赖于任何其他特征。简而言之，某一结果的概率是由特征给出的概率的乘积。分界线，即贝叶斯决策边界（见图5.6），用于将样本分成两个总体。

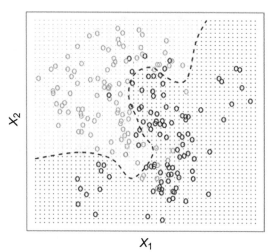

图5.6 朴素的贝叶斯分类器

这种方法非常适用于实时预测、文本分类/垃圾邮件过滤和推荐系统。

这种监督学习方法的优点是利用统计建模，具有相对较快的速度（给定并行过程），并且存在高维输入时也较好。贝叶斯概率方法的另一个优点是它不需要大量的训练集，并且实施和解释起来相对简单。然而，由于其相对较快的速度，在准确性方面有所折衷（与刚才讨论的内核支持向量机相比）。

它的缺点是由于基本原则是特征完全独立（这种情况不常见），在低维数据中性能水平相对较低。

最近生物医学文献中的一个例子是将贝叶斯网络模型应用于病理信息学，通过构建几个贝叶斯网络模型来评估个体对后续特定病理诊断的患者特异性风险，并与妇科细胞病理学和乳腺病理学的预后相关[3]。

（3）k近邻算法

这种监督学习算法既可用于分类，也可用于回归，它可以识别任何元素的近邻数量，因此k近邻这个名字很贴切（见图5.7）。k是特征空间中最接近指定点的近邻的整数，类别由该空间中观察到的多数决定，例如，如果k是3，3个邻居中有2个是某个类别，那么这个类别"胜出"。与刚才讨论的贝叶斯分类类似，决策边界称为k近邻决策边界。

k近邻算法很适合用于文本挖掘或分类，以及股市趋势预测。

(A)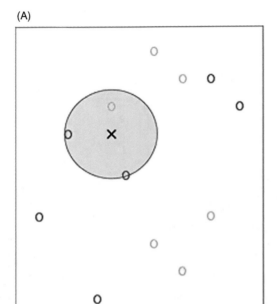

(B)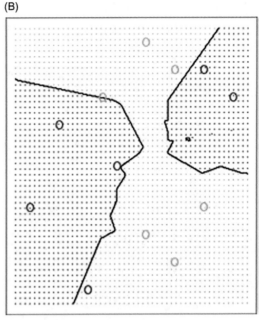

图 5.7 k 近邻算法

这种方法的优点是解释相对简单，因此被认为是一种基于实例的"懒惰"学习（与基于模型的学习相比）。k 近邻算法很适合于那些没有关于数据分布的先验知识的数据集。像上述提到的一些监督方法一样，它对有噪训练数据相对稳健。

缺点是 k 近邻算法在处理高维数据或可能包含噪声和细微差别（如缺失数据）的大量数据时表现不佳，但这种算法本身可以用来进行缺失值的估算、噪声过滤和数据还原[4]。k 近邻也容易受到维度的影响的出现过度拟合。还有就是 k 值对模型的性能有很大的影响。

最近的生物医学文献中的一个例子是将改进的 k 近邻算法（实例增强权重）应用于糖尿病视网膜病变患者，以获得更准确的诊断[5]。

（4）决策树

决策树方法是最直接的方法（也称为分类和回归树，或 CART），树是倒着画的，决策点被称为节点，连接节点的树段被称为分支（见图 5.8）。因此，叶子是结果。为了保持树状结构，计算中的"修剪"过程可以在不牺牲模型精度的情况下缩小树的大小。这种有监督的方法在决策中使用树枝来实现分类（但也可用于回归）；然而，人们认为决策树不像上述其他方法那样准确。因此，要用决策树建立更强大的预测模型，有三种策略是必要的：袋装算法（bagging）、自适应增强算法（boosting）和堆算法（stacking）（见后文集成学习）。

这种方法的优点具有更高的可解释性，因为它有更高的关联性（与前面讨论的其他分类方法相比），并且更容易可视化，因为它有良好的图形表示。决策树对噪声和不完整的数据相对稳健。决策树对非线性关系以及异常值也非常包容。与其他方法相比，它也有相对较快的速度。

决策树的缺点包括，它们不像监督学习方法中的其他方法那样准确（但像逻辑回归那样相对快速和高效）。然而，这些树通常需要是集成格式，更精确并且不容易过度拟合。另外决策树往往不能很好地处理小的训练数据集。

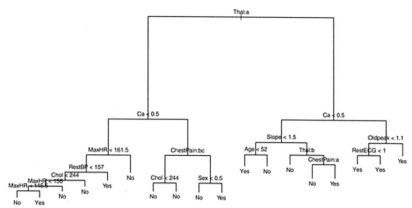

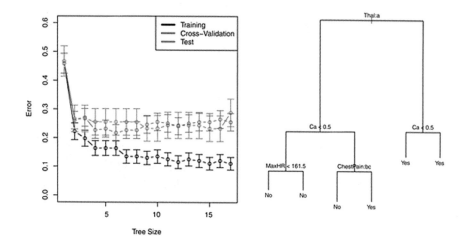

图 5.8 决策树

最近生物医学文献中的一个例子是将决策树（与风险评分相比）应用于预测耐药性感染，在对1200多名患者的研究中，发现决策树（使用5个预测因子）对用户更友好，最终用户变量更少[6]。

2. 回归

有监督的回归方法输出变量的数值表示，以预测一个数字。回归适用于市场预测、增长预测和预期寿命计算。在医学和医疗保健领域，回归有利于风险预测和结果预测。

表 5.4 列出了回归方法，但这里仅详细讨论线性回归和多项式回归。

表 5.4 监督学习：回归方法

回归方法	
LASSO 回归	基于收敛和简单收缩模型
线性回归	见正文
多项式回归	见正文
岭回归	模型是正则线性回归
支持向量回归	模型是基于最大边界，但输出是一个数字

（1）线性回归

这种回归可能是临床医生最熟悉的方法。这种机器学习方法（源于统计学）描述了两个连续变量（x 是自变量，y 是因变量）之间的关系强度。线性回归中拟合回归线的方法是相关系数为 r 的最小二乘法。当存在单个输入变量时，这种回归被称为"简单回归"，当存在多个输入变量时，被称为"多元回归"（见图 5.9）。还有一种是多项式（或非线性）回归，其中的关系不是线性的。此外，广义线性模型（GLM）是一种泛化的普通线性回归，适应非正态分布的变量。最后，LASSO 回归通过执行正则化（一个减少过度拟合的过程）和变量选择来提高其预测精度。

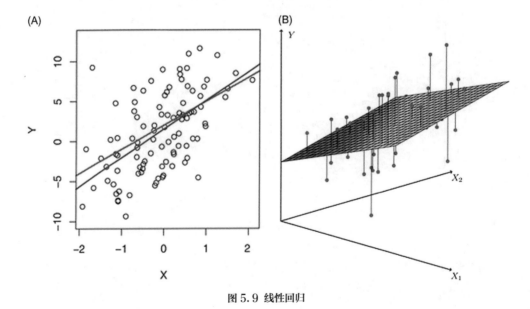

图 5.9 线性回归

对于没有接受过正式数据科学教育的人来说，线性回归的优点是它是最熟悉的回归方法。与其他回归方法相比，线性回归快速但可能不精确。当存在非线性关系时，线性回归的表现较差。简单线性回归通常不那么准确，考虑到 LASSO 和岭回归是正则化的（惩罚大系数），过度拟合现象较少。

最近的生物医学文献中，有一个例子是对慢性非特异性腰痛患者的分层线性回归分析，以及这种情况如何与情绪困扰相关[7]。

（2）逻辑回归

这是上述线性回归对二元分类的调整（通过逻辑函数产生最大可能性），因此，它不是像线性回归那样真正的回归。多重逻辑回归利用了多个预测因子，通常被用作患者研究的统计工具。与逻辑回归密切相关的分类器是线性判别分析（Linear Discriminant Analysis，LDA），它在某些情况下比逻辑回归更稳定。

与其他监督分类技术如内核支持向量机或集成方法相比（见本书后文），逻辑回归的速度相对较快这是它的优点，但其准确性在一定程度上受到影响。它也有与线性回归相同的问题，因为这两种技术对于变量之间的复杂关系来说都太简单了。另外，当决策边界为非线性时，逻辑回归往往表现不佳。

最近的生物医学文献中的一个例子是使用逻辑回归（与其他三种机器学习方法相比较）对少数具有高维数据集的异质胶质瘤患者（76 名）进行 2 年死亡率预测研究[8]。

（二）无监督学习

无监督学习采用未标记数据，并在无人工干预的情况下使用算法来预测数据集中的模式或分组。它比监督学习更具挑战性，因为不存在"答案"，但可以与监督学习相结合。这种类型的学习更多的是用于探索性目的（如发现市场细分）或分析和标记新数据。在医学和医疗保健领域，这种无监督学习在基于基因表达的各种癌症的亚组中得到了应用。

这些无监督学习方法导致了聚类、泛化、关联或异常检测。

1. 聚类

这些方法通过相似的特征对数据进行分组，没有任何人工干预。聚类可用于客户细分和推荐系统。在医学和医疗保健领域，聚类有利于生成生物假说，识别新的人群或疗法，以及新的表型。

表 5.5 中列出了聚类方法和简要描述，正文仅对 k- 均值聚类进行详细描述（见图 5.10）。

表 5.5 无监督学习：聚类方法

聚类方法	
近邻传播算法	基于点之间图形距离的聚类
DBSCAN	基于密度的稠密区域聚类算法
模糊 C 均值聚类	基于每个数据的模型可以属于 >1 个集群
高斯混合模型	基于高斯分布的概率模型

聚类方法	
隐马尔可夫模型	基于概率模型的序列处理方法
层次聚类或聚合聚类	基于集群层次建模
k–均值聚类	见正文
均值漂移聚类	基于内核密度估计的模型

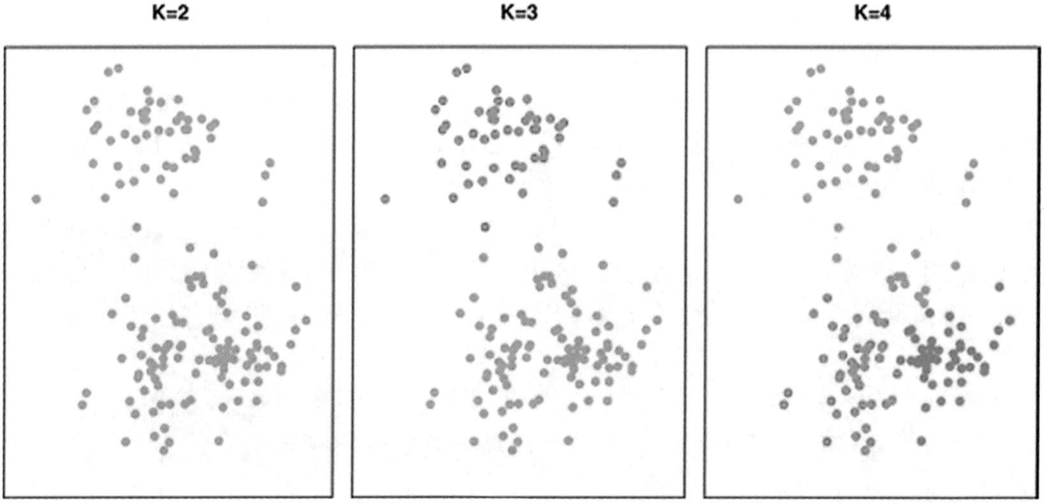

图 5.10 k–均值聚类

k–均值聚类是一个常用的简单无监督学习算法，该算法基于相似性在自然形成的 k 个组的数据中找到聚类或组。使用距离公式最终会产生 k 个特征向量，称为聚类中心。未指定 k 时，分类器将根据两种技术来确定最佳的 k 值，这两种技术是重构误差（所有点与它们的中心之间的均方误差之和）或峰度（最佳 k 值是指其聚类与其他其他聚类相比具有最高峰值）。

k–均值聚类的一个优点是，它的实施相对容易。特别是在变量数量较多的情况下，它也比其他聚类方法快。另外，这种方法还能产生相对紧密的聚类。这种方法的缺点是有时很难预测 K 值。此外，k–均值聚类缺乏其他聚类方法可能产生的层次意义和一致性。

最近生物医学文献中的一个例子是，在 224 名受试者中，有效地使用了 k–均值聚类，对双相情感障碍这一异质性疾病进行了聚类分类策略（基于严重性）[9]。

2.泛化

泛化（或降维）是一种降低数据维度的方法，通常是通过合并特征实现。这样的抽象化模型的优点是这些模型可以更有效，使用特征更少。这种方法也被用于数据的可视化和压缩数据。在医学和医疗保健方面，泛化有利于数据可视化、数据压缩和变量选择。

这些方法包括流行的主成分分析（PCA）和其他泛化方法，表 5.6 中列出了这些泛化方法，并进行了简要说明。

表 5.6 无监督学习：泛化方法

泛化方法	
拉普拉斯特征映射	计算效率高的非线性降维技术
LSA	在自然语言处理中创建一个文档向量表示的技术
p-SNE	高维数据集的可视化设计的模型
主成分分析	见正文
随机投影	用于将欧氏空间中的高维数据表示为低维特征空间的模型
SVD	将一个矩阵分解成其组成元素的模型
t-SNE	为高维数据集的可视化设计的模型

3. 主成分分析

主成分分析识别分类中最重要的特征，随后使用这些选中的特征用于计算；它是一种降维方法，因为它通过这种特征提取将大量的变量集减少到数据集的低维表示。每个主成分都是压缩变量的线性组合。主成分分析也可以作为降维技术用于回归。主成分分析经常被用于数据可视化或在使用监督方法之前进行数据预处理。

这种方法的优点有几个：噪声灵敏度低，对容量和内存的要求降低，效率提高。这种方法的缺点主要是围绕其假设，即线性和主成分的正交性。此外，新的原理很难解释。

最近生物医学文献中的一个例子是，一项研究使用主成分分析来消除不需要的低频信号漂移以及 4D 功能 MRI 中自发的高频全局信号波动，以便将这些伪影作为研究数据采集阶段的更复杂的预处理步骤的一部分[10]。

无监督学习下的其他类别包括关联规则，模式搜索或识别以及识别数据中的序列或关系。关联无监督方法包括 Apriori、FP-Growth 和等价类变换（ECLAT）算法，这些算法可以用于销售和营销策略，因为它们可以预测买家行为。

此外，还有一种异常检测（也叫离群点检测），可以通过无监督学习来实现，有监督以及半监督技术也可以应用于异常检测。除了金融领域的欺诈检测和工业领域的结构缺陷外，最后一类无监督学习在生物医学领域也非常有用，可以检测到医疗问题或错误。恰恰是生物医学中的异常或异常值，可以成为新知识的重要来源。

最近生物医学文献中的一个例子是使用离群点检测来预防用药错误，使用名为密度 - 距离 - 中心的无监督方法来检测超过 56 万个处方药的数据集中的潜在异常值[11]。

最后，玻尔兹曼机是一个由对称连接的节点组成的网络（每个节点都与其他节点相连），它是一种无监督的机器学习算法，可以发现数据集中的潜在特征。限制玻尔兹曼机将在后文讨论。

（三）半监督学习

半监督学习是有监督和无监督学习的混合技术，它使用少量的标记数据，然后使用较多量的未标记数据。半监督学习也可以在未标记数据上产生代理标签。

因此，这些方法的优点是可以在少量标记数据和大量未标记数据的混合中进行训练，这更有效，因为它节省了时间和精力。未标记数据的引入实际上可以减少人为偏差，提高最终模型的准确性。

最近生物医学文献中的一个例子是关于半监督学习方法即结合生成式对抗网络的报告，它提供少量的标记医疗数据以建立一个基于物联网的医疗数据平台，解释作为这种新的医疗数据来源的决策支持的一部分[12]。

（四）集成学习

这种集成学习策略（bagging、boosting 和 stacking）涉及训练大量的模型，这些模型组合在一起将超过单个模型的性能。简而言之，就是建立一个预测更好、更稳定的元模型。这种模型的集合可以减少噪声、偏差和变异。常见的情况是利用决策树算法来实现这种集成，以提高准确性（尽管一般来说，这些集成学习策略会比其他方法慢一些）。

有三种集成学习策略可以提高性能（见图 5.11）。

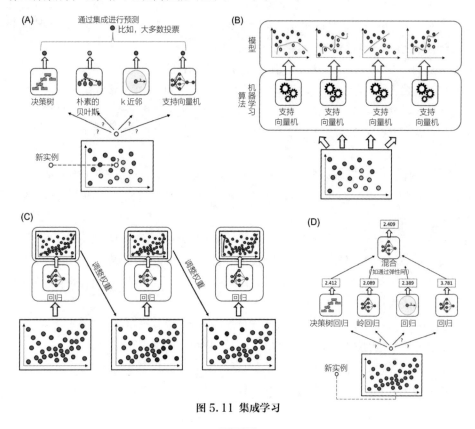

图 5.11 集成学习

第一，bagging 算法（也称引导聚集算法）涉及创建多个重复或不同的训练数据集，然后使用相同的模型或算法进行训练，最终产生所有模型的平均值，减少方差。这个构建模型的过程是并行完成的。随机森林是一种流行的监督学习算法，由多个决策树的集成组成，这些决策树共同产生准确的预测并最大限度地减少过度拟合。随机森林的一个主要限制是其缓慢的特性（决策树数量大），因此它不适合实时的预测。随机森林是一种用于检测欺诈和股票预测的方法。

第二，boosting 算法涉及使用训练数据创建许多模型，以使每个新的算法能够纠正前一个算法的错误，从而将弱的模型变成强的模型，减少偏差。这个建立模型的过程是按顺序进行的。bagging 算法中所有的模型都有相同的权重，而在 boosting 算法中，模型的表现决定了模型的权重。梯度提升是一种通常使用决策树的集成算法，另一种是自适应增强算法（或 AdaBoost）。此 boosting 函数的其他工具包括 XGBoost、LightGBM 和 CatBoost。

第三，stacking 算法涉及几个不同的算法，它们将输出交付给最后一个算法也就是仲裁算法，以做出最终决定，提高预测精度。

这种组合算法策略的优点是，几个或多个模型的组合强度比单个模型好得多，尤其是决策树。此外，不太稳定或较为脆弱的算法实际上可以（自相矛盾地）为模型的集合提高质量。最后，bagging 可以减少方差，从而减少过度拟合，而 boosting 可以减少偏差（但可能会增加过度拟合），所以这两种集成方法都有自己的优势。

在最近的生物医学文献中，关于集成方法的一个例子是对创伤风险预测的集成机器学习模型的研究，该模型被证明优于三个既定的风险预测模型（包括一个使用贝叶斯逻辑的模型）[13]。

通常不被认为是"经典"或传统机器学习的另外两类机器学习，强化学习以及神经网络和 DL。这些更精细的机器学习类型更适用于大型数据集或复杂的数据类型（如图像或视频）；这种概括的推论是，对于相对直接、特征很少的数据集使用这些先进的方法可能是过度的和不必要的，换句话说，前面讨论的经典机器学习方法可能已经足够了。

（五）强化学习

除了上述的监督（任务驱动的分类或回归）和无监督（数据驱动的聚类）学习，还有一种学习类型是强化学习。尽管强化学习经常被描述为与监督和无监督学习之外的第三种或附加类型的机器学习，它与前两种类型的机器学习明显不同。

强化学习起源于 100 多年前的心理学家爱德华·桑代克和他的猫咪实验，在实验中，猫咪学会了用推杆的适当行为来"强化"它们的积极结果。1951 年，哈佛大学的马文·明斯基设计了一种设备来模仿这种自然界的强化学习；这种设备被称为随机神经类比强化计算机（SNARC），由发动机、管子和离合器组成，其功能如同几十个神经元和突触，有利于引发积极结果的行为。

谷歌 DeepMind 的阿尔法狗项目及其最近成功击败围棋冠军李世石很好地证明了强化学习及其奇妙的能力（连同蒙特卡洛树搜索算法）。DeepMind（总部在伦敦，成立于 2010 年）及其创始人戴密斯·哈萨比斯的目标是实现人工智能领域的阿波罗计划，它拥有大量训练有素的人工智能和机器学习科学家，并专注于通过深度强化学习实现通用的、自我学习的人工智能。凭借创新的强化学习形式，AlphaGo Zero 能够完全自学围棋，并能够在短短 40 天内酣畅淋漓地击败其前辈阿尔法狗。DeepMind 在 2014 年被谷歌以 5 亿美元收购，DeepMind Health 专注于人工智能在医疗方面的应用。

在强化学习中，模型本身与数据不相关，而是通过探索找到最佳方法，以在动态环境中接收输入数据时获得最理想的结果（类似于人类试图在游戏中达到最高分）（见图 5.12）。换句话说，算法的解存在正反馈和负反馈，所以强化学习的目标是学习策略（定义为在长期环境下使奖励最大化的函数，或奖励最大化）。因此，强化学习非常适用于电子游戏、自动交易和机器人导航所需的顺序决策过程。

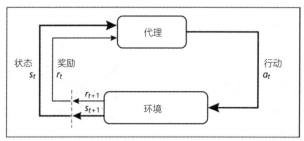

图 5.12 强化学习

智能代理，或在人工智能术语中简称的"代理"，是一个自主实体，可以根据输入（感知）和智能处理产生的输出（行动）来执行任务。这些代理不同于传统的软件程序，它们具有感知、自主、学习和交流的特点。它本质上是一个独立的软件程序，具有包含知识的目标导向，整体上代表某个人。

论医学中的强化学习——一名数据科学家的视角

路易斯·埃韦厄蒙法

数据科学博士路易斯·埃韦厄蒙法撰写的这篇评论，讲述了他作为一个医院的数据科学家对强化学习的看法，以及这种学习方法如何帮助临床医生进行决策并发现新知。

强化学习是人工智能的一个分支，其中包括通过学习算法自主理解数据趋势和预测未来，该学习算法基于对正确决策的激励和对不准确决策的惩罚而进行调整。强化学习是在一系列形式化的基础上发展起来的，其中包括虚拟代理和环境的概念[1]，以及行动、奖励和观察[2]。虚拟代理通过自主决定行动方案，同时从环境中观察行动的结果来学习。这个结果可能是奖励或惩罚。通过反复试错，虚拟代理学习了最优路径或决策集，以根据其环境的状态获得最高的奖励[3,4]。基础理论框架是一个随机过程，称为马尔可夫决策过程[2,5,6]。

强化学习在医学上的应用刚刚起步。强化学习已经被应用于预测败血症的问题，这是导致成人死亡的一个主要原因[7]。对败血症的应用是通过一个"人工智能临床医生"实现的，该系统是利用重症监护医疗信息市场III（MIMIC III）[8]和eICU研究机构ICU数据库[9]中的ICU数据开发的。强化学习系统建立在来自数据库的多维离散时间序列临床数据上，使得奖励与生存相关，而惩罚与死亡相关。作者表明，人工智能临床医生选择的治疗方案平均优于人类临床医生[1]，尽管开发这种"人工智能临床医生"的目标应该是人类和人工智能临床医生合作制定治疗方案。

强化学习在医学上的其他应用包括预测拔管的准备情况[10]、肝素的用量[11]、ICU中的呼吸机支持[10]，以及预测非小细胞肺癌的最佳治疗方案[12]。强化学习也被证明适用于优化药物输送，如麻醉的输送[13]。多代理深层强化学习模型也可用于发现新的药物和更便宜的替代药物现有替代昂贵或难以管理的现有药物[14]。

这些强化学习在医学上的应用实例表明，为医生提供实时人工智能决策支持和互动引擎仍存在很大的机会。人工智能决策支持工具的融合将为临床医生的护理质量提供实质性的改善。与传统的监督和无监督学习相结合，未来的强化学习模型将能够让医生给复杂病情的患者提供多种治疗方案。此外，强化学习模型在医疗提供者难以诊断或难以安全治疗患者病情的情况下，可能会变得非常有价值。想取得成功，很大程度上取决于确定训练强化学习模型的适当奖励机制下临床医生的参与。我们的目标不是取代临床医生，正如最近的深度卷积神经网络研究应用的标题所预示的那样，而是在为患者制定或修改治疗计划的过程中，提供来自强化学习模型的信息作为附加数据点/信息。事实上，数据科学家和机器学习工程师只有通过与医生和注册护士等护理人员的积极合作，才能成功构建安全有效的人工智能系统。因此应增加对医生－数据科学家的培训，他们将在数据科学和医学的高度技术性和广阔的领域之间架起并支撑知识差距/差异的桥梁。

参考文献

[1] Komorowski M, Celi LA, Badawi O, Gordon AC, Faisal AA. The artificial intelligence clinician learns optimal treatment strategies for sepsis in intensive care. Nat Med. 2018;24(11):1716.

[2] Lapan M. Deep reinforcement learning hands-on: apply modern RL methods, with deep Q-networks, value iteration, policy gradients, TRPO, AlphaGo zero and more. Packt Publishing Ltd; 2018.

[3] Henderson P, Islam R, Bachman P, et al. Deep reinforcement learning that matters. arXiv:1709.06560. aaai.org. ,https://www.aaai.org/ocs/index.php/AAAI/AAAI18/paper/viewPaper/16669. [accessed 09.02.19].

[4] Kaelbling LP, Littman ML, Moore AW, et al. Intelligence AM. J Artificial Intelligence Res 1996;4:23785.

[5] Karlin S. A first course in stochastic processes. Academic Press; 2014.

[6] Puterman ML. Markov decision processes. Handbooks Oper Res Manag Sci 1990;2:331434.

[7] Singer M, Deutschman CS, Seymour CW, et al. The third international consensus definitions for

sepsis and septic shock (Sepsis-3). JAMA 2016; 315(8): 80110.

[8]　Johnson AEW, Pollard TJ, Shen L, et al. MIMIC-III, a freely accessible critical care database. Sci Data 2016;3:160035.

[9]　Pollard TJ, Johnson AEW, Raffa JD, Celi LA, Mark RG, Badawi O. The eICU Collaborative Research Database, a freely available multi-center database for critical care research. Sci Data 2018;5:180178.

[10]　Prasad N, Cheng L-F, Chivers C, Draugelis M, Engelhardt BE. A reinforcement learning approach to weaning of mechanical ventilation in intensive care units. 2017. arXiv:1704.06300.

[11]　Nemati S, Zeng D, Ghassemi MM, Clifford GD. Optimal medication dosing from suboptimal clinical examples: a deep reinforcement learning approach. Conf Proc IEEE Eng Med Biol Soc 2016;2016:297881.

[12]　Zhao Y, Zeng D, Socinski MA, Kosorok MR. Reinforcement learning strategies for clinical trials in nonsmall cell lung cancer. Biometrics 2011;67(4):142233.

[13]　Padmanabhan R, Meskin N, Haddad WM. Closed-loop control of anesthesia and mean arterial pressure using reinforcement learning. Biomed Signal Process Control 2015;22:5464.

[14]　Popova M, Isayev O, Tropsha A. Deep reinforcement learning for de novo drug design. Sci Adv 2018;4(7): eaap7885.

　　强化学习的真正益处在于它与深度学习的有效结合，深度学习使用大型神经网络进行模式识别，其形式为深度强化学习。阿尔法狗将强化学习与深度学习（深度强化学习）结合在一起，是为无数细致入微的类人决策博弈而理想设计的，因为它通过复杂模式的识别、长期规划和"智能"决策的结合来适应一系列更好的决策（见图5.13）[14]。阿尔法狗有三个组成部分：（1）策略网络——该要素评估现状，预测下一步；（2）快速走子——该元素提高了决策的速度；（3）估值网络——该元素评估形势，并预测哪一方会赢。

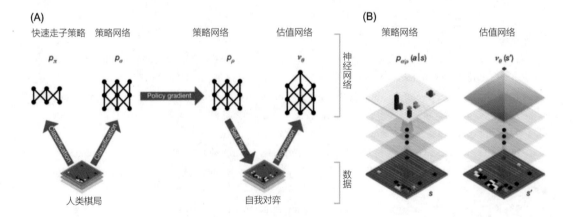

图 5.13　阿尔法狗中的深度强化学习

强化学习和它的人工智能 同类深度强化学习对生物医学来说是很有价值的资产，因为这些方法被很好地设计用来在不确定的环境中做出连续的决定，以实现长期的目标，即尽量减少错误（会导致发病率和/或死亡率上升）。在医学和卫生保健领域，强化学习是过程优化和决策序列优化的理想选择。这种强化学习，特别是与深度强化学习相结合，离一些人认为的"真正的"人工智能又近了一步。

表 5.7 中列出了强化学习方法，并简要介绍了深层 Q 网络（DQN），它是强化学习与深层神经网络的第一个大规模应用[15]。在 DQN 中，强化学习与名为 DQN 的新型人工代理的协同合作可以使用端到端强化学习，直接从高维感官输入中学习成功的策略。

强化学习的优点是学习类型被认为更加人性化。此外，强化学习不像监督和无监督的学习那样是任务或数据驱动的。强化学习也能够在不断变化的环境中运作。然而，强化学习的一个限制是，一些生物医学问题具有多个同时的相互作用，并且是实时的，没有时间延迟（连续非离散）。此外，强化学习是数据饥渴的且数据不透明，也是狭窄的和脆弱的。最后，强化学习必须平衡探索和开发。

对强化学习和深度强化学习的简要回顾有助于理解强化学习和深度强化学习的基本原理及其在医学中的应用（但在数学上相对深奥）[16]。在最近的生物医学文献中，有一个例子是使用深度强化学习（以双 DQN 的形式）在重症监护环境下进行最佳的疼痛管理，比传统的方法更有效[17]。

表 5.7 强化学习方法

强化学习方法	
A3C	算法取代了 DQN，并利用深度强化学习来实现连续的行动空间
DDPG	模型依赖于具有经验回放和独立目标网络的行为 – 批评架构
DQN	利用神经网络来估计 Q 值函数的模型
遗传算法	使用突变和交叉来收敛到局部最优值
Q-learning	最大化 Q 值的非策略算法
SARSA	基于当前策略的行动来学习 Q 值的策略算法
时间差分	无模型的方法，通过从当前的估值函数中进行引导来学习

神经网络和深度学习

一种受大脑及其神经元和复杂的突触互连启发的机器学习（也许有点夸张）被称为神经网络，或神经网络（也简称神经网）。前面提到的感知机，也叫节点，就是一个生物神经元的计算模型。

与刚才讨论的机器学习技术相比，更复杂的神经网络和深度学习技术（有时有数百层的神经元）特别适合用非线性和复杂的关系，这在生物医学和医疗保健中并不罕见。这类神经网络包括感知器（包括简单的感知机和多层感知机）、自编码器、GAN、卷积神经网络和循环神经网络（见表 5.8）。

表 5.8 神经网络

神经网络种类	特征	功能
多层感知器	隐蔽层	自适应学习
自编码器神经网络	编码器－解码器	降维
		数据去噪
GAN	生成器－鉴别器	新数据生成
CNN	卷积层和 ReLU	计算机视觉
RNN	LSTM	连续数据

感知机和多层感知机

感知机本质上是一种单层神经网络，是所有神经计算模型中最简单的。它本质上是一个二元线性分类器。这个节点或神经元模型具有生物启发结构，以数据的形式接受输入，执行指定的计算函数（也称为激活函数，见下文），然后形成输出。简而言之，节点或神经元是计算功能发生的地方。尽管神经元和感知机在结构上有相似之处（树突和轴突分别相当于输入和输出），但这两种模型的一个主要区别是连接的数量：虽然感知机可以连接到其他几个感知机连接，而生物神经元可以与多达 10000 个其他神经元连接。

这些节点通过它们的连接，分别被称为权重的参数所调制。这些权重决定了每个连接的传输信号的相对强度，可以是正的也可以是负的。换句话说，这个权重影响着输入对神经元的影响，调整后可使神经网络进行"学习"。同时还存在偏差，这个数字告诉人们在神经元被激活之前，加权总和需要达到多高。总之，需要将输入的总和乘以权重，然后再考虑偏差。

此外，还有一个神经网络的激活函数，它通过输入和输出之间的连接进行学习（并能限制神经元输出的宽度）。激活函数决定了感知机的输出值。因此，激活函数可以提高神经网络的性能；神经元的激活函数通常是一个 S 形，因为它是线性和非线性行为之间的平衡。

神经网络的训练分为两个不同的阶段：正向传播和反向传播。正向传播本质上是输入和预测标签（与真实标签相比）的加权和，反向传播（错误反向传播的简称）则是神经网络可以学习（或微调）的一种机制。实际输出和期望输出之间的差异被用来计算一个被称为损失或成本函数的修正（见下文），以实现期望的结果。

因此，多层感知器是具有一个或多个隐藏层的多层前馈网络。每个神经网络都有一个输入层、一个隐藏层和一个输出层（见图 5.14）。隐藏层执行从输入层接收的计算，并将结果传递给输出层。因此，学习不仅是为了让网络找到正确的权重，还要找到最佳偏差（通常前者比后者多得多），以便正确执行。

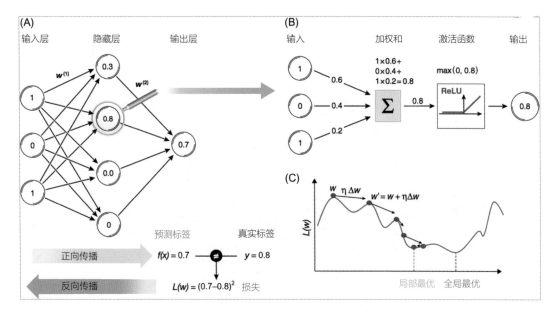

图 5.14 多层感知器

损失或成本函数是对网络的所有权重和偏差的评估，并提供一个数字作为网络的性能"等级"；数字越小，网络的性能越好。一些作者确实将损失函数（或误差）作为区分单一训练实例的元素，而成本函数是针对整个训练集的。从本质上讲，网络中的"学习"是通过以迭代的方式将这个损失最小化或成本函数来体现的。

梯度下降是一种优化算法，用于改进机器学习模型的参数（线性回归中的系数和神经网络中的权重），使这些模型的成本函数最低（或精度最高）。这种策略是通过迭代的方式降低梯度来进行的，直到达到成本函数的全局最小值，因为局部最小值通常不是最低值（见图 5.15）。

多层感知器的优点包括它的自适应学习能力，还有它的反向传播算法可以很好地完成输入和输出之间的映射；缺点是学习速度相对较慢，而且需要标记数据。此外，多层感知器还有可能出现过度拟合的情况。

在最近的生物医学文献中，有一篇报告使用放射学特征和多层感知网络分类器进行相对稳健的 MRI 分类策略（与 GLM 甚至与 CNN 相比），以区分胶质母细胞瘤和原发性中央神经系统淋巴瘤[18]。

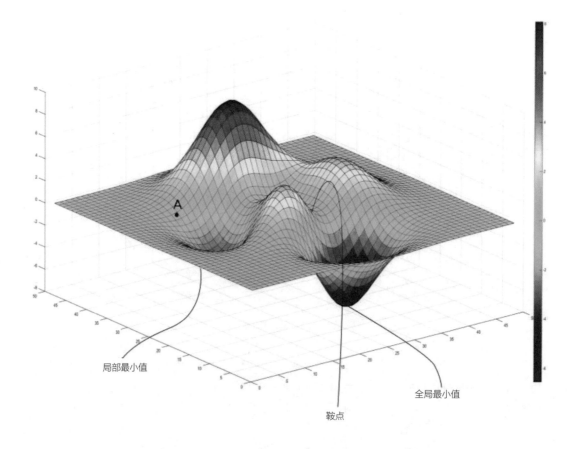

局部最小值

鞍点

全局最小值

图 5.15 梯度下降和全局最小值

深度学习

深度学习的发布受到三种不同因素的影响。首先，方法的演变从早期的数学家到 1989 年杨立昆的卷积神经网络，再到后来杰弗里·辛顿在 2012 年发布的 ImageNet 的工作。其次，计算机的存储能力从早期的穿孔卡到互联网，再到现在的云存储形式，有了飞速提升。最后，计算能力也从最初的 ENIAC 计算机提升到现在的 GPU，GPU 是有内存的专用微处理器，是显卡的一部分，比 CPU 拥有更多的处理核心。

2012 年，由杰弗里·辛顿领导的多伦多大学的团队使用了一种具有 65 万个神经元和 5 个卷积层的深度学习算法，在 ImageNet 计算机视觉挑战中，将错误率降低了一半 [19]。继这一里程碑之后，斯坦福大学和谷歌的吴恩达以及其他人通过增加层和神经元的数量来合成巨大的神经网络，训练越来越大的数据集来发布深度学习 [20-22]。有了强大的开源软件工具（如 TensorFlow、PyTorch 和 Keras）、强大的超级计算机（如 NVIDIA DGX-1）以及丰富的多种类型数据，深度学习成了机器学习的一个令人兴奋但也神秘莫测的新扩展。目前深度学习的应用包括语音识别和自然语言处理、计算机视觉与视觉对象识别和检测、语音识别和自动车辆驾驶。

　　一篇有关医学中深度学习的优秀评论讨论了计算机视觉、自然语言处理、强化学习和广义方法中的深度学习[23]。现在将讨论以下类型的深度学习：自编码器、GANs、CNN、RNN及其他。

自编码器

　　这是一个相对简单的三层（或更多层）神经网络，是一种无监督学习工具，它将输入数据（作为向量）"编码"成一个更压缩的表示（见图5.16），因此它是一种降维形式。

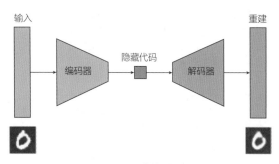

图 5.16 自编码器

　　自编码器在网络中有意设置了一个"瓶颈"，这样这个区域就会迫使原始输入的知识被压缩（或精确副本）；一个解码器通常与这个编码器配对，以重建被压缩的输入数据。自编码器也被用于数据去噪。与PCA及其降维能力不同，自编码器以非线性的方式进行降维。自编码器的一个有趣的应用是变分自编码器（VAE），它不仅压缩输入数据，而且具有生成性——它能合成自编码器所观察到的类似的新数据（基本上是从旧图像中提取的新图像）。

　　自编码器可以应用于计算机视觉、异常检测和信息检索。

　　自编码器的优点是比PCA更容易用于降维，而且更准确。此外，由于自编码器是一个神经网络，因此它很适合用于图像和音频数据。自编码器的一个缺点是，人们可能会错过关于输入数据的理论见解和信息，特别是对于VAE来说。另一个潜在的缺点是，它需要相对较多的数据来训练。

　　在最近的生物医学文献中，自编码器的一个例子是使用一种新的预测方法来预测帕金森病基因，该方法使用了三步策略：基于网络提取基因的特征，自编码器形式的深度神经网络降维，并应用机器学习方法（支持向量机）预测帕金森病基因[24]。

生成式对抗网络

　　GAN是由伊恩·古德弗洛在2014年提出的，它是一种深度神经网络架构，由两个相互竞争的网络组成，但可以从头生成数据[25]。此外，根据脸书人工智能总监杨立昆的说法，GAN是"过去 10 年中机器学习领域最有趣的想法"。在 GAN 中，两个对抗式模型（称为"生成器"和"鉴别器"）可以以无监督学习的形式，通过反向传播进行协同训练（从而使计算机具有"想象"的能力）。GAN 在计算机视觉和图像方面有许多应用，包括训练半监督分类器，以及从低分辨率的原始图像中生成更高分辨率的图像。

深度学习的概念如下（见图 5.17）：生成器，一个生成新数据实例的神经网络，与另一个被称为鉴别器的神经网络是一对搭档，后者评估从生成器创建的数据实例的真实性。实质上，鉴别器作为一个"法官"，使生成器生成更多的真实图像，因此这两个神经网络是同时训练的。GAN 已经与 CNN 结合起来，创建了无监督学习的深度卷积 GAN（DCGAN）[26]。DCGAN 与 CNN 的不同之处在于它只有卷积层而没有池化层，也没有全连接层。

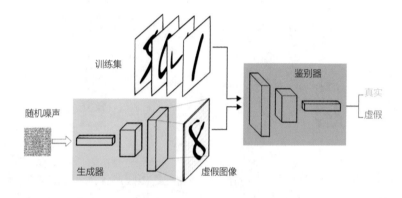

图 5.17 生成式对抗网络

GAN 擅长以半监督的方式训练分类器，因为它不需要标记数据；对于这种深度学习方法来说，产生新的（人工的但良好的）数据相对容易。GAN 擅长生成图像数据，但生成文本数据对这些神经网络来说并不容易。此外，一些专家认为，训练 GAN 并不容易，因为需要相对巨量的计算。最后，当生成器产生的样本种类极少时，GAN 中会出现"模式崩溃"，这被认为是 GAN 的弱点。

在最近的生物医学文献中，有关 GAN 的一个例子是 Guan 最近关于将 GAN 和迁移学习同时用于卷积神经网络的乳腺癌检测的工作，作为缺乏图像训练的创新双重解决方案[27]。简而言之，作者将 GAN 用于图像增强并将卷积神经网络中的迁移学习用于乳腺癌检测。

受限于玻尔兹曼机是一种浅层（两层）的神经网络，本质上是一种无监督生成式深度学习算法；第一层被称为可见层或输入层，另一层是隐藏层。"受限"一词来自同一层中没有任何两个节点有连接。RBM 也可以被认为是深度信念网络（DBM）的构建模块，可用于分类和降维。总的来说，现在 RBM 的使用频率不高，因为大多数用户已经改用 GAN 或 VAE（如前所述）。

卷积神经网络

这是一个非常流行的深度神经网络，由三维特征组成的卷积层或块组成，灵感来自认知神经科学和视觉皮层功能。Cox 对与计算机视觉关联的视觉生物结构进行了全面的评述，这篇评述还讨论了诸如移动图像和其他元素的细微差别[28]。卷积神经网络特别适用于具有层次或空间数据（通常是图像或字符）的计算机视觉以及自然语言处理。

CNN 可以通过三种方式应用于医学图像：（1）分类 – 确定一个类别（不存在 / 存在恶性肿瘤或恶性肿瘤的类型）；（2）分割 – 识别构成感兴趣区域（如某一器官或出血区域）的像素 / 体积元素；（3）检测 – 预测感兴趣区域。

注意：计算机视觉通常被认为是人工智能的一个分支，包括图像处理、物体识别、光学标记识别和其他领域，但由于后面的会讨论涉及计算机视觉与医学的关系，因此这里将不单独介绍。

首先，有必要介绍一个概念，即计算机"看到"的是一个代表像素亮度的数字矩阵，而不是人眼看到的灰影（见图 5.18）。

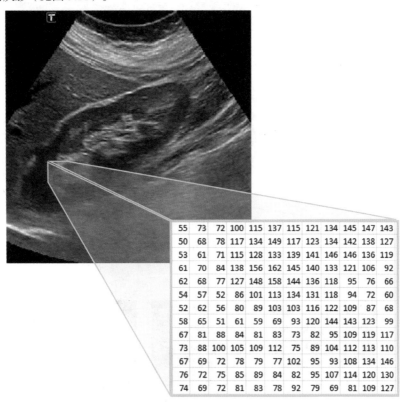

图 5.18 人类和计算机的视觉差异

卷积神经网络架构的构件包括卷积层、池化层、全连接层以及整流线性单元（见图5.19）[29]。构造这些层是为了使卷积神经网络能够学习特征图的空间层次，讨论如下。

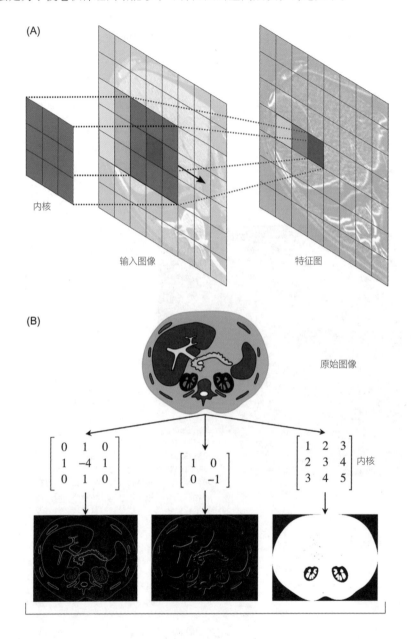

图 5.19 卷积

1.卷积层（用于特征图提取）涉及一个卷积"过滤器"或"内核"，它被放置在源像素或输入图像上。这个卷积过滤器（或内核）将源像素或输入图像转化为一个新的像素值，然后它成为目标像素或输出特征图。换句话说，这一层会将图像中的像素集合整合并转换为输出特征图上的重要特征。从本质上讲，卷积标志着"过滤"，过滤矩阵被应用于图像矩阵上，产生"卷积"的特征图或矩阵。简而言之，第三个函数（特征图）是由两个函数（输入数据和卷积核）导出的。

步幅是指在输入矩阵上移动或滑动的像素数（步幅为1表示移动一个像素）。不存在0步幅。

ReLU是一个激活函数，是卷积神经网络的一个关键组成部分，它确保了线性运算的非线性性；它通过加快训练速度来改进卷积神经网络。ReLU不同于其他可能的函数（S形切线或双曲切线）；在这一方面，它对正的输入是完全线性的，而阻挡负的输入，因此更适合卷积神经网络。

2.池化层（用于特征聚合）通常跟随前面描述的卷积层，接收卷积层的输出作为其输入，但减少了参数的数量（以减少过度拟合）。由于输入参数的数量减少，这个过程也能使计算速度加快。因此，这个"池化"（也叫"下采样"）过程在保留重要信息的同时减少了维度。

最大池化的过程（通常优于最小、平均和池化，如图5.20所示，将前几层中更重要的信息压缩成一个更小的张量（张量是一个术语，指比简单矢量或高维矩阵更复杂的多维阵列）。池化层提高了模型的准确性以及训练速度。总体而言，由于维度的减少，随着池化层的发展，分辨率必然降低，但是（每个空间）图像的信息会变得越来越丰富，越来越相关。

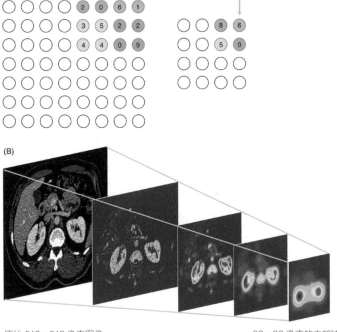

原始 512×512 像素图像　　　　　　　　　32×32 像素的内部特征图

图 5.20 CNN 池化过程

总的来说，卷积神经网络的第一层更多的是涉及基本的图像特征（如边缘或形状），而后续层则更多的是关注抽象特征。正是这些后面的层包含了深度学习的鲁棒性以及缺乏完全可解释性。换句话说，卷积神经网络的特征在前面几层比较通用，在后面几层则比较复杂。

3. 全连接层（用于分类）将特征映射到最终输出。后面几层中一个被称为上采样的过程通过减少图像的存储和传输要求来提高卷积神经网络的分辨率。卷积神经网络的最后一个输出是通过一个称为扁平化的过程对感兴趣的区域进行地形显示。这将卷积神经网络卷积部分的输出转换为特征向量，以便应用分类器。Softmax 激活应用在最后一层（而不是 ReLU）上，因此输出可以被转换为概率分布（见图 5.21 和 5.22）。

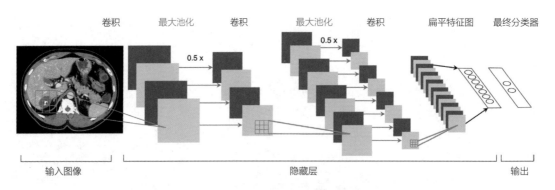

图 5.21 卷积神经网络

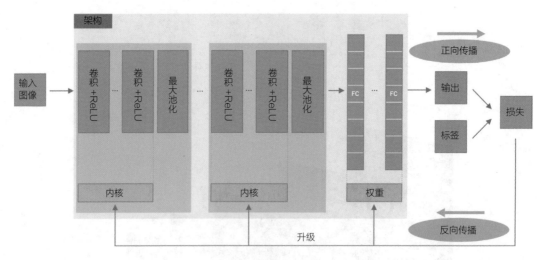

图 5.22 卷积神经网络架构

整个卷积和池化（下采样或子采样）过程可以总结为图 5.23。

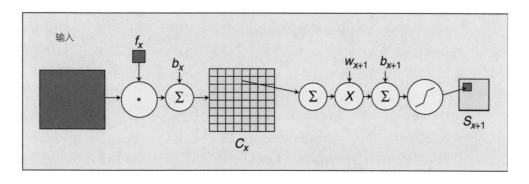

图 5.23 卷积和池化（下采样或子采样）

训练和测试的深度学习过程如图 5.24 所示。

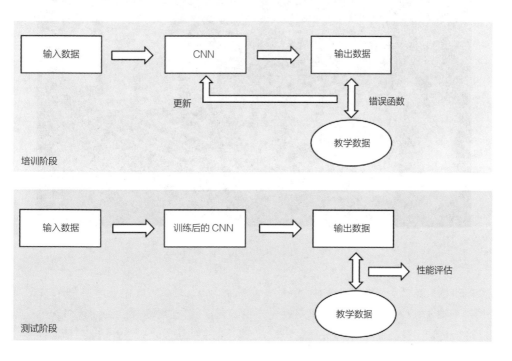

图 5.24 深度学习的训练和测试过程概述

卷积神经网络在医学图像处理中的应用

比吉尔·塔梅尔索伊，布里安·特谢拉和托拜厄斯·海曼

比吉尔·塔梅尔索伊、布里安·特谢拉和托拜厄斯·海曼是一个专注于卷积神经网络开发的优秀研发团队的成员，他们以工程的角度撰写了这篇关于卷积神经网络的评论，讨论了卷积神经网络从编码到解码阶段的细微差别。

近年来，卷积神经网络帮助我们在各种医学图像处理任务中达到或超过了人类的表现。有多种因素促成了这种成功。

与其他深度神经网络一样，卷积神经网络也建立在学习越来越高的抽象层次的概念上。例如，一个被训练来定位拓扑图像中的解剖标志的卷积神经网络[1]可以在早期层中检测低级图像特征，如"边缘"或"斑点"，在中间层处理特定器官的结构，然后在最终层基于这些信息来检索实际的地标位置。图5.25表示出了这样一个卷积神经网络。

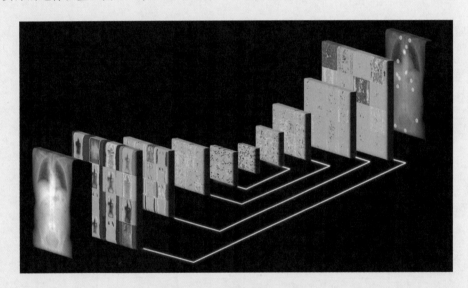

图 5.25 在地形图图像中定位解剖标志

类似于图5.25所示的蝶形卷积神经网络，在医学图像处理领域的作用尤为突出。这些卷积神经网络（通常被称为"U-Net"[2]）有两个主要阶段：编码阶段，在智能和特定任务的压缩中概括输入信息；解码阶段，提取压缩的信息以获得期望的结果。

通过U-Net的编码阶段，图像分辨率会逐渐降低。这通常是通过一个叫作"最大池化"的操作来实现的，其中一个层的输出的空间子区域在被用作下一层的输入之前将被汇总。通过多个阶段的"最大池化"，扩展了后续层过滤器的有效"接受区域"，或者换句话说，这些过滤器暴露于原始输入图像的更大区域。拥有这种输入的全局视图对于产生全局一致的结果至关重

要，这在医学图像处理中非常重要。

　　U-Net 的解码阶段采用这种严重压缩的信息，并通过一种称为"上采样"的操作逐步提高其分辨率。在解码阶段使用"跳过连接"是很常见的，编码阶段的信息被重新纳入处理。跳过连接有效地将高分辨率的局部背景与低分辨率的全局背景结合起来，并允许 U-Net 具有全局一致和局部精确的结果。

　　医学图像处理领域的卷积神经网络被用来对非常复杂的输入 / 输出关系进行建模。为了实现这一点，使用的网络不仅要非常深入，还需要采用非线性激活函数。传统上，如 sigmoid 或双曲正切的挤压函数应用于此目的。然而，对于较大的绝对输入值，这些函数的梯度可能变得非常小，以致在训练期间试图通过网络反向传播时，会遇到数值限制。这种梯度消失的问题在很长一段时间内限制了神经网络的合理深度。整流线性单元（ReLU）对于负值（非激活）的导数为 0，对于正值（激活）的导数为 1。鉴于此，梯度可以通过任意数量的层在活动节点上传播[3]。因此，ReLU 激活函数的使用有助于训练医学图像处理领域更深层次的网络。

　　卷积神经网络也使得深度强化学习概念在医学图像处理领域的成功应用成为可能。最近的一个例子是使用人工代理对大型医疗数据进行有效解析[4]，其中代理采用卷积神经网络来确定其有限的本地环境中的下一步行动。随着近年来卷积神经网络的大受欢迎，以及在这项技术上投入的大量研究工作，我们期望卷积神经网络在医学图像处理领域保持长期的价值。

参考文献

[1] Teixeira B, Singh V, Chen T, Ma K, Tamersoy B, Wu Y, et al. Generating synthetic X-ray images of a person from the surface geometry. Proceedings of the conference on computer vision and pattern recognition, CVPR 2018. June 1823, 2018, Salt Lake City,UT. IEEE; 2018. p. 905967.

[2] Ronneberger O, Fischer P, Brox T. U-Net: convolutional networks for biomedical image segmentation. Proceedings of the international conference on medical image computing and computer-assisted intervention, MICCAI 2015. October 59, 2015, Munich, Germany. Springer LNCS 9351; 2015. p. 23441.

[3] Maas AL, Hannun AY, Ng AY. Rectifier nonlinearities improve neural network acoustic models. In: Proceedings of the ICML workshop on deep learning for audio, speech, and language processing, WDLASL 2013. June 16, 2013, Atlanta, GA.

[4] Ghesu FC, Georgescu B, Zheng Y, Grbic S, Maier AK, Hornegger J, et al. Multi-scale deep reinforcement learning for real-time 3D-landmark detection in CT scans. IEEE Trans Pattern Anal Mach Intell 2019; 41

　　卷积神经网络与传统的机器学习不同的是，卷积神经网络需要大量的数据来进行模型训练；另一方面，卷积神经网络不需要人工（人为）提取特征，也不需要图像分割（见图 5.26）。虽然卷积神经网络在图像识别和分类方面特别出色，但如果图像有改变（如旋转或任何与先前呈现不同的方向），它就会有困难。卷积神经网络和医学图像的其他问题是它对小数据集的限制，以及它的过度拟合问题。最后，由于深度学习很难解释，其缺乏透明度是采用卷积神经网络的一个严重问题。

有许多关于深度学习和医学图像的优秀的综述文章（见"放射学和心脏病学"），可通过有用的图表进行深度讨论。在最近的生物医学文献中，卷积神经网络的一个例子是斯坦福大学的研究小组使用超过 5 万名患者的单导联心电图对 12 个节律类别的各种诊断类别的心电图进行了解释，受试者工作特征曲线（ROC）的 AUC 为 0.97，平均 F1 score（阳性预测值和灵敏度的加权平均值）为 0.84[30]。

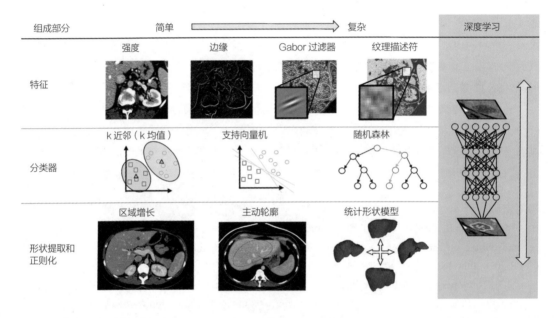

图 5.26 深度学习和特征

人工智能如何为数十亿人带来成像效果

埃斯特班·鲁宾斯

作为一名人工智能和数据存储专家，埃斯特班·鲁宾斯撰写的这篇评论讨论了一个美好愿景，即卷积神经网络和人工智能用于医学图像解读，加上联合学习，将医学图像解读和教育带到世界各地。

根据泛美卫生组织（世界卫生组织的一部分）的数据，世界上约有三分之二的人口无法获得诊断成像。此外，70% 至 80% 的诊断问题可以通过基本的 X 射线或超声波检查来解决[1]。在医疗界，"少花钱，多办事"是一句口号，而寻找"唾手可得的果实"是首要任务。因此，将诊断成像技术带给大约 50 亿缺乏这种技术的人，似乎是一个成功的提议。不幸的是，障碍是巨大的：成像模式很昂贵，而在这些医疗服务不足的人群中，放射科医生很稀缺 [2]。

成像方式的进化并没有使最基本的成像方式（X 射线和超声）变得更加普遍，尤其是在发展中国家的偏远地区。幸运的是，最近固态技术的进步引发了超声成像的革命性飞跃。传统的超声模式需要基于压电晶体的昂贵且易碎的换能器，而现在有可能通过利用制造计算机芯片的技术来生产被称为"电容式微机械超声换能器"的微型机器，从而超越这一模式 [3]。这些新的固态传感器生产成本低，足够坚固，可以在现场使用，更重要的是可以连接到智能手机上，而不需要一个笨重的专用计算机控制台。即使是最基本的智能手机，其重要的计算和网络能力也为这些新的传感器和所需的软件提供了一个强大的平台。

我们可以设想，只具备基本技能的医疗工作者将这些新的便携式即时超声（POCUS）设备带到以前没有超声成像的地方。它们可以脚踏实地获取图像，甚至受益于嵌入式人工智能来引导它们进行最佳的探头定位，从而采集最佳的图像。然而，将成像技术带到世界的偏远地区只是第一步。如果没有放射科医生来解释这些图像，那么获取好的图像又有什么用呢？

也许不出意外，人工智能可以弥补这一差距。众所周知，人工智能的一个子集，深度学习——以卷积神经网络和其他类似算法的形式，与诸如在放射学、心脏病学和其他类型的医学成像中遇到的计算机视觉问题完全匹配 [4]。卷积神经网络可以按照通常意义上的敏感性和特异性进行非常准确的培训，公认的标准是，卷积神经网络至少应该与接受过专业培训的放射科医生一样好。达到这种准确度要求的关键是要有大量的标记数据。在医学成像的背景下，"标记数据"是指图像本身和放射学报告以及所有可用的元数据，如注释、分割数据和其他任何由放射科医生（或其他医生）阅读图像时作为解释过程一部分产生的数据。

一旦有了标记数据的训练数据集，就可以对深度学习模型进行训练。这个训练过程是迭代的，需要多次运行，并在每个阶段调整神经网络的参数，以达到尽可能低的误差。最终的目标是建立一个训练有素的模型，在接触到未标记数据时提供准确的推断或预测。那么，一个合理的设想就是将这样一个训练有素的卷积神经网络嵌入到低成本、耐用、便携式的 POCUS 中，可以在全球范围内应用，以改善数十亿人的健康状况，这些人在此之前一直被医疗系统边缘化。这些人工智能驱动的 POCUS（人工智能 -POCUS）将大大增强人类放射科医生的能力，通过快速分流正常图像，将它们从 PACS 阅读工作列表摘取出来，自动解释明确的病例（正常或有结果被发现），并只将有相关病理的非明显图像传送到 PACS，由放射科医生来解释。

但解决方案并不那么简单。我们知道用单一人群的数据训练卷积神经网络的结果是，模型不能很好地推广到全球人群 [5,6]。因此，有必要用标记的图像编制庞大的全球训练数据集，以训练可以在世界上大片地区有效使用的卷积神经网络。这种大规模的健康数据收集工作是不现实的，甚至是不可能的。私人健康数据，包括成像数据在世界范围内受到严格监管，这是有充分和适当理由的。此外，许多国家限制健康数据的流动性，使其无法离开其国界，这就是所谓的

数据驻留要求 [7]。

那么，如何才能确保人工智能 –POCUS 为全世界数十亿医疗服务不足的人带来好处，同时又不侵害他们的健康数据隐私，并在无数不同的法律框架的指导下保护这些数据呢？了解一下联合学习。联合学习 [8] 是由谷歌研究人员在 2017 年首次提出的，它的工作原理是将一个卷积神经网络模型提供给多种便携式设备。每个设备都用自己的本地数据进一步训练卷积神经网络，这些数据永远不会离开设备。重新训练的模型被上传到中央存储库，那里附加的软件将所有新接收的模型合并成一个新训练的卷积神经网络，其中包含了每个本地设备贡献的所有改进方案。这个过程反复进行，直到达到所需的精度水平，或者持续不断地继续改进。

训练数据不能脱离每个本地设备，模型是加密的，并且这一方法使得合并前不会检查本地设备的任何一个更新。联合学习，最初与放射科医生一起，可以成为实现全球模型训练合作的关键，从而实现预期的目标，向数十亿从未从中获益的人首次提供医学成像。我们不可能对这一重要前景不抱希望，这种新技术（POCUS 和联合学习）的结合能够对数十亿人的生活产生巨大的积极影响，而这些人无法从现代医学成像中获益并不是自己的过错。

参考文献

[1] Pan American Health Organization. World radiography day: two-thirds of the world's population has no access to diagnostic imaging, ,https://www.paho.org/hq/index.php? option5com_content&view5article&id57410:2012-dia-radiografia-dos-tercios-poblacion-mundial-no-tieneacceso-diagnostico-imagen&Itemid51926&lang5en.; 2012 [accessed 30.04.19].

[2] Lungren MP, Hussain S. Global radiology: the case for a new subspecialty. J Glob Radiol 2016;2(1) Article 4.

[3] IEEE Spectrum. New "ultrasound on a chip" tool could revolutionize medical imaging,,https://spectrum.ieee.org/the-human-os/biomedical/imaging/new-ultrasound-on-a-chip-tool-could-revolutionize-medical-imaging.; 2017 [accessed 30.04.19].

[4] Chartrand G, Cheng PM, et al. Deep learning: a primer for radiologists. RadioGraphics 2017;37:211331,https://doi.org/10.1148/rg.2017170077.; [accessed 30.04.19].

[5] Saria S, Butte A, Sheikh A. Better medicine through machine learning: what's real, and what's artificial. PLoS Med 2018;15(12):e1002721 ,https://doi.org/10.1371/journal.pmed.1002721. [accessed 30.04.19].

[6] Zech JR, Badgeley MA, Liu M, Costa AB, Titano JJ, Oermann EK. Variable generalization performance of a deep learning model to detect pneumonia in chest radiographs: a cross-sectional study. PLoS Med 2018;15(11): e1002683 ,https://doi.org/10.1371/journal.pmed.1002683. [accessed 30.04.19].

[7] Information Technology & Innovation Foundation. Cross-border data flows: where are the barriers, and what do they cost?, ,https://www.itif.org/publications/2017/05/01/cross-border-data-flows-where-are-barriers-andwhat-do-they-cost.; 2017 [accessed 30.04.19].

[8] Federated Learning. Collaborative machine learning without centralized training data, ,https://ai.googleblog.com/2017/04/federated-learning-collaborative.html.; 2017 [accessed 30.04.19].

循环神经网络

这是另一种类型的深度神经网络，包括一个反馈回路，后一个状态取决于之前的状态，如图 5.27 所示[31]。简而言之，每个神经元都有元素的嵌入式存储。因此，循环神经网络能够拥有一个活跃的数据记忆网络，称为长短期记忆网络，或 LSTM 网络。门控循环单元（GRU）是 LSTM 的一个变体，它在结构上与 LSTM 相似，但更简单（2 个"门"对比 3 个），不占用内部存储器。因此，循环神经网络能够调用存储器，因为有更长期的依赖关系（与卷积神经网络相比），所以它适合于时间性或连续数据（金融交易数据、音乐段落或语言模式以及连续的生物测量，如血压和心率）。

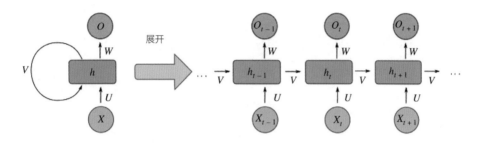

图 5.27 循环神经网络

对循环神经网络的简单讨论包括两个实体：隐马尔可夫模型和神经网络图灵机。隐马尔可夫模型更像一个基于马尔可夫链的随机过程，并做出马尔可夫假设（未来的状态只取决于现在的状态，而不取决于之前的状态；因此是"无记忆的"）。隐马尔可夫模型和循环神经网络一样，处理连续数据，但它是一个更简单的线性模型，而循环神经网络则更复杂（更具适应性）并且是非线性的。此外，循环神经网络没有马尔可夫特性，所以它们可以容纳长距离的依赖关系。NTM 是一种循环神经网络，它扩展了神经网络的概念，并将其与逻辑流和外部（无限）存储源结合起来。NTM 有四个组成部分：控制器、神经网络、存储器以及读写头。

因此，循环神经网络有两个优点：它可以通过使用反馈连接来存储信息，并且可以学习连续数据。这种类型深度学习可以用来重复相同的任务，以获得相互依赖的连续信息（如 ICU 环境中的时间序列或股票市场分析以及语言生成或翻译）。循环神经网络的缺点是循环计算速度慢，而且往往很难获取过去的信息。

最近生物医学文献中有一个例子是使用独立的循环神经网络通过脑电图对癫痫发作（相对于非癫痫发作）进行分类，用一种新的方法来扩大时间尺度，对诊断有卓越的效果[32]。另一个例子说明了循环神经网络在电子病历上的工作，它表明可以直接从电子病历数据中用 FHIR 标准为各种临床场景建立准确的预测模型（见图 5.28）[33]。

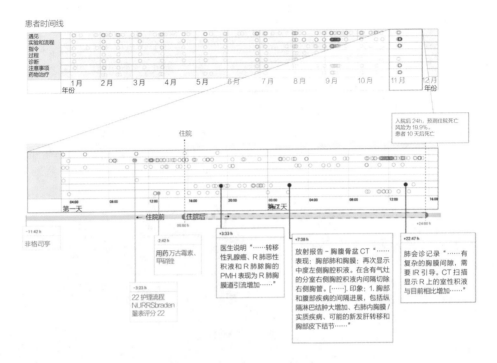

图 5.28 患者记录和死亡率预测

简而言之，卷积神经网络适合于空间数据，而循环神经网络是为顺序或时间数据设计的。然而，有一种混合的"CNNRNN"模型（也称为循环卷积神经网络，或循环卷积神经网络（RCNN），但不要与区域卷积神经网络、R-CNN 混淆），在生物医学数据中具有一定的潜力，如多标签图像分类和序列复杂生物医学数据。

在最近的生物医学文献中，RCNN 的一个例子是可摄取的无线胶囊内窥镜技术，使用 RCNN 为内窥镜胶囊机器人操作提供可靠的实时单眼视觉观察方法 [34]。新颖的 RCNN 结构对内窥镜视频帧之间的顺序依赖和复杂的运动动态进行建模。

模型的性能评估

评估方法

有几种方法可以评估预测模型的性能，但最好是了解完美分数（分类问题有 100% 的正确率，回归问题错误率 0%）只是一个不现实的期望。由于数据问题（不准确或不完整）或算法限制，将不可避免地出现错误。在评估预测模型之前，一个好的整体策略是拥有一个好的基线预测模型

（好的基线预测模型包括随机森林或梯度提升）或简单地尝试所有你熟悉的预测模型，然后选择最好的一个或几个简单的模型。

用测试数据集（模型以前没有见过的数据）来评估一个模型可以遵循两种方法：交叉验证法或留出法。在交叉验证法中，原始数据集被分为 k 个大小相等的子集，称为折叠，因此 k-1 个子集被用作训练数据集；在留出法中，主数据集被分为训练集、验证集（不总是使用）和测试集（见机器学习工作流程部分）。

回归模型的评估

对于回归模型，其性能可以用可决系数（也叫 R2，范围为 0-1，1 为最佳）来评估，可能需要对额外的自变量进行调整，这样可以增加 R2 的值（但不增加正确率）。此外，也可使用平均绝对误差（MAE）和均方根误差（RMSE）：前者 MAE 是预测值和实际值之间绝对差异的平均值，后者则通过取预测值和实际值之间平方差平均值的平方根来测量误差的平均大小。

模型参数是模型的"内部"配置变量，是模型在训练期间自己学习的属性（不是由人类设定的）。这些参数的例子包括神经网络中的权重、线性或逻辑回归中的系数，以及支持向量机中的支持向量。另一方面，超参数是一个先验参数，所以这些参数在训练模型之前被初始化，并且是模型的"外部"参数。这些超参数的例子包括 k 近邻中的 k 和神经网络的学习率。从本质上讲，超参数是一个模型的设置，通过调整来优化该模型的性能。最后，自动优化超参数的过程被称为超参数优化或调整，例子是网格搜索和随机搜索。

分类模型的评估

对于二元分类模型来说，其性能是由混淆矩阵、ROC 曲线中的 AUC 和精确率 – 召回率曲线（PRC）中的 AUC 来衡量的。

（一）混淆矩阵

混淆矩阵（见表 5.9）是模型预测值与实际值的 2×2，大多数临床医生在流行病学和生物统计学中对表 5.9 很熟悉。

表 5.9 混淆矩阵

	实际患疾病	实际未患疾病	
检验预测阳性	真阳性	假阳性（Ⅰ类错误）	预测阳性总数
检验预测阴性	假阴性（Ⅱ类错误）	真阴性	预测阴性总数
	实际阳性总数	实际阴性总数	总人数

$$正确率 = \frac{真阳性 + 真阴性}{总人数}$$

$$\text{精确率} = \frac{\text{真阳性}}{\underset{\text{（预测阳性）}}{\text{真阳性 + 假阳性}}}$$

（精确率也叫阳性预测值）

$$\text{特异度} = \frac{\text{真阴性}}{\underset{\text{（实际阴性）}}{\text{假阳性 + 真阴性}}}$$

$$\text{灵敏度} = \frac{\text{真阳性}}{\underset{\text{（实际阳性）}}{\text{真阳性 + 假阴性}}}$$

（灵敏度也叫召回率）

$$\text{误识率} = \frac{\text{假阳性 + 假阴性}}{\text{总人数}}$$

$$F_1 score = \frac{2 \times (\text{召回率} \times \text{精确率})}{\text{召回率 + 精确率}}$$

$F_1 score$，也叫 F-measure 或平衡 F-score，可能是大多数读者最不熟悉的，它是精确率和召回率的加权平均值，可以用来评估二元或多类分类模型的正确率。$F_1 score$ 的范围由 0 至 1（分数越高，正确率越高）。另外两个相关的 F 衡量标准更强调召回率或精确率，包括：（1）F_2-score 或 F_2measure，它更强调召回率（高召回率模型），因此更注重假阴性（假阴性不被接受，但在一些医疗情境下假阳性可以接受）；（2）$F_{0.5}$-score 或 $F_{0.5}$-measure，它更强调精确率（高精确率模型），因此更注重假阳性（假阳性不被接受，但假阴性可以接受，如在垃圾邮件情景下）。最后，G-measure是召回率和精确率的几何平均值（与 F-measure 加权平均值相反）。

在上述混淆矩阵中，如果疾病的发病率很低，导致整个人群的真阴性率相对较高，那么正确率和误识率都会显得比模型的真正基本性能好（后面的例子说明）。此外，根据疾病的不同，可能需要更高或更低的召回率（或灵敏度、数量、完整性）：例如，对于癌症（相对于良性皮疹），人们当然希望召回率越高越好，因为召回率反映了在癌症筛查过程中遗漏的人数。同时，人们也希望精确率（质量或精确性）与某些疾病状态相适合：同样对于癌症，精确率反映了被检测为阳性的人确实患有这种疾病，所以假阳性对于脑瘤的诊断可能是灾难性的（但对于例如轻度近视的重要性就要小得多）。换句话说，如果一种疾病的假阳性诊断缺乏明显的惩罚，那么对高精确率的要求就会降低。最后，$F_1 score$ 的优势也许也是其潜在的弱点：精确率和召回率是平衡的，但有时这并不理想。根据分类预测模型的不同，可能需要对 $F_1 score$ 进行加权，使精确率或召回率相对权重更高（如前所述）。

对于发病率低的癌症，我们可以计算用于癌症成像的假想试验的 F_1（这是一种流行的卷积神经网络分类方法）（见表 5.10）。

表 5.10 低发病率疾病的混淆矩阵

	实际患疾病	实际未患疾病	疾病发病率低（4/1000）
检验预测阳性	3	1	4
检验预测阴性	1	995	996
	4	996	1000

$$正确率 = \frac{真阳性 + 真阴性}{总人数} = \frac{3+995}{1000} = 0.998$$

$$精确率 = \frac{真阳性}{真阳性 + 假阳性} = \frac{3}{3+1} = 0.75$$

$$特异度 = \frac{真阴性}{假阳性 + 真阴性} = \frac{995}{1+995} = 0.999$$

$$灵敏度 = \frac{真阳性}{真阳性 + 假阳性} = \frac{3}{3+1} = 0.75$$

$$误识率 = \frac{假阳性 + 假阴性}{总人数} = \frac{2}{1000} = 0.002$$

$$F_1 score = \frac{2 \times （召回率 \times 精确率）}{召回率 + 精确率} = \frac{2 \times 0.75 \times 0.75}{0.75+0.75} = 0.75$$

因此，人们可以从这个具体的混淆矩阵的例子中推测出，当疾病的发病率较低时，相对容易有较高的正确率和较低的误识率（真实的和感知的），因为在正确率和误识率的计算中，真阴性人数是一个相对高的数字。简而言之，正确率和误识率不是很好的性能指标，特别是当疾病的发病率很低时（如癌症），因为真阴性者，通常是低发病率疾病中的大多数病例，人数相对较高，使正确率和误识率看起来更有利。这个例子很好地说明了精确率和 F_1score 将更真实地反映分类模型的预测性能，特别是当类别中存在不平衡时，如真阴性人数非常大时。当真阴性人数非常大时，也可以考虑 PRC（见下文）。

（二）受试者工作特征

评估分类模型的最常见的曲线和指标是 ROC 及其 AUC（见图 5.29）。与前面提到的 PRC 类似，人们可以通过估计它们的 AUC 来比较不同的预测因子，但二者有一个主要的区别：在 PRC 中，右上方接近完美，精确率和召回率都接近 1，但在 ROC 中，图形的左上方才是更好的（因为 x 轴是 1– 特异度，用来推算假阳性率）。

AUC 表示 ROC 曲线下的面积，通常用来衡量分类模型的性能，因为它同时反映了真阳性率或敏感度（y 轴）和假阳性率或 1– 特异度（x 轴）。真阳性率也被称为召回率，而假阳性率反映了被误识的数据。

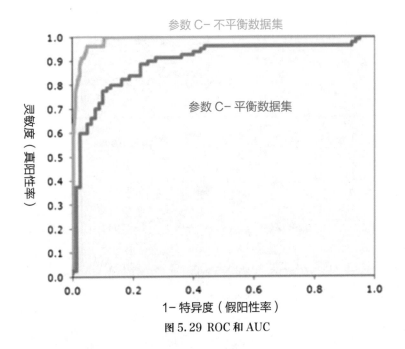

图 5.29 ROC 和 AUC

性能并不是结果：医疗人工智能中的安全性

卢克·奥克登－雷纳

卢克·奥克登－雷纳是一位放射科医生也是人工智能倡导者，他可能拥有放射科和人工智能领域最聪明的头脑，他撰写的这篇评论阐述了在看待放射科中的人工智能工具的性能时亟需注意的一点。

性能并不是结果。

这应该是每个建设医疗人工智能系统人的口头禅。

为了解释为什么是这样，让我介绍一些术语。

我们目前可以在医学人工智能研究论文和监管机构的批准中看到性能测试。我们选取一组患者，定义我们将如何测量模型的性能，并确定什么是"好的"性能（通常是与当前实践相比较）。然后我们用某种统计测试来分析结果，以估计它们的可靠性。

这就像在实验室里做实验，这就是为什么它通常也被称为实验室测试（尽管大多数人工智能研究中很少有实验室）。重点是，在这类实验中，我们控制了人工智能模型以外的所有因素。

临床测试的目标是不控制实验。与性能测试不同，我们希望看到系统在真实的医疗环境中如何运行。我们希望看到良好的性能会带来更好的临床结果。

临床结果是在实践中发生的事情。我们关心的两类结果是患者结果，即特定情况下的患者死亡率和残疾率，以及医疗系统的结果，如每个患者花费的金额。

因此临床测试的关键组成部分是：

·真实的临床环境；

·真实的患者；

·真正重要的真实结果。

我们很容易假设实验中的高性能应该得到良好的临床结果。如果我们查阅一下最近的论文，就会发现有很多实验直接将人工智能系统的性能与医生的表现进行比较，结果令人满意。

但我们必须谨慎地考虑这些结果，性能并不是结果。

过去几十年来，我们在计算机辅助诊断（CAD）方面的经验具有指导意义。CAD 是我们用于 20 世纪 90 年代计算机视觉技术的术语，因为它们应用于筛查乳腺造影。使用的方法主要是使用人工制定规则的专家系统和具有人工特征的支持向量机。

虽然这种技术在更广泛的计算机视觉任务中经常不成功（不像现代人工智能），但美国政府决定，如果放射科医生使用 CAD，政府将在报告筛查乳腺造影时将多支付放射科医生 8 美元。不出所料，据估计到 2010 年，美国有 74% 的乳腺造影是由 CAD 读取的[1]。

早期的实验是很有希望的。1990 年进行的一项 CAD 性能研究[2]显示，人类与 CAD 结合的表现优于人类本身。随后更多的研究得到了类似的结果。1998 年 FDA 首次批准了乳腺造影术 CAD，2001 年美国的 Medicare 开始报销使用 CAD 的费用。

但在实践中，许多放射科医生认为这些系统的效果并不好，使用它们可能会令人沮丧。在接下来的几十年里，随着基于结果的临床试验的开展，这种感觉得到了印证。

2007 年，芬顿等人[3]的研究，在一个由 222000 名妇女组成的队列中，实施了 430,000 次乳腺造影，跨越 4 年和 3 个州，实施 CAD 特异性从 90.2% 下降到 87.2%。活检率增加了 19.7%，但癌症检出率的变化（从 4.15‰到 4.20‰）并不显著。

2015 年，雷曼等人[4]进行了一项更大的研究，考察了 6 年内 32 万名妇女的 63 万张乳腺造影片。他们发现使用 CAD 的放射科医生和不使用 CAD 的放射科医生在敏感度、特异度和癌症检出率上没有任何区别。他们还发现，对于在研究期间有时使用 CAD，有时不使用的放射科医生，他们的敏感度从 89.6% 下降到 83.3%。

其他试验也得到了类似的结果。2008 年的一项系统综述显示，CAD 没有改变检测率，但增加了召回率。它还显示，双重阅读（通常被认为是使用 CAD 的替代方法）增加了检测率，降低了召回率。

实验室研究和临床试验之间差异的原因已经引起了广泛的争论，但很可能是因为使用这些系统的人发挥了重要作用。一些研究表明[5,6]，当医生参与对照实验时，他们的行为与治疗真实患者时不同，这种现象被称为实验室效应[7]。

另一个问题可能是，人类倾向于过度依赖计算机的提示，而低估其他证据，这通常被称为自动化偏倚或自动化引起的自满。

这种效应也被认为是自动驾驶汽车的多种死亡原因之一，同时也是乳腺造影术 CAD 失败的一个可能原因。一项特别有趣的研究显示，当 CAD 的反馈包含更多的不准确性时，使用 CAD 灵敏度会更差（更少发现癌症）[8]，这表明人类变得更不准确，因为他们信任计算机系统。

无论 CAD 失败的原因是什么，很明显，美国在监管审批和医疗保险报销决策中对性能测试的依赖导致了对患者和系统的负面结果。我们需要从这一经验中吸取教训，确保在急于将令人兴奋的新技术引入我们的诊所时不犯同样的错误[9]。

现代人工智能有能力以前所未有的规模影响患者，所以当我们批准这些系统并将其应用于患者时，我们需要记住，性能并不是结果。

参考文献

[1] Rao VM, Levin DC, Parker L, Cavanaugh B, Frangos AJ, Sunshine JH. How widely is computer-aided detection used in screening and diagnostic mammography? J Am Coll Radiol 2010;7(10):8025.

[2] Chan HP, Charles E, Doi K, Vyborny CJ, et al. Improvement in radiologists' detection of clustered microcalcifications on mammograms. The potential of computer-aided diagnosis. Invest Radiol 1990;25 (10):110210.

[3] Fenton JJ, Taplin SH, Carney PA, Abraham L, Sickles EA, D'Orsi C, et al. Influence of computer-aided detection on performance of screening mammography. N Engl J Med 2007;356(14):1399409.

[4] Lehman CD, Wellman RD, Buist DS, Kerlikowske K, Tosteson AN, Miglioretti DL. Diagnostic accuracy of digital screening mammography with and without computer-aided detection. JAMA Intern Med 2015;175(11):182837.

[5] Rutter CM, Taplin S. Assessing mammographers' accuracy: a comparison of clinical and test performance. J Clin Epidemiol 2000;53(5):44350.

[6] Gur D, Bandos AI, Cohen CS, Hakim CM, Hardesty LA, Ganott MA, et al. The "laboratory" effect: comparing radiologists' performance and variability during prospective clinical and laboratory mammography interpretations. Radiology 2008;249(1):4753.

[7] Mosier KL, Skitka LJ. Chapter 10 Human decision makers and automated decision aids: made for each other? In R. Parasuraman and M. Mouloua (Eds.). Automation and Human Performance: Theory and applications 1996;10:20120.

[8] Alberdi E, Povyakalo A, Strigini L, Ayton P. Effects of incorrect computer-aided detection (CAD) output on human decision-making in mammography. Acad Radiol 2004;11(8):90918.

[9] Posso M, Carles M, Rue´ M, Puig T, Bonfill X. Cost-effectiveness of double reading versus single reading of mammograms in a breast cancer screening programme. PLoS One 2016;11(7):e0159806.

那么，ROC 就是在不同的分类阈值下的真阳性率和假阳性率的图，使得这些阈值提供不同的真阳性率和假阳性率。AUC 为 0.5 基本上是一个随机分类器，而 AUC 为 1 则是完美的（就像回归模型的 R2 系数和分类模型的 F_1 score 一样，1 是一个完美的分数）。通常，AUC 为 0.8 或更高被认为是较好的，0.9 或更高被认为是优秀的。在特定的注意事项下，AUC 越高，分类器就越好。

基尼系数是 ROC 曲线和对角线之间的面积与三角形以上的面积之比。

基尼系数 = 2 × AUC − 1（指数超过 0.6 就被认为是好模型）

正如正确率和误识率容易受到潜在的较大的真阴性数字的影响一样，ROC 和 AUC 也是如此，因为假阳性率是（1− 特异度），其分母是真阴性 [假阳性 /（假阳性 + 真阴性）]。较大的真阴性数将降低假阳性率（x 轴），这将使性能更接近完美分类，或向 ROC 曲线的左上部分发展。换句话说，一个不平衡的数据集会错误地提高分类器的性能，而性能事实上并没有变化。此外，ROC 并不包括患病率的变化。这一点非常重要，因为医学上有一些罕见或不寻常的疾病，这确实会影响到分类器，因为假阳性会产生很大的影响。

（三）精确率 – 召回率曲线

顾名思义，这是一条绘制不同阈值的精确率和召回率的曲线（与 ROC 类似），精确率和召回率的数值都是从 0 到 1。因此，图的右上方是精确率 – 召回率的"天堂"：二者数值都接近 1（见图 5.30）。前面关于真阴性对指标和曲线解释影响的讨论很有意义，当数据集不平衡时，不太熟悉的 PRC 更适合作为评估工具；有一项研究甚至表明，在存在不平衡的数据集时，PRC 优于 ROC 甚至其他曲线，如集中 ROC（CROC）和成本曲线（CC）[35]。换句话说，"堆积"大量的疾病真阴性者（没有疾病、无阳性检验）会使 ROC 曲线有利地膨胀，但在敏感度和阳性预测值方面没有真正的改善[36]。这被称为不平衡的分类问题。

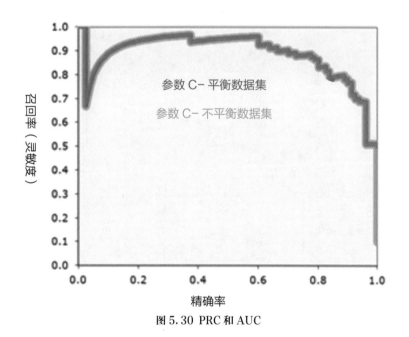

图 5.30 PRC 和 AUC

PRC 更适用于存在不平衡数据集的情况下（通常是由于大量的真阴性），但 PRC 下的面积是精确率值的算术平均值，所以它更难解释或可视化（相对于 ROC）。此外，RPC 没有考虑到精确率和召回率可能因情况的不同而不具有相同的重要性（但它被认为具有相同的重要性）。

机器学习和深度学习的基本问题

两种可解释性

机器学习的一个常见问题在于它的"黑盒"特性：对于那些不是数据科学家或没有接受过该领域教育的人来说，很难理解现今许多学习技术，特别是复杂的机器学习和深度学习（见图 5.31）[37]。虽然 interpretability 和 explainability 两种可解释性是有区别的，但人工智能方法至少需要 interpretability，才能被临床医生广泛采用。interpretability 指观察因果关系的能力，而 explainability 指对系统或技术内部运作的理解。例如，心脏病专家可以对心脏起搏器进行编程，看到某个行动的结果（对心脏起搏器进行编程并看到以设定的速度起搏），但不一定完全理解心脏起搏器本身的工程方面的事情（理解后者是有帮助的，但不那么重要）。

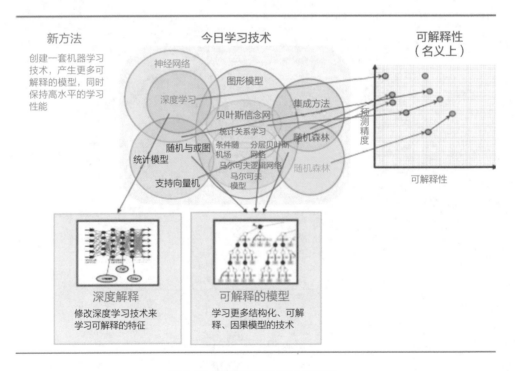

图 5.31 机器和深度学习与可解释性

100

自然黑盒与人工黑盒

乔纳森·利马和若昂·利马

乔纳森·利马和若昂·利马父子是人工智能爱好者，父亲是心脏病学家，他们撰写的这篇评论认为人工智能被称呼为黑盒有些不公平，而人类往往有令人费解的复杂的认知过程。

在未来几十年的时间里，人工智能将颠覆社会中每一项重要的技术工作。做出这一预测并不难，因为所有这些工作都将在很大程度上依赖于智能，而自然智能相对来说很难商品化。虽然这些变化面临着多种形式的阻力，其合理性也各不相同，但本文试图重塑一种特殊的担忧："我应该相信医生还是黑盒？"

这个问题背后有一个基本的误解。也就是说，医生的判断并不是一个无人能完全解释的复杂算法的最终结果。从排除普通的生命体征到决定是否对肿瘤进行活检这样简单的事情，医生执行的算法是根据他们在培训和实践中的经验设计的。这些算法正越来越频繁地在整个医疗行业标准化。因此，我们希望再重塑这个问题："我应该相信天然黑盒还是人工黑盒？"

当然，我们不能得到一个直接的答案，所以让我们考虑一下人工黑盒的优势。一个主要的优势是处理速度快。对于许多学习任务，人类有比机器更好的学习曲线，但人类根本无法在三天内下490万盘围棋。另一个主要优势是人工智能的可扩展性/便携性。虽然一名熟练的心脏病学家可以检测到心律失常的症状，但我们不能为每个有风险的人分配一名医生，不过也许我们可以为他们分配一块手表。最后一个主要优势是集中性。因为一种算法可以被普遍使用，所以整个小组的人都可以致力于它的开发和评估。随着时间的推移，这种做法往往会带来快速的改进。

虽然这些优点很重要，但我们不要低估了人类的条件。自然智能的基本优势是理性和沟通。在医学领域，这一优势体现在医学理论上，它被编入期刊和教科书，并在医院和大学中的管理中使用。虽然不完美，但这一理论为医生们提供了一个关于人体整个复杂系统的因果动态模型。这一理论对于处理"没有两个高级医疗问题是真正相同的"这一问题至关重要，这个问题是医疗实践中最大的挑战之一。

患者病历是结构复杂的数据源，其中有很多与手头任务无关的数据。在机器学习中，添加无信息的输入数据会伤害你的学习曲线。此外，很难创建捕捉结构的模型，这再次伤害了你的学习曲线。有了理论，医生可以专注于基本信息，理解其组成部分之间的复杂关系。他们利用这些信息来执行一套精妙的程序：在某种程度的不确定的情况下做出诊断，并做出治疗决定，目前可以选择查询更多的数据，但要付出一定的成本。

理论在做出更高级别的决策中的效用，就是自然智能最具有影响力的地方。任何成功的机器学习努力的出发点都是一个定义明确的任务，其输入和响应紧密耦合。在这些环境中，我们应该期待人工智能最终会证明比自然智能更有效、更便宜、更快速。诊断医生的工作并不符合这种描述，但通过使用医学理论、患者的病史和推理，我们可以将这项工作转化为符合要求的任务。

也许，对医生来说，最好能思考一个思想实验。想象你有一个助手，他不是最聪明的，但速度快且可靠。训练他完成一项任务需要很大的努力，但一旦训练完成，他会比你做得更好。而且，一旦训练完毕，以较低的成本，你可以拥有 100 万个这样的助手。你可以把他们送到你的同事那里去协助他们实验室的工作，甚至把他们和你的患者一起送回家，在现场执行任务。你会训练他们做什么？怎么能为你节省最多的时间？怎么能节省最多的钱？怎么能拯救最多的生命？

了解自然智能和人类智能的相对优势，对于回答人工智能融入医学相关的重要问题至关重要。我们应该在实验室里开发什么样的人工智能软件？我们应该在学校里培养什么样的自然智能的医生？也许，最重要的是，为了进一步促成这场革命，我们应该开始收集哪些数据？在整个医疗实践中收集的大量数据本质上是观察性的，而像年度成像这样的项目产生的数据对于训练人工智能非常有用。这是真正的第零步。

最后一点是，医疗行业相对不受自动化作业问题的影响。更好的健康结果会带来更长的寿命和更多的医疗需求。这就是为什么解决 20 世纪的主要健康危机（传染病、创伤护理、营养不良、孕产妇和儿童早期死亡率）使我们陷入了医疗专业人员短缺困境的部分原因。而最终，虽然机器能比人类更快、更精确地思考问题，但它们在学习方面很糟糕。学习扎根于可能性和不确定性，这些概念对机器来说是陌生的，因此必须成为程序设计的要素。而人类的大脑天然是为这个目的而设计的。

一些预测精度较高的机器学习方法（深度学习、随机森林、支持向量机等）具有最小的可解释性，然而其他的方法（贝叶斯信念网、决策树）可解释性更高（但预测精度相对较低）。目前正在努力以"可解释人工智能或 xAI"的形式提高可解释性，同时用一套新技术保持（甚至提高）预测准确性。提高可解释性的总体策略是提高对机器学习和其他技术的认识和教育，以普及算法，理解特征，并利用可用的支持工具进行解释，如不可知模型的局部解释（LIME）。

用于高级透明临床决策支持的可解释的深度学习

沙英和王梅

沙英和王梅两位生物信息学家撰写了这篇评论。这篇评论提供了一个智能策略，通过关注特征评分和数据综合，使深度学习更具解释性。

由于先进的生物技术和相关仪器的发展，生物医学大数据呈指数级增长，这为我们提供了开发临床决策支持（CDS）的数据分析的丰富机会。传统上，我们会开发一个临床数据分析管道，包括缺失数据的估算、特征工程和特征选择，以及机器学习模型的训练。然而，该管道有几个不可忽略的缺点。具体来说，临床数据集中的信息缺失可能表明了医生对患者健康状况的判断[1]。例如，医生倾向于更频繁地检测病情较差的患者而非病情较稳定的患者。此外，特征工程和特征选择可能会限制我们发现新的特征表现，而浅层机器学习模型，如逻辑回归，可能无法捕捉到临床数据中复杂的时间依赖性和相互关系。为了应对这些挑战，我们可以开发基于深度学习的模型来描述临床数据的复杂模式，因为近几十年来，深度学习模型已经在各种任务中取得了显著成果，包括自然界的图像分类[2,3]、物体检测[4,5]、自然图像字幕[6,7]、机器翻译[8]或电子游戏人工智能[9]。然而，深度学习模型因其黑盒特性而受到批评。也就是说，由于典型的深度学习模型的堆叠式非线性转换，研究人员发现与传统的机器学习模型（如逻辑回归）相比，它们很难解释，因为一个特征仅与一个系数相关联。因此，除了应用深度学习模型外，我们还需要开发和评估解释深度学习模型的方法，以最终获得准确和透明的临床决策支持。

我们可以从特征评分（feature Scoring,FS）和 DS 两个角度来解释深度学习模型。首先，我们需要建立和训练一个深度学习模型，如长短时记忆[10]，以表示临床数据和它们相应的缺失模式信息。在我们得到一个相当不错的深度学习模型后，我们将固定其参数，然后以事后多重比较（post hoc）的方式对其进行解释。具体而言，FS 指的是使用典型的基于梯度的方法及其变体为每个输入特征近似一个特征重要性得分[11-13]。另一方面，DS 指的是合成一个输入样本，使深度学习模型对感兴趣的类标签生成一个高预测分数[14]。假设我们建立一个 CDS 工具来帮助没有经验的医生进行基于心电图（ECG）的诊断。医生可能会质疑 CDS 做出的决定，因为没有提供证据支持分类结果。我们可以结合 FS 方法为单个输入特征生成重要性分数，并将其可视化，这样医生就会知道 ECG 的哪个部分对预测房颤（AF）的贡献最大。此外，我们还可以使用 DS 方法，为给定的模型合成最能代表房颤的 ECG 片段。通过 FS 和 DS，我们可以帮助医生获得对 CDS 的信任，或检测模型或数据集中的潜在偏差。

对这两类解释方法的评价还相对不成熟。我们可以对 FS 和 DS 进行定性和定量的评价，前者依靠临床合作者，后者依赖于自动计算评估。最理想和最有说服力的评价应该是定性的。然而，定性评价是相当昂贵的，因为医生并不总是有时间来评价可解释的深度学习方法。为了评估由 FS 产生的重要性分数，我们可以遵循一个叫做像素翻转的过程[15]，其中我们按照相应的重要性分数的顺序打乱原始输入特征，并观察正确率的下降是否比随机打乱输入特征更显著。为了定量评估 DS 样本，我们可以应用一种叫做 TRTS（Train on real, test on synthetic）的技术，即用原始输入训练深度学习模型，并在合成样本上测试该模型[16]。

总之，将深度学习模型应用于 CDS 是一个具有巨大挑战和机遇的领域。尽管深度学习模型很复杂，我们可以通过近似特征重要性和综合类代表样本来解释深度学习模型。我们希望有更多的研究人员加入这个令人兴奋的领域，并最终提高医疗质量，同时降低其成本。

参考文献

[1] Hripcsak G, Albers DJ, Perotte A. Parameterizing time in electronic health record studies. J Am Med Inform Assoc 2015;22(4):794804.

[2] Krizhevsky A, Sutskever I, Hinton GE, editors. Imagenet classification with deep convolutional

neural networks. Advances in Neural Information Processing Systems 25 (2), 2012.

[3] Szegedy C, Vanhoucke V, Ioffe S, Shlens J, Wojna Z, editors. Rethinking the inception architecture for computer vision. In: Proceedings of the IEEE conference on computer vision and pattern recognition; 2016.

[4] Redmon J, Divvala S, Girshick R, Farhadi A, editors. You only look once: unified, real-time object detection. In: Proceedings of the IEEE conference on computer vision and pattern recognition; 2016.

[5] Mask r-cnn. computer vision (ICCV). In: He K, Gkioxari G, Dolla ´r P, Girshick R, editors. 2017 IEEE international conference on. IEEE; 2017.

[6] Xu K, Ba J, Kiros R, Cho K, Courville A, Salakhudinov R, et al., editors. Show, attend and tell: neural image caption generation with visual attention. In: International conference on machine learning; 2015.

[7] Show and tell: a neural image caption generator. Computer vision and pattern recognition (CVPR). In: Vinyals O, Toshev A, Bengio S, Erhan D, editors. 2015 IEEE conference on. IEEE; 2015.

[8] Bahdanau D, Cho K, Bengio Y. Neural machine translation by jointly learning to align and translate. May 19, 2016. arXiv:1409.0473v7.

[9] Wu B, Fu Q, Liang J, Qu P, Li X, Wang L, et al. Hierarchical macro strategy model for MOBA game AI. December 19, 2018. arXiv:1812.07887.

[10] Graves A, Schmidhuber J. Framewise phoneme classification with bidirectional LSTM and other neural network architectures. Neural Netw 2005;18(5-6):60210.

[11] Simonyan K, Vedaldi A, Zisserman A. Deep inside convolutional networks: visualising image classification models and saliency maps. April 19, 2014. arXiv:1312.6034.

[12] Visualizing and understanding convolutional networks. In: Zeiler MD, Fergus R, editors. European conference on computer vision. Springer; 2014.

[13] Bach S, Binder A, Montavon G, Klauschen F, Muller K-R, Samek W. On pixel-wise explanations for non-linear classifier decisions by layer-wise relevance propagation. PLoS One 2015;10(7):e0130140.

[14] Erhan D, Bengio Y, Courville A, Vincent P. Visualizing higher-layer features of a deep network. Technical Report, 1341.

[15] Samek W, Binder A, Montavon G, Lapuschkin S, Mu ¨ller K-R. Evaluating the visualization of what a deep neural network has learned. IEEE Trans Neural Netw Learn Syst 2017;28(11):266073.

[16] Esteban C, Hyland SL, Ratsch G., Real-valued (medical) time series generation with recurrent conditional GANs, 2017. arXiv:1706.02633.

偏差和方差的权衡

预测误差可分为两种主要类型。偏差是指模型的预期预测值与模型试图预测的正确值之差。偏差也指机器学习方法无法捕捉到真实关系（比如线性回归不能反映数据的关系，而曲线的拟合效果更好）。另一方面，方差是数据集之间拟合的差异（因此，高复杂度的模型将更有可能有更高的方差）。总的来说，随着模型复杂性的增加，偏差会减少，方差会增加。

理想的模型既要有低偏差，也要有低方差，但通常需要在这两个参数之间进行权衡。偏差和方差在模型中表现为欠拟合和过度拟合：前者是高偏差的结果，后者是高方差的结果；因此，当存在低偏差和低方差时，就能实现最佳的平衡——拟合（见图 5.32）。达到良好的偏差 – 方差平衡的三种策略包括：正则化、装袋算法和自适应增强算法。

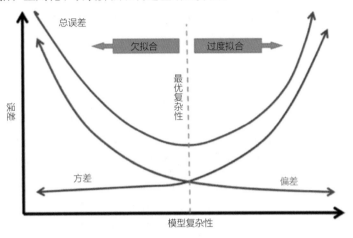

图 5.32 偏差和方差

拟合

　　欠拟合发生在模型过于简单的情况下：模型在样本数据上的训练不足（如线性模型），或者特征工程不理想或不充分。解决方案将涉及一个更复杂的模型和一个更优的特征工程策略。过度拟合发生在模型过于复杂的情况下：结果过于适应训练数据（过度训练或适应），以至于模型对数据来说过于复杂（与之前的欠拟合情况相反，见图 5.33）。换句话说，模型将不能很好地分析新的测试数据（不能推广到其他数据）。这可能是特征数量过多但样本数量不足的情况造成的。过度拟合也可能发生在小规模的研究中，这些研究的属性数量也随之减少，所以属性的选择对于理想的机器学习来说是至关重要的。为了克服过度拟合，数据科学策略包括使用更多的训练数据或减少特征的数量和复杂性，模型剪枝，执行交叉验证采样，以及使用正则化。正则化是一种用于机器学习和深度学习的技术，通过惩罚措施来调节模型的复杂性，从而最小化过度拟合，并保持模型的预测能力。

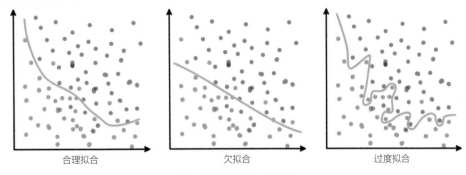

图 5.33 欠拟合和过度拟合

也许，思考欠拟合和过度拟合的一种方式是用衣服来做类比：在欠拟合的情况下，人们有一件舒适而宽松的 T 恤衫（高偏差，因为它是完全合身，但低方差，因为大多数人可以穿上这件 T 恤衫），而在过度拟合的情况下，人们有一件精致剪裁的紧身衬衫（高方差，因为它不适合大多数人，但低偏差，因为它对少数人来说很合身）。

维度的诅咒

机器学习经常处理多维空间。维度的诅咒出现在特征过多时，导致特征空间过大，以致没有足够的样本来填充这个空间。一般来说，随着特征的增加，精确泛化所需的数据量会呈指数级增长。随着特征数量（称为维度）的增加，分类器的性能也会增加，直到达到最佳特征数量，这被称为 Hughes 现象。总的来说，理想的特征数量取决于所涉及的分类器和可用的训练数据量。超过这个理想的特征数量，额外的特征数量可能不会对模型的性能产生积极的影响（即便稀疏性的观察结果可能使这些特征更容易被分类）。如果增加更多的特征，会出现过度拟合问题。

有几种策略可以降低维度（从而减少诅咒）。一种流行的方法涉及 PCA，这种方法在无监督学习中被详细描述为一种降低维度的方法。其他可能的方法包括局部线性嵌入和 LDA。此外，另一种策略涉及使用领域的专业知识作为更优化特征工程的手段。最后，还有一个明显的策略是增加可用的数据，但最后一个策略是非常有限的。

相关性与因果关系

相关性衡量任何两个变量之间的关系（见线性回归）。相关意味着存在因果关系是一个很常见的误解；因此，相关的事件并不意味着其中一个会导致另一个。常见的观点是"相关性并不意味着因果关系"。然而，这种理解可能导致另一个误解：你不能从数据科学中推断因果关系。

因果关系是指一个变量值的任何变化都会引起或导致另一个变量值的变化（因果关系：一个已知的、可观察的事件链）。Reichenbach 的共同原因原则指出，事件 A 和 B 之间的相关性表明：（1）A 导致 B 或（2）B 导致 A，或（3）A 和 B 有一个共同的（Reichenbachian）引起相关性的原因。由于原因总是在结果之前发生，因此假定共同原因总是发生在相关事件之前。因果网络表示事件的相互依赖性。

机器学习与深度学习

机器学习和深度学习之间存在着明显的差异（见表 5.11）。传统的机器学习流程具有人工特征提取或特征工程，随后输出机器学习算法（相对较浅层的结构），而深度学习流程涉及可以将特征提取与分类相结合的 ANN，作为其算法中的一个步骤，以实现端到端的学习过程（见图 5.34）。因此，深度学习需要更少的领域知识来解决指定的问题，但深度学习更难理解，因为算法基本上是自我指导的（所谓的黑盒）。

与深度学习相比，传统的机器学习相对容易训练和测试，但其性能取决于其特征，并且随着数据量的增加而受到限制（见图5.35）。这些相对浅显的模型也相对低效，因为它们需要大量的计算和耗神的维护，也它们需要大量的人工进行标记。

表5.11 机器学习和深度学习表

	机器学习	深度学习
时代	20世纪80年代	21世纪初
例子	支持向量机，随机森林	CNN, RNN, GAN
需要的数据	++	+++
正确率	++	+++
数据预处理	有	无
训练时间	++	+++
性能的平台期	有	无
硬件要求	CPU	GPU
人类参与	特征提取	不需要
相关性	线性	非线性

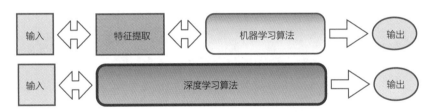

图5.34 机器学习与深度学习

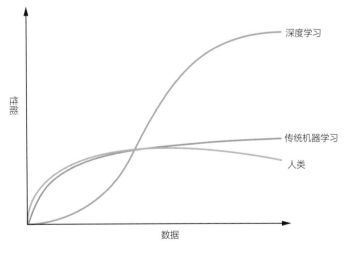

图5.35 性能

另一方面，随着数据的增加（或网络容量的增加），深度学习的性能可以继续渐进式提高。虽然深度学习可以学习高级的特征，但它确实需要大量的数据进行训练，从计算使用的角度来看，它可能很昂贵。请注意，随着数据量的增加，人类的表现仍然是一样的（甚至因疲劳而恶化）。

综上所述，前面描述的无数机器学习和深度学习工具都有具体的应用，有优点也有缺点。这些内容都整理在表 5.12 中。

表 5.12 各种学习类型总结及其在医学和医疗保健中的应用

学习类型	医学和医疗保健中的应用	优缺点
监督学习		优点： 相对来说比较容易应用 缺点： 对生物医学的某些领域来说过于简单了
– 分类	医学图像 表型分析 队列识别	
– 回归	结果预测 存活率预测 风险预测	
无监督学习方法		优点： 相对容易应用 缺点： 难以测量性能
– 聚类	新的患者和治疗方法 新的表型鉴定 生物学假说的产生	
– 泛化	数据可视化 变量选择 数据压缩	
强化学习	过程优化 决策序列 优化	优点： 类人的学习 缺点： 需要大量的数据
迁移学习	来自非儿科数据的模型	优点： 比深度学习更快 缺点： 需要大量的数据
深度学习	图像分类 文本分类 序列预测	优点： 高水平的性能 可以建立复杂的关系模型 缺点： 需要大量的数据和长时间的训练（高维护） 容易出现过度拟合 不能进行逻辑推理 缺少展现因果关系的方法

改编自 Bennett T.D., Callahan T.J., Feinstein J.A. et al. Data science for child health. J Pediatr 208 (2018), 1222.

参考文献

[1] <tacumasolomon.com>Blog on Aug 12, 2017.

[2] Sun X, Liu L, Xu K, et al. Prediction of ISUP grading of clear cell renal cell carcinoma using support vector machine model based on CT images. Medicine 2019;98:16.

[3] Onisko A, Druzdzel MJ, Austin RM. Application of Bayesian network modeling to pathology informatics. Diagn Cytopathol 2019;47:417.

[4] Triguero I, Garcia-Gil D, Maillo J, et al. Transforming Big Data into smart data: an insight on the use of the k-nearest neighbor's algorithm to obtain quality Data. WIREs Data Mining Knowl Discov 2019;9: e1289.

[5] Sarkar RP, Maiti A. Investigation of dataset from diabetic retinopathy through discernibility-based k-NN algo- rithm. Contemporary advances in innovative and applicable information technology. New York: Springer; 2019. p. 93100.

[6] Goodman KE, Lessler J, Harris AD, et al. A methodological comparison of risk scores vs decision trees for pre- dicting drug-resistant infections: a case study using extended-spectrum beta-lactamase (ESBL) bacteremia. Infect Control Hosp Epidemiol 2019;40:4007.

[7] Du S, Hu Y, Bai Y, et al. Emotional distress correlates among patients with chronic nonspecific low back pain: a hierarchical linear regression analysis. Pain Practice 2019;19 [ePub].

[8] Panesar SS, D'Souza RN, Yeh FC, et al. Machine learning vs logistic regression methods for 2-year mortality prognostication in a small, heterogenous glioma database. World Neurosurg 2019;2:100012.

[9] de la Fuente-Tomas L, Arranz B, Safont G et al. Classification of patients with bipolar disorder using k-means clustering. PLoS One 2019;14(1):e0210314.

[10] Parmar HS, Nutter B, Long R et al. Automated signal drift and global fluctuation removal from 4D fMRI data based on principal component analysis as a major preprocessing step for fMRI data analysis. In: Proc SPIE 10953, Medical imaging 2019: Biomedical applications in molecular, structural, and functional imaging, 2019, 109531E.

[11] dos Santos HDP, Ulbrich AH, Woloszyn V, et al. DDC-outlier: preventing medication errors using unsuper- vised learning. IEEE J Biomed Health Inf 2019;23(2):87481.

[12] Yang Y, Nan F, Yang P, et al. GAN-based semi-supervised learning approach for clinical decision support in health IoT platform. IEEE Access 2019;7:804857.

[13] Gorczyca MT, Toscano NC, Cheng JD. The trauma severity model: an ensemble machine learning approach to risk prediction. Comput Biol Med 2019;108:919.

[14] Silver D, Huang A, Maddison CJ, et al. Mastering the game of go with deep neural networks and tree search. Nature 2016;529:4849.

[15] Mnih V, Kavukcuoglu K, Silver D, et al. Human-level control through deep reinforcement learning. Nature 2015;518:52933.

[16] Jonsson A. Deep reinforcement learning in medicine. Kidney Dis 2019;5:1822.

[17] Lopez-Martinez D, Eschenfeldt P, Ostvar S et al. Deep reinforcement learning for optimal critical care pain management with morphine using dueling double deep Q networks. Con Proc IEEE Eng Med Biol

Soc 2019, 39603963. arXiv:1904.11115.

[18] Yun J, Park JE, Lee H, et al. Radiomic features and multilayer perceptron network classifier for a more robust MRI classification strategy for distinguishing glioblastoma from primary central nervous system lymphoma. Sci Rep 2019;9:5746.

[19] Krizhevsky A, Sututskever I, Hinton GE. ImageNet classification with deep convolutional neural networks, Vol. 1. La Jolla, CA: Neural Information Processing Systems Foundation Inc; 2012. p. 4.

[20] LeCun Y, Bengio Y, Hinton G. Deep learning. Nature 2015;521:43644.

[21] Porter J, editor. Deep learning: fundamentals, methods, and applications. New York: Nova Science Publishers; 2016.

[22] Arel I, Rose DC, Kanowski TP. Deep machine learning —— a new Frontier in artificial intelligence research. IEEE Comput Intell Mag 2010;5 1556-603X (13-18).

[23] Esteva A, Robicquet A, Ramsundar B, et al. A guide to deep learning in health care. Nat Med 2009;25:249.

[24] Peng J, Guan J, Shang X. Predicting Parkinson's disease genes based on node2vec and autoencoder. Front Genet 2019;10:226.

[25] Goodfellow IJ, Pouget-Abadie J, Mirza M et al. Generative adversarial networks. arXiv:1406.2661.

[26] Radford A, Metz L, Chintala S. Unsupervised representation learning with deep convolutional generative adversarial networks. arXiv.1511.06434.

[27] Guan S, Loew M. Using generative adversarial networks and transfer learning for breast cancer detection by convolutional neural networks. In: Proceedings medical imaging 2019: imaging informatics for health care, research, and applications; 2019, p. 109541C.

[28] Cox DD, Dean T. Neural networks and neuroscience-inspired computer vision. Curr Biol 2014;24:R9219.

[29] Yamashita R, Nishio M, Do RKG, et al. Convolutional neural networks: an overview and application in radiology. Insights Imaging 2018;9:61129.

[30] Hannun AY, Rajpurkar P, Haghpanahi M, et al. Cardiologist-level arrhythmia detection and classification in ambulatory electrocardiograms using a deep neural network. Nature Medicine 2019;25:659.

[31] Bao W, Yue J, Rao Y. A deep learning framework for financial time series using stacked encoders and longshort

term memory. PLoS One 2017. ,https://doi.org/10.1371/journal.pone.0180944.

[32] Yao X, Cheng Q, Zhang GQ. A novel independent RNN approach to classification of seizures against nonseizures.

arXiv:1903.09326v1.

[33] Rajkomar A, Oren E, Chen K, et al. Scalable and accurate deep learning for electronic health records. NPJ

Digital Med 2018;1 Article number: 18.

[34] Turan M, Almalioglu Y, Araujo H, et al. Deep EndoVO: a recurrent convolutional neural network (RCNN)

based visual odometry approach for endoscopic capsule robots. Neurocomputing 2018;275:1861_70.

[35] Saito T, Rehmsmeier M. The precision-recall plot is more informative than the ROC plot when evaluating

binary classifiers on imbalanced datasets. PLoS One 2015;10(3):e0118432.

[36] Ekelund S. Precision-recall curves: what are they and how are they used?; 2017. ,www. acutecaretesting.

org.

[37] Gunning D. Talk at DARPA; 2016.

人工智能的其他关键概念

认知计算

认知计算被宽泛地定义为一门教计算机像人类大脑一样思考的科学，因此，它是一种重新设计人类大脑的尝试。认知计算框架利用一系列方法，如机器学习、模式识别、自然语言处理以及其他人工智能工具来模仿人脑及其自我学习能力。认知计算是人类（用户和专家）与智能技术的共生融合。认知计算包括三个阶段：第一阶段需要理解自然语言与人类互动；第二阶段涉及生成和评估基于证据的假设；第三阶段表现为通过与用户的互动进行适应和学习的能力。

2011 年，标志性的超级计算机沃森在竞赛类节目《危险边缘！》中击败了人类冠军。IBM 的超级计算机沃森是第一个开放认知平台，以其强大的自然语言处理、知识表征、信息检索、自动推理和机器学习能力，宣告了认知计算时代的到来。这台超级计算机还可以在短短 3 秒内扫描多达 2 亿页文件（见图 6.1）[1]。

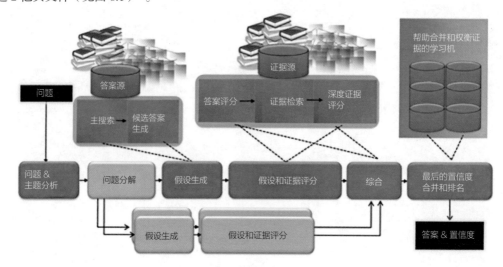

图 6.1 认知计算

沃森的核心部分是 DeepQA 技术,这是一个大规模并行的概率循证架构,拥有 100 多种不同的技术,用于分析自然语言、识别来源、发现和生成假设、发现并对证据进行评分、合并和对假设进行排序[2]。由于没有互联网接入,沃森的知识是自给的。在《危险边缘!》节目中回答提出的问题时,它主要有以下四个基本步骤:

1. 问题分析:将问题解析成单词并分析问题的各个部分;

2. 假设生成:搜索大量可能的答案,并从中筛选更有可能的答案;

3. 假设和证据评分:为词语关联段落收集正面和负面证据,并使用算法对这些答案进行评分;

4. 最后的合并和排名:权衡证据并决定答案的最终排名。

DeepQA 原则涉及:大规模的并行性,以考虑多种解释和假设;许多专家,以促进广泛的松散耦合概率问题和内容分析;普遍的置信度估计,以得出最终的分数和答案;浅层和深层知识的集成。大规模并行架构加上 DeepQA 架构和方法论的专用高性能计算基础设施,展示了认知计算和人工智能的系统级研究方法。

正如大数据将机器学习和深度学习推广到性能和范围的更高维度一样,大数据也提高了认知计算的预期。

认知时代(前两个计算时代是计数系统时代和可编程系统时代)的认知系统具有学习、推理、感知和语言处理的能力。认知计算的特征包括:集成不同来源的数据来收集信息、通过学习并随着新信息的收集变化进行动态训练和自适应、基于语境发现模式的概率性、基于语义的自然语言处理、通过提供先进的交流来进行高度互动[3]。

在人工智能和认知计算之间有时存在合理的混淆,在某些方面,后者甚至更难定义(见表 6.1,图 6.2)。虽然人工智能并不刻意模仿人类的思维过程,但起源于认知科学的认知计算确实试图在计算机化模型中模拟人类解决问题的过程(通过机器学习、神经网络和自然语言处理等人工智能工具以及情感分析和语境意识)。在不久的将来,认知计算将通过智能设备网络来感知,从历史数据中学习,通过生成基于证据的假设来推断,并以其自然语言能力与系统和人互动。认知计算很有可能与机器学习和深度学习一起成为人工智能的重要组成部分。认知计算属于人工智能领域,反过来说,人工智能的未来发展方向是在认知架构方面。

表 6.1 认知计算和人工智能

	认知计算	人工智能
定义	通过模拟人类认知能力来解决问题的系统	让计算机做需要人类智慧事情的科学
方法论	机器学习	机器学习
	深度学习	深度学习
	自然语言处理	自然语言处理
	基于规则的系统	
	语音识别	
	机器人技术	

	认知计算	人工智能
	情感分析	
目的	增强人类智力	增强人类智力
功能	模拟人类的认知和建议	发现数据中的模式并进行预测
应用	IBM 沃森	谷歌 DeepMind

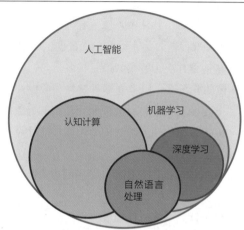

图 6.2 人工智能和认知计算

关于认知计算的生物医学文献中，有一篇关于 IBM 沃森的评论文章，其讨论分为五部分：（1）加速发现的必要性（2）阻碍发现的数据障碍（3）认知计算系统的 4 个核心功能（4）将沃森应用于生命科学研究的试点项目（5）认知技术在其他生命科学活动中的潜在应用[4]（见图 6.3）。此外，中国的沃森肿瘤学经验表明，沃森肿瘤学和肿瘤学家在临床实践中的一致性相对较低，需要通过纳入区域指南，加强沃森作为认知决策支持工具的作用[5]。

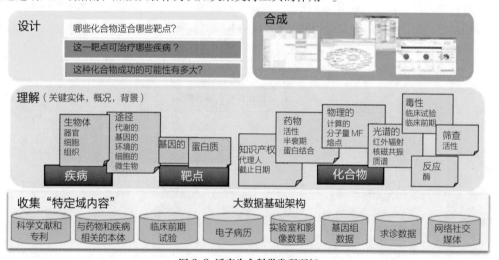

图 6.3 沃森生命科学发现顾问

IBM 沃森与人工智能和认知计算的健康新时代

宫久·里

这篇评论由IBM沃森健康的医疗主管宫久·里撰写,概述了IBM沃森的价值观和原则:目的、透明度和未来在医疗领域的技能。

预测未来的最好方法就是创造未来。——艾伦·凯,计算机科学家

沃森在健康领域的历史

IBM 在将健康作为"登月计划"之前就已在医疗领域发挥了重要作用。1962 年,IBM 与俄亥俄州阿克伦儿童医院合作开发并实施了早期电子病历。IBM 在人工智能领域发挥了先锋作用,其贡献的核心是沃森。该系统可以通过高级自然语言处理、机器学习、信息检索、知识表示和自动推理技术,来回答自然语言提出的开放式问题。

2008 年,IBM 在对沃森的测试中取得了第一次成功。2011 年,沃森击败了《危险边缘!》冠军肯·詹宁斯。在健康领域利用人工智能是自然而然的下一步,因为 IBM 听取了有兴趣在医疗领域使用人工智能的医生的意见。2012 年,IBM 开始与克利夫兰诊所和纪念斯隆凯特琳癌症中心合作,在现实世界的医院环境中使用沃森。与纪念斯隆凯特琳癌症中心的合作促成了沃森肿瘤学的建立。

2015 年,IBM 收购了一批拥有不同专业技能的公司,从成像、数据分析到基于价值的医疗,从而正式将沃森健康作为一个独立的业务推出。这使得 IBM 能够获取有价值的卫生数据,以帮助进一步优化该系统,并将人工智能应用于其他重要的卫生领域。70% 的健康决定因素超出了临床范畴,例如,居住环境,饮食情况以及压力水平都是影响我们整体健康的重要因素,这就是为什么沃森健康关注健康而不仅仅是医疗的原因。

科学证据与一致性研究

沃森在健康领域的技术,特别是在肿瘤学、基因组学和临床试验匹配方面获得了越来越多的证据支持。(见图 6.3)

沃森基因组学使用人工智能来识别和支持对基因组数据的解读,为癌症患者的治疗提供关于可操作突变解释的见解,并将其与癌症治疗的药物选择联系起来。在 2017 年 11 月发表在《肿瘤学家》上的一项研究中 [2],北卡罗来纳州大学莱恩伯格分校的研究人员使用 IBM 沃森基因组学来对认知计算进行评估,比较其与癌症专家小组在为具有特定基因异常的肿瘤病例确定治疗方案方面的有效性。在对 1018 例癌症病例的回顾性分析中,分子肿瘤委员会在 703 例病例中发现了 99% 的可操作的基因改变,沃森同样做到了。利用沃森基因组学的基因列表,研究人员在 324 名患者(即 32% 的患者)身上发现了额外的潜在可操作的基因组信息,其中有 96 名患者此前未被查出有可操作的突变。沃森基因组学分析每个病例只需不到 3 分钟。

沃森肿瘤学通过与纪念斯隆凯特琳癌症中心组织的同行评议研究相联系,对治疗方案进行

排名。《肿瘤学年鉴》发表了一项由印度曼尼帕尔医院肿瘤学专家组织的完整研究。该院肿瘤委员会发现，在 93% 的乳腺癌病例中，沃森肿瘤学与他们自己的治疗决策一致。该盲法研究中，最初将沃森的建议与 2-3 年前的治疗决策进行回顾性比较时，一致性仅为 73%。而当该委员会对病例进行人工复查后，一致性则上升至 93%。这表明沃森肿瘤学所依赖的语料库是与时俱进的。

将沃森用于临床试验匹配，便无须手动比较入组标准与患者医疗数据，使其能够按照相关性和合格度，有效地识别出潜在试验个体。

高地肿瘤学集团和诺华公司公布的数据显示，沃森临床试验匹配能够加快患者临床试验资格筛选速度，将处理时间从 1 小时 50 分钟减少到 24 分钟。它还自动过滤了 94% 的不匹配患者，极大地减少了筛查工作量 [5]。

梅奥诊所报告称，在采用沃森临床试验匹配后，乳腺癌试验的登记人数增加了 80%（从 18 个月前的 3.5 例 / 月增加到 6.3 例 / 月）。当将乳腺癌队列的 I 期试验的累积结果纳入实验治疗计划时，入组人数增加到 8.1 例 / 月，即 140%。

价值观和原则

医学领域的人工智能本质上涉及敏感健康数据的处理和可能影响人类生命的决策。IBM 在卫生领域开发和应用人工智能的方法反映了以下价值观：

● 目的：人工智能旨在增强卫生专业人员的能力，而不是取代他们。使专业人员与人工智能的有效结合，可以提供更好的护理并改变人类健康状况。

● 透明度：人工智能实现其潜在信任至关重要。卫生专业人员对人工智能的建议、判断和使用充分信任，并了解系统是如何训练的，这一点十分重要。

● 技能：卫生专业人员必须学习新的技能，并需要新的专业知识，例如，数据科学家将成为临床团队的关键成员。

虽然 IBM 沃森技术目前正被应用于健康领域的各种具有挑战性的任务，但 IBM 和更广阔的人工智能行业仍在起步阶段，而且该技术在医疗领域的潜力将随着时间的推移而不断发展。

参考文献

[1] Kelly JE III. Computing, cognition and the future of knowing: How humans and machines are forging a new age of understanding. IBM white paper, 2015 （Computing, cognition and the future of knowing: How humans and machines are forging a new age of understanding）.

[2]http://theoncologist.alphamedpress.org/content/early/2017/11/20/theoncologist.2017-0170.abstract.

[3] https://www.ncbi.nlm.nih.gov/pubmed/29324970.

[4] Jiang Z, et al. ASCO Annual Meeting, 2018.

[5] https://ascopubs.org/doi/abs/10.1200/JCO.2017.35.15_suppl.6501.

[6] https://meetinglibrary.asco.org/record/158490/abstract.

扩展性人工智能：深度学习和认知知识计算的融合

Spyro Mousses

是一位具有人工智能背景的基因组学专家，他撰写了这篇评论，以阐明认知知识表示与深度学习相结合的概念。

基因组学和大数据有望对治疗人类疾病产生重大影响，但现实是，我们现在获得的数据对于传统的算法来说太大、太复杂。在过去的 10 年里，我们一直在努力研发下一代智能机器，以增强人类的智能，大大提高我们创造新科学知识的能力。我们的梦想是，这种新的"人－机"模式将带领我们在解决疾病困扰方面取得快速进步。我们比以往任何时候都更接近这个梦想。

几十年来，机器学习领域一直在缓慢而稳定地发展。直到 2012 年，多伦多大学计算机科学家杰夫·欣顿博士发表了一些卓越的成果 [1]，该领域才达到了一个重大转折点。简而言之，欣顿博士能够证明，使用深度卷积神经网络可以利用大量带注释的图像数据集来训练模型，这些模型在学习如何对图像中的对象进行分类方面效果惊人。自这一开创性发现以来，深度学习这一新领域取得了迅速发展，应用范围广泛，从围棋游戏到诊断糖尿病视网膜病变，显示出前所未有的准确性，接近甚至往往超过人类专家的能力。它带来了人工智能的真正复兴，许多人现在都在想，这个领域下一步会走向何方。

与此同时，我们的团队在推进认知计算和知识表示领域方面也取得一些进展。具体来说，我们的目标是开发一种能够表示复杂生物医学模型的计算框架 [2]。通过利用嵌套超图的灵活性和可扩展性，我们能够表示跨多个生物医学知识尺度的复杂多维关系。与此同时，我们的团队在推进认知计算和知识表示领域方面取得了进展。具体来说，我们的目标是开发一个能够表示复杂生物医学模型 [2] 的计算框架。通过利用嵌套超图的灵活性和可伸缩性，我们能够跨生物医学知识的多个尺度表示复杂的多维关系。这种新方法不仅彻底改变了我们挖掘大型复杂数据集以恢复相关知识的能力，而且更复杂的表示策略也使我们能够探索机器学习的新方法。这将引导我们创造出能够自主生成新知识的机器。这个想法，即计算机系统可以"想象"出新观点，然后通过使用机器学习和大数据来测试和证明这些计算机产生的新观点是正确的，这代表了科学家如何利用机器大规模增强他们产生新知识能力的新范式。这种新能力使产生新知识的系统成为可能，而这种能力曾一直是人类大脑专属领域。当然，人类和计算机生成的知识之间的区别在于规模。科学知识计算现在可以产生新的科学知识，其速度比人类所能达到的快许多个数量级。

深度学习和科学知识计算的并行路径正在融合。当我们开始应用迅速崛起的深度学习工具来挖掘存储在超图知识库中的线性数据时，这种融合就开始了。在一个例子中，我们使用来自超图知识库的特征作为人工神经网络模型的多维输入。具体地说，我们能够使用已知的合成致死基因对（代表潜在的抗癌药物靶点）来训练模型。我们还融合了多个其他功能分类器和跨整个癌症基因组的关系维度，这些关系在超图知识网络的结构中自然地被捕获。从输出和计算效率来看，实验结果都令人印象深刻。该模型不仅能够对已知的合成致死基因对进行分类，而且还能识别出我们目前正在研究的全新的药物靶标基因对。我们还发现，将这两种融合技术结合起来会产生意想不到的计算协同效应。也就是说，超图框架使我们在提取空前规模的高维特征时获得了意想不到的计算效率和灵活性，因此可以更有效地训练和优化模型。

从认识论的角度来看，这种技术的融合正在促成一种新型的一致性，并从根本上改变了知识科学本身。换句话说，当我们开始大规模地产生知识时，我们开始意识到两件事。首先，想象力是新一代知识的核心。因此，知识生成的速度限制步骤不仅仅是数据，而是系统可以生成和测试的看法或假设的数量。这就是为什么我们需要计算机的想象力——去探索一个更广阔的假设宇宙。其次，知识不是需要发现和存档的单一静态实体。相反，所有的科学知识都在迅速发展。把不断进化的知识想象成一个动态信仰网状系统，它不断地与来自多个来源的证据融合。这种持续的一致性将颠覆我们对科学和循证医学的传统观念，但如果处理得当，它也将改变我们的影响能力。

综合来看，我们现在看到，深度学习和认知知识计算的结合是一个非常强大的新平台，它能够彻底改变科学；它将使我们能够探索一个更广阔的知识宇宙——因此得名扩展性人工智能。系统想象将继续推进该技术，系统肿瘤学已经开始将这一方法应用于癌症治疗领域，以实现超出人类想象的科学突破。

参考文献

[1] Krizhevsky A, Sutskever I, Hinton GE. ImageNet classification with deep convolutional neural networks. CurranAssociates Inc.; 2012. p. 1097-105.

[2] Farley T, Kiefer J, Lee P, Von Hoff D, Trent JM, Colbourn C, et al. The BioIntelligence Framework: a new computational platform for biomedical knowledge computing. J Am Med Inform Assoc 2013;20(1):128?33 Epub 2012 Aug 2.

自然语言处理

自然语言处理被定义为计算机通过一组特定的技术来理解人类口语和书面语。简而言之，自然语言处理是人工智能、计算机科学和语言学的交叉，是人机交互的一个很好的例子。其应用包括机器翻译、信息检索、文档索引、情感分析、信息提取、带有自然语音的聊天机器人、虚拟助手、垃圾邮件拦截和问答系统。值得注意的是，自然语言处理是超级计算机沃森的重要组成部分。

自然语言处理的两个组成部分是自然语言理解和自然语言生成；其中前者通常较难实现（见图 6.4）。自然语言理解将输入映射成有用的表示形式，而自然语言生成则涉及文本规划、句子规划和文本实现。

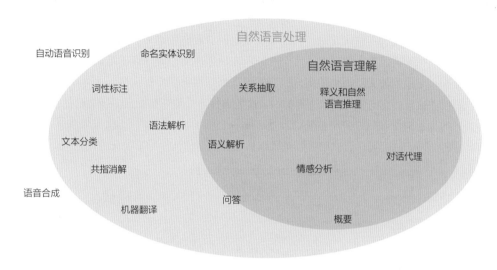

图 6.4 自然语言理解和自然语言生成

单词或短语与概念的联系也可以用分词、词形还原和映射来描述。分词是将一个句子切分成词和短语（或标记），主要但不完全基于空格。例如，myocardial 和 myocardial infarctions 都是标记。词形还原是将一个标记映射到词条上的标准化过程，词条是词典中单词的基本形式。例如，MI 可以映射到心肌梗死。最后，词条到概念的映射是具有挑战性的，因为任何单词都可以有不同的含义（就像许多单词可以有相同的含义一样）。

自然语言处理的过程如下：语音分析解构语音，将其分解为音素；将光学字符识别和分词相结合对文本进行分解。词汇分析，即对词语结构的分析。然后，句法分析，或依存分析，是对句子中的单词进行语法分析，然后排列单词的过程，以显示这些单词之间的恰当关系。句法是词的结构角色，语义是词的意义，语义解释描述了这些词的意义。接下来是语篇整合，研究句子的意义顺序。最后，当对数据的实际含义进行解释时，就会进行语用分析。从输入文档到输出，更详细的步骤（但不是完全详细地描述）列出如下：句子分割、分词、词性标注、词形还原、停止词、依存句法解析、名词短语、命名实体识别，最后是共指消解。

将自然语言处理应用于生物医学数据中可以采用三种策略[6]：

第一，模式匹配策略可能是使用字符序列进行匹配的最简单方法。分词和正则表达式模式匹配是此模式匹配方法的一部分。

第二，语言学方法可以用于更复杂的句子，因为它将单词视为与语法规则一起构建的符号。在这一策略中，句法（句子中的单词排列规则）和语义（单词在句子上下文中的意义）知识都被用来描述概念。

第三，最新的机器学习方法通过使用诸如特征、训练数据和模型等元素直接从数据中推断规则和模式。

聊天机器人或自动智能代理是体现自然语言处理的智能数字助理，用于各种目的，包括客户沟通和信息收集。聊天机器人包括以下几个部分：知识库包含回答查询所需的信息；数据存储是存储聊天机器人与用户的交互历史的地方；自然语言处理层将用户查询转换为可用的表达方式；最后是应用程序接口所在的应用层（见图6.5）。这些组件让人想起早期人工智能时代的专家系统。

在最近的生物医学文献中使用自然语言处理的一个例子是，随着基于规则和混合方法（前者显示出更好的结果）的发展，自然语言处理可以从中国电子病历中提取临床有用信息[7]。

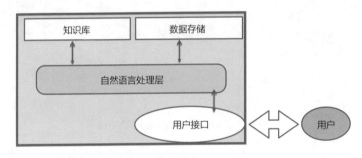

图 6.5 聊天机器人架构

会话式人工智能在医学中的潜力

雷伊·纳哈尔

雷伊·纳哈尔是一位对人工智能工具有着浓厚兴趣的儿科心脏病专家，他撰写了这篇评论，探讨会话式人工智能在门诊、家庭和医院等场所为患者和家庭使用的可能。

第四次工业革命带来了许多重要的技术，这些技术正成为我们生活中不可或缺的部分。自然语言处理和会话式人工智能就是其中两种应用日益广泛的技术。

自然语言处理：这种人工智能技术可以让计算机理解人类的口头和书面语言；自然语言处理的两个组成部分是自然语言理解和自然语言生成[1]。

会话式人工智能：这种人工智能技术通过使用会话、利用语音用户界面和机器智能来实现人机交互。这是语音技术和人工智能技术（自然语言处理、机器和深度学习）协同融合的结果。

自然语言处理与会话式人工智能：技术整合

自然语言处理在会话人工智能领域有两个重要的应用，即使用语音用户界面的语音识别和对话代理。

语音识别系统将口语转写成文本。一个例子是语音转文本系统，它可以充当数字转录员，供医生使用，以将数据输入电子健康记录。

两种常见的会话代理类型是虚拟助手和聊天机器人——它们也被称为虚拟代理。虚拟助手（如苹果的 Siri、谷歌助手和亚马逊的 Alexa）是一种受人工智能启发的软件代理，能够通过文本或语音执行特定的任务或服务。聊天机器人可以通过人工智能的规则与人类进行对话[1]。

会话式人工智能架构包括语音识别软件，可转换语音文本，以及自然语言处理系统，可帮助理解自然语言、用户意图，并将其与语境、对话管理和知识库集成，以文本形式生成响应。这个文本响应被转换为语音响应，然后传递给用户以回答他的输入查询／命令。

会话式人工智能在医疗服务中的触点

以语音技术为动力的会话式人工智能应用程序在医疗服务中得到越来越多的应用，其形式是提供者和面向患者的解决方案。它们可以通过语音设备帮助执行人类命令，还可从高级分析中提供宝贵见解。

会话式人工智能的一些重要用例如下图 6.6 所示：

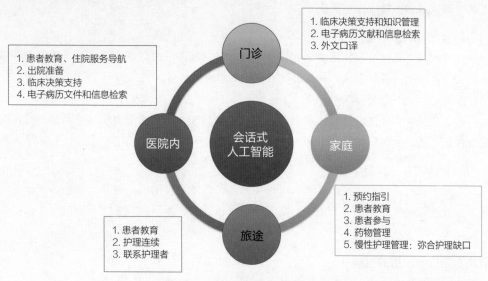

图 6.6 会话式人工智能在医疗服务中的触点

门诊／非住院诊所中的会话式人工智能

电子病历记录和检索：与电子病历集成的会话式人工智能支持的语音助理利用自然语言处理，可以辅助医生在医疗点迅速将患者病史记录到电子病历中。这使得文档记录顺畅、快捷，并符合编码、计费和法规要求。它们的另一个重要功能是从电子病历中检索与患者以前的病历、住院、急诊、化验等相关的信息。通过减少医生被迫为当前的电子病历系统投入的非生产性时间，语音助手集成的智能电子病历系统将有助于降低医生职业倦怠的发生率。

临床决策支持：在临床决策支持系统中集成会话接口，可用于辅助医生进行诊断和治疗规划。

外语口译：外语口译服务可能受到成本和地理位置的限制。利用自然语言处理（机器翻译）和机器学习的智能语音助手可以在这些情况下辅助外语翻译。

居家会话式人工智能

会话式人工智能所采用的语音用户界面具有很大的优势。它可以绕过传统的人机交互方式，即通过打字和触摸屏。不便通过传统模式与电脑互动的人（特别是老年人或视障人士），现在可以使用当前的智能语音技术轻松地与计算机互动。

具有会话功能的人工智能虚拟助手和聊天机器人可以帮助促进患者的居家健康和疾病管理。这些虚拟助理可以帮助患者安排和准备即将到来的预约，充当个人健康教练，促进疾病教育、慢性护理管理、治疗依从和积极参与他们的健康护理之旅。它们可以随时在病人舒适的家中提供持续的个性化护理。通过充当患者和提供者之间的智能数字接口，它们可以在需要时促进双方之间的双向对话和健康信息交换。

医院中的会话式人工智能

在住院期间，患者可以使用会话代理获取有关其护理团队的信息，寻求简单问题的答案，搜索与其住院相关的教育内容，并为出院后在家的护理做准备。

在手术／介入治疗过程中，外科医生／操作人员在手术室或介入治疗室需要保持在无菌区域。他们可以在免提模式下使用语音技术驱动的智能虚拟助理从电子病历中检索患者的医疗信息，并及时将新信息记录在患者的电子病历中 [2]。

旅途中的会话式人工智能

对于外出旅行或出门在外的患者，可以使用由机器学习驱动的集成移动智能语音助手和聊天机器人来获取健康教育内容、他们的个人护理管理计划，并根据需要联系他们的医疗护理提供者。

会话式人工智能应用的挑战

当我们期待在医疗领域广泛采用会话式人工智能时，需要考虑以下挑战：

隐私和安全：维护健康信息的隐私和安全是不可或缺的，以确保个人健康信息不被未经授权访问和滥用。

正确率：为了从会话式人工智能系统的使用中获得正确的结果，语音设备必须准确理解人类对话的内容和语境。否则将导致使用低效，终端用户受挫，错误和法医的牵连。

优化设计／用户体验：这些会话代理的设计应该促进它们在终端用户工作流中的流畅和无痛整合。

可靠性和可信性：由会话式人工智能系统生成并交付给终端用户的内容应该来自可靠的来源，精挑细选且值得信赖。

伦理：来自会话式人工智能系统的数据不应被不道德地用于对终端用户不利的地方。

未来方向

随着会话式人工智能应用程序功能的增加，我们应该考虑如何让它们人性化，使其具有针对终端用户特定语境的同理心，以及认知能力，以便它们能够以自主的方式做出适合于环境的主动响应，并与用户进行人类水平的沟通。

结论

尽管面临多重挑战，但支持语音技术的会话式人工智能系统在医疗领域有着巨大的前景。最优的实施需要确定正确使用案例，围绕语音技术的使用设计良好的用户体验，维护隐私，保护数据安全，并为最终用户的利益促进合乎道德的使用。随着自然语言处理和机器学习的不断进步，会话式人工智能是医疗领域的一个新兴前沿，具有改变医学世界的巨大潜力。

参考文献

[1] Chang A. Analytics and algorithms, big data, cognitive computing, and deep learning in medicine and healthcare. AIMed 2017;.

[2] Small CE, Nigrin D, Churchwell K, Brownstein J. What will health care look like once smart speakers are everywhere? Harv Bus Publishing Education H0472H-PDF-ENG（digital article），March 6, 2018.

机器人学

机器人（在捷克语中意为"工人"或"仆人"）一词最初来自捷克小说家的一部戏剧。机器人被定义为（由美国机器人研究所于1979年定义）一种可重新编程的多功能机械手，旨在通过可变的编程动作来移动材料、部件或专门的设备，以执行各种任务。当然，如今对机器人的概念化更具包容性，随着人工智能时代的到来，人们的兴趣和研究也随之激增。这门学科涉及应用人工智能和工程来进行机器人的概念化、设计以及操作；机器人学的跨学科科学包括电气和机械工程、计算机科学、数学、物理、生物学，当然还有人工智能。机器人技术最近的趋势是用现用材料制造出更像人类而不那么机械的机器人。由于机器人学的领域很广，而且它的主题是不同的，本书将不会把机器人学作为重点讨论，但与医学和医疗保健有关的机器人学，将在后面讨论。

机器人共有几个基本要素：用于执行任务的机械框架；用于发动的动力源和致动器；用于人类和机器人感官的传感机制（后者包括力、倾斜、接近传感器）、具有用户界面的计算机驱动控制器和计算引擎。机器人的类型包括机械手（通常是固定式）、步行机器人和轮式机器人，以及自主水下机器人和无人驾驶飞行器。机器人有很多应用，但工业和服务业是两个主要领域，后者表现出更多的自主性：工业、军事、航空航天、农业、教育和医疗，现在甚至还有纳米机器人、群体机器人和无人机。机器人领域已经与其他领域融合，包括替身和虚拟助手。基于控制（预编程、远程控制、监督自主和自主）、操作介质（位置）或功能（军事、工业等），机器人有许多分类法。

总的来说，阿西莫夫的机器人三定律给人工智能带来了有趣的启示，如下所述：（1）机器人不得伤害人类，或通过不采取行动，允许人类受到伤害（2）机器人必须服从人类给它的命令，除非这些命令与第一定律相冲突（3）机器人必须保护自己的存在，只要这种保护不与第一定律或第二定律相冲突。我们可以将这些哲学前提延伸到人工智能及其对人类的影响。

在最近的生物医学文献中，机器人应用的一个例子是 Nwosu 等人对机器人在姑息治疗和支持性护理中应用的综述[8]。这些用途包括辅助外科手术以及痴呆和老年人护理。

自主系统

机器人学、机电一体化和人工智能的融合导致了自主系统的出现。目前这些系统的例子包括自动驾驶汽车、无人机、各种场景中的机器人、武器系统、软件代理，甚至医疗诊断工具。这些进展引发了许多关于伦理和法律问题的讨论。此外，这一领域的未来进展将包括数字双胞胎、计算机大脑接口、半机械人等等；这些进展中的大多数（如果不是全部的话）都将用于医疗或保健领域。最后，欧盟最近的一份声明为自主系统建立了伦理原则和民主前提，以实现道德理想和社会经济目标，以及契合法律治理和监管框架[9]。

最近生物医学文献中关于无人机使用的一个例子内容涉及对其用途的全面回顾，包括医疗援助物资的运送，如疫苗和药物，以及用于诊断测试的测试包，甚至用于心脏骤停的除颤器[10]。此外，无人机还可以成为全球远程医疗网络的一部分，提供基本医疗服务。

机器人流程自动化

这是一个计算机编码的程序，可以执行基于规则的重复性任务（如填写表格、读写数据库以及进行计算）。其优势包括提高生产能力、降低成本、减少工作负载和减少错误。尽管机器人流程自动化更多是由检验驱动的，但机器学习和人工智能更多是由数据驱动和认知驱动的。在某种程度上，机器人流程自动化可以充当通往智能自动化的门户，智能自动化是任何行业通过先进的机器和物联网实现人工智能数字转型的一部分。机器人流程自动化经常与人工智能结合，因为它使人工智能的前期工作自动化。

新兴的医疗保健数字化劳动力：由机器人流程自动化提供支持

肖恩·莱恩

是发明家和企业家，他具有深厚的技术和安全背景，他撰写了这篇评论，介绍机器人流程自动化流程作为未来的数字劳动力，以减轻医疗管理工作的负担。

在过去的几十年里，全球各地的企业一直在疯狂地将他们的数据和流程数字化。数字存储已经变得司空见惯，公司已经开始把他们的数据作为资产。搜索和分析数据的能力为长期存在的行业创造了前所未有的智能。数字化努力还开启了为客户和合作伙伴提供新产品和更好体验的功能殿堂。通过企业软件，技术正在实质性地改变我们周围的每一项业务。

医疗也不例外。在政府政策和补贴的推动下，医疗保健系统将大型电子病历系统和其他企业级记录系统带入数字时代。这种采用电子病历和其他数字化技术的浪潮虽然在网上非常有价值，但也有一些负面的作用。这些副作用造成了信息孤岛。每个机构都建立了数据库堡垒。它们不是为共享而建造的，也不是为互操作而建造的。软件系统之间无法共享，机构之间更无法共享。这些数据与保险公司没有关联，与服务提供者没有关联，甚至与患者之间也几乎没有关联。证明副作用的症状正填满你每次去看病的"剪贴板"：神秘的账单流程、被掩盖的医疗服务价格、无法察觉的欺诈、严苛的行政程序导致的供应商微薄的利润，或许最重要的是，阻碍了在人群中寻找疾病治疗方法的研究，阻碍了药物的研发。

医疗领域并没有忽视这个问题。领域专家已经察觉到了缺乏互操作性的弊端，也正在努力解决这一问题。然而，就在我们等待一个近乎神奇的解决方案来解决这个日益严重的问题时，医疗保健部门创造了一个权宜之计。他们做了一个非常复杂的路由器。该路由器坐在转椅上，登录许多系统来提取和交换数据，以完成无数的管理任务。该路由器通过电话和传真机等老式方法进行通信，为医疗保健企业协调并创建跨软件堡垒的模拟连接。这些路由器是人类。实际上，医疗行业已经雇佣了数百万人，在无法互操作的系统和机构之间工作。"人类路由器"现象使得医疗行业的经营成本飙升。在美国医疗行业中，每一美元中大约有 33 美分是行政成本。医疗保健创造并广泛采用的人类权宜之计已经抬高了成本，并对整个行业造成了近乎致命的打击。医疗保健不能继续这样运作。必须有一个解决方案来挽救近 1 万亿美元的成本，并将这些宝贵的资源重新分配到提供护理、创造新药和疗法以及根除有害疾病的研究上。

幸运的是，还有更好的办法。技术进步释放了非凡的能力，为数字劳动力提供动力。数字劳动力包括专门设计的软件机器人，用于承担曾经由人类路由器完成的几乎所有管理任务。这些数字化员工通过用户界面登录到电子病历等系统，就像人一样。他们接受了理解工作流程的培训，可以像人一样点击、键入、路由、摄取和提取数据。他们可以接受思考和决策的训练。他们从不缺勤，永远不会犯非程序化的错误。他们共同学习，就像一个网络，所以你永远不必重复解决同样的问题。这一新的数字劳动力由机器人流程自动化和机器智能（如机器学习和深度学习）提供支持。

机器人流程自动化是全球所有企业中发展最快的技术之一。机器人流程自动化在过去几年中最大的突破是计算机视觉。现在可以通过训练高级卷积神经网络来训练软件机器人理解用户界面。这减轻了自动化的脆弱性，即使用户界面发生变化，数字工作者也可以继续工作。再加上基于云的协调平台以及强大的维护和学习系统，数字化员工队伍现在可以在整个企业范围内可靠地大规模部署。

　　美国各地的医疗机构正在采用这一技术，以类似于电子病历本身的采用速度聘用数字员工。这将导致生产率的大幅提高和成本的降低。医疗系统将变得更有效率，资源将被释放出来，以解决人类面临的一些最具挑战性的临床问题。大多数医疗供方开始在其营收周期运营中采用数字劳动力。由机器人流程自动化驱动的数字劳动力正在大规模地处理索赔、福利核查和预先授权等事务。在营收周期过后，数字劳动力通常会扩散到财务和会计、供应链、人力资源和信息技术领域。

　　为了适应数字劳动力的快速增长，许多卫生系统正在创建一个集中的数字劳动力运营中心，作为使用数字劳动力进行企业范围转型的组织重心和治理中心点。有几种模式可供数字劳动力的买家（雇主）选择。机构可以购买软件工具来构建自己的软件机器人。就像软件开发的早期一样，软件机器人的开发环境正变得更容易且可以广泛使用。另一种模式是雇佣集成商和服务公司来制造和维护软件机器人。就像雇佣一家公司为企业构建定制软件一样，这种选择成本高昂，也创造了广泛的定制机会。第三种选择更类似于软件即服务，机构只需订阅数字员工服务即可。此选项称为人工智能软件即服务。从历史中吸取教训，人工智能软件即服务超越了其他模式，提供了端到端功能，而无须在医疗系统中创建小型软件公司－这是我们从早期采用其他企业工具的软件中学到的教训。人工智能软件即服务的主要优势是所有的数字员工都是连接在一起的，即如果一个数字化员工学习，那么所有的数字化员工都会学习。

　　在迈向数字化劳动力的过程中，卫生系统需要牢记的是简单的自动化和真正的数字化劳动力之间的巨大差异。创建一个软件机器人来自动完成一项任务很简单，而且可能会对生产力产生一些初步的影响。然而，成功的真正关键是创造一支灵活的、学习型的数字化员工队伍，能够基于新的智能来学习、适应和改变他们的工作。真正的数字化员工会与他们的人类同事和经理互动，提供商业智能，并针对执行任务的新方法提出建议，以继续创造价值。自动化在工作的第一天开始就提供固定的价值。数字化员工从工作第二天开始就能提供不断增加的价值。创造一个自动化的软件机器人的重点是建立自动化，然后在它上线后将其转移到纯粹的维护上。数字化员工一旦建立起来，将会随着时间的推移而改变、发展并且变得更聪明。

与人工智能相关的其他关键技术

增强现实和虚拟现实

增强现实是一种技术，它将计算机生成的数字图像叠加到用户对现实世界的视角上，以创建复合视图（例如 Snapchat 镜头）。虚拟现实是一种对想象的物理环境身临其境的体验，它与你现在的物理环境完全不同（如 Oculus Rift）。混合现实结合了增强现实和虚拟现实的元素，使真实世界和数字图像相互作用（如微软 HoloLens）。所有这些改变的现实组成了"XR"。这些先进的XR 技术能够通过其对象识别和跟踪功能与物理环境交互，其中的人工智能及其计算机视觉维度至关重要，并且这些是改变现实的技术的核心。

人工智能及其在增强现实和虚拟现实中的应用：一条通往临床卓越的坦途

弗兰·阿亚拉荣马亚居拉

弗兰·阿亚拉荣马亚居拉作为人口健康的倡导者，她以行业视角撰写了这篇评论，探讨了如何将 XR 的先进技术与人工智能结合起来，并最终应用于医疗领域。

57 岁的阿富汗战争老兵格雷格患有严重的慢性背痛。他住的地方离最近的疼痛管理诊所有1 小时 15 分钟的路程。他的妻子通常会开车送他去诊所，因为他服用的药物会让他头晕目眩，开车对他来说不安全。6 个月前，该诊所引入了一种新的治疗形式，虚拟现实疼痛管理疗法。现在，当格雷格出现在办公室时，在与临床医生会面之前，他会先进行 20 分钟的虚拟现实治疗。格雷格对该治疗表现出积极的反馈，所需的药物治疗减少，更多的是自我指导的护理，且疼痛症状得到持续的缓解。

对于疼痛专家来说，虚拟现实疗法现在已经成为越来越多诊所的标准做法。患者被引入治疗，并被密切监测以确定反应性。这种疗法已被许多人证明有益。

这是增加 XR 技术在医疗领域应用的途径。医生们正在见证这项技术的价值，这项技术帮助他们以进步的方式解决了问题。医学实践资源丰富，其中不仅仅包含药物治疗。随着疗效和效率的提高，应用新的工具和方法打开了应对临床挑战的大门。

在该技术的应用领域，XR 正产生着显著的积极影响。医学教育和培训、手术计划和诊断、康复、心理学和远程手术是该行业取得最丰富成果的一些领域。如今，各个大学都在投入大量资金，以实现 XR 动力设备，比如科罗拉多大学医学院、伊利诺伊大学医学院、格劳布大学、图宾根大学等等。世界各地的机构都在设计包含虚拟现实和增强现实工具的完整课程。

这当然会导致表现好、训练有素的学生期望他们所进入的住院医师项目也会有该技术的综合应用。与他们的积极进取的年轻同事一样，越来越多的医生也渴望使用这些新工具。近20% 的美国医生使用过虚拟现实，只有不到 70% 的医生愿意将虚拟现实用于医学继续教育和治疗目的。

　　该技术易于集成到现有的工作流程，且管理协议简单，这将有助于它的广泛普及。随着技术的成熟，我们也开始见证 XR 与人工智能的融合。预测建模和学习算法的使用将改善实习生的体验，为外科手术室的医生提供辅助，并指导康复患者的个性化治疗。

　　医学成像领域是首批被证明为最直接可行的领域之一。由于已经存在大量的数据为决策支持工具的智能提供支持，支持性算法和虚拟现实可视化工具的结合使外科医生能够在创纪录的时间内快速检查、确定范围和制定手术计划，并具有更大的可信度和精度。正如 Echoixel 前首席执行官、医学成像创新先驱 Ron Schilling 博士曾经描述的那样，这是"知识、经验和信息的完美结合。"

　　XR 正在迅速发展，并以务实的方式得到采纳。可能性是无限的。例如，多感官和重量测试的结合将创造真正身临其境的体验，通过眼球跟踪、热图和脑电图分析，能够更好地了解不同环境和刺激的神经反应[2]。在接下来的五年里，我们将见证 XR 被更多的机构采用，见证一代 XR 硬件和软件进一步增强临床医生的能力，使他们能够为医学实践带来最好的科学和才能。

参考文献

　　[1] Cobos S. AR/VR innovations in surgery and healthcare. Premo Grupo. 14 August 2017. <https://3dcoil.grupopremo.com/blog/arvr-innovations-surgery-healthcare/.>

　　[2] Garnham, R.（March 2019）. Virtual Reality: Hype of the Future? Ipsos Views. https://www.ipsos.com/sites/default/files/virtual-reality-hype-or-future2019_web.pdf.

区块链

　　区块链是一种特定类型的分布式或去中心化分类账或信息数据库，信息存储在网络中的多个服务器上。区块链实现其目的的步骤是：（1）由用户请求交易（2）交易是在"区块"上创建的（3）然后将该区块广播到网络的节点（4）节点验证所广播的区块（5）然后将该区块添加到链中（6）该交易被验证。虽然所有者的身份是私有的，但交易不是。此外，交易由唯一的加密密钥保护，因此信息是不可变的。虽然人工智能（集中且缺乏透明度）和区块链（分散且透明）似乎是一个奇怪的组合，但人工智能与其机器学习工具的结合可以使两者更高效。这些颠覆性技术的融合可以创造一种理想的情况：为人工智能提供分布式计算基础，并为人工智能工作提供通用的匿名区块链数据，从而使人工智能工作更公平[11]。此外，在地理空间上启用的区块链解决方案使用加密空间坐标系来添加不变的空间环境，在医疗保健领域可能更有用[12]。

健康数据和区块链

凯文·哈勒

凯文·哈勒是一位对区块链技术充满热情的儿科心脏病专家，他撰写了这篇评论，阐述了区块链将如何成为一项在保护和访问医疗保健数据方面具有影响力的技术。

健康数据和区块链

长期以来，患者一直被吹捧为他的医疗数据的所有者，但这一点从未真正成为事实。虽然要求医院提供患者的病历，但这一过程通常意味着，医院将提供打印在纸上的副本，有时还会在特定要求时提供成像数据的磁盘。当医院向患者的记录中添加新数据时，患者的数据副本会发生什么？什么都没有。为患者复制的记录仅是该特定时间点的副本。一旦将新数据添加到患者的记录中，提供给患者的副本就变得不再准确。当考虑来自多个机构（如两家独立的医院或一家医院和一家私人诊所）的医疗数据时，这个问题会变得更加复杂。这些机构的每一份记录都包含了对任何特定患者的"实际情况"的不完整描述。真正的实际情况是这两个机构的数据总和。在患者的生活中，这个问题将涉及多个机构，问题只会变得更加复杂。数字数据的好处之一是可以免费复制。但在健康数据中，这些"拷贝"通常只是单向拷贝；当多个源作为平等的对等源双向协作同步数据时，这种情况是例外的。

我们当然可以做得更好，但一个更好的以患者为中心、由患者控制的医疗数据存储库需要什么呢？与今天的电子病历相比，真正的解决方案必须采用不同于其概念的架构。对这个问题最具前瞻性的回答必须满足几个关键特征。首先，系统必须是分散的、容错的、可用的且可靠的。分散式系统是指任何部分或部分组变得无反应时，但系统本身仍能正常运行的系统。即使供应商的计算机离线，数据仍然是可用的、可靠的或正确的。

提供给系统的数据必须无限期地存储，并且应该是不可变的。如果数据是永久性的，也就意味着它不能被销毁、删除或损坏，这是建立个人和人群纵向健康档案的一个非常重要的因素。在迈向数字化之前，数据的不变性对我们来说并不是一个陌生的概念。早期计算机存储技术，由于高昂的成本，我们才在存储介质中设计出改变数据的能力。这并不是说事实以后不能修改，只是说即使在它被修改或更新之后，我们也不会丢失任何值的记录。

最后，数据必须在需要时安全地共享。数据的所有者（例如，患者）应该能够通过密码签名有选择地与其他可信的个人或组共享他或她的数据。如今，密码术被广泛用于保护通信和金融交易的安全，尽管其复杂性对最终用户是隐藏的。虽然技术细节超出了本讨论的范围，但需要了解的是，所有各方通常都拥有公钥和私钥。给收件人的消息可以用收件人的公钥加密，但收件人只有在用他或她的私钥解密后才能读取。这种方法将允许双方之间安全地交换数据。

区块链

通过考虑前面所述的要求，我们重新创建了一种被称为区块链的数据结构。区块链的概念最早是在 2008 年描述虚拟分布式货币比特币的一篇论文中提出的。区块链是一个不断增长的记录（所谓的区块）列表，其中每条记录都由前一条记录的数学散列进行加密标记。这样，就构建了一个记录的"链"，其中每个后续记录都由其前面的记录标记。随着记录链的增长，任何单个记录都只能通过更改后面所有区块的数学签名来修改，从而确保链中的区块保持不变。

区块链通常由称为节点的独立计算机组成的分布式网络管理。要添加的区块由被称为"共识算法"的分布式数学过程决定，该过程根据约定的协议自动运行。在传统实现中，以固定的间隔添加单个区块，并且每个区块包含要存储的数据的有效负载。

区块链中存储的数据满足了前面描述的要求：数据是不可变的、可靠的、可分配的，并且由所有者进行加密签名和隐藏。将其应用于医疗领域的一个关键问题是，如果数据是在区块链上分配和加密的，并且只有在所有者（患者）允许的情况下才能共享，那么在紧急情况下，如果患者无法清醒地向照顾者授予访问权限，会发生什么情况？区块链的现代实施提供了一种称为"智能合约"的功能。智能合约只是公开存储在区块链上的编程函数，它支持更高级的功能。在紧急情况下，智能合约可能使首次被验证为合法且在附近工作的医务工作者能够访问丧失行为能力患者的关键医疗信息。

由于包括分布式体系结构和共识机制在内的因素，区块链事务处理速度目前比许多集中式系统慢一到两个数量级；这正是需要改善的方面。得到改善后，其速度可能达到每毫秒数十或数百个事务，它会将数据的介质从批处理格式更改为流式传输格式。我们已经看到流媒体如何改变了我们访问音乐和电影的方式：我们欣赏歌曲或电影，不再需要拥有其完整拷贝，而是通过网络实时流传输，同时接收后续部分数据。我们可以想象一个实时传输健康数据的世界。这可能会更好地实时监控患者数据；在手术等高风险操作中，可以想象一下这样的场景，保险公司可以根据术中各种生命体征和线索随时调整保单成本。

这种类型的数据共享从根本上改变了我们对医疗未来的想象。许多人谈到了真正个性化医疗时代的到来。这个时代的到来正面临一些阻碍，即对于来自患者的可采取行动的健康数据，我们应该如何共享、获取和处理。目前的阻碍极大地限制了我们利用患者数据直接使其在整个医疗领域受益的能力。患者是其自己数据的真正且最佳的仲裁者，只有当数据得到其所有者（即患者）的合理授权时，这些数据才能得到最佳利用。到目前为止，在实现安全、可广泛访问、受允许的健康数据交换方面，区块链数据结构是最佳的潜在方案。

云

云类型包括公有、私有和混合类型。私有云（见图6.6）具有包括安全性和自主性在内的潜在优势，而公共云具有包括可扩展性和成本效益在内的潜在优势。还有一种混合云，它不仅具有安全性和可扩展性，同时具有诱人的成本结构。随着云的机器学习功能的出现，在混合云或公共云中存储和管理生物医学数据更加吸引人。现在，随着公共云和混合云的安全功能增强，情况尤其如此（图6.6）。

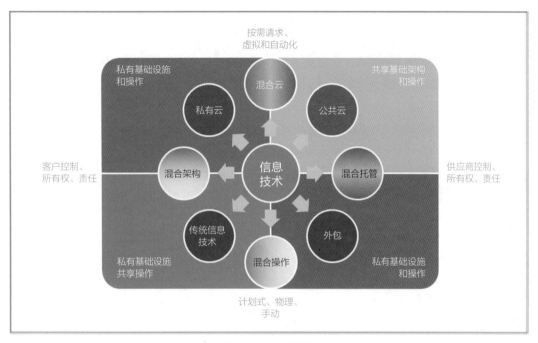

图 6.6 云基础设施

目前，医疗领域的云计算以单一、独立的特征形式出现，如弹性、按次付费和广泛的网络访问，这些都不是云的范例[13]。因此，云计算经常与基因组学、蛋白质组学和分子医学中的计算一起出现在"组学环境"中，在其他领域很少使用。出于对 HIPPA 法规和隐私的考虑，目前大多数生物医学数据都在本地或私有云中存储[14,15]。最近一项关于医疗行业采用云计算的调查显示，83% 的医疗行业信息技术主管报告称，目前正在使用云服务，其中大多数使用基于 SaaS 的应用程序（67%）[16]。融合了移动计算、无线网络和传感器技术的云基础设施可以让在其著作中描述的基于云的智能医疗服务（Cloud Based Intelligent Health Care Service，CBIHCS）用于监控糖尿病等慢性病[17]。服务于共同利益或目的社区云也可以用于生物医学团体或系统（如特定的子专业或医院系统）[18]。

尽管将基因组数据存储到公共云中会带来安全和隐私等问题，但确保计算技术对人类基因组比较分析安全的努力已经取得了成效。其中一项工作是 NIH 资助的国家生物医学计算中心整合数据以供分析、匿名和共享）及其数据隐私和保护的关键评估竞赛，以评估密码技术在促进跨机构合作的同时保护云中人类基因组计算的能力[19]。此外，神经学家、放射科医生和研究人员可以使用高性能计算平台（如集群、网格和云）进行成像（如神经成像），以增加存储和/或计算能力[20]。最后，IBM 沃森推出了 SleepHealth，这是一款应用程序和苹果研究工具包（ResearchKit），旨在调查睡眠习惯和健康之间可能存在的联系。这款应用程序需要 HIPPA 兼容的沃森健康云（Watson Health Cloud）的支持，并将为一项史无前例的睡眠与健康研究收集众包数据。

医疗云计算

周晨光

周晨光是云计算的鼻祖之一，他以其丰富的行业经验撰写了这篇评论，关于云如何成为一个使所有相关医疗设备融合成万物医疗互联网的可行的平台。

关于医学智能教科书

今天，当你经过任何一个机场或观看任何一场体育赛事时，你都会听到"云"这个词。那么，云计算是什么呢？简单地说，计算和存储云计算是对计算和存储的安全性、可用性和性能的管理。通过管理安全性，云计算服务可以确保应用正确的补丁级别，管理性能可以确保可预测的计算实例可用，管理可用性可以确保存储了三份数据副本。通过集中和标准化计算和存储管理，可以实现管理自动化，从而不仅降低了成本，而且提高了质量。

计算和存储云服务支持新的业务模式。您可以购买一小时的托管计算，而不是预先购买硬件、找到存放硬件的地方并雇佣人员进行管理。这些经济效益带来了全新的用例，包括用最少的投资为小型团队提供高性能计算。在云计算之初，我在清华大学开设了一门课程。亚马逊团队给了我价值 3000 美元的云计算时间。我当时告诉全班同学，3000 美元可以买到北加州、爱尔兰或北弗吉尼亚的一台计算机，为期 3.5 年，或者 1 万台计算机 30 分钟。这是一个例子，激励他们不要考虑我们今天是如何进行计算的，而是考虑未来在经济方面可能会发生什么。当然，如今我们可以以更少的钱进行更多的计算。那么还有什么可能呢？云计算将如何重塑医疗？

人工智能技术的应用领域发生的巨大变化，特别是深度学习技术，是基于三股强大力量的融合。首先是成本低廉的大规模计算的出现。第二个是用于构建多种神经网络的软件。神经网络技术在实验室里已经存在很多年了，但 Tensor Flow 或 Pytorch 等软件直到最近才问世。最后，随着互联网的到来，我们有了大量的数据。Facebook 的面部识别之所以能如此准确地工作，正是因为它们拥有大量的人脸照片。

图 6.7 展现了这三种强大力量的汇合，正在推动机器变得更精确，这是一种戏剧性的能力。ImageNet 竞赛中有一个简单的案例研究。ImageNet 竞赛始于 2011 年，由人与机器进行角逐，以确定谁能更准确地识别图像。在第一场比赛中，机器的准确率仅为 75%，而人类的准确率为 95%。在短短 4 年的时间里，机器达到了 97% 的准确率。医疗领域开始取得进展。斯坦福大学的研究人员 [1] 让四位放射科医生对 420 张胸部 X 光片进行了注释，以确定肺炎的可能迹象。在一个月内，研究小组开发出了 CheXnet，它在灵敏度（正确识别阳性）和特异性（正确识别阴性）方面都超过了四位放射科医生。虽然这是一个良好的开端，但这也仅是一个开始。摆在我们面前的挑战和机遇至少有四个。

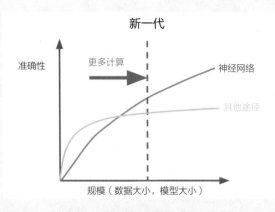

图 6.7 三股强大力量的融合

将医疗设备连接到云

斯坦福大学的项目使用了 420 张胸部 X 光片。而实际每天会进行至少 10 万次的胸部 X 光检查。不幸的是，这些图像都被锁在孤立的 X 光机里。如果它们都是联系在一起的，如果我们能获取世界各地数年来所有的胸部 X 光片，那会怎么样？你能想象肺炎数字助理的准确性吗？如果每台核磁共振扫描仪、基因测序仪、超声波、血液分析仪、细胞板阅读器等都连接在一起，会怎么样？虽然我们有计算和存储云服务，但我们需要数据来迈出下一大步。

数字服务收入

医疗设备制造商有机会创造数字服务产品。如今，大多数高管认为服务是一种修理，是用扳手来修理机器的人。但服务是信息，有关如何维护或优化机器的性能、可用性或安全性的信息。在连接状态下，机器制造商可以访问来自所有机器的所有信息。如果每月只收取机器价格的 1% 来提供个性化（或者物联网）的数字服务，大多数医疗保健机制造商的收入可以翻一番，利润率翻两番，而且还能建立一个可观的经常性收入业务。

分析应用程序

云计算不仅带来了低成本的计算和存储，还让我们能够更快地构建更强大的应用程序。到目前为止，大多数企业软件公司都专注于构建工作流应用程序和改进后台操作，如购买到支付、订购到兑现或雇佣到解雇。在分析领域，我们为人们提供了工具。构建现代分析应用程序至少需要 16 类软件工具。在过去，这其中很大一部分必须由人们自己构建。取而代之的是今天大量的开源软件（如 TensorFlow、Hadoop、Kubernetes、Kafka、Airflow、Databricks、Cassandra、Superset、D3、Django、Pupet）以及各种变种也可作为托管云服务使用。现在，我们可以站在巨人的肩膀上，构建医疗分析应用程序。医疗保健设备（血液分析仪、核磁共振扫描仪、超声波仪、基因测序仪）的制造商和用户无需自行开发财务、人力资源或购买软件，而是购买打包的企业应用云服务。也许在未来，DevOps 人员和机器学习专家将能够购买打包的医疗分析应用程序云服务，而不是购买工具和雇佣数据工程师。

全球卫生的全球应用

一旦应用程序以云服务的形式提供，无论是购买图书还是提供肺炎数字助理，那么它就有可能即时提供给全球的每个人。到 2040 年，非洲将拥有全球 25% 的人口。我们没有办法建立一个世界级的卫生系统，也没有足够的时间和资源来建设医学学校，培养人才，建设传统医院。相反，我们有机会构建可在世界各地部署的新应用程序，以分析、诊断和预防疾病。软件技术的成本几乎为零。它唯一的要求就是人们的精力和创造力。如今，许多学生都不愿在新的约会网站或社交网络上工作，试想如果我们能把他们的创造力与现代计算和存储云服务的经济结合起来，会发生什么？

也许云计算真的可以改变世界，机场里的那些广告真的能成为现实。

参考文献

[1]https://spectrum.ieee.org/the-human-os/biomedical/diagnostics/stanford-algorithm-can-diagnose-pneumonia-better-than-radiologists.

混合云最近已经成为一种云基础设施，它将同时利用公共云和私有云 [21]。混合云将私有云的定制化、高效性、安全性和私密性与公有云的资本保值和标准化结合在一起，这对生物医学环境可能至关重要 [22]。通常是由私有云存储数据，由公共云提供服务，两者通过安全的连接通信。此策略也可以是动态的，即私有云根据需要利用其公共云合作伙伴（所谓的动态混合云）。混合云在安排协调方面的挑战包括连通性以及对安排的持续管理。然而，医疗领域的最佳替代云基础设施可能是更复杂的云基础设施系统，该系统为医疗数据存储和安全方面的各种需求量身定做。例如，如果供应商需要控制所有权和责任，但需要共享和私有基础设施，则需要"混合托管"。

网络安全

医疗行业的网络安全性落后于其他行业，非常容易受到攻击。与上述区块链相关的一个问题是人工智能安全性，根据狭义与一般人工智能故障的不同，可能会产生不同程度的后果。换句话说，一个超级智能系统的单个故障可能是完全灾难性的，并可能招致来自一些领导的可怕警告。还有一个额外的问题是，算法可能被黑客入侵从而曲解了医学图像，或者误导决策支持系统。

物联网

物理设备和嵌入式传感器的爆炸性增长，包括一般设备、建筑物、车辆和家用电器以及可穿戴设备，促进了设备间的网络连接，使所有这些设备都能够收集和交换数据。物联网平台使这些设备能够成为网络的一部分。通信方法是无线电频率识别，但也可以是无线、快速响应码或其他传感器技术。对于嵌入式人工智能，人工智能软件可以嵌入到应用程序和设备中，这样人工智能就可以外围推送，而不需要将所有数据推送到用于机器或深度学习过程的中央存储库中。

医学中的人工智能：早期教育和持续宣传的必要性

乔治·穆里坎

乔治·穆里坎是物联网领域的专家，他撰写了这篇评论，讲述了他使用医疗设备的个人经历，以及人工智能在未来需要监控的医疗设备中的重要性。

虽然人工智能在医学领域已经存在了一段时间，但人们对它的认识仍未达到应有的水平。医学领域的人工智能对普通大众来说尤其像是一个"禁忌"话题，随着有关网络黑客的新闻报道的激增，这是可以理解的；许多人甚至变得更加疲惫。那么，我们如何以一种明智且实际的方式来解决这个问题，以便我们可以通过人工智能在医学领域取得有意义的进展？答案是教育，向大众尽早且经常进行相关教育以提高认知。

这种教育工作需要从高中阶段就开始，让我们的孩子意识到他们可以用什么来监测和改善他们的健康，同时使用更少的药物，更重要的是，让他们意识到如何为这一领域的职业生涯做准备。这看起来似乎是一项艰巨的努力，但对于年轻一代来说，这要容易得多。年轻人接触了人工智能的概念后，其天生的好奇心和兴趣会促使他们去探索，从而更好地为人工智能做好准备。高校预科课程的灌输是一个更为迫切的需要，需要医务工作者和高校领导共同努力。像高等数学、计算机科学和自然科学这样的院系需要通力合作，为有志于研究人工智能辅助医疗领域的人员提供适当的交叉培训。对于医学院的相关项目来说，其需要付出更艰巨的努力，以迅速让目前即将毕业的医学生掌握足够的信息和熟悉度，以便在医学领域拥抱人工智能，这样他们才不会成为人工智能辅助医学这个新世界中的"迷惘一代"。这也可以通过与人工智能医学互助团等组织或其他类似组织中经验丰富的医生合作来避免，这些组织可以提供在线研讨会课程，让他们充分了解相关情况，以便在进入医疗行业后做好准备。

让医学中的人工智能成为一个家喻户晓的概念的宣传活动也应该得到重视。为什么？任何人工智能技术的核心都是它的数据，而且是大量的数据，以获得更好的预测和突破，更重要的是，减少对该技术的误用。因此，使用人工智能辅助医学并成为愿意并同意提供数据的人越多，我们就能越快地实现数据共享的民主化，并加快真正的创新，造福于所有人。因此，这是一种医务人员与群众之间的共生关系。将会有大量的公共咨询甚至广告活动需要为此进行部署。但这只有在我们能提供实际使用案例的情况下才能发生，比如它如何能够立即和有效地帮助一个人，并最终如何帮助我们从我们今天拥有的医疗保健（或带有讽刺意味的"生病护理"）转变为真正的健康护理。因此，我们的任务不仅是利用早期使用者，而且要接触到更多持怀疑态度的人群，让他们使用，并从使用中显示出实际的好处。

这是一个真实的故事，关于一个持怀疑态度的人如何成为一个使用者的故事。我的税务顾问多年来一直受到心脏问题的困扰，这是早发性2型糖尿病引起的。由于最近内脏组织发炎引起的医疗并发症，他不得不每天使用泼尼松（类固醇）来控制体内的炎症。在他已经在服用的

135

十几种精心平衡的药物的基础上，再加上类固醇，他体内的血糖水平就完全被打乱了，以至于他的血糖水平每天都在高达 300 和低至 50 之间波动。为了帮助他，我对医疗设备／物联网（基于传感器的万物互联智能解决方案）设备进行了一些研究，这些设备可以跟踪、收集、分析数据，并提供有意义的预测，以帮助他和他的医生控制这种情况。我建议他购买物联网医疗器械，该器械于 2018 年 3 月获得 FDA 批准。这款产品是同一家医疗设备公司推出的第六版，它由一个传感器组成，可以安装在用户的腹部，每分钟自动采集几次血液，然后使用定位的发射器将数据发送到用户手机上的配套应用程序，同时发送到一个安全的云服务器站点。根据这些读数，这款设备及其应用程序，可以智能地告知用户当前的血糖水平，并预测它会升高还是降低，或者保持稳定，以及下一次变化的快慢。根据用户选择的设定值（高和低），它可以对用户和其他五个人发出警告（在他们的移动设备上），这样他们就可以对用户进行干预或帮助。此外，该 APP 还具有让用户输入日常餐饮摄入量、药物摄入量和锻炼以及活动量的功能，并保存以供进一步分析。应用程序的云部分保存历史信息，这些信息可以发送给医生或营养师，以帮助他们进一步分析并提供建议。医生可以建议调整用药或用药时间或确定药物的相互作用。营养学家还可以更好地评估用户应该吃什么，不应该吃什么，什么时候吃，什么分量，以帮助用户做出更好的生活方式选择和改变。

他使用这个设备时，他的家人在深夜被叫醒了好几次，警告他的血糖水平已经降至 50 以下，白天也多次收到警报，当时他的血糖水平曾高达 300。慢慢地，他们调整了他的饮食和活动，使情况得到平衡。几个月后，他们将数据发送给医生和营养师，他们对数据进行了分析并对饮食和用药做出了一些适当的建议和调整。此后，血糖水平变得更稳定，峰值出现得更少。六个月后，他变得更健康、更快乐了，有了一个更和睦、更幸福的家庭，这让我感到十分欣慰。他们不是工程师，而是真正的人工智能怀疑者，所有相关的家庭成员都在 40 岁以上，最高可达 75 岁。在线视频指导和应用程序非常简单，让他们可以浏览、适应、获取知识，然后接受它。通过这个小方式，他们开始认识人工智能并获得它的帮助，这也使他们能够更好地利用人工智能，获得健康护理。如果我们能让更多的人尝试，让保险公司支付这些设备的费用，并将获得的数据进行分析利用以帮助他人，那么我们不仅是在宣传和教育，而且是在医学领域应用人工智能，积极帮助社会。

与人工智能相关的关键问题

与人工智能有关的问题有很多，但这里只简要介绍四个主要问题。

偏见

由于数据中可能包含种族、性别、政治和宗教偏见，人工智能算法继承了这些偏见，然后这种偏见会一直延续到其他算法中。偏见可以出现在学习过程的任何阶段：问题框架、数据收集（来自过去或现在的偏见）、数据准备，及深度学习算法的任何部分[24]。人工智能中有五种偏见：数据集偏见、关联偏见、自动化偏见、交互偏见和确认偏见[25]。可能的解决方案包括，构建能够从数据中发现偏见的算法，并通过建立多元化的团队和透明的道德文化，提高对偏见的意识。此外，算法问责法要求公司研究和修复导致不准确或不公平决策的有缺陷的计算机算法，这有助于改善人工智能方面的偏见。与偏见密切相关的是不平等问题。人工智能造成的不平等不仅是经济上的，也是种族和性别上的不平等。韦尼吉亚·尤班克斯在她富有洞察力的著作《自动化的不平等：高科技工具如何描述、管制和惩罚穷人》中描绘了算法技术是如何颠覆官僚机构，使穷人处于不利地位的[26]。

伦理

有无数与人工智能相关的伦理问题，但关于人工智能伦理的指导方针很少。最明显的伦理问题是关于使用人工智能造成伤害，例如军用无人机的使用或网络攻击。据世界经济论坛称，其他问题包括失业、不平等、人道、错误、偏见、安全、意外后果、奇异性，最后是机器人权利。在形成人工智能伦理框架方面，最受推崇的努力之一是 2017 年由未来生活研究所与 100 多名学者、科学家、哲学家和行业领袖共同撰写的《23 条阿西莫夫定律》[28]。这些定律主要围绕人工智能的益处，包括安全、司法透明度、有益的研究目标、责任、与人类的价值观一致以及共享利益和繁荣。解决方案包括工程师意识到伦理挑战和自主系统意识到伦理问题的双重哲学[29]。

安全

人们一直担心，人工智能可能会自我授权或被邪恶力量操纵，开始对抗人类甚至伤害人类的生命。关于人工智能的感知和意识的概念与这个讨论有密切的相关性。传统的监管流程正迅速变得严重不足（甚至可能不合适），无法对以秒为单位超高速发展的人工智能软件进行有效的监督。人工智能之父艾伦·图灵曾提醒我们，机器应该被创造出来与机器互动，因此，或许我们最终将需要开发"监管"算法。斯图尔特·罗素是现代人工智能的鼻祖之一，他提出了人工智能安全（与人类兼容的人工智能）的三个原则：（1）机器人唯一的目标是最大限度地实现人类价值（2）机器人最初不确定这些价值是什么（3）人类行为提供了关于人类价值的信息[30]。此外，人们越来越担心自主武器的崛起及其潜在危险。这种担忧在谷歌的员工反对五角大楼的自主武器项目中达到了顶峰，并影响了该公司颁布其人工智能原则，禁止在武器和侵犯人权方面使用人工智能。

合法

人工智能领域有无数的法律问题，从数据隐私到透明度以及监管问题和知识产权。其他相关问题包括人工智能的义务、监督以及客户的保密和特权；所有这些职责都要求法律界具有一个完备的人工智能知识库。近年来人工智能的能力和增殖呈指数级急剧增长，让法律领域措手不及。

医疗领域人工智能的法律方面

戴尔·凡德马克

戴尔·凡德马克是一位对医学人工智能特别感兴趣的法律顾问，他撰写了这篇评论，以阐明法律领域的几个关键问题，特别是透明度和标准，以及在法律框架内如何定义这些一般原则。

人工智能系统在提供医疗服务方面的应用属于一个庞大而复杂的法律和监管环境，其目的不在于灵活性或接受"新"事物，而是有着很强的政策原因。新的医疗服务必须是安全、有效和成本效益日益提高的。此外，这种法律和监管环境并不是在信息技术像今天这样无处不在的时候创建的。因此，对于现有的且日益普及的信息技术，它的设计明显不足。

目前，将机器学习应用于医疗设施的人工智能系统正在证明其有效性，但投入使用的还很少。因此，这项技术在医疗环境中可能存在的全部法律和监管影响尚不清楚，试图在本文中解决所有这些问题将不太可能。本文将讨论对现代人工智能系统和医疗法律监管环境至关重要的两个问题：医疗环境中的透明度和适用标准。

透明度

"人工智能黑盒"指的是人们无法理解现代人工智能系统为什么会产生它们所产生的输出。黑黑盒问题不仅仅是一个麻烦；同时，它也带来了棘手的法律问题。

例如，美国法理学的一个基本概念是正当诉讼程序。在医疗领域，透明度是人工智能种最清晰、最直接的应用，透明度的概念在 2016 年底通过了《21 世纪治疗法》。在该法案中，联邦政府将"设备"的定义排除在外，从而使某些临床决策支持工具不再需要获得 FDA 的许可或批准才能上市。被排除在定义之外的软件则必须满足某些标准，包括允许从业者独立审查软件提供的建议的依据。食品和药物管理局在指南草案中解释了可能需要什么：

……目标用户应该能够在不主要依赖软件功能的情况下自行作出相应的判断。提出的建议应有明确的来源或相应的基本原理，并便于目标用户获取和理解……并公开提供……虽然这一指南可能不会被正式采纳，但很明显，指南草案背后的思想包括一些现代人工智能系统所缺少的透明度概念。

标准

医务人员的专业判断依靠的是过去和正在进行的学习、培训得来的经验以及相关的决策辅助工具。专业人士会根据事实和情况，权衡各种行动方案。在这种情况下，人工智能工具非常有益，因为它们可以加快分析速度，扩大知识库，并加快对关键或大量数据的审查。

适用于医生的一般护理标准要求应用医疗专业人员在类似情况下通常拥有和行使的合理程度的技能、知识和护理。一般来说，产品责任源于过失、严格责任或违反保证标准。撇开违反保证（具有合同性质）不谈，疏忽和严格责任是截然不同的标准——一种要求有义务和违反义务，这是造成伤害的直接原因（过失），而另一种要求证明造成伤害的不合理危险缺陷（严格责任）。考虑到这一点，利用一个集中的思维实验来看看在不远的将来，人工智能系统会如何开始挑战这些标准，这是很有用的。

在某些时候，在某些情况下，人工智能系统开始看起来更像一个医生，而不是一个设备——它们将能够（我们也期望它们能够）在医疗环境中做出判断。人工智能系统将分析症状、数据和病史，并确定治疗方案。在这种情况下，与设备、医生和患者之间的责任分配有关的问题将（特别是当人工智能系统是面向消费者的）变得困难。医生是否应该依赖功能强大的人工智能系统，还是应该将人工智能系统的输出仅仅作为其最终决策的一个因素？如果人工智能系统是对的，而医生是错的，那么会带来什么样的后果？人工智能系统应该遵循什么样的标准——尤其是当它是一个根据经验不断进化的系统时？后一个问题之所以相关，是考虑到先进人工智能系统的"黑盒"性质。

医疗领域人工智能系统的开发人员应该非常认真地对待这两个普遍原则，即使正在开发的系统暂时还没有或没有明显的应用。法律在立法方面（经常）是在反应性的背景下通过判例法发展起来的。俗话说，糟糕的事实造就了糟糕的法律。开发者的良好事实和负责任的行为将大大减少不良法律的发展。

总之，深度学习性能的快速提升将整个数据科学和人工智能领域推向了新的高度。由于深度学习通常需要大量的训练集，而医疗领域往往缺乏如此大型的数据库，因此医疗领域有必要在这方面进行更好的组织和更多的合作，同时数据科学的利益相关者也应该用深度学习中的创新方法来适应这一限制。医疗领域的数据难题对人工智能应用程序来说是一个特别重要的问题，但通过数据共享等努力和图形数据库等创新，这一问题可以得到极大改善。人工智能工具的评估和透明度需要成熟起来，以便在临床医生中更广泛地采用人工智能。

关键概念

●人工智能"三位一体"包括（1）复杂算法的出现，特别是机器和深度学习及其所有变体（2）日益大量的可用数据需要新的计算方法（或简称为大数据）（3）计算能力的不断增强（通过更快、更便宜、更强大的并行处理，违反了摩尔定律），以及与广泛可用的云计算（几乎无限的存储）相结合。这些因素汇聚在一起，催生了这种新的人工智能复兴。

●人工智能在医学领域的未来及其成功在很大程度上将取决于生物医学数据和数据库的质量和完整性。

●据估计，大约 80% 的医疗数据是非结构化的。

●大数据指的是那些以各种方式升级的，传统数据处理应用已经不能满足其需求的数据。

●尽管生物医学中的大数据数量大、种类多、速度快、准确性高，但从这种医疗大数据中获得的信息红利很少。

●提取、转换和加载过程用于从系统中提取数据，并为数据仓库配置数据，该数据仓库受到业务专业人员的青睐，因为数据通常是结构化的（但存储成本通常更高）。数据湖是数据科学家首选的成本较低的数据存储库，可以存储大量的原始数据，包括非结构化数据，供以后分析使用。

●根据 HIMSS 的说法，互操作性是不同的信息系统、设备或应用程序以协调方式在组织内部和跨组织边界连接的能力，以便在利益相关者之间访问、交换和协作使用数据，以优化个人和人群的健康。

●目前的大多数医疗数据仍然存储在平面文件中，或者至多是在相对简单的分层或关系数据库管理系统中，大多数数据集中并锁定在医院或办公室的本地操作系统中。

●医疗数据的关系型数据库管理系统存在局限性：它们缺乏对较大的医疗数据（如时间序列数据、大型文本文档和图像/视频）的足够基础设施支持。另外，由于关系型数据库管理系统的结构，查询比较困难。

●图形数据库管理系统可以以图形元素（节点、边和属性）的形式存储数据，以便于数据元素的关系定义。这种类型的数据库更具立体感，并且比传统的关系型数据库更具优势。

●带有这些搜索算法的图形数据库管理系统特别适合医疗领域的复杂查询，例如慢性病管理、急性流行病危机和医疗资源分配。也可以使用该策略来确定相似患者的位置。

●机器学习这个词最初是由亚瑟·塞缪尔在 1959 年提出的，它是人工智能的一个越来越受欢迎的分支学科，是一种计算机编程艺术，可以让计算机在没有外部程序指令的情况下学习和提高性能。

●在传统的编程（和统计分析）中，自上而下的方法提供了输入数据和输出的规则。在机器学习中，输入数据和输出数据（由人类标记）都被输入到计算机中，并从这些数据中导出规则。然后将新规则应用于新的数据集。

●数据科学家做一个项目所需的大部分精力和时间用在收集和处理数据的步骤上，特别是在临床环境中。

●目前用于生物医学数据科学的人工智能范例正在为计算机科学和数学增加另一个知识领域：生物医学领域知识（生物信息学、临床信息学以及生物学、遗传学和基因组学、医学和健康科学）。

●机器学习，或者更准确地说，经典机器学习，更适合于更小、更简单的数据集和特征更少的临床场景。经典机器学习可以分为两种类型：（1）有监督学习（2）无监督学习。

●有监督学习从输入和输出数据（后者由人类标记）中开发出一种预测模型，然后使用该模型对一组新的数据进行预测。

- 这些有监督的学习方法导致分类（二分法或分类别）或回归（到连续变量）。

- 在分类方面，常用的方法有支持向量机、朴素贝叶斯分类器、k 近邻分类器和决策树（自适应增强算法或袋装算法）；逻辑回归是一种不恰当的说法，它实际上是一种分类方法。对于回归，线性回归和多项式回归是最常用的方法，但其他类型（如岭回归和套索回归）在未来可能会更受欢迎。

- 无监督学习采用无标签数据，并使用算法来预测数据集中的模式或分组，无需任何人工干预。这些无监督学习方法导致了聚类、泛化、关联或异常检测。

- 半监督学习是一种监督学习和无监督学习的混合技术，它使用少量的标记数据和相对大量的未标记示例。

- 这种集成学习策略（袋装算法、自适应增强算法和堆叠算法）涉及训练大量模型，这些模型加在一起将超过单个模型的性能；简而言之，它是创建一个预测更好、稳定性更高的元模型。这种模型集合减少了干扰、偏差和分歧。

- 除了前面提到的有监督（任务驱动，分类或回归）和无监督（数据驱动，聚类）学习之外，另一种类型的学习是强化学习。虽然强化学习通常被描述为与监督和非监督学习一起的第三种或附加类型的机器学习，但它与前两种类型的机器学习有明显的不同。

- 在强化学习中，模型不是将自身与数据联系起来，而是在动态环境中接收输入数据的同时，通过探索找到最优的方法来获得最理想的结果。

- 强化学习和它的人工智能同类深度强化学习对生物医学特别有价值，因为这些方法被设计得很好，可以在不确定的环境中朝着一个长期目标，如最小化错误（导致发病率或死亡率），做出顺序决策。

- 与刚才讨论的机器学习技术相比，更复杂的神经网络和深度学习技术（有时有数百层神经元）特别适合非线性和复杂的关系，这在生物医学和医疗领域中较为常见。

- 目前深度学习的应用包括语音识别和自然语言处理、具有视觉对象识别和检测的计算机视觉、语音识别和自动车辆驾驶。

- 卷积神经网络架构的构建块由卷积层、池层、完全连接层以及纠错线性单元（REU）组成。这些层的构建是为了使卷积神经网络能够了解要素的空间层次结构。

- 卷积神经网络与传统机器学习的不同之处在于，卷积神经网络需要大量的数据来进行模型训练；另一方面，卷积神经网络既不需要人工（人类派生的）特征提取，也不需要图像分割。

- 简而言之，卷积神经网络适用于空间数据，而 RNN 则适用于时序数据。然而，有一种混合的"卷积神经网络–RNN"模型（也被称为递归卷积神经网络，或 R 卷积神经网络，但不要与区域卷积神经网络，R- 卷积神经网络混淆），它在生物医学数据方面有一定的潜力，例如多标签图像分类和连续复杂的生物医学数据。

- 使用一组测试数据（模型以前从未见过）对模型进行评估可以遵循两种方法：交叉验证法

或留出法。

●对于二进制分类模型，性能由混淆矩阵、接收器工作特征曲线中的曲线下面积和精度 – 召回曲线中的曲线下面积来衡量。

●F1 分数，也被称为 F–Measure 或平衡 F–Score，可能是大多数读者最不熟悉的；它是准确率和召回率之间的调和平均数，可以用来评估二类或多类分类模型的准确性。

●简而言之，准确率和错误率不是很好的性能指标，特别是对于发病率非常低的疾病（如癌症），大多数人不患病（阴性），真阴性病例数是一个相对较高的数字，使准确率和错误率看起来更有利。这是一个很好的例子，说明了精度和 F1 分数将如何更真实地反映分类模型的预测性能，特别是在不平衡，例如真阴性率非常大的情况下，此时可以考虑精度 – 召回曲线。

●虽然可解读性和可解释性之间是有区别的，但人工智能方法至少需要有可解读性才能被临床医生广泛采用。可解读性是观察因果关系的能力，而可解释性是对系统或技术内部工作原理的理解。

●一些预测精度较高的机器学习方法（深度学习、随机森林、支持向量机等）。可解释性最低，而其他（贝叶斯信念网络、决策树）的可解释性更强（但预测精度相对较低）。

●理想的模型将同时具有低偏差和低方差，它通常是这两个参数之间的权衡。偏差和方差都表现在欠拟合和过度拟合的模型中：前者是高偏差的结果，后者是高方差的结果；因此，当存在低偏差和低方差时，达到最佳平衡，即拟合。

●当模型过于简单时，就会出现欠拟合现象：样本数据训练不足（比如线性模型），或者特征工程不是最优的和 / 或不充分。解决方案包括更复杂的模型和更好的功能工程策略。当模型过于复杂时，就会发生过度拟合：结果过于适合训练数据（过度训练或调整），使得模型对于数据过于复杂（与上面的欠拟合情况相反）。

●当存在如此大量的特征，使得特征空间过大，以至于没有足够的样本来填充该空间时，就会出现维数灾难。一般而言，随着特征的增加，精确概括所需的数据量呈指数增长。随着特征数量（称为维数）的增加，分类器的性能会提高，直到达到最佳特征数量；这称为休斯现象。

●一种常见的误解是，相关性意味着有因果关系；相关的事件并不意味着一个事件导致了另一个事件。

●与深度学习相比，传统的机器学习相对容易训练和测试，但其性能取决于其特性，并且随着数据量的增加而受到限制。

●另一方面，深度学习性能可以随着数据的增加而不断提高。虽然深度学习可以学习高级特征表示，但它确实需要大量数据进行训练，而且从计算使用的角度来看可能很昂贵。

●认知计算框架利用一系列方法，如机器学习、模式识别和 NLP，以及其他人工智能工具来模拟人脑及其自学能力。认知计算是人类（用户和专家）和智能技术的共生融合。

●自然语言处理被定义为通过一组特定的技术来理解人类口语和书面语的计算机。简而言之，

NLP 是人工智能、计算机科学和语言学的交叉，是人机交互的一个很好的例子。

●机器人被定义为一种可重新编程的多功能操纵器，旨在通过可变的编程运动来移动材料、部件或特殊设备，以执行各种任务。

●传统的监管流程正迅速变得严重不足（甚至可能不合适），无法对以秒为单位超高速发展的人工智能软件进行有效的监督。

提高医学领域人工智能知识水平的十种方式

以下是学习和了解医学和医疗领域的数据科学和人工智能的十种方式（没有固定的顺序，所以大家可以并行或串行地进行）：

1. 复习数据 / 数据库和统计学。医学领域的很多数据科学都是生物统计学，它适合作为一种战略来监督超高速发展的、可以实时发生变化的人工智能软件。特别是当它涉及医疗和统计（回归、混淆矩阵、灵敏度和特异性等）时，对于更好地理解数据科学和人工智能至关重要。

2. 熟悉健康信息学。卫生保健和医学中的数据科学和人工智能所必需的另一个基础层（数据信息 - 知识）是信息（信息学）。信息学，是全面理解数据科学和医学中的人工智能的关键要素。人工智能项目的大部分时间都花在数据和信息学上，因此熟悉这两个领域是有益的且富有成效的。

3. 确定相关教育资源。本书末尾有一个全面的教育大纲，包括书籍、教科书、期刊、文章和网站。互联网上有许多有用的视频剪辑，聚焦讨论本书中的许多主题。还有一些相关的出版物和博客可能也会有所帮助。

4. 参加相关会议。为自己（以及可能感兴趣的部门或部门成员）制定个人教育策略是很重要的。有一些会议聚焦于医疗领域的人工智能；对于那些还没有接受过完整的数据科学或人工智能教育的人来说，一个警告是其中一些会议较为侧重数据科学，这些会议上的一些或大部分演讲可能会过于深奥。许多关于子专业的机器学习 / 深度学习和人工智能论文不一定发表在医学期刊上，但可以通过积极搜索找到优质的论文（参见本书后面的列表）。

5. 认识一位数据科学家。与社区中的数据科学家见面或在会议上简单地了解他们做什么以及如何做项目是一件好事。如果人际关系良好，可以互相邀请对方参访各自的领域。对于临床医生来说，访问数据科学部门的经历很有价值，数据科学家在诊所或医院环境中与临床医生相处同样如此。

6. 参加数据科学实践。花些时间和数据科学家在一起，看看他们在工作中的编程和分析技能。你可以考虑参加一个关于数据科学或编程（如 R 或 Python）的在线课程（如 Coursera、edX、Udemy 和 Khan Academy 等慕课）。另一种选择是邀请数据科学家以双方都能接受的频率举办计算机编程研讨会。如果你愿意而且有资源和时间，数据科学的硕士或博士学位是特别有用的；比教育和经验更重要的是你在这几年的项目中形成的关系网。

7. 招募数据科学支持人员。与数据科学家合作的最初努力并不一定是为了雇佣一名全职数据科学家，而是要获得一些兼职或虚拟的数据科学资源。通常，当地的大学有很好的数据科学人才，而且这些学生中会有一些人对涉足医疗领域很感兴趣。偶尔甚至可以找到精通编程和计算机科学的医学预科学生。

8. 从一个小规模项目开始。在数据科学家的支持下，你可以开始一个小规模的项目，用非常简单的机器学习方法来了解数据挖掘和分析。使用可用的数据源也是一个好策略。另一项资源是大数据到知识倡议，该倡议旨在研究和开发将数据科学整合到生物医学研究的工具。

9. 选择一个临床项目。一旦你在上述小规模项目中获得了足够的经验，你就可以在一个更大范围和更高复杂性的临床项目中获得更多的经验。与拥有正在进行的项目的活跃数据科学中心协作也是一个好主意；这些中心通常可以拥有更多你可以访问的数据，所以这是一个"双赢"。你能从这个安排中获得的经验和洞察力会比你期望的更多。

10. 打造人工智能爱好者联盟。重要的是，要在你的地理位置附近聚集所有对人工智能领域感兴趣的人，并拥有多样化的领导，包括行政管理以及一名医生和护士领导。这种网络效应可以是非常富有成效的，而且经常是有意义的关系，甚至可以从这些每月或定期的聚会中发表项目。

参考文献

[1] Chen Y, Argentinis E, Weber G. IBM Watson: how cognitive computing can be applied to big data challenges in life and science research. Clin Ther 2016;38（4）:688-701.

[2] Ferrucci D, Brown E, Chu-Carroll J, et al. Building Watson: an overview of the DeepQA Project. AI Mag 2010;31（3）:59-79.

[3] Noor AK. Potential of cognitive computing and cognitive systems. Open Eng 2015;5:75-88.

[4] Chen Y, Argentinis E, Weber G. IBM Watson: how cognitive computing can be applied to big data challenges in life sciences research. Clin Ther 2016;38（4）:688-701.

[5] Pan H, Tao J, Qian M, et al. Concordance assessment of Watson for oncology in breast cancer chemotherapy: first China experience. Transl Cancer Res 2019;8（2）:389-401.

[6] Cai T, Giannopoulos AA, Yu S, et al. Natural language processing technologies in radiology research and clinical applications. RadioGraphics 2016;36:176-91.

[7] Chen L, Song L, Shao Y, et al. Using natural language processing to extract clinically useful information from Chinese electronic medical records. Int J Med Inform 2019;124:6-12.

[8] Nwosu AC, Sturgeon B, McGlinchey T, et al. Robotic technology for palliative and supportive care: strengths, weaknesses, opportunities, and threats. Palliat Med 2019; [Epub ahead of print].

[9] European Group on Ethics in Science and Technologies. Statement on artificial intelligence, robotics, and autonomous systems. March, 2018.

[10] Balasingam M. Drones in medicine —— the rise of the machines. Int J Clin Pract 2017;71（9）[Epub].

[11] Mamoshina P, Ojomoko L, Yanovich Y, et al. Converging blockchain and next-generation artificial intelligence technologies to decentralize and accelerate biomedical research and health care. Oncotarget 2018;9

（5）:5665-90.

[12] Boulos MNK, Wilson JT, Clauson KA. Geospatial blockchain: promises, challenges, and scenarios in health and health care. Int J Health Geogr 2018;17:25.

[13] Griebel L, Prokosch HU, Kopcke F, et al. A scoping review of cloud computing in health care. BMC Med Inf Decis Mak 2015;15:17.

[14] Regota N, et al. Storing and using health data in a virtual private cloud. J Med Internet Res 2013;15（3）:e63.

[15] Kaur PD, Chana I. Cloud-based intelligent system for delivering health care as a service. Comput Methods Prog Biomed 2014;113（1）:346-59.

[16] Columbus L. 83% of health care organizations are using cloud-based apps today. Technology 7/17/2014.

[17] Kaur PD, et al. Cloud-based intelligent system for delivering health care as a service. Comput Methods Prog Biomed 2014;113（2014）:346-59.

[18] Yao Q, et al. Cloud-based hospital information system as a service for grassroots health care institutions. J Med Syst 2014;38（9）:104-12.

[19] Tang H, Jiang X, Wang X, et al. Protecting genomic data analytics in the cloud: state of the art and opportunities. BMC Med Genomics 2016;9（1）:63.

[20] Shatil AS, Younas S, Pourreza H, et al. Heads in the cloud: a primer on neuroimaging applications of performance computing. Magn Reson Insights 2016;8（Suppl. 1）:69-80.

[21] Your cloud in health care by VMware. <http://www.vmware.com/files/pdf/VMware-Your-Cloud-in-Healthcare-Industry-Brief.pdf.>

[22] Nagaty KA. Mobile health care on a secured hybrid cloud. J Sel Areas Health Inform 2014;4（2）:1-6.

[23] Kruse CS, Frederick B, Jacobson T, et al. Cybersecurity in health care: a systematic review of modern threats and trends. Technol Health Care 2017;25:1-10.

[24] Hao K. This is how AI bias really happens- and why it's so hard to fix. MIT Rev February 4, 2019.

[25] Chou Jm Murillo O, Ibars R. How to recognize exclusion in AI. Medium September 26, 2017.

[26] Eubanks V. Automating inequality: how high tech tools profile, police, and punish the poor. New York: St. Martin's Press; 2017.

[27] Bossmann J. Top 9 ethical issues in artificial intelligence. World Economic Forum October 21, 2016.

[28]<futureoflife.org.>

[29] Torresen J. A review of future and ethical perspectives of robotics and AI. Front Robot AI January 15, 2018.

[30] Stuart Russell, TED Talk, May 15, 2017.

临床医师认知与医学中的
人工智能

智能医学的基本原理

　　这个时代的医生正面临着一场完美风暴：医学信息正在成倍增长，而由于时间限制，个人知识获取速度相对缓慢；慢性病患者越来越多，疾病复杂程度越来越高，数据量越来越大，种类越来越多，分布越来越分散；工作压力越来越大，偿付却越来越少，手术和测试不断遭到否定；电子病历和工作负荷的增加，造成了高度的压力和倦怠。

未来十年的信息学：人工智能能否重新定义医生与电子医疗记录的交互？

　　威廉·费斯特

　　威廉·费斯特是一名麻醉师和信息学家，他撰写了这篇评论，阐述了人工智能如何通过从电子病历中提取重要知识，并利用人工智能实现自动化流程，从而使电子病历更具价值。

　　比尔·盖茨[1]在1995年出版的《前方之路》一书中指出，我们总是高估未来2年将发生的变化，而低估未来10年将发生的变化。在试图定义人工智能将如何重塑临床医生与电子病历的交互时，这一点似乎尤其具有先见之明。为了有意义地使用以及合规计费，医生们正在承受着疯狂点击鼠标、输入数据和编制文件的负担。他们对这种行政管理费用和花费在患者身上的时间感到不满。他们在很大程度上被弄得筋疲力尽[2]。他们要求减轻这些负担。一些机构使用抄写员作为临时解决方案，而其他机构则希望通过在考场使用谷歌眼镜这样的工具来实现抄写员的虚拟化，这是一种更划算的解决方案。

　　包括谷歌、微软和一些电子病历供应商如塞纳在内的许多公司都在为检查室配备摄像头和麦克风，记录多重对话和互动，并利用语音识别和自然语言处理来记录供应商访问，在电子病历中填充数据元素、创建笔记并控制电子病历（下订单等）。这些公司目前正在展示未来的产品，但认为这些类型的技术将在未来2年内得到广泛应用就过于乐观了。从事这项前沿工作的机构还将处于漫长的试验阶段：至少和目前的键盘和鼠标计算机交互标准相比，这项技术是前沿的，而语音识别软件则增强了这一标准，但还是原来的电子病历。用当下的行话来说，有点像给猪涂口红。

电子病历不会很快被取代，因为它是一个有用的患者数据存储库（尽管文本格式的分析很难访问），并能够帮助医疗机构提供临床服务。大多数人认同电子病历提高了护理的质量和安全性。潦草的字迹、难以辨认的便签、手写的处方以及伴随而来的用药错误都不见了。然而，这些福利有许多都落在了高收入和稀缺的医生身上，这是毫无道理的。供应商在电子病历中执行的许多常规功能都是机器人流程自动化（RPA）的候选功能，其中一些工具已经可用，只是还没有广泛运用。例如，对患者出诊的计费通常是一个手动流程，其中提供商根据提供的服务级别或执行的过程手动选择CPT（当前程序术语）代码。现在已经有一些先进的工具可以通过NLP扫描供应商的文档并赋以适当的代码，但这些工具都很昂贵。没有人需要进一步干预，直到帐单被计算机索赔设备分析并提交支付。只有那些无法通过自动化处理的索赔，才需要人工处理。这在今天的复杂系统中是可用的。

在电子病历和患者护理的许多其他方面，供应商都在关注与人工智能相关的技术。这些技术包括分析外部威胁的安全系统、基于预先确定的图像分析或解释研究本身的成像系统（用于肺炎的CXR）、能够解释眼科检查和诊断癌变皮肤病变的诊断系统等。现在有很多这样的系统，但由于技术成本的原因，采用速度会很慢。

将人工智能技术应用于患者护理的最令人兴奋的领域是通过供应商的智能增强技术。在这里，我指的是将机器与供应商和患者配对，利用机器智能的力量，综合全面的医学知识和所有来源的患者数据（从基因组学到可穿戴设备），并向供应商和患者提供针对特定疾病的最佳诊疗建议。我们在电子病历中的第一个，也是更直接的经验是基于规则的警报。查林等[5]人描述了当前基于规则的决策支持系统，该系统基于预定义规则，具有可预测的行为，并已证明可以提高质量。但是，当面对复杂的数据和诊断的不确定性时，预定义规则会遇到困难，这为机器学习（ML）算法开辟了道路。

ML在大数据上的真正力量不仅来自对一名患者甚至一家机构的数据分析，还来自多个机构对多个情况类似患者的数据共享。这是最大的大数据挑战，它可能会取代今天的许多传统医学研究。要做到这一点，最大的障碍是《健康保险便携性和责任法案（HIPAA）》下的隐私保护，因为很难实现共享数据的去识别化。可以促进这种数据交换的新兴技术是区块链。通过区块链，可以维护数据隐私，数据会永久存储在主数据库中，并在需要时被检索出来。一旦检索到这些数据，就可以对其进行挖掘，以确定最佳治疗方案，实现最佳患者结局。计算机随后成为更有用的智能助手，因为除了医学文献中现有的知识外，计算机正在向数千甚至数百万患有类似疾病的患者学习。这些技术可能看起来更遥远，但主要受限于无法克服围绕共享患者数据的隐私规定。

人工智能倡议将不仅仅局限于护理提供者，也将面向患者。目前政府的另一项举措是将数据的所有权和保管权授予患者。如果这种情况发生了变化，面向患者的人工智能应用程序将引导患者完成护理，提供适当的教育资源，并在患者需要看医生或其他专业人员时向他们提供帮助。所有人都可以通过 23andme 等公司进行基因组测试。这些公司对患者的健康风险遗传倾向提供了详细的解释，尽管范围仍然有限。如果允许患者访问自己的基因组数据，就能对他们服用的药物进行药物基因组分析可以确定哪些药物适合患者，哪些药物不适合患者，随后通知临床医生开具更合适的治疗处方。患者"拥有"自己的数据的潜在好处还意味着患者可以控制其医疗数据的使用，并在不受 HIPAA 限制的情况下共享这些数据。也许这就是我们克服这些数据共享障碍的方法。

所有这些听起来都很未来主义，但现在已经开始发生了。在未来十年内，我们将看到越来越多的人工智能工具出现在电子病历工作流程中。对许多人来说，唯一的问题是它的分布还不够均匀！

参考文献

[1] Gates W. The road ahead. Viking Penguin; 1995.

[2] Verghese A, Shah N, Harrington R. What this computer needs is a physician: humanism and artificial intelligence. JAMA 2018;319(1):19-20.

[3] Challen R, Denny J, Pitt M, et al. Artificial intelligence, bias and clinical safety. BMJ Qual Saf 2019;28:231-7.

有无数的理由表明，将人工智能应用于实践能使所有专业的医生从中获益。

首先，人工智能与临床医生可以成为一对强大的二元体（如同华生医生和夏洛克·福尔摩斯或《星际迷航》中的柯克船长和史波克先生），在这个二元体中，人工智能就是很有能力的第二双眼睛，同时，在从医学图像解读到决策支持的各种活动中，人工智能又充当了另一个大脑。这个伙伴可以为人类增加额外的维度和能力，如耐力和客观性，以消除人类天生的弱点。

医生接受人工智能

凯文·马厄

凯文·马厄是一位对数据科学充满热情的儿科心脏病学专家，他撰写了这篇关于增强智能的评论，以帮助医生接受人工智能，并描述了接受未来、了解人工智能的医生将更具潜在优势的事实。

美国佐治亚州亚特兰大市埃默里大学医学院儿科，美国佐治亚州亚特兰大市儿童保健中心心脏重症监护，美国佐治亚州亚特兰大市乔治亚理工学院儿科技术中心。

越来越明确的是，人工智能将对医学的未来以及如何提供医疗服务产生重大影响。随着人工智能的各种应用进入到医学领域，医生接受和采用人工智能的速度将会有所变化。人工智能采用率可能会因医学实践类型、地理位置、年龄和个人从业经验以及法律、监管和赔付方面的不同而有所不同。

改变往往是困难而缓慢的，并会受到许多因素的制约，特别是当人们对改变缺乏了解甚至感到害怕的时候。这就是我们现在和人工智能的关系，部分原因在于人工智能与医学的最终融合是未知的，即使是该领域的专家也无从得知。人工智能发展迅速，新应用程序的开发速度快到令人目眩。回想15年前，电子病历非常有限，全美有许多机构仍在使用纸质图表。当美国政府推动电子病历的采用时，其应用大幅增加。今天没有电子病历的机构将远远不符合公认的临床实践规范。人工智能会发生这种情况吗？我怀疑答案是肯定的，变化将会发生。

今天，提供医疗服务比以往任何时候都更加复杂且更具挑战性。医生们感到自己与患者相处的时间有限，而信息太多，因在电子病历上花费大量时间而感到受挫。随着"OMIC"革命、可穿戴技术和从医学研究中获取知识的不断增加，未来的医疗服务提供者将无法时刻处理好大量提供给他们的患者信息。这就是人工智能可以与临床服务相结合的地方，或许可以将临床医生从这些有用但无法管理的数据浪潮中拯救出来。

为了让医疗服务提供者接受人工智能并感到舒适，需要让他们对人工智能有一定程度的理解。了解人工智能如何在医疗系统中发挥支持作用，能够使人们摆脱对某些东西了解甚少的"黑匣子"心态。对于医生来说，人工智能教育应该从医学院开始，所有学员都应该对人工智能、信息学以及这一新兴领域的未来及其当前应用有透彻的了解。医学院应考虑将硕士学位纳入课程等进阶培训的机会，因为该领域对未来的教育工作者和领导者的需求将非常高。

在不久的将来（以及目前的一些情况下），人工智能可用于临床医学，以增强决策、提高安全性和服务质量、解读放射学和病理学研究、为临床状态的变化提供早期预警等[1-4]。目前缺乏的是人工智能算法的"黄金标准"。为什么人工智能程序对患者和疾病治疗是最好的？对于人群 x 或 γ 是否有一个理想的算法？如何确定？如果临床医生在人工智能的支持下制订了治疗计划，而该计划是错误的，并使患者遭罪，谁来支付费用？美国联邦政府连同人工智能医学专家将需要提供一定程度的监督，以规范这一领域，促进其广泛应用。关于人工智能许多方面的详细评估仍需调查、研究和讨论，包括法律、监管和信托等方面，以及如何将人工智能应用于医学。最后，认识到人工智能不会取代医生，而使用人工智能的医生将取代不使用人工智能的医生可能是推动接受和采用人工智能的一个因素 [5]。

参考文献

[1] Poplin R, Varadarajan AV, Blumer K, et al. Prediction of cardiovascular risk factors from retinal fundus photographs via deep learning. Nat Biomed Eng 2018;2(3):158-64.

[2] Gulshan V, Peng L, Coram M, et al. Development and validation of a deep learning algorithm for detection of diabetic retinopathy in retinal fundus photographs. JAMA 2016;316(22):2402-10.

[3] Esteva A, Kuprel B, Novoa RA, et al. Dermatologist-level classification of skin cancer with deep neural networks. Nature 2017;542(7639):115-18.

[4] US Food and Drug Administration. FDA permits marketing of artificial intelligence-based device to detect certain diabetes-related eye problems. FDA news release,<https://www.fda.gov/newsevents/newsroom/

pressannouncements/ucm604357.htm>; 2018.

[5] Obermeyer Z, Lee TH. Lost in thought —— the limits of the　human mind and the future of medicine. N Engl J Med 2017;377:1209-11.

第二，医学知识的数量正以数月的速度呈指数级增长和翻倍，但医生没有足够的时间阅读并保持他们的知识能力。人工智能可以成为一个有用的最新知识资源，甚至可以成为电子病历的一部分。

人工智能有助于减少重复性任务，从而减少医生不喜欢执行却不可避免的负担（临床疲劳），这种现象尤其在资深临床医生中容易出现，因为他们在临床工作中已经非常熟练。这种负担包括解读研究结果、补充药物、检查实验室数据、与各利益相关者的常规信息沟通等。避免在以上任务中出错是造成这种负担的一个因素。

医疗差错与人工智能的前景

约翰·李

约翰·李是 CMIO 和长期信息学专家，他讲述了大量由可预防医疗差错造成的死亡，以及适当利用人工智能如何降低死亡率并提高护理质量。

美国伊利诺伊州纳珀维尔爱德华·埃尔姆赫斯特医疗保健机构

许多现代医疗技术都集中于高端应用程序上。可以理解这些是令人兴奋的，并上了许多头条新闻，但是，尽管技术是闪亮的，其潜力却仅限于特定的用例。而一个经常被忽视但更普遍的用例是医疗错误及其无数无聊的原因，如药物调节、通讯中断、电源距离等，看似平淡无奇，却是医疗差错中极其常见的特征[1]。

国际移民组织（IOM）的开创性论文《人非圣贤，孰能无过》估计，每年有44 000—98 000 人的死亡可归因于可预防的错误，超过了因机动车碰撞、乳腺癌或艾滋病导致的死亡[2]。最近，一篇对四项研究的综述估计，医源性伤害的发生率可能比IOM估计的高10倍[3]。无论如何，这个数字都是惊人的（见图7.1）。

我们通常对产生这些差错的原因有一定的了解，但这些了解都是从详尽的回顾性信息中手工抽取获得的。IOM 的报告在很大程度上依赖于哈佛大学的一项研究，该研究回顾了1984 年从 51 家随机选择的纽约医院随机出院的 30 000 例患者[4]。詹姆斯最近的分析也依赖于对成百上千医学图表进行的手动回顾性调查[3]。

为了真正产生影响，我们必须识别这些错误并进行分类，而不能依赖于在错误发生很久之后再进行回顾性研究来识别。正如我们知道心肌梗死是由斑块破裂引起的，癌症是由休眠基因激活引起的一样，我们需要了解系统性医疗差错这一"疾病"的病理生理学。

正如我们必须使用生化、组织学、解剖学和放射学技术来研究疾病状态的解剖学和生理学一样，我们必须使用能暴露这些错误根本原因的技术。这些数据相当于航空公司的"黑匣子"，只在错误发生时收集，而不需要某种回顾性的手动抽取。

发生系统性错误的原因是，当我们能力有限或分心时犯错倾向。我们需要的不是生化、组织学、放射学和其他熟悉的生理疾病技术，而是能够分析这些人类倾向的技术。

如果我们能够检测并记录这些错误和相关元数据，那么这些数据就可以与临床数据仓库中的数据相结合，我们也就可以借助数据的魔力将系统误差与结果联系起来。

但如何做到这一点呢？安全数据的主体是安全报告。然而，大多数此类安全报告系统要求报告者填写多个字段和大量必需的元数据。这一过程十分繁重，给数据收集带来了巨大困难。因此，最多仅能报告或检测出10%的真实错误和系统安全问题[5]。在这一点上，属于"人工智能"范畴的工具和其他高级数据工具可以帮助提供清晰的信息，并为可能隐藏的错误和安全事件提供线索。

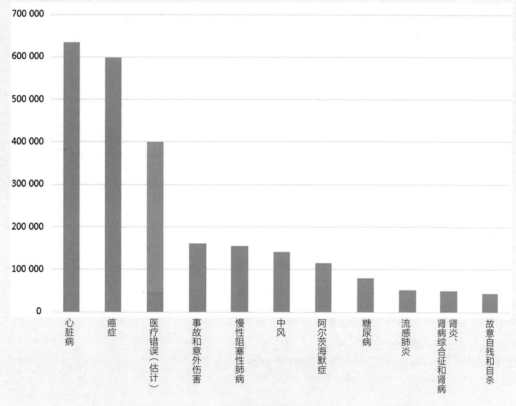

图 7.1 主要死因

资料来源：https://www.cdc.gov/nchs/fastats/leading-causes-of-death.htm, accessed 2/6/2019；Kohn, L. T., Corrigan, J., & Donaldson, M. S. To err is human: Building a safer health system. Washington, DC: National Academy Press, 2000; A New, Evidence-based Estimate of Patient Harms Associated with Hospital Care. James, John T. PhD. 3, 2013, Journal of Patient Safety, Vol. 9, pp. 122-128.

我们必须减少提取和输入此类安全报告所需的工作。安全事件的实际描述只是这些报告的一小部分，而这一过程的困难之处在于添加元标记和其他数据，为这些报告提供结构和统计内容。这项任务沉闷乏味，很容易让人失去热情。如果我们能够减轻甚至消除数据输入过程中的烦琐部分，也许能够促进安全报告的产生，并能更清楚地了解90%以上我们看不见的错误。

电子病历中记录临床交易的数据通常是潜在系统安全性的表现。幸运的是，现在我们在医疗系统中广泛采用了数字文档，从而产生了大量数据。同时，我们可以使用先进的数据工具来使用和分析这些数据。医疗机构已经开始将这些工具结合起来，以更快地识别错误和安全事件[6]，这为在系统性问题变得更加严重或产生更大影响之前解决问题提供了更好的机会。

由于造成伤害的错误是由物理工作流承担的，因此计算机视觉是一种特别有前途的技术，用以检测和记录这些事件。有一种技术可以识别并突出入店行窃行为[7]，而类似的技术可以识别不洗手的卫生服务提供者、有跌倒风险的患者或任何其他可能造成伤害的物理事件。

就像我们能够识别其他疾病过程的病理生理学一样，人工智能可以创建一条路径来识别医疗差错的病理生理学。这将使我们能够大规模地研究错误，并最终在克服医疗差错方面取得与心脏病和癌症同样的进步。

参考文献

[1] Bush J. How AI is taking the scut work out of health care. Harv Bus Rev [Online] March 5, 2018. <https://hbr. org/2018/03/how-ai-is-taking-the-scut-work-out-of-health-care>.

[2] Kohn LT, Corrigan J, Donaldson MS. To err is human: building a safer health system. Washington, DC: National Academy Press; 2000.

[3] James JT. A new, evidence-based estimate of patient harms associated with hospital care. J Patient Saf 2013;9:122-8.

[4] Brennan TA, Leape LL, Laird NM, et al. Incidence of adverse events and negligence in hospitalized patients: results of the Harvard Medical Practice study. N Engl J Med 1991;324:377-84.

[5] Griffin FA, Resar RK. IHI innovation series white paper IHI global trigger tool for measuring adverse events. 2nd ed. Cambridge, MA: IHI; 2009.

[6] Classen D, et al. An electronic health record based real-time analytics program for patient safety surveillance and improvement. Health Affairs 2018;37:1805-12.

[7] Vincent J. This Japanese AI security camera shows the future of surveillance will be automated. The Verge [Online] June 26, 2018. <https://www.theverge.com/2018/6/26/17479068/ai-guardman-security-camera-shoplifter-japan-automated-surveillance> [cited 17.01.19].

第三，人工智能可以帮忙机构促进许多患者的慢性病和复杂疾病的护理协调，特别是当他们有更多不同来源的相关数据，如基因组测序、医学成像和可穿戴技术时。这还要求建立一个数据和信息的中央存储库，而人工智能可以在收集和整理工作中提供帮助。

第四，医生目前的压力很大，许多医生正面临或已经出现职业倦怠。电子病历负担往往是挫败感的主要来源，而人工智能的应用尤其可以减轻这一负担。人工智能甚至可以通过反映倦怠和不满的指标来帮助监控医生的倦怠。

人工智能医学可以对抗职业倦怠并改善患者预后

艾迪生·吉尔哈特

艾迪生·吉尔哈特是一名儿科住院医师，对医疗领域的创新解决方案很感兴趣。他撰写了这篇评论，论述了自然语言处理和机器人过程自动化等人工智能工具在减轻年轻和资深临床医生高压力和负担方面的应用。

年轻医生职业倦怠的上升率达到了惊人的高水平，这个不祥的预兆表明，如果这个问题没有得到解决，将造成潜在的危险后果。虽然医生职业倦怠的流行通常会让人联想到一位经验丰富的医生被多年长时间的工作所折磨，但现在很明显的是，职业倦怠在所有级别的医生中都有所体现。梅奥诊所的一项研究发现，45%的住院医生有倦怠症状[1]。统计数据表明，目前的医学教育体系效率低下且不理想。我们将大量资源投入到一个系统中，当预计的医生短缺达到前所未有的高度时，这个系统会产生越来越多冷漠且精神疲惫的医生，他们有很高的离职风险。这些统计数据令人沮丧，其潜在含义威胁着美国医疗服务的质量。大量证据表明，医生工作倦怠与重大医疗过失有关[2]。

虽然没有单个事件导致这一现象流行，但工作倦怠的增加与电子病历利用率的增加并行[3]。电子病历的出现使人们面对电脑屏幕的时间多于面对患者的时间。毫不奇怪的是，住院实习医师现在更早地出现了倦怠症状：以计算机为中心的任务往往不成比例地落在住院实习医师的肩上，尽管有值班时间规定，其工作时间也往往会被迫延长。虽然电子病历的好处很多，但实施成本很高。年轻医生在患者床边浪费宝贵的时间，患者也注意到了这一点。这种去人性化打破了神圣的医患关系，这种关系原本是不会让人倦怠的。对于年轻医生来说，这发生在一个宝贵的、不可替代的时期，一个有限的旨在培养和完善这种关系——医学之心——的训练期。

马萨诸塞州医疗保健巨头合作组织最近发布的一份报告指出，职业倦怠是一场公共卫生危机，并发布"行动号召"，以应对不断上升的倦怠比例[4]。雇佣医生抄写员的人气激增，这是一个显而易见的解决方案，医生的工作满意度有所提高。这个解决方案很可能是面对一个重大问题的权宜之计，而这个问题需要一个更宏大的解决方案：抄写员周转迅速，接受最少的培训，错误率极高。在《纽约客》中，阿图尔·加万德博士撰写的文章《医生为什么讨厌他们的电脑》详细介绍了困扰医生的许多医疗IT挑战，但也认识到计算机化和新兴技术（如人工智能）的作用，使临床医生能够以从前无法达到的方式帮助患者，并防止医生产生职业倦怠[5]。

人工智能这一总称所涵盖的工具广度可能正是医疗行业所需要的，它可以使我们应对当前挑战的方式现代化，以提高患者满意度和疗效，并减少医生的流失率。不可否认，患者生成的数据和医疗信息的增长速度超过了目前技术能够让人类进行认知处理和解释的速度。这种情况使医生喘不过气，尤其是那些在培训中已经处于知识劣势的医生。虽然电子病历导致了工作倦怠，但它也包含大量复杂的医学、科学和患者生成的数据。将人工智能应用于电子病历可以解读大量存储的数据，并将其转化为与临床相关的见解，以便在患者特定筛查、预测和预后分析的基础上进行更好的咨询和干预。此外，拥挤的收件箱造成了"每天4 000次按键"的想法，会加速工作倦怠的速度，而人工智能可以减少邮件的冗余，降低不必要的提醒次数。

人工智能的其他分支，如NLP，有望通过减轻文件记录的时间负担，为未来的医疗实践创造更合理、更高效的系统。NLP帮助计算机理解、解释和操纵语言，以填补人类交流和计算机理解之间的差距。采用该系统的新兴技术已经足够成熟，能够在临床实践中检测医生的声音，并与计算机通信，以便在临床上有效地利用语音。想象一下，你向患者口述体检结果、决策过程和未来医嘱，然后把所有输入的命令和打印的便条留给临床医生，以备复查。在这种情况下，患者会感觉更多地参与到他们的照护计划中。反过来，医生可以花更多的时间来区分差别、评估不同的病因，而不是记录和下医嘱。NLP技术比人们想象的更接近这种模式。

RPA等其他系统有望减轻医生的重复性任务，以提高效率、降低成本和对抗倦怠。RPA由智能软件组成，该软件可自动执行重复的标准化任务，同时在连续反馈回路中提供大量数据，可用于性能改进和优化。RPA收集有关流程如何工作的数据，并分析这些信息，以使程序能够改进自身，从而变得更加准确，并有助于减轻医疗提供者的工作负荷。它现在用于患者计划、编码、临床文件记录、医保结算和医疗补助等。通过简化流程，RPA减轻了需要较少脑力且耗费时间的繁重任务，让医生回到认知功能更高的岗位，从而提高其工作满意度。

人工智能将从根本上改变医生的行医方式，其影响远远超出了对抗医生职业倦怠的范围。人工智能的成功应用需要我们预见并认识到未来的潜在挑战，人工智能有用的证据正在逐渐积累。现在是向人工智能模式过渡的时候了，通过让年轻医生重新关注医学最重要的方面——医患关系，使他们重新焕发活力。

参考文献

[1] Dyrbye LN, Burke SE, Hardeman RR, et al. Association of clinical specialty with symptoms of burnout and career choice regret among US resident physicians. JAMA —— J Am Med Assoc 2018;. Available from: https://doi.org/10.1001/jama.2018.12615.

[2] Tawfik DS, Profit J, Morgenthaler TI, et al. Physician burnout, well-being, and work unit safety grades in relationship to reported medical errors. Mayo Clin Proc 2018. Available from: https://doi.org/10.1016/j.mayocp.2018.05.014.

[3] Downing NL, Bates DW, Longhurst CA. Physician burnout in the electronic health record era: are we ignoring the real cause? Ann Intern Med 2018. Available from: https://doi.org/10.7326/M18-0139.

[4] Jha AK, Iliff AR, Chaoui AA, Defossez S, Bombaugh MC, Miller YR. A crisis in health care: a call to action on physician burnout. Boston, MA: Massachusetts Health and Hospital Association; 2019. <https://cdn1.sph.harvard.edu/wp-content/uploads/sites/21/2019/01/PhysicianBurnoutReport2018FINAL.pdf>.

[5] Gawande A. Why doctors hate their computers. New Yorker 2018. Available from: https://doi.org/10.1162/POSC_a_00184.

医生职业倦怠与医学中的人工智能

艾伦·扬

艾伦·扬是一位外科医生和医师企业家，他撰写了这篇评论，旨在探索当今时代通过利用人工智能减轻医师负担以作为降低医师职业倦怠高发病率的方式。

最近，A.K.Jha 等人发表了题为《医疗危机：医生工作倦怠的行动呼吁》[1] 的文章，而在本文发表的几年前，美国各地的医生就开始表现出与严重临床倦怠临床症状谱一致的症状和体征。医景网（Medscape）发布的《全美医师职业倦怠、抑郁和自杀报告（2019）》[2] 表示，15 000 名医师中有 44% 曾经历过职业倦怠，59% 的医师认为制图和文书工作等官僚负担是促成职业倦怠的因素。不可否认，执业医师中某些"绝望疾病"[3] 的患病率被低估了，如自杀、鸦片滥用以及与酒精相关的肝硬化。这就转化为药物滥用模式、精神疾病、自杀未遂、人际关系问题，以及所有医生群体中的其他常见问题，这些情况早在他们还是医学生和住院医师时便可能开始出现。在纽约，一名医学生和一名住院医师在相隔几天的时间内自杀的新闻[4] 震惊了医学界，媒体和公众将焦点放在了事件的根本问题上，但只是暂时的。这个世界继续要求医生照顾患者、穷人和老人。最近提出的问题是谁来照顾这些医生？

我个人关于医生职业倦怠是在我研究生二年级在整形外科实习前就开始的，我研究生第一年在普通外科实习不久后便感到职业倦怠。当时，刚开始实施工作时间限制，以"保护"住院医师，免于每周超过 80 小时的训练。经过几年紧张而枯燥的工作以及学徒模式下的外科培训和多次测试后，我转为一名独立医生，这起初似乎是一件幸事。在当住院医师期间，使用电子病历的想法开始出现并流行起来，很快很多医院和医疗系统宣布决定从纸质病历转向电子病历。我的第一份工作在 Kaiser Permanente，需要整整 2 天的电子病历培训，耗时又费力，然后才留在诊所工作。我的父亲是一名电脑工程师，我从小就玩各种各样的电脑游戏，所以我认为自己很懂电脑，对打字和文字处理技能的高度依赖并没有让我感到困扰，因为我喜欢用鼠标和键盘而非纸笔。虽然一些老年医生不能很快适应，使用电子病历系统可能给他们造成了一些麻烦，但大多数医生开始享受电子病历时代的曙光，不过，在未来几年中还将面临越来越大的挑战。

电子病历和文件记录是影响医生职业倦怠水平的关键因素，这一主题在各种期刊文章和时事短评中都有很好的描述。医生在传统临床角色之外的机会越来越多是影响医生职业倦怠发生率的另一个因素。在商学院，一个常见的谬误是，当决策应该基于机会成本时，个人做出的前瞻性决策会受到其沉没成本的影响。医生在大学、医学院、住院医师实习期和进修期间投入的时间、金钱和精力都是巨大的负担，医生通常要过几年才能体验到劳动成果。根据美国医学院协会（AAMC）的数据统计[5]，2018年医学生毕业时的平均债务为196 520美元。这种经济压力促使医生开始职业生涯以摆脱债务，并承担可能在短期内薪酬更高的角色。我的年轻医生因为巨额债务而做出的选择可能会导致他们进入不愉快的工作环境或被迫居住的地方。最近几代的大学毕业生更精通技术，能够快速找到与他们的兴趣更为契合的新工作、新角色和新机遇。技术支持的平台可以共享工作信息以及独特的旅行或职业经历，这些经历有助于激励或影响下一批求职者。随着医学科学和其他热门话题的大量涌现，拥有一位经验丰富的医生以确保安全性或临床灵敏性的价值逐渐下降。创造新医学知识的速度对于一个没有自动化资源的人来说是不可持续的，无法跟上他或她的实践领域。在临床实践之外几乎没有其他选择的情况下，这些因素使医生更容易选择其他职业道路。一位卫生系统首席医疗信息官（CMIO）表示，只有80%名校毕业的医学生能够进入他们认为的前三名的机构中实习。全美其他类似的组织对这一关键指标的统计数据高达90%。然而，他的医学院与加利福尼亚州的硅谷非常接近，这解释了一些医学生为何放弃实习机会，转而从事咨询、生物技术或创业事业，并获得类似或更丰厚的薪酬待遇。

是否有大量医生进入其他职业，如医疗技术、咨询或风险投资？答案尚不清楚，但人工智能在医学领域的兴起，让人们重新关注医疗机构在照顾老龄化、要求更高的患者群体时面临的劳动力挑战。用人工智能"机器人"取代医生是不现实的，因为人类医生对于更高层次的复杂决策是不可取代的。然而，应用人工智能技术有助于减少不同医师群体的工作倦怠。如果临床决策支持（CDS）解决方案能够帮助识别和分类患者，使医生能够发挥其许可能力的最高水平，那么他们可以为最需要的患者提供更高价值的护理，并减少需要就诊的患者总数。医疗培训可以通过使用人工智能来增强学习体验，并提供更大的灵活性，为学生提供更个性化的教学。通过设计良好的系统，帮助生成必要的结构化数据，以满足财务、监管和临床需求，可以减轻对医生文件记录的要求。医生们需要额外的支持，才能在漫长、艰辛且不再能带来完全工作满足感的职业道路上前行。人工智能不会解决医生的职业倦怠问题，但有可能在一定程度上缓解这一日益严重的公共卫生危机。

参考文献

[1] https://cdn1.sph.harvard.edu/wp-content/uploads/sites/21/2019/01/PhysicianBurnoutReport2018FINAL.pdf

[2] https://www.medscape.com/slideshow/2019-lifestyle-burnout-depression-6011056

[3] Dr. Sanjay Gupta.

[4] https://www.medscape.com/viewarticle/896460

[5] https://store.aamc.org/medical-student-education-debt-costs-and-loan-repayment-fact-card-2018-pdf.html

最后一点，通过结合智能工具与电子病历，并应用增强现实 (AR) 和虚拟现实 (VR) 技术，人工智能工具可以为医学教育和各级临床培训提供重要资源。

内勒还确定了七个推动人工智能在临床医学和医疗保健中应用的因素：（1）数字成像相比于人类解读的优势；（2）健康相关记录数字化和数据共享；（3）深度学习对异构数据集分析的适应性；（4）深度学习在研究中生成假设的能力；（5）深度学习在简化临床工作流程和增强患者能力方面的前景；（6）快速传播的开源和专有的深度学习程序；（7）随着数据集的增大，如今的基础深度学习技术是否能够提供更好的性能[1]。除了这些因素，医疗数据量的不断增加以及医学知识的指数级增长也是相关影响因素。

学习系统的数据共享

阿拉纳·卡明斯

阿拉纳·卡明斯是一家大型儿童医院的首席信息官，她撰写的这篇评论，内容是关于数据共享带来创新人工智能学习系统的愿景，使医疗服务提供者可以从不同的角度看待医疗机构中的数据和数据库。

富有远见的医疗领导人利用人工智能创新创造了新一代的进步，从而开发出了干预措施、新的医疗标准和人口健康战略，否则这些都是不可能实现的。对于这些成就，我们可能未充分认识到的是，最重要的进步，可能也是唯一合理的前进道路，取决于多组织学习医疗系统的大规模数据共享框架。对于许多临床和业务问题，没有一个单独的组织能够生成使用 ML 方法实现可靠的非线性模型所需的大型数据集。我们需要综合经验来提供足够数量的事件实例。我们不再处于计算机帮助我们发展"基于规则"的预测的时代。对于 ML，"大量的数据击败了聪明的算法。"[1].

人工智能领域的开拓者已经认识到，数据共享是人工智能成功的基础，还发现了一个额外好处，即这些数据共享策略是其医疗系统工作的关键工具。通过找到创造性的方法来降低大量数据交换的风险和挑战，他们克服了障碍，实现了支持学习型医疗系统和先进的人工智能开发所需数据水平的共享。

不愿共享数据可能已经成为一个组织作为学习型健康系统而取得成功，并能够成为人工智能的重要创新者的最大障碍。正如医学研究所和其他机构所描述的那样，成功部署人工智能解决方案的卫生系统通过建立一种成熟的数据共享文化来实现这一目标。由于创建了丰富多样的数据集，加快了创新和改进，学习和分享专业知识所带来的机会为参与组织创造了双赢。相反，采取数据保密姿态的医疗系统促进了专业知识的孤立，将其组织与先进的学习隔离开来，并局限于无效和低效的医疗服务实践。

耶鲁大学医学院的心脏病专家哈兰·克鲁姆霍尔茨[2]表示，虽然学习型卫生系统的潜在价值很高，但要实现这一价值，目前的激励措施往往不符合要求。在一篇美国国家医学院的讨论型论文中，克鲁姆霍尔茨等三人[3]指出，提供数据管理的机构通常要承担数据共享的相关费用。

为了帮助组织机构减轻财务负担，需要采取财务激励措施以奖励数据共享和互操作，同时，对不这样做的机构进行惩罚。此外，必须提倡施加数据共享的监管压力，包括对研究中公共资金使用的监管要求。

医疗信息技术（HIT）行业已经为实现应用程序编程接口（API）的标准化做出了努力，提高了大众的数据共享能力。投身构建学习系统的医疗机构还必须通过与其他医疗体系共享其内部开发的 API，增加团队专业知识。随着 API 连接数量的增多，以及其他支持广泛跨机构数据聚合的工具的增加，一种成本效益更好的数据交换模型将得以开发。因此，如果要将人工智能的力量惠及所有人，就必须鼓励这些努力。

为了鼓励患者参与广泛的数据共享协议，必须更好地与患者共享数据，这可能需要新的工具、基础设施以及监管改革的支持。患者在日常生活中受益于人工智能，并期望医疗机构也能对其充分利用，以改善他们的就诊体验和积极参与临床决策的能力。例如，随着智能设备的日益普及和广泛接受，人工智能可以帮助患者更好地进行健康管理，使其及时获得个性化信息，以便在健康管理中做出最佳决策。

即使机构致力于数据和专业知识共享，也必须解决一直以来违反《健康保险可携性和责任法案（HIPAA）》要求的风险，并承担与违规行为相关的高昂罚款。组织机构和研究人员常常设法进行有效的数据共享实践，而这些实践需要从建立健全数据共享协议开始。必须通过适当的合规监管，来确保患者和机构数据的安全保管工作，以避免任何不当风险。

目前，公共卫生部门迫切需要找到去识别化数据集的安全共享方法。人们只需要考虑的是，如果弗林特居民的电子病例数据没有聚合，居民仍将面临水源铅中毒的风险。然而，在这个预测分析前景广阔、Persistent 数据库以及数据中间商不受管控的时代，不能天真地相信基于 HIPAA 的"数据去识别化和公开"可以保护患者的相关利益。现有数据集的规模赋予了数据重新识别的可能，这将大众置于健康数据识别的潜在威胁面前，从而为更广泛的数据共享带来更多风险。曾经有这样一种想法，即在我们的公共健康数据中，存在着治疗疾病的方法，这些方法正等待着人工智能探索出来，而目前的这些障碍则扼杀了这种想法。为了维护公众的信任，必须继续加强研究使用去识别化数据集的保护措施。因此，必须想方设法减轻行政和法律负担，达成合适的数据共享协议，同时，确保患者的隐私保护和免受识别。

我们必须保持乐观的态度，相信这些数据共享挑战能够得到解决。其他如银行业和电子零售业这样的行业，已经克服了数据交换和安全方面的挑战，提供新服务改善客户体验并降低成本。与此同时，我们需要向患者保证，我们是他们的医疗照顾提供者，并且与公众几乎每天都在加剧的担忧不同。公众的担忧导致苹果公司的蒂姆·库克最近在《时代周刊》的一篇专栏文章中呼吁对所有数据代理进行联邦登记 [4]。医疗机构可以找到更安全、更无缝的数据交换解决方案。医疗机构和研究人员可以帮助 HIT，政府可以起到带头作用，患者可以与值得信赖的合作伙伴一起改善医疗服务而从中受益。

人工智能通过大规模数据共享计划中的聚合数据集进行深入学习，将有助于加快医学进步，提高医疗质量并改善服务。否则，如果数据仍然孤立，这些机会可能永远不会得到发现。随着时间的推移，更广泛的数据交换进展将导致医疗实体之间更大程度的专业知识共享，帮助所有参与者成为有效的学习型组织，不断改进人工智能创新，不断改善对患者的护理。

参考文献

[1] Domingos P. A few useful things to know about machine learning. Department of Computer Science and Engineering, University of Washington. Accessible at: <https://homes.cs.washington.edu/Bpedrod/papers/cacm12.pdf>.

[2] Krumholz HM. Big data and new knowledge in medicine: The thinking, training, and tools needed for a learning health system. Health Aff 9millwood 33 (7) (2014) 1163-1170. Section of Cardiovascular Medicine, Department of Internal Medicine, Yale School of Medicine, New Haven, CT.

[3] Krumholz HM, Terry SF, Waldstreicher J. Data acquisition, curation, and use for a continuously learning health system JAMA 2016;316(16):1669-70.Vital directions from the National Academy of Medicine, October 25, Available from: https://doi.org/10.1001/jama.2016.12537.

[4] Cook T. You deserve privacy online. Here's how you could actually get it. Time Jan 16, 2019.

人工智能在医学中的应用：未来的挑战

临床医生在生物医学中广泛采用人工智能存在现实挑战（见表 7.1）。

表 7.1　人工智能在生物医学应用中面临的挑战

数据	关系数据库	数据不准确	数据不完整
	数据共享	数据安全	数据标准化
	数据存储和传输	数据所有权	数据量大
技术	黑盒	可解释性差	相关性
	费用	管理	工作流程
人	缺乏人工智能教育	缺乏信任	文化差异
	数据科学家短缺	缺乏临床首席专家	傲慢
其他	合法性	偏见	道德准则
	不公平	数据隐私	商业模式

为什么人工智能和机器学习在医疗领域进展如此缓慢？

比尔·福斯

比尔·福斯是一名工程师，对近来人工智能的迅猛发展有着敏锐的观察。他撰写了这篇评论，解释了为什么医学界和数据科学领域之间存在分歧，并为这两个群体提出了一些建议。

在过去的 18 年里，我是一名数据科学家，而在过去的 4 年里，我也是 DataScienceCentral.com 这个网站的编辑主任。我一直在关注人工智能和 ML 在所有行业的应用情况。和大家一样，我对其在医疗领域的应用同样寄予厚望。

大众媒体让我们相信医疗领域的进步是巨大的，所以去年12月，当我受邀参加 Anthony Chang 为期3天的会议时，我感到非常高兴。本次会议致力于人工智能／机器学习医疗领域的进步，80％的与会者是临床医生或医院 CIO／行政人员。我期待着获取关于我的专业如何使患者、医生和医院受益的一手资料，而会议期间揭露的两个事实使我措手不及。

首先，仅约1％的美国医院有进行中的数据科学项目。相比之下，20％到33％的大公司正在资助用人工智能／机器学习工具全面改造自己的项目，超过一半的大中型公司正在进行一些项目。

其次，尽管参加会议的临床医生和管理人员主要来自1％的早期采用者，但临床医生几乎在每一次演讲中都传达出这样的信息：人工智能／机器学习可能会到来，但它还没有为医疗行业的黄金时段做好准备。事实上，你不得不带着这样的感觉离开，99％的临床医生欢迎人工智能／机器学习驱动的改变，就像鱼需要自行车一样。

我所读过的那些热情洋溢的文章，似乎都是从数据科学的角度出发，讨论什么是可能的，而不是从医生的角度出发讨论谁必须采用这些突破。

在其他公共或私营的行业，没有其他地方存在这种采用与期望之间的不平衡。

采用缓慢的原因

我所了解到的是，人工智能采用缓慢的根本原因部分是经济上的，但对数据科学家来说，特别是对于那些在数百家人工智能／机器学习医疗保健初创公司和大型技术创新实验室中的，希望沿着颠覆经济成功道路前进的数据科学家来说，最重要的是密切倾听你所依赖的医学专业人士的意见，这是实现你的突破的依靠。

我的意思是，事实仍然是人工智能／机器学习的确在未来的10年或20年中所能实现的最大好处是改善每个人的健康和福祉。

但要实现这一目标，我们这些创造相关工具和技术的人需要从医疗保健的独特性中吸取很多经验教训。

哪里起作用，哪里不起作用

如今，人工智能／机器学习取得了最大进展的领域在很大程度上取决于谁付费。

实际上，在所有人工智能／机器学习机遇中，药物发现和创新走得最远，主要是因为支付费用的是大型制药公司，而非保险公司。

第二个最容易采用的似乎是医疗保健业务。临床医生的操作世界可能是独特的，但在业务层面上，医院和医疗保健组织与商界有一些明显的相似之处。

人工智能／机器学习明显落后的地方但也是有巨大前景的地方是临床应用——临床医生和患者之间发生了什么，也就是人工智能／机器学习增强医生。如果想要人工智能／机器学习成功改善医疗领域，则需要将其应用于医患之间，并证明其价值。

简而言之，以上是临床医生描述的数据科学家所面临的主要挑战领域。

假阳性过多

数据科学家不需要三思而后行，因为所有的技术都是概率性的，并且存在假阳性和假阴性错误。

然而，在医疗领域，假阴性，即未能检测出疾病状态，是要不惜一切代价避免的最终失败。因此，用于在医学图像中自动检测癌症或其他疾病的应用程序被调优，以最大程度减少第2类错误。

使用新技术必然会增加误报，只有通过提高整体模型的精度来减少的假阳性，且只会发生在有大量训练数据可用的情况下。

放射科医生和病理学家抱怨说，假阳性使他们的效率降低，因为他们被迫检查模型标记图像的所有部分。事实上，因为不想错过重要信息，他们会花更多的时间在假阳性指标上。

与之类似，现在有许多物联网类型的应用程序用以监测住院患者的关键事件，临床医生提到，过多的假阳性会使他们产生"警报疲劳"，降低其紧急响应的可能性。

拒绝炒作

在自动图像评估的话题上，媒体经常大肆宣传这些"突破"，说检测癌症的准确度达到了新的水平，而放射科医生和病理学家则不提倡这种炒作的做法。

他们提醒道，放射科医生和病理学家的工作并不是告知主治医生他们在影像中发现了癌症，而只是指出某个看起来可疑的特定区域，需要医生更仔细地检查。

兄弟，别打断我的工作流程

由于成本原因，任何特定的临床服务都不能太少或太多，这是运营一家医院的本质，这意味着医疗专业人员很可能是工作最劳累，或者至少是工作时间安排最严格的一类工作者，很少有一个未被充分利用的时刻。

其结果是采用自然的工作流程模式，允许主治医生在不造成伤害的情况下看尽可能多的患者，或者让放射科医生和病理学家在最短的时间内检查尽可能多的影像或载玻片。

这是一种独特文化的核心，与医疗数据科学初创公司同样独特的文化相反，以其创新突破打破现状。

害怕小型初创企业还是害怕错过

与害怕错过相比，更害怕小型初创企业。即使证明像自动图像分类这样的人工智能/机器学习解决方案是有前途的，医院管理人员也和那些有能力的商业企业一样选择沉默，不愿与新的小型初创企业签约。

电子病历——与魔鬼的交易

美国医学会（AMA）今年的一项调查表明，电子病历和相关临床系统是导致医生职业倦息的主要原因。

然而，要获得人工智能／机器学习在医疗中的好处，需要从电子病历中的数据开始。

健康数据存在许多结构性和程序性问题，但其中的关键在于从电子病历中提取数据。

这实际上向数据科学家们发出了使用 NLP 的呼吁，一些应用程序正在引入 NLP，但有些人仍然没有从上述整合现有工作流的经验中吸取教训。

NLP 解决方案以及获取医疗领域中所有类型的数据面临的一个主要挑战是不同数据集之间的互操作性。目前还没有进行统一和标准化，大多数数据集限制在相对较小的规模，数据集的混合是有风险的。

数据太少，无法泛化

训练人工智能／机器学习解决方案所需的医疗数据问题不会仅限于提取数据。首要问题是数据太少，无法泛化。

一些大型公共数据库的记录在 10 万份左右，但将患者数据汇总到具有数据科学价值的数据库还处于早期阶段。

持续学习被打断了

人工智能／机器学习建模是基于随着新数据的出现而不断改进模型的假设。获得良好反馈信息的一个障碍在于医院本身。这其中有些是组织问题，一些是生成数据的同类机器是由不同制造商制造的，或者仅仅是不同的设置使得数据之间不兼容。

食品和药物管理局（FDA）在批准基于成像的解决方案时提出了一个更为艰巨的挑战。一方面，FDA 采取了一种非常宽松的方法，批准了基于非常少的数据训练集，仅有100——300张图像训练的人工智能／机器学习图像分类解决方案。

但是，这些批准随后冻结，需要重新申请后才能发布改进的解决方案。

推广速度并不快

这个问题直接取决于那些仍然抱着"快速行动，打破常规"的心态的数据科学医疗供应商。

几个月前，一个名为 Babylon 的聊天机器人在英国被广泛宣传，它在没有人类干预的情况下为常见疾病提供诊断建议，这就是一个很好的例子。审核医生发现，聊天机器人的 100 个最常见建议结果中，有 10%—15% 是完全错误的。

问题是仅仅在培训过程中采取捷径，以及过于强调在审核前快速推广。

最后

对于希望在市场中获利的数据科学家来说，有几个重要经验：

● 放慢一点速度，确保了解如何将破坏性应用程序真正集成到这个专业化的工作流世界中；

● 确保了解当前对数据大小和准确性的限制，以及它可能需要多长时间才能变得更好；

● 不要急于推广。人命交关，不容我们有闪失。

人工智能时代医疗领域的自由创新和配对

克里斯·尧

克里斯·尧是一位经验丰富的医疗 IT 执行官，他撰写了这篇评论，阐述了对医疗领域 AI 创新的看法，以及这如何创造了一个巨大的中间领域，需要对所有利益相关者进行战略指导。

人类历史上最具影响力的技术变革有两个共同特征。首先，创新技术使我们能够比以前更有效地满足人类的基本需求。例如，自行车的出现让我们更快地从 A 点到达 B 点。其次，这些技术改变了我们对时间和空间的感知方式，无论是从个人角度还是集体角度。例如，飞机把我们从地球的一边带到另一边。在医疗行业中，具备这两个特征的技术会对人类状况产生直接影响，因此更容易被视为创新。当外科医生在采取措施治疗患者之前可以使用成像设备"看到"疾病时，可以说技术已经使手术更快、更准确，并带来了更好的结果。然而，AI 在医疗领域带来的变化是前所未有的，而且可能远超我们所能立即察觉的。AI 引入了第三个特征，即在有目的连接的群体之间无阻碍地传播有意义的、可实践的知识，因为 AI 可以使解决方案自主进化，无须我们指导。在未来的医学中，我们作为"人类 + 机器"模式[1]中的"人类"这一部分，可能会将注意力集中在最佳实践社会化和在疾病发展之前为未来的患者量身定制护理方案上。

放射学和病理学方面的改进是 AI 检测图像数据模式的第一个例子，它与人类一样准确，或者在某些情况下比人类做得更好[2,3]。此外，还开发了解读视网膜成像的深层神经网络，与数十年来基于身体和代谢测量来预测风险的金标准一样准确[4]。在这些早期的例子中，AI 使我们能够探索诊断疾病的模式，这种模式不是新物理技术（即更好的显微镜或成像设备）带来的结果。大量多来源图像数据的数字化为 AI 提供了产生准确结果所需的原材料。AI 对"大数据"的需求将加速医疗服务提供者之间的协作共享，因为越来越多的应用清晰地表明，最大的数据量等于最高的预测准确度。当前的医疗商业生态系统将不得不演变为一个多方平台和媒介，而通过平台为参与者高效提供价值将成为最大的获益方式[5]。

随着 AI 跨多方平台网络收集的大数据库的建立，用知识治愈患者的医生作为牵线搭桥的人在该系统中将起到更重要的作用。提供高级护理的医院及其他机构正在通过整合数据来应对巨大的成本压力，越来越多的专业程序正在远程中心执行。其中，"医疗旅游"便是这种缓慢变化的副产品[6]。然而，医生是唯一具有专业知识的参与者，他们可以从 AI 中获取输出的信息，并将服务提供者与消费者正确地联系起来。他们当前的核心能力是接收大量关于患者的复杂数据并合成相应解决方案，而 AI 将增强这一能力。变化正在迅速发生，这将要求牵线搭桥的人不仅是医学专家，还要是多平台模式的专家。

展望未来，AI 预测的准确性将使患者成为"预备患者"，借助网络生活得更健康、更长寿。与 AI 对大数据的需求一样，家庭市场对有益行为的知识和能在家庭环境中实施且更易获取的医疗解决方案的需求将快速增长。借助高效运行的多平台医疗生态系统，一个可实现生产者协作、为消费者提供更有价值的医疗解决方案的自由创新模式，将对生产力和由此产生的价值的影响产生指数网络效应[7]。患者使用 AI 寻找正确解决方案，而医生则借助 AI 治疗患者，这是一种良性循环，且进一步需要 AI 来决定如何将知识最准确而有效地分配给网络中的参与者。AI 将帮助新的解决方案生产商创造新的商业模式，并有更多机会在更早、更持久的互动中满足预备患者和医生的需求，而非取代医疗工作者。过去的商业模式将被打乱，因为它们总是处于创造性的破坏过程中，但那些接受多平台变化的人将受益于 AI 的问世。

参考文献

[1] Daugherty PH, and Wilson, HJ., Human 1 Machine: Reimagining Work in the Age of AI, Harvard Business Review Press, Boston, MA, 2018.

[2] Bejnordi, et al. JAMA 2017. Available from: https://doi.org/10.1001/jama.2017.14585.

[3] Esteva A, et al. Nature 2017;1-4. Available from: https://doi.org/10.1038/nature21056.

[4] Poplin, et al. Nat Biomed Eng 2018. Available from: https://doi.org/10.1038/s41551-018-0195-0.

[5] Evans DS, Schmalensee R., Matchmakers: The New Economics of Multisided Platforms, Harvard Business Review Press, Boston, MA, 2016.

[6] Christensen CM., The Innovator's Prescription: A Disruptive Solution for Health Care, McGraw-Hill, New York, 2009.

[7] von Hippel E., Free Innovation, MIT Press, Cambridge, MA, 2016.

关于教育。首先，在医学院和实习培训以及随后的继续医学教育中，缺乏对数据科学和人工智能的关注。随着越来越复杂的人工智能技术在医学和卫生领域的应用，若不做出任何改变，这一知识缺口将进一步扩大。重要的是，鉴于目前的工作负担和跨领域知识的不断增加，临床医生可能根本没有时间也没有意愿去学习一个难度较大的领域，无论它多么有趣，相关性有多么强。也许，将医学和卫生领域的人工智能进行分类将有助于减少医生理解人工智能的难度，因为它与医学和卫生领域有关；临床医生有生物学思维，这样的分类系统会有所帮助。为了进一步夸大前一个问题，即临床医生的人工智能相关教育不足和数据科学相关知识的缺乏，人工智能（特别是深度学习，某种程度上还有一些其他工具）本身具有一个"黑盒"性质，因为它不容易解释，甚至对数据科学家本身也不透明（参见前文的可解释的人工智能）。上述两个问题使临床医生采用人工智能成为一项艰巨（但可以解决）的挑战，但也为有意愿、甚至是充满热情的临床医生提供了一个学习全新领域的大好机会。虽然回归分析已经对患者风险评分进行分析，但未来需要更复杂的数据科学以随机森林、卷积神经网络（CNN）甚至生成对抗网络的形式分析这些队列（见图7.2）。总的来说，一些医生认为这些人工智能方法应在临床环境中得到测试，要么作为随机对照试验，要么作为时间周期的整群随机分组实验[2]。

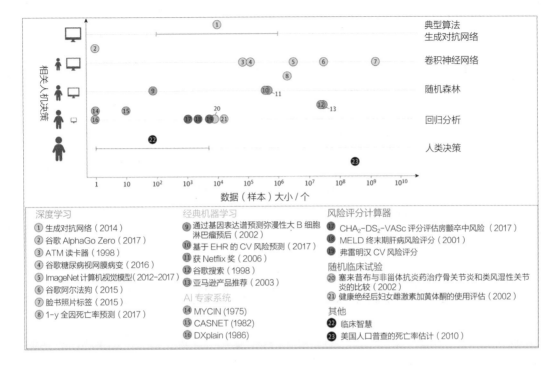

深度学习
① 生成对抗网络（2014）
② 谷歌 AlphaGo Zero（2017）
③ ATM 读卡器（1998）
④ 谷歌糖尿病视网膜病变（2016）
⑤ ImageNet 计算机视觉模型（2012-2017）
⑥ 谷歌阿尔法狗（2015）
⑦ 脸书照片标签（2015）
⑧ 1-y 全因死亡率预测（2017）

经典机器学习
⑨ 通过基因表达谱预测弥漫性大 B 细胞淋巴瘤预后（2002）
⑩ 基于 EHR 的 CV 风险预测（2017）
⑪ 获 Netflix 奖（2006）
⑫ 谷歌搜索（1998）
⑬ 亚马逊产品推荐（2003）

AI 专家系统
⑭ MYCIN（1975）
⑮ CASNET（1982）
⑯ DXplain（1986）

风险评分计算器
⑰ CHA$_2$-DS$_2$-VASc 评分评估房颤卒中风险（2017）
⑱ MELD 终末期肝病风险评分（2001）
⑲ 弗雷明汉 CV 风险评分

随机临床试验
⑳ 塞来昔布与非甾体抗炎药治疗骨关节炎和类风湿性关节炎的比较（2002）
㉑ 健康绝经后妇女雌激素加黄体酮的使用评估（2002）

其他
㉒ 临床智慧
㉓ 美国人口普查的死亡率估计（2010）

图 7.2 人类和机器智能

新的一天已经到来：融合型科学家

罗德里克·伊万·佩蒂格鲁

罗德里克·伊万·佩蒂格鲁是一名内科医生和工程师，他撰写了这篇评论，关于培训和教育一批具有数据科学和工程教育背景的医学工程师和医生，使其具备非常有价值的双重视角。

美国得克萨斯州休斯顿德克萨斯农工大学，美国得克萨斯州休斯顿休斯顿卫理公会医院。

今天的医学需要一批新的从业者：不是后来掌握了无数专业工程工具的医生，也不是后来通过医学教育学会诊断和治疗的工程师。当今的医学挑战需要对生物科学、工程和数据科学有着综合理解的头脑，并具备构建有效的新解决方案以改善健康结果的技能。生命科学、定量科学和工程学的融合是解决最大健康挑战的最有希望的方法，而目前需要的正是这种融合的实践者[1]。

就像抚养一个会说两种语言的孩子一样，语言不会打倒他们或影响其认知，进行工程和医学的混合教育也存在内在优势。学生们不会因为先前的训练而背负偏见，他们学会了产生生命的学科的自然融合。创新的医学实践方法将最迅速地从这种新方法中产生，而不是从以前实践的进步中产生（见图 7.3）。

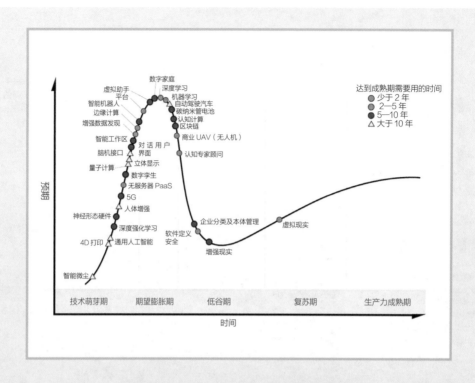

图 7.3 高德纳（Gartner）新兴技术的炒作周期

融合型临床医生兼数据科学家的基本价值

数据是现代医学的货币。现代医生的工具产生了大量的数据，甚至足以使最敬业的临床医生不知所措。将研究领域中产生的数据添加进来，这一挑战将进一步深化。然而对能够利用数据造福患者的医生来说，这是机会和希望。此外，数据科学与自然科学的融合可以提供新的见解。

当 200 人的事件视界望远镜团队拍摄一个黑洞时，这种融合的基本力量得到了很好的证明。通过跨学科协作，使不可见的内容变得可见。遍布全球的望远镜提供了多种视角，产生了数千万亿字节的数据，算法重建黑洞相关发射的可能图像、生成数据，由融合型专家确定哪张或哪一组看起来最合理[2]。这是合作科学和融合科学的胜利。

融合型临床医生兼数据科学家的新机遇

数据科学的新时代由数字记录、传输和复杂分析的力量支撑，由人工智能进一步增强，带来了另一种自然融合，有望产生巨大红利。为了利用这些数据，下一代医学科学家必须接受临床医生数据科学家的双重培训。在医学领域中应用人工智能并不是要取代医生，而是要赋予他们超能力。人工智能可以带来更早的疾病检测、更精确的诊断、新的生理观察以及更个性化的医疗未来。与黑洞一样，最大的影响可能是看到看不见的东西：通过整合相关信息和目的性分

166

析而产生的新发现。

　　显而易见，临床医生数据科学家将能够充分利用可穿戴设备、外部传感器和医疗信息产生的无处不在的数据，甚至药房合规使用的智能药片，并将其与基于环境和人群的数据相结合，以简化、优先和提高医生的决策和治疗。

　　人工智能已经迅速融入临床实践。FDA已经批准人工智能支持的设备用于糖尿病视网膜病变、中风、乳腺癌的诊断，以及4D心血管图像的自动分析。然而，这些早期应用依赖于"锁定算法"，尚未充分利用ML的潜力[3]。对于融合型临床医生数据科学家来说，手头的一项关键任务是捕捉高度可变的真实世界经验，以构建能够适应和改进其性能的人工智能。

引入医学工程师

　　得克萨斯农工大学和休斯顿卫理公会医院最近制订了一项联合工程医学（EnMed）混合计划，学生将在四年内同时获得创新工程学的医学硕士和博士学位。首先，学生从一开始就拥有工科学士学位或有四年制工程医学双学位的类似背景。EnMed的核心是培养学生在知识和概念上通晓多个科学领域。毕业生将具备工程学和医学的综合思维以及解决重大问题的专业能力。学生们将从这种综合训练中脱颖而出，成为医学工程师。鉴于培养具有发明意识的医疗专业人员这一目标，EnMed的学生需要为医疗或医疗保健问题提出一种实用的解决方案，这一要求是训练解决问题能力的立足点。

　　四年制课程包括三个为期六个月的临床前研究期，然后是综合性临床选修课，包括沉浸式思维、发明创造和翻译练习。培训从医学工程创新的预科课程开始，在前三个学期的每一个学期，都会列出每周课程学习目标、学习任务和形成性学习评估工具，包括研究主题的相关医学和工程学概念。EnMed采用翻转课堂和小组学习的方法，提供与本周学习目标对应的在线讲座和阅读材料。实验室、教师讨论和引导式会话都有临床专家和工程学专家的参与。在临床轮换过程中，学生将发现问题，然后设计对应的解决方案。

承诺

　　人工智能将提供新的见解，开发有效途径，并带来更好的医疗保健。下一代医疗专业人员必须通过融合生命科学、定量科学和工程学来理解医学。随着数据科学在指导患者护理方面的不断应用，临床医生数据科学家将在实现这种融合中发挥越来越重要的作用。

　　以数据科学为中心的医学成像可能是未来的一个指标。图像数据采集速度的巨大进步以及数据处理、处理效率和信息提取的新方法已经提高了诊断质量和效率。目标协议现在允许更短的扫描和分析。可以获得完整的研究，无须进一步成像。未来的解释将利用定量数据和评估，其中分析工具整合了生物和物理数据集的信息。将基因编码、蛋白质表达、代谢作用、组织和器官生理学与检测到的图像特征相结合将成为未来医学图像科学的特征。当我们在一生中朝着健康这一目标努力时，那些科学上精通多种领域的人，如医学工程师和临床医生数据科学家，将是医疗生态系统从以疾病治疗为中心向以保持健康为中心转变的核心力量。

参考文献

[1] Chen S, Bashir R, Nerem R, Pettigrew R. Engineering as a new frontier for translational medicine. Sci Transl Med 2015;7(281):281fs13.

[2] Event Horizon Telescope. [Internet]. Cambridge, MA: Harvard University; 2019. Available from <https://eventhorizontelescope.org/science> [cited 29.04.19].

[3] Food and Drug Administration. [Internet]. Silver Spring, MD: FDA; 2019 Available from: <https://www.fda.gov/MedicalDevices/DigitalHealth/SoftwareasaMedicalDevice/ucm634612.htm> [cited 25.04.19].

构建医学生态系统中的人工智能

皮尤什·马瑟和弗朗西斯·帕佩

皮尤什·马瑟和弗朗西斯·帕佩都是专注于人工智能领域的医生，他们撰写了这篇评论，阐述了用金字塔式方法构建人工智能生态系统的概念，从问题出发，首先需要评估，最后是实施、扩展和推广。

美国俄亥俄州克利夫兰诊所麻醉学研究所；美国俄亥俄州克利夫兰诊所皮肤病学和整形外科研究所，美国俄亥俄州克利夫兰诊所外科学系，美国俄亥俄州克利夫兰凯斯西储大学勒纳医学院。

背景

卫生保健是一个具有多个护理交付节点、各种数据输入和干预措施的复杂适应系统（CAS）。任何医疗服务系统的中心都是患者，他们最终会受到不同护理水平的决策过程所带来的影响。患者诊断系统将医疗决策、卫生保健提供者（决策者）和电子病历等工具联系起来，支持提高医疗效率、降低医疗成本、增加患者访问并提供更高质量结果的需要。人工智能提供了一种解决方案，在这种复杂环境中可用于多来源收集连续的混合质量数据，这些数据可通过各种策略处理成可操作且有效的决策信息。任何人工智能模型开发的出发点都是对临床或管理问题的认识和阐述，以及开发需要人工智能策略解决方案的需要 [1]。

模型考虑

如前所述，任何临床人工智能解决方案甚至非临床管理工具的中心都是"患者 — 诊断"。这一点非常重要，因为患者疾病过程的所有决策和管理都与其诊断相关。支持这种系统的数据源必须是及时的（接近实时的），并验证其准确性和质量。直接设备或监测衍生变量是比人工输入变量更好的解决方案，尽管前者的大数据负载、工件和数据质量验证仍是挑战。监测或实验室衍生变量与各种其他数据元素的相互作用基本上是通过电子病历实现的，包括药物、临床记录和成像报告。多模式 ML 解决方案不仅可用于预测结果，还可用于数据交叉验证、缺失变量的插补（插值）以及趋势、警报系统和其他医疗服务提供者互动功能的开发。经过处理后，这些信息必须使患者和医疗提供者能够通过电子病历等交互媒体和其他电子监控设备或智能设备获得（如移动电话、智能手表和各种可穿戴电子设备）。可操作的信息相当于 ML 模型策略和医疗服务提供商交互，因为显示不可操作的数据会通过数据过载降低效率、医疗服务质量和安全性。从回顾性分批数据到来自各种战略数据源的连续数据输入是实现临床验证和运用之前的关键初始步骤。

虽然已经使用了各种人工智能技术，并在验证中取得了成功，但大多数最近获得 FDA 批准的 ML 系统都支持针对特定小群体护理环境的解决方案。针对 ML 平台的开发和运用，图 7.4 显示了人工智能医疗设计的全系统方法[2]。此类医疗人工智能平台的开发和运用将需要大量的工作，因为电子病历等医疗领域的集成解决方案是完全不同的，是非通信的，且仍在发展中。

商业计划

从核心来看，人工智能项目开发的关键组件与其他项目管理解决方案没有太大区别。识别客户和制订项目计划至关重要。建立一支由医疗提供者、各级卫生保健管理人员、项目经理和 ML 专家组成的专业团队非常重要。有时实现其最佳利用和促进并非通过创建和雇佣全新的医疗项目团队实现，而是通过与各行业或学术伙伴的合同合作实现。数据源的识别可以是不同的类型，例如监测衍生波形数据、临床成像、非结构化临床记录、数值实验室变量，以及电子病历中不同时间段记录的患者报告文本[3]。有一个清晰的初始人工智能设计策略和开发时间表是至关重要的，因为目前公认 80% 的人工智能模型开发总时间是用于数据预处理的，而非实际的模型开发。研究和开发阶段需要大量的财政资源，可以通过拨款和投资基金等方式获得。关键绩效指标及其时间表里程碑对于衡量项目开发、资源效率以及新企业的合法性和声誉至关重要。

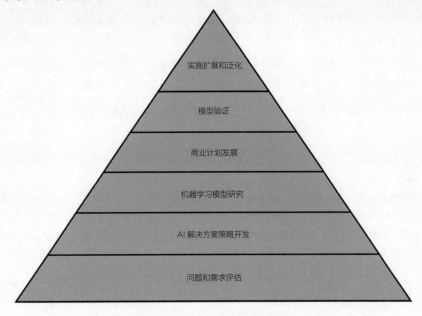

图 7.4 构建和实施医疗系统人工智能的金字塔式方法

研究和验证

ML 模型的建立类似于其他数据预处理后的模型构建，包括将通用数据池划分为训练和测试集，用于模型开发、输出特性和精度参数评估，如曲线下面积（AUC）或 F, Score 等。最终选择最佳的 ML 模型并细化模型是持续改进 ML 策略和验证过程的关键步骤。严格的临床验证不同于使用各种研究方法的模型验证，必须遵循不同水平的试验，并最终经同行评议发表在期刊上。FDA 通过其数字健康创新行动计划和创新软件预认证（Pre-Cert）试点计划支持所有解决方案的批准。

成功

人工智能成功运用的指标包括：

1. 患者安全；

2. 临床影响（质量改进）；

3. 行政影响（流程改进）；

4. 财务（降低医疗服务成本）；

5. 适应性（用户能力、界面和易用性）；

6. 可持续性和可扩展性。

未来考虑

最终，许多严格的验证研究正在进行中，需要解决人工智能在医疗领域中的影响这一复杂问题。我们只是在开发更好的数据呈现工具，还是有效的医疗解决方案？这些系统是否可以推广到各种不同的卫生保健系统中，或者它们是否需要可能效率极低且不一致的个性化运用方法？这些人工智能解决方案是否可以扩展或与同一医疗环境中的其他人工智能解决方案交互？除此之外，更多问题仍在研究中，需要进一步创新。最终的问题是人工智能能否拯救生命？答案在于医疗服务提供者和 ML 科学家之间的成功合作，共同开发、验证和运用复杂的人工智能解决方案，使我们所有人受益。

参考文献

[1] Topol EJ. High-performance medicine: the convergence of human and artificial intelligence. Nat Med 2019;25(1):44-56.

[2] Maheshwari K, Cywinski J, Mathur P, Cummings III KC, Avitsian R, Crone T, et al. Identify and monitor clinical variation using machine intelligence: a pilot in colorectal surgery. J Clin Monit Comput 2018.

[3] Rajkomar A, Oren E, Chen K, Dai AM, Hajaj N, Hardt M, et al. Scalable and accurate deep learning with electronic health records. NPJ Dig Med 2018;1(1):18.

人工智能领域的个人旅程：人工智能枢纽

汉密尔顿·贝克

汉密尔顿·贝克是一位热衷于学习人工智能的儿科心脏病专家，是一位鼓舞人心的榜样。几年前出于好奇，他开始接触人工智能，现在已经建立了一个人工智能"枢纽"，在其医院内外都产生了影响。

2017 年 12 月初，我参加了加利福尼亚达纳点举行的第一次人工智能 Med 会议，很荣幸成为这次理论竞赛的获胜者。在那次会议上，我对人工智能产生兴趣并开始从事医学中的人工智能应用。从那以后，我每天都在学习人工智能及其与医学的关系。过去，我是一名儿科心脏病专家，而现在我把我的研究重点和工作重心都转向了这个方向。具体来说，我的使命是让人们更好地认识到人工智能与医学交叉领域的巨大进步。

在南卡罗莱纳医科大学（MUSC），我们最近创建了 MISC 人工智能枢纽，目的是把在这个领域工作、研究和对该领域感兴趣的人聚集在一起，而该枢纽将联结 MUSC 的人工智能人才。此外，它还将成为 MUSC 人工智能与更广泛群体之间的联结点，如慈善机构、投资者、产业和其他大学合作伙伴。

最后，我们的目标是在保证伦理性、多样性和包容性的基础上，朝着人工智能工具的发展迈进，以改善人口健康、赋予服务提供者权力、提高价值并降低成本。我们认为实现这一目标的最佳方式是提供必要的领导、资源和项目管理，以助早期调研人员取得成功。在从构思到临床采用的整个过程中，所有项目都要有必要的领域专家代表（ML 专家、信息学家、临床医生、伦理学家等）。有效的临床痛点将用来指导项目支持的选择。具体来说，我们未来的计划是开发安全的快速人工测试环境区。这将利用枢纽基础设施内的临床数据仓库提供对安全、深度数据环境的访问。

我意识到我们这一群体对该领域的兴趣与日俱增，最近 MUSC 卫生专业学院和克莱姆森大学的学生干部加入了我们。很明显，未来很多最好的工作都将由这群热情高涨的学生完成。

另一项重要举措是支持机构制定正式的愿景和战略。医疗机构不久将需要在人工智能工具和技术上进行重大投资。制定清晰的愿景和战略可将不同的人工智能工作结合在一起，以减少重复，提高效率。在整个过程中，这些年通过人工智能 Med 等会议聚在一起的人们激励并支持着我，非常感谢他们。

此外，还有更多与人工智能在生物医学中的应用相关的挑战，这比其他领域的人工智能更加复杂（相关内容详见上节）。以下是社会层面的主要问题 [3]：

关于偏见。本书以及关于人工智能的会议和讨论中经常出现的一个主题是偏见问题（相关内容详见上节）。临床医生对为特定患者群体或机构设计的算法所产生的偏见持谨慎态度，因为这些算法不一定反映更异质的人群或机构。此外，样本差异（如图像质量差异以及专家组的相关解释）

也会产生偏差。

关于公平。还有一个不平等问题（另见上节）。研究中 ML 的许多方面可能存在不公平，也不能做到人人平等；这些因素会加剧已经存在的医疗差距。分配公平及其原则可以纳入模型设计和运用 [4]。

关于伦理。与偏见和平等相关的一个问题是伦理问题（见上节）。在医药和保健这一主题下，讨论更频繁的领域包括：（1）如果出现不良医疗结果，谁来承担责任？（2）如果这项新技术无法为所有人，特别是第三和第四世界的人所使用，由此导致不平等怎么办？（3）使用患者数据创办人工智能医药公司，医生和医院是否应该或能够从中获得经济利益？（4）谁拥有并有权使用医疗数据？还有关于自主算法的讨论，输入患者数据，该算法可以输出对特定患者预测的医疗相关决策的置信度估计，且带有伦理上的细微差别 [5]。

医学中的人工智能与伦理思考

丹顿·查尔

丹顿·查尔是一位对伦理学和人工智能特别感兴趣的儿科麻醉师，他撰写了这篇关于医学中人工智能伦理问题的评论，如偏见、人工智能工具的有意和无意使用，以及医患的信托关系。

尽管人工智能仍处于临床应用的早期阶段，但它很可能对未来的护理产生巨大影响，并提出独特的道德挑战，就像它在非医疗环境中的应用一样 [1]。然而，由于缺乏可检验的临床人工智能应用，对人工智能在卫生保健领域出现的特定伦理问题的真正理解受到了限制。FDA 仅在 2018 年批准了第一个自主诊断系统（诊断糖尿病视网膜病变的 IDx 系统）[2]。因此，目前可确定的人工智能在医疗中应用的潜在道德问题仍然模糊，主要是从人工智能在非医疗环境中应用时出现的道德挑战推断出来的。大体上，这些人工智能潜在的伦理问题可以分为四个方面：（1）潜在训练数据的偏差；（2）设计议程或意图；（3）人工智能的非预期使用；（4）人工智能系统对医患信托关系的影响。

医疗领域之外引入的算法已经验证了算法训练数据中固有的偏差，导致一些建议也存在偏见。例如，旨在通过预测再次罪犯风险来帮助法官判刑的程序显示出种族歧视倾向 [3]。当然，在用于医疗的人工智能中也可能出现类似的种族偏见。应用于数据的算法将只反映数据中已经存在的内容。如果对某些人群进行的遗传研究很少（或没有），那么设计用于预测遗传结果的人工智能系统就会有偏差。Framingham 研究数据用于预测非冠心患者群的心血管事件风险时，显示出对不同人群的风险估计过高和过低的偏差 [4]。

医疗服务中其他固有的微妙歧视所产生的偏见，可能更难预料到，也更难防止将其纳入人工智能系统的训练，由此影响其决策。这种偏见可能导致自我实现的预言。如果临床医生总是对发现有极端早产或创伤性脑损伤的患者撤销重症监护，人工智能系统可能会发现此类发现总是致命的，建议撤销护理，并错过改善此类情况的机会。

人工智能创建背后的设计者的议程或意图也需要考虑。目前已经建立了将企业利益置于社会责任之上的算法。最近引起关注的相关案例是优步的灰球和大众的氮氧化物排放算法，它们都是为了规避监管而设计的。美国的医疗存在于健康和利润之间，二者经常相互冲突。将人工智能应用于医疗领域时需要考虑这种紧张关系，因为人工智能的构建者和购买者不太可能是提供临床护理的人。随着越来越多地使用质量指标来指导报销，人工智能可能会被用于"钻系统的空子"中，通过指导临床行动来提高质量指标，或者更离谱的是，可能只是改变提供给公众评估和监管机构的数据。CDS 系统还可能在临床用户不知情的情况下嵌入建议，提高其设计者或购买者的利润（对于他们在保险计划转诊中持有股份的药品、测试、设备）。

许多人工智能系统都存在一个"黑箱"问题：其工作对用户（临床医生和患者）是不透明的。在某些人工智能方法（如神经网络）中，系统的学习方法甚至对系统的设计者来说也是不透明的。在人工智能功能不透明的情况下，人工智能系统中嵌入的议程或设计意图变得更加重要。

人工智能系统运用后可能会出现非预期用途。例如，研究表明，大多数美国人愿意在家度过最后的日子，但很少有人真正愿意。设计用于预测 1 年内死亡率的人工智能系统可能会对此有所帮助，将预计死亡的患者提请姑息治疗团队注意。不幸的是，由于生命的最后一年往往是医疗费用最高的一年，这样的算法也可以用来帮助将潜在的昂贵患者从医疗系统中分流出去。

此外，人工智能和人工智能输出可能会影响医患信托关系。随着电子记录的出现，以及住院医师和急诊医学等新临床专业的轮班工作，临床医学正在向基于系统的方法转变。虽然人工智能只是这一趋势的最新现象，但随着临床医学逐渐向这种基于转换、基于系统的模式发展，从疾病的呈现到解决一直跟进的临床医生也在减少。这使电子记录和人工智能方法在医疗中发挥了必要的作用，也赋予了它们意想不到的力量和权威。与单个临床医生的记忆和经验不同，负责患者护理的医疗记忆正在成为医疗系统中捕获的数据，以及人工智能设计决策中关于如何管理该信息的决策。

由于其在管理临床信息和提供 CDS 方面的作用，这些人工智能工具可能参与到当前的治疗关系中，并且同样需要对患者承担类似的受托责任。患者与人工智能系统之间的信托关系、对临床医生和患者自主性的影响[5]以及人工智能系统和设计师应该承担什么样的代理和责任（如果有的话），是当前迫在眉睫的道德问题。

道德准则仍需跟上人工智能在医疗领域的新兴应用。使用人工智能系统的临床医生需要更多地了解其结构，从而了解其局限性。不了解或允许人工智能系统成为黑匣子，可能会导致道德上出现问题。

参考文献

. [1] Char DS, Shah NH, Magnus D. Implementing machine learning in health care—addressing ethical challenges. N Engl J Med 2018;378(11):981-3.

[2] Abra`moff MD, Lavin PT, Birch M, Shah N, Folk JC. Pivotal trial of an autonomous AI-based diagnostic system for detection of diabetic retinopathy in primary care offices. NPJ Dig Med 2018;1:39.

[3] Angwin J, Larson J, Mattu S, Kirchner L. Machine bias. ProPublica; 2016. <www.propublica.org> [accessed online at 06.10.17].

[4] Gijsberts CM, Groenewegen KA, Hoefer IE, et al. Race/ethnic differences in the associations of the Framingham risk factors with carotid IMT and cardiovascular events. PLoS One 2015;10(7):e0132321.

[5] Cohen IG, Amarasingham R, Shah A, Xie B, Lo B. The legal and ethical concerns that arise from using complex predictive analytics in health care. Health Aff (Millwood) 2014;33(7):1139-11347.

关于管理。与偏见和伦理交织在一起的是这项医学新技术的监管领域。即使我们将人工智能及其全套工具视为"软件即设备",当这些即将出现的人工智能工具与其他先进技术(如人工智能和增强现实技术,见后文)融合时,我们如何有效和方便地批准所有这些工具的使用。也许,我们需要将技术的这种范式转变与我们如何监管的平行哲学转变相匹配。在这个新的技术时代,FDA 和 AMA 在管理和监督概念化方式上开始了这样的转变,值得我们高度赞扬[6]。FDA 提出了基于风险的新提交类型和数据要求,形式为 510(k)通知、重新或上市前批准(PMA)申请途径,其设备和放射健康中心(CDRH)是一个重要资源。该文件反映了一种更具创新性的策略(包括算法更改协议),对于这些新的软件即医疗设备(SaMDs)来说,这将是一个更合适的监管过程(见图 7.5)。总的来说,随着临床医学和卫生保健领域人工智能技术的指数级增长,FDA 及其良好的 ML 实践是一种更加一致的监管战略。另一方面,AMA 最近刚刚通过了关于增强智能的第一项政策建议。这些建议包括基于伤害和利益风险对医疗人工智能系统进行监管,考虑到一系列因素,以及所有医疗人工智能系统的支付和覆盖范围,前提是遵守所有相应的联邦和各州法律法规[7]。此外,世界各地在这一监管领域内也存在差异[8]。对于未来,一个潜在的解决方案是不监管设备,而是监管使用人工智能工具的团队或个人(类似于临床医生执照)。另一个可能的方案在于"机器与机器打交道"的图灵哲学,并设计出忽略算法的监管算法。

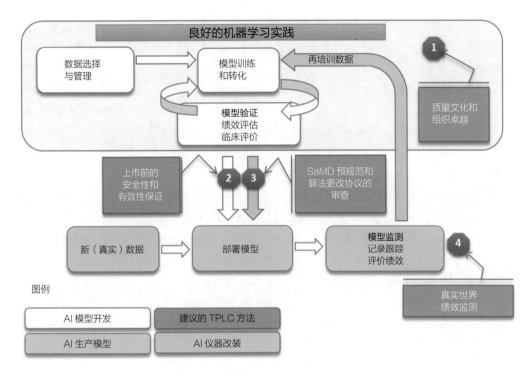

图 7.5 FDA 和 TPLC 关于人工智能 /ML 工作流程的监管方法

医学和食品药品监督管理局中的人工智能

凯文·西尔斯

凯文·西尔斯是一名放射科医生和创新者，他撰写了这篇评论，以讨论医疗领域人工智能监管过程开启新时代后，他在新的 FDA 预认证过程及其分类方面的经验。

ML 代表了医疗领域最热门、最具潜在变革性的技术之一。尽管 ML 技术能力对于构建革命性产品至关重要，但监管批准是强大技术和实用临床工具之间的主要通道，了解相关途径也很重要。这需要与 FDA 进行沟通。在本文中，我们将概述 FDA 批准的关键概念，重点关注与医疗领域人工智能技术的开发和发布相关的领域。

FDA 批准的核心是根据相关风险程度对特定器械进行分类。ML 软件之前被 FDA 归类为医疗器械，医疗器械根据患者的相关风险水平分为三类[1]：

Ⅰ类：低患病或受伤风险，如牙刷；

Ⅱ类：中度患病或受伤风险，如计算机断层扫描仪；

Ⅲ类：高度患病或受伤风险，如人工心脏瓣膜。

医疗器械批准的途径多种多样，适用于特定器械的途径在很大程度上与其相关风险水平相关[2]。这些途径可概括如下。

●免除上市前审查：特别是在低风险器械（Ⅰ类）中，例如简单的医用绷带，可以授予豁免，从而避免审批过程。

●上市前通知，也称为510（k）申请：这是"快速通道"批准，是目前医疗领域最常见的ML技术方法。符合这一类别需要满足两个主要要求：（1）该装置的风险为Ⅱ级（中等）；（2）存在类似技术的上游装置，具有可比的安全性和有效性。这类技术是"进化的"，而非"革命性的"，因为革命性的技术不存在改进基础。这项批准需要大约4—8个月的时间、20个FDA工时和5 000美元的资金成本。

●PMA：当没有预先存在的上游技术和/或Ⅲ类器械时，需要最严格的FDA批准。这一途径通常需要3—7年的严格临床试验和大约1 200个FDA工时。

●从头开始：这是一个特殊类别，适用于没有类似先前技术但风险低至中等（Ⅰ类或Ⅱ类）的器械。在这种情况下，审批流程简化为不太严格的510（k）快速跟踪系统，简化了开发人员和FDA的时间和成本负担。

●人道主义器械例外：一种特殊的批准案例，其中医疗器械旨在使罕见病患者受益（每年少于8 000例的疾病被定义为罕见病）。考虑到医疗需求的特殊性和在这些小群体中收集可靠数据集的困难性，FDA的要求没有那么严格。

ML技术和其他数字医疗应用为FDA带来了独特的挑战。传统医疗技术需要数年的开发时间，而数字产品的开发只需要几个月，可以快速编写代码且应用成本低。这导致FDA批准申请的数量急剧增加，并给FDA带来了巨大的工作负担。此外，监管体系早在软件应用普及之前就建立起来了，对于哪些软件需要FDA批准可能存在很大的模糊性。

在过去几年中，FDA和美国国会已采取措施，就这些主题提供指导和改革。美国国会于2016年颁布了《21世纪治愈法案》（后文简称《法案》），明确了FDA在监管数字健康产品方面的作用。具体而言，《法案》第3060节和随后的FDA指南草案在满足某些标准时将医疗软件排除了在监管评估之外[3]，确定了不需要批准的各种类别，包括鼓励健康生活方式的"健康"软件、某些类型EMR和特定类型的CDS技术。这种关于监管需求的清晰性对于医疗技术开发人员来说至关重要。《法案》在许多其他方面进一步减轻了监管负担，包括简化"突破性器械"的审批，降低人道主义器械例外的要求。

简化的监督流程对ML技术尤其重要，因为ML技术为患者带来了巨大的潜在利益，并且正在迅速大量地涌现出来。为了解决这一问题，FDA推出了数字健康软件预认证试点计划，作为其数字健康创新行动计划的一部分。在这项试点中，选定的技术公司（如苹果、Fitbit、谷歌Verily和Pear Therapeutics）正在使用实验性的预认证方法进行评估。预认证的基本逻辑是，如果一家公司与FDA合作，在安全、高质量的医疗软件开发方面建立一条卓越的基线，那么他们在未来将面临不那么繁重的监管压力。这与交通安全管理局的预认证方法类似，预认证的旅行者可以享受简化的旅行流程。

尽管 FDA 预认证计划目前处于试点阶段，但它代表了 FDA 审批过程中最有前景的长期解决方案之一。值得注意的是，它可能对 ML 技术具有特殊的价值和意义，因为其动态性质与监管的模糊性有关。也就是说，尽管 ML 技术可能获得 FDA 批准，但目前尚不清楚当收集额外的培训数据并用于更新和理论上增强算法时，该批准是否仍然存在。新数据有可能以某种方式出现问题，并破坏以前的功能算法。预认证提供了一个避免每次培训数据更新时重复 FDA 评估的系统，因为预认证公司可能在接受 FDA 定期审核以验证持续质量和安全性的同时自由更新其技术。

医疗领域的 ML 技术正在经历一个前所未有的发展时期，为从根本上改变医学实践提供了可能。虽然新软件之前被认为与新人工心脏的监管是一样的，但监管机构正在开发一种积极的现代方法来评估新的数字技术。通过美国国会的《法案》、FDA 的《数字健康创新行动计划》以及其他的创新进取，数字产品开始成为一个独立类别，并有新的评估和批准协议。管理机构在现有医疗器械范例之外考虑数字产品的意愿对于许多致力于构建数字技术的开发人员来说是一种鼓舞，因为数字技术有可能彻底改变医疗 [4]。

参考文献

[1] The device development process —— step 3: pathway to approval [Internet]. Available from: <https://www.fda.gov/ForPatients/Approvals/Devices/ucm405381. htm>, 2018 [cited 03.12.18].

[2] Van Norman GA. Drugs, devices, and the FDA: part 2. JACC Basic Transl Sci 2016;1(4):277-87.

[3] Bennett JD-M, Heisey CM, Pearson IM. FDA's evolving regulation of artificial intelligence in digital health products. Lexology [Internet]. Available from: <https://www.lexology.com/library/detail.aspx?g=cf6351a3-a944-4468-9214-d141a689955e> [cited 03.12.18].

[4] Press announcements —— FDA selects participants for new digital health software precertification pilot program [Internet]. Available from: <https://www.fda.gov/NewsEvents/Newsroom/PressAnnouncements/ucm577480.htm> [cited 03.12.18].

关于经济学。最后是医疗领域人工智能的经济学问题，因为目前尚不清楚如何为医疗领域人工智能的应用设计支付模型。一个潜在的解决方案是以人工智能为中心的团队和服务的形式，将人工智能嵌入临床计划（从而纳入医院的总体预算）。该战略将使该团队具备预算和人力承担以人工智能为中心的项目。其他人工智能专家提出了一种"人工智能即服务"模型，将其视为一种资源，在需要时加以利用（类似于电力）。这个概念是特别适合的，因为吴恩达已经说过，"人工智能是新的电力"（也许我们可以加以补充，医疗是一个具有单一灯泡的原始小屋，因为数据基础设施有很大的改进空间）。此外，如果人工智能部署在三级和四级护理不足的国家，在诊断出更多新病例后，如何为程序、药物和干预措施提供资金也是一个问题。

从创业角度看人工智能传播和实施的障碍

阿伦·迈耶

阿伦·迈耶是拥有丰富创业经验的外科医生，他从以下四个方面对人工智能传播和实施的障碍进行了评论：技术，人为因素，进入壁垒的商业模式，或诸如监管、社会、道德、政治或法律的环境因素。

人工智能、ML、神经网络和深度学习是新兴事物。在医疗领域的应用可能非常广泛，而且与大多处于炒作初期的事物一样，试图保持领先地位的论文、会议、网络研讨会和组织激增。然而，这样做意味着你正处于幻灭低谷的边缘。

尽管计算机技术和第四次工业革命的其他部分取得了进步，但在 ML 跨越鸿沟之前还有许多障碍需要克服。以下是关于传播和实施以及创新传播基础的知识。

有四种基本类型的壁垒：（1）技术；（2）人为因素；（3）环境，包括法律、监管、道德、政治、社会和经济决定因素；（4）进入壁垒的商业模式。

技术

德勤（Deloitte）最近的一份报告强调了技术障碍。进度矢量如下（见图 7.6）：

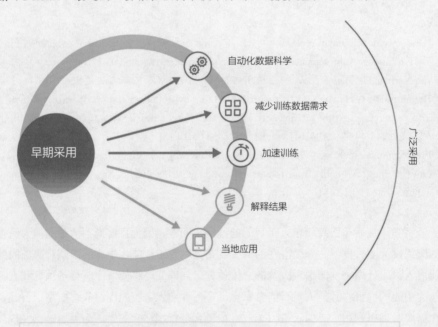

图 7.6 五个进度矢量

例如，可解释性是一个障碍。假设可以预测 2 型糖尿病的发病，我们认为这是一种倾向，但通常下一个问题是"为什么"，而大多数算法不会这样做。但我们确保，如果我们提供预测，也可以回答各种类型的问题。

人为因素

人为因素，如医生如何使用人工智能技术以及医生是否会使用人工智能技术，可以归结为技术采用的障碍。研究表明，更多开放创新的想法没有被采纳的原因是政治和文化，而不是技术。多重把关人、对任何"不是在这里发明的"东西的怀疑以及地盘战都阻碍了人工智能的采用。

态度：虽然证据可能指向一个方向，但存在一种对于证据是否与特定患者有关，或者是否反映了对"食谱医学"有普遍偏见的态度。

有偏行为：我们都是有习惯的生物，而习惯很难改变，特别是对外科医生来说，采用新技术和承担并发症、诉讼和纠纷风险的转换成本根本不值得为此付出努力。

认知：考虑到每天产生的大量信息，医生可能不知道不断变化的标准、指南或建议，或者可能对文献的理解不完整。有些人可能只是觉得这些指南是错误的，或者不适用于特定的患者或临床情况，而直接拒绝它们。

否认：基于"最后一个病例"，医生有时否认他们的结果不理想，需要改进。更常见的情况是，他们不愿意或无法跟踪短期和长期结果，以查看其结果是否符合标准。

情绪：情绪可能是最强大的激励因素，包括对报复或不当行为诉讼的恐惧、在贪婪的驱使下使用不当技术来增加收入、需要获得同行认可去"做其他人正在做的事"、自我驱动相反需求、站在前沿、赢得医疗技术军备竞赛、创造感知到的市场竞争优势。

道德

英国上议院人工智能特别委员会已要求法律委员会调查英国法律在系统出现故障或对用户造成伤害时是否足以判定责任。

该建议是由 13 名成员组成的人工智能特别委员会报告的一部分"人工智能发展的经济、伦理和社会影响"。

报告的建议之一是建立跨部门的人工智能守则，该守则可在国内和国际上采用。委员会建议制定此类守则的原则是：

1. 人工智能的发展应为人类的共同利益服务；

2. 人工智能应以可理解性和公平性为原则；

3. 人工智能不应用于削弱个人、家庭或社区的数据权利或隐私；

4. 所有公民都应有接受教育的权利，使他们能够在精神、情感和经济上与人工智能并驾齐驱；

5. 永远不应赋予人工智能伤害、毁灭或欺骗人类的自主权力。

纳菲尔德生物伦理委员会将伦理和社会问题确定为：

1. 可靠性和安全性;

2. 透明度和问责制;

3. 数据偏差和公正平等;

4. 对患者的影响;

5. 信任;

6. 对医护人员的影响;

7. 数据隐私和安全;

8. 人工智能的恶意使用。

最后,环境 SWOT 分析的部分存在更多的不确定因素。

环境和商业模式进入壁垒

人工智能商业应用程序的初创开发商在竞争激烈的市场中运营。它们与可用数据竞争,满足中型公司对人工智能应用程序的市场需求,从而使这些公司能够与通常在内部开发人工智能应用程序的大型公司竞争。

医学领域的人工智能正在迅速发展。然而其规模增长和价值提供将取决于壁垒的消除速度。

关于过度诊断。利用所有可用的人工智能工具,可能存在亚临床疾病过度诊断的潜在问题 [9]。如果治疗的风险大于某些疾病的亚临床诊断,可能会导致对患者不利的风险收益比。例如,在可穿戴设备上检测到的亚临床心律失常,初级保健或心脏病专家决定使用抗心律失常药物进行治疗。

关于复杂性。生物医学的本质是非常复杂的,因为它是一个具有不断演变环境的生物系统。此外,临床医学中的许多变量没有二分法或分类结果,数据具有连续性(或模糊性)。最后,对于疾患人群的系统复杂性可能是任何预测模型的挑战。

混沌与医学

彼得·霍尔布鲁克

彼得·霍尔布鲁克是一位著名的儿科重症监护医师,以其独到的见解而闻名,他撰写了这篇评论,旨在阐述生物医学中的混沌理论和复杂适应系统,以建立一个与人工智能解决方案可能一致的框架。

美国华盛顿特区乔治华盛顿大学,美国华盛顿特区儿童国家卫生系统

医学以还原论为主导。解剖、显微镜、基因分离、基因敲除动物和 DNA 测序,可以对越来越小的单位进行更深入、更详细的观察,直到了解基本单位的功能。然后,按照这种思路,重新组合这些单元,以重建现在所理解的整体。套用西蒙-皮埃尔·拉普拉斯的话,告诉一个人宇宙中所有粒子的位置和速度,他就能预测未来 [1]。

但在 20 世纪,尽管初始条件只是略有不同,相对论、量子理论和控制系统的研究结果却存在巨大差异,这引起了人们的反思。经过对"噪声"的研究,人们发现了表面混沌的秩序,

---

并编纂了混沌理论。借助数学和混沌理论，许多学科（如人类学、社会学、生物学和进化论）的控制系统都得到了深入研究[2]，其中许多被称为复杂自适应系统（CAS）。

在 CAS 系统中，了解单个子系统并不代表对整个系统行为有完美的理解。表 7.2 中总结了主要特征。

表 7.2 复杂自适应系统的特性

属性	注释
确定性	由系统的刺激和反应引起的；不是随机的
自组织	结果系统自发地聚集在一起，而不是由外界引导
非线性	一个或多个指数放大或抑制函数
非重复性	可能非常相似但不完全相同的反应，因为初始条件不完全相同
空间局限	系统行为包含在一个可能选项的特定空间中
围绕组织吸引子	系统结果围绕几何结构合并
突现行为	整个系统的行为不是部分的总和，例如人体的某些部位不能行走或产生创造力
对扰动的敏感性	系统将内部和外部差异纳入控制
适应性	稳健且能够处理差异
变化抵抗性	系统在多变量环境下演化；能够处理类似的刺激
受相变影响	如果面临重大变化，可能会振荡或转移到新的阶段
分形特征	混沌中的统计顺序（见正文）

CAS 数据集具有分形成分是一个关键的观察结果[3,4]。几何分形是具有自相似组织的物体，即较小尺度上的结构细节与整个结构的细节具有相似的形式。数据在时间尺度上也可以是分形的，也就是说，长期的数据波动与较短时间尺度上的数据具有类似的结构。此外，当以更大的放大倍数进行检查时，观察到更多结构细节（缩放），并且不存在描述结构的特定比例，即比例不变性（见图 7.7）。

分形几何形状在自然界（如雪花、山脉和海岸线）和医学（如支气管树、动脉系统和骨骼结构）中非常丰富。在有限空间中，最大表面积的有效发展是分形的（如叶子暴露在阳光下、血液暴露在空气中，以及肾脏的肾盏收集系统）。小空间的填充是分形的（如 DNA 和蛋白质折叠，以及癌症转移），从原点到外围的信号传输也是分形的（如心脏传导系统）。

在典型的还原论场景中，当医生遇到患者时，疾病是损害，治疗的重点是消除它，例如，虫子应该用药物杀死。尽管几十亿年来生物体一直在对威胁作出反应，但人们很少关注患者内在反应系统的有效性。

考虑身体的控制系统。细胞内的化学反应与组织、器官和器官系统的功能以及整个生物体水平的过程（如战斗或逃跑）同时发生并协调一致。昼夜循环、生长发育以及成熟衰老覆盖了日常功能。生物群落对有机体提出了要求。创伤性、传染性和肿瘤威胁是持续存在的。

在微观尺度上进化的控制系统是否有可能适应宏观尺度的自相似控制系统，并且累积的信号是分形的？过去三十年收集的人类数据支持这一假设。正常人的心率、呼吸频率和步态变化表现出分形性质，每种变化都是多个交互控制系统的结果[3,4]。随着年龄的增长，这些分形图像先成熟，后退化。此外，在一些情况下，分形模式的范围缩小与疾病、恶化和死亡有关[4]。一个特例是败血症，机体对感染刺激反应过度（多器官衰竭综合征）导致自身恶化和死亡[5]。

观测结果与大型、多方面、自组织的控制系统一致，从多个不同尺度采集数据，并准备应对来自任何方向的扰动。控制系统广度的减小导致适应性降低和更大的恶化或消亡风险。因此，对于接受混沌理论培训的医生来说，混乱可能是由损害的直接影响、固有控制系统的故障或控制系统组件的解耦导致的夸张反应造成的，而这种反应本身是有害的。

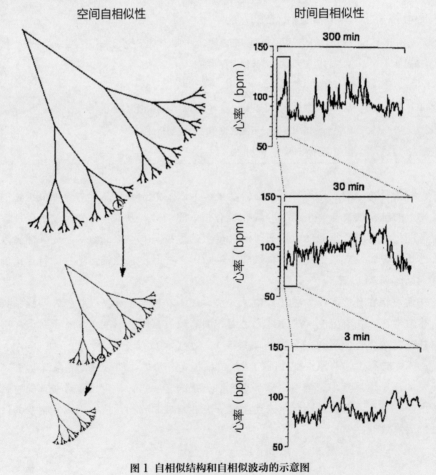

图 1 自相似结构和自相似波动的示意图

基于混沌理论的CAS结构为解决疾病提供了新的框架。具体来说，强调恢复控制系统的"健康"可能会让它更好地应对威胁。从目前来看，CAS分析更多地应用在诊断和预后，但未来，操纵控制系统无疑也可以改善治疗结果[5]。

参考文献

[1] Hoefer C. Causal determinism. In: Zalta EN, editor. The Stanford encyclopedia of philosophy, Metaphysics Research Lab, Stanford University, Palo AI to, CA, 2016.

[2] Coffey DS. Self-organization, complexity and chaos: the new biology for medicine. Nat Med 1998;4(6):882-5.

[3] Goldberger AL. Non-linear dynamics for clinicians: chaos theory, fractals and complexity at the bedside. Lancet 1996;347:1312-14.

[4] Varela M, Ruiz-Esteban R, De Juan M, Chaos MJ. Fractals and our concept of disease. Perspect Biol Med 2010;53 (4):584-95.

[5] Buchman TG. The community of the self. Nature 2002;420:246-51.

临床医师认知与医学中的人工智能

系统1和系统2思维。诺贝尔奖获得者、心理学家丹尼尔·卡尼曼以其决策工作闻名，他描述了系统1和系统2思维（分别是快速思维和经验思维VS慢速思维和分析思维）的差异（见表7.3）[10]。这种二分法方便地描述了临床医生（更倾向于系统1思维）和数据科学家（更倾向于系统2思维）之间的一些关键差异。临床医生，特别是当他们在急症护理的临床环境下时（如急诊室、ICU、手术室和程序室），通常依赖于基于过去经验和判断的快速直觉系统。另一方面，数据科学家更频繁地采用更慢、更符合逻辑的渐进式思维（即基于理性的系统2思维）来处理问题。这两种类型的思维在医学上都是必要的，但医生往往缺乏时间和训练，无法适当运用更多的系统2思维。

表7.3 系统1与系统2思维对比

	系统1	系统2
大脑定位	大脑边缘系统	新大脑皮质
速度	快	慢
思维类型	直觉	理性
	定性的	科学的
	固定模式	深思熟虑
决策类型	易于理解	复杂
意识状态	无意识	有意识

	系统 1	系统 2
努力程度	较低	较高
错误率	较高	较低
特征	联想	分析
优点	快速	精确
缺点	有偏	缓慢

根据情况分配利用系统 1 和系统 2 思维可能是最好的策略，这是人工智能在各种情况下协助分配的潜在未来应用。例如，在紧急情况下，人工智能可以提供互补且相对快速（与人类相比）的系统 2 思维来支持前者，而不是主要依靠系统 1 思维。这种结合在 ICU 中是理想的，因为 ICU 经常做出紧急决策，但系统 2 的思维方式可以更多，尤其是在快速决策的情况下。另一方面，过度或冗余的系统 2 思维可以与系统 1 思维相平衡，从而使整个思维过程更加高效和方便。例如，与系统 1 认知相比，系统 2 思维更适用于非紧急诊断困境，但也许认知捷径可以通过系统 1 输入实现。简言之，人类临床医生和人工智能可以根据具体情况决定需要分配多少系统 1 和 2 思维；这两个系统之间的平衡或对称称为双过程思维[11]。

医学中的人工智能与集体智慧

杰弗里·拉特利奇

杰弗里·拉特利奇是一位在医学信息学方面有着深厚背景的内科医生，他撰写了这篇评论，阐述了基于知识和数据驱动的诊断预测模型的价值以及许多医生的特殊集体智慧。

随着直接面向消费者的健康信息服务的普及，人们对开发帮助了解症状可能原因的工具又重新兴趣高涨。基于人工智能的新方法正在开发中，我们预计在这一任务上的表现将与优秀医生一样好或更好：仅根据患者的病史，包括既往情况、药物和风险因素，在 1 000 种可能情况中预测出最能解释症状的那一个。

基于知识的诊断预测模型

人工智能在医学中的应用始于创建诊断模型的尝试。第一个基于规则的"专家系统"[1] 和其他启发式符号方法[2] 在狭义约束的诊断任务[3] 中表现良好。早期的"朴素贝叶斯"模型[4] 产生了更强大的信念网络（因果概率模型）[5]，以及在控制其复杂性的同时提高这些模型的范围和准确性的方法[6]。

然而，基于知识的专家系统并没有得到广泛的采用[7]，原因如下：

1. 模型假设施加的限制（例如，贝叶斯模型中症状是条件独立的常见假设）；

2. 知识管理方面的挑战，因为通用诊断系统应包括每个专业医生的集体智慧；

3. 难以衡量模型的性能，难以预测添加的新知识如何影响已建立并验证的模型性能。

数据驱动的诊断预测模型

人工智能在医学领域的最新进展表明，数据驱动的深度神经网络（DNN）模型可以在各种医学应用中提供准确可靠的"优于专家"的性能[8]，因此，人们自然会问 DNN 如何为临床诊断创建更好的预测模型。DNN 方法应用强大的计算能力来发现大型训练集中输入之间的复杂关系，从而创建诊断模型，预测任何给定输入集（例如，患者场景特征）最可能的解释。

DNN 模型需要训练数据集，其中包括每个诊断可能变化的大样本。对于门诊初级保健中的临床诊断问题，至少有 1 000 种可能的诊断或解释，保守地说，大约有 3 000 种症状和其他相关特征。如果我们将每个诊断和患者情景的相关特征的数量限制在 20 个以内，那么在 1 051 个可能的所有症状组合中，可能有 109 个以上的患者情景。①

创建数据驱动诊断模型的挑战主要是需要大量患者情景，包括所有不太常见的情况（因此观察频率较低）。

结合专家知识和临床观察的模型

可以通过构建经过充分数据训练的 DNN 来解决（1）模型假设和简化问题。通过利用大型特约专家（医生）网络的集体智慧，我们解决了（2）跨多个专业寻找共识知识的问题，这是 HealthTap 上第一个版本的 Dr. 人工智能服务[9] 所包含的知识模型的基础。我们使用相同的专家网络来解决（3）测量预测准确性的问题，通过对大量基准案例的诊断或诊断集得出共识。基准案例能够客观地衡量诊断性能。

最后，通过将可用的临床观察病例数据与从大量专家医生集体智慧构建的知识模型中获得的模拟数据相结合，我们解决了（4）需要大量培训数据的问题。

收集医生的智慧

如何才能在创建和调整所有医学知识模型所需的范围内，收集足够多的医学专业医生的智慧？ RateRx 项目展示了一个庞大的特约专家网络是如何使这项任务成为可能的。

在 RateRx 项目中，7 000 多名医生贡献了他们对药物治疗临床效果的知识；他们对 6 577 对药物适应症进行了 215 979 次个人评估，以建立医生对药物治疗临床效果的集体智慧知识库[10]。在 1–5 星级的评定量表上，医生临床疗效评定的准确度为 ±0.3 星级（见图 7.8）。

---

① 每个诊断和患者情景的相关特征有 m 个，症状组合次数 (n) 是 n!/[m!(n–m)!]。对于 20 种症状的所有可能组合，n=3000, m=20, 就是 1.3*1051。n=20, m 为 5—20，那么 1 000 个诊断中可能的患者情景之和为 1000*1042380=1.04*109。

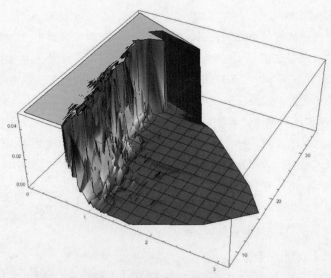

图 7.8 药物疗效星级评定

特约医生网络目前正在进行"知识共享"（Shareknowledge）项目，该项目评估了每种疾病的风险因素，以及每种症状在每种疾病中可能发生的频率。我们将这些信息与每种疾病的先验概率以及每种疾病的性别年龄分布相结合，以完善综合知识模型。然后使用该模型生成模拟患者数据，以补充观察到的患者数据，以足够大的规模创建训练数据，从而开发更有效的DNN 模型来预测临床诊断。

改进的临床诊断模型

由于数千名医生的参与和集体智慧，很快就能部署改进的临床诊断模型，帮助人们理解症状的可能解释，并支持医生为患者做出准确诊断的能力。

参考文献

[1] Van Melle W. MYCIN: a knowledge-based consultation program for infectious disease diagnosis. Int J Man Mach Stud 1978;10:313-22.

[2] Szolovits P, Patil RS, Schwartz WB. Artificial intelligence in medical diagnosis. Ann Intern Med 1988;108 (1):80-7.

[3] Arene I, Ahmed W, Fox M, Barr CE, Fisher K MD. Evaluation of quick medical reference (QMR) as a teaching tool. Comput: Comput Med Pract 1998;15(5):323-6.

[4] Betaque NE, Gorry GA. Automated judgmental decision making for a serious medical problem. Manage Sci 1971;17(B):421-34.

[5] Andreassen S, Jensen FV, Olesen KG. Medical expert systems based on causal probabilistic networks. Int J BioMed Comput 1991;28(1-2):1-30.

[6] Heckerman DE, Nathwani BN. An evaluation of the diagnostic accuracy of Pathfinder. Comput

Biomed Res 1992;25(1):56-74.

[7] Duchessi P, O'Keefe RM. Understanding expert systems success and failure. Expert Syst Appl 1995;9(2):123-33.

[8] Esteva A, Kuprel B, Novoa RA, Ko J, Swetter SM, Blau HM, et al. Dermatologist-level classification of skin cancer with deep neural networks. Nature 2017;542:115-18.

[9] Mukherjee S. You can now download an artificial intelligence doctor. Fortune January 10, 2017.

[10] Lapowsky I. Doctors on this site rate drugs to give patients more power. Wired Magazine March 11, 2015.

生物医学中的不确定性。将数据科学应用于生物医学的一个主要问题是，必须将前者的二分法或分类元素与后者的高度经验性和"模糊性"捆绑在一起。一般来说，人类对医疗数据的解释存在相对较大的误差，这种误差甚至可能在未来由于计算机辅助诊断（自动化偏差）而进一步夸大。此外，在解释医学影像或数据时，观察者间存在高度的可变性，因此任何应用于该数据的数据科学都需要考虑这种可变性。观察者内部也存在差异，不同临床医生可能对完全相同的数据有程度不同的解释。这种可变性可能仅仅是由于受附在数据上的病史或不同时期人类固有的心理和感知能力的影响而发生的。最后，由于患者健康结果的时间连续性，也可能出现不确定性。例如，如果对一名有肥厚型心肌病家族史的青少年进行超声心动图检查，并将其解释为"正常"，那么如果他在 27 岁时发现患有肥厚型心肌病，该研究是否应重新解释（为"非正常"）？

临床医生的认知偏见和启发。医生在决策过程中往往容易受到认知偏见和启发，特别是当他们的工作量过重，且因期望了解一切以及他们今天做出决策的权宜之计而感到压力的时候。虽然认知偏见会因为基于认知因素的环境而扭曲纯粹的认知，但启发是减少认知方面努力的思维捷径，因此会导致偏差。在杰尔姆·格罗普曼的《医生如何思考》[12] 和克莱因 [13] 对临床医生偏见和启发的评论中，都描述了医生思考方式中的几个认知缺陷。表 7.3 描述了一些常见的认知偏见和启发，它们可能会影响临床医生在诊断和 / 或治疗中做出最佳决策，后文将对其中的部分内容进行详细阐述。

其中一种认知缺陷就是确认偏误，即医生倾向于寻找信息来证实自己先前的假设。用夏洛克·福尔摩斯的话说："在掌握数据之前就建立理论是一个重大错误。不知不觉中，人们开始扭曲事实去迎合理论，而不是根据理论去解释事实。"一个临床的例子是，心脏病学家错误地认为急诊室的胸痛患者患有心肌梗死，因为他们错误地认为边缘心电图是异常的，而非正常变异（即使心肌酶是正常的）。

表 7.3 临床医生认知偏差和启发

偏见或启发	说明
确认偏误	主动和选择性地寻找信息，以确认先前和/或现有的信念
可用性启发	倾向于依赖记忆或经验中更容易获得的事件或例子
错觉关联	当证据不支持时，倾向于高估变量之间的关系
代表性启发	基于群体的代表性而非证据做出决策
二分法思维	仅从两种类别或结果来看，而非视其为可能性的连续统一体
自动化偏差	倾向于依赖或偏爱自动决策支持系统而非人类认知
锚定与调整	倾向于过于依赖一种信息来做决策
选择偏倚	数据或个体选择的偏差导致不随机化
情感启发	受当前情绪强烈影响做出决策
群体思维	群体动态缺乏，即群体渴望一致，共同做出次优决策
信念偏差	倾向于仅根据结论的合理性来判断论点的力度
达克效应	认知偏差，即高估自己的认知能力
框架效应	根据情境的积极或消极语义做出决定的认知偏差
Semmelweis 效应	拒绝新证据的反射性倾向，因为它直接与既定的范式相矛盾

另一方面，启发是任何有想法的人用来减少认知负荷的思维捷径。例如，可能导致错误的快捷方式是可用性启发，或者是在评估情况时依赖即时记忆的智能快捷方式。另一种认知错误是错觉关联，即当两个事件不相关且偶然发生时，倾向于认为它们是因果相关的。克莱因还进一步描述了代表性启发：该启发方法基于可用信息假设某个结论，但不关注基本比率。

面对所有这些偏见和启发，克莱因总结的良好决策规则如下：（1）了解基本比率；（2）考虑数据是否真实相关，而非仅仅关注显著性；（3）寻找决策可能错误的原因并接受其他假设；（4）问一些会反驳而不是证实当前假设的问题；（5）记住：错误的次数比你想象的要多。

总而言之，在决策过程中，人工智能支持的客观策略可能会抵消人类的各种偏见和启发，从而减少导致错误的人类相关偏见和启发的比例。

医学证据水平。医生经常讨论且可能尊重循证医学（EBM），其核心是利用证据帮忙做出合理的临床决策。EBM 的基石是一个分级证据系统，称为证据水平，临床医生的目标是使用更高/最高水平的证据进行实践。该系统始于 1979 年的加拿大定期健康检查工作组 [Ⅰ、Ⅱ.1、Ⅱ.2 和 Ⅲ级，Ⅰ级至少为一项随机对照试验（RCT），Ⅲ级仅为专家意见]。此后，美国预防服务工作队（USPSTF）公布了其三级系统，并进行了修改。科克伦协作组织（Cochrane Collaboration）的荟萃分析策略将系统综述提升到更高的严格程度。

EBM 的整个连续体或金字塔从底部开始分为三大类：观察性研究、实验性研究和最高层的临界评估（见表 7.4）。最底层是来自轶事、公开信息甚至专家意见和建议的信息。更高一级的是病例报告和案例系列，描述了病情和相关信息，无须任何类型的研究设计。病例对照研究是对该疾病的回顾性检查，具有诊断或治疗意义。队列研究（也称为纵向研究）是对有特定疾病或危险因素患者的前瞻性研究，也可能涉及研究前后参数的某种干预或观察。随机对照试验的设计包括接受治疗和未接受治疗（或有不同干预措施）的患者，采用随机分配的形式，观察不同组的结果。RCT，尤其是双盲形式的 RCT，是研究中最可靠的临床试验。经过批判性评价的文章和评论通常是来自该领域的领导和专家的受高度评价的文章。最后，荟萃分析有时由科克伦协作组织执行，这是一项国际虚拟工作，旨在以无偏方式研究可用信息。这个最后一级的证据是生物医学中最高级别的证据。

表 7.4　循证医学水平

证据水平	水平
批判性评价	最高
荟萃分析	
系统回顾	
批判性评估话题	
批判性评价个别文章	
实验研究	
随机对照试验	
非随机对照试验	
观察性研究	
队列研究	
病例对照研究	
案例系列和病例报告	
专家意见和资料	最低

挖掘医学文献的技术解决方案

托德·法因曼

托德·法因曼是一位在医学知识领域有着数十年辛勤工作经验的内科医生，他撰写了这篇评论，关于利用人工智能技术对医学文献中的证据进行自动搜索、提取和分析，以帮助临床医生做出最佳决策。

每天，上百万消费者在购买汽车、共同基金、书籍和电器之前都会上网查找真实证据。从

Carfax 到 E-trade 到 Amazon 评论，再到消费者报告，这些在线资源利用机器学习和自然语言处理，使消费者能够使用证据或数据来选出符合个人偏好的最佳产品。但是，医疗领域为什么没有类似的用户友好型在线挖掘资源，来帮助那些同样希望使用真实证据的消费者确定针对其自身状况的最佳疗法呢？

医学文献量逐年快速增长；全球现有的 25 000 种期刊每年发表的新文章达 100 多万篇。决策者、科学家、医疗保健提供者和患者在使用这些传统搜索平台时，都在努力掌握对他们来说至关重要的证据。像 WebMD 或 Up To Date 这样的在线医疗信息网站会提供相关"网上信息"（即意见、建议、咨询），但仅限于临床研究中发现的有关医疗安全性和疗效的部分相关证据。现有的在线证据资源，如谷歌学术搜索或 PubMed，对于不了解搜索策略的用户来说使用难度太大，他们很可能要么检索到较多无关文章，要么遗漏大量相关文章。

要解决上述搜索和检索问题，需要创建一个软件程序，以促进对所有类型医疗文献的高效挖掘和分析。该搜索平台将能够从多个来源（如 PubMed、ClinicalTrials.gov、新闻推送、指南和一些专有数据库等）快速检索大量相关医学文章。然后，平台将根据文章与查询词条的相关性对搜索结果进行排序。

一个创新的搜索引擎将使用最先进的语义网、NLP 和 ML 技术，以提供一个优于现有搜索平台的替代方案。该人工智能平台包含（但不限于）以下功能，使消费者和医生等更容易使用真实证据做出明智决策：

- 现有文献的数字参考列表，包括回答任何医学问题的最相关摘要的链接；
- 包含自动信号检测的文献监控，发现新文章时发出通知；
- 确定有影响力的作者和 / 或医疗保健提供者；
- 交互式高级分析，包括有趣的数据可视化（即时间线和地理分布图、患者群体分布、研究分类）；
- 本体系统：用户输入自然语言搜索词，然后系统自动找出搜索词的所有同义词；
- 使用户能够轻松地迭代扩展或收缩搜索范围。

一些信息领域的软件公司报告，他们已经创建了上述支持人工智能的搜索引擎，但大多数平台在准确性和 / 或易用性方面存在重大问题。为了克服这些限制，在这一领域拥有深厚专业知识的计算机科学家认识到，搜索引擎程序必须包含以下体系结构特征：

- 依赖实体和嵌入，克服现有标签的限制；
- 结构灵活，可合并和协调大量多样的证据来源；
- 强大的本体系统，可处理上百万个概念；
- 实体索引 + 对所有文件完全通过 NLP；
- 最先进的编程方法；
- 注重体验的互动性和愉悦性；

●最终完成"词义消歧"（即知道"stroke"何时指的是中风而不是击球）和"迭代搜索"（基于用户配置文件 ML 的更精确搜索结果）。

许多制药公司和医学协会已经开始采用高级搜索平台，利用 ML 和人工智能来检索医学文献。全美数百名患者和医生正在进行压力测试，使用相同的高级搜索引擎来做出明智的医疗决策。越来越多的患者证明，人工智能技术在证据领域提高了护理质量并降低了成本。患者使用搜索结果和相关功能来扭转拒绝承保的情况，识别治疗结果最佳的外科医生，并避免不必要的手术。这一证据技术领域的下一个重大飞跃将是人工智能软件解决方案的创建，它将使从临床研究中自动提取相关数据成为可能。实现对医学文献中发现的证据进行自动搜索、提取和分析，将带来美国医疗体系的重大范式转变。

对 EBM 的主要批评有发表偏倚，即临床医生和研究者倾向于只发表具有积极诊断或治疗结果的研究。此外，证据水平的标准术语并不总能达成一致，而不精确的定义往往令人困惑，造成误导。这些指导方针或建议往往已经过时，不能适应最新的想法和 / 或研究结果。简而言之，信息不及时，因此缺乏实时相关性。即使是设计良好的随机对照试验，通常也没有明确的可行性建议，结论往往是："有必要进一步研究或调查"。最后，即使有在会议上发表和讨论的临床指南，医生通常也没有动机去遵守这些建议[14]。EBM 完全有可能因为各种原因（包括但不限于上文提到的原因）变得越来越过时，需要进行修改以反映当前医学领域的人工智能时代（至少作为彼此的战略补充）。

人工智能是有严重缺陷的医学知识系统的游戏规则改变者

路易斯·阿迦－米尔－萨利姆、利奥·安东尼·塞利

利奥·安东尼·塞利是一位积极的特护医生，也是 MIMIC 的创始人之一，他和他的同事路易斯·阿迦－米尔－萨利姆撰写了这篇评论，关于使用人工智能实现患者实时相关性的新范式，以形成一个更加有效和准确的知识系统。

英国南安普敦大学医学院；美国马萨诸塞州剑桥麻省理工学院医学工程与科学研究所；美国马萨诸塞州波士顿贝丝以色列女执事医学中心，肺部、重症监护和睡眠医学科。

在过去的十年里，人工智能的快速发展在医疗领域激发了前所未有的兴奋感：人们期望人工智能能够应对医疗领域的最大挑战。除了这些希望和宣传，我们还需要定义和确定哪些问题构成了改善护理的主要挑战。这包括但不限于消除可预防的医疗差错和医疗引起的不良事件；减少临床工作流程中的低效率并纠正错误路径；确定并解决护理提供方面的差异；消除过度测试、过度诊断和过度治疗造成的资源浪费；改善目前医疗工作者明显的高度不满。而在某种程度上推动这一切的，是有缺陷的医学知识体系所产生的巨大信息鸿沟。

知识是从观察和实验中得出结论并创建模型的结果。对于医学来说，它是临床实践的基础，

是医生诊疗的测试和干预工具。它包括"基本事实"的集合：从病理生理学到疾病流行病学，从血液测试和医学影像获得的信息，到用药和手术的有效性。但事实上，医学中没有基本事实，因为它的半衰期长短取决于新信息的出现。例如，1978年发现的有效干预措施可能对当时的患者群体有益，但随着患者人口结构的变化，实践中纳入新的概念、测试和治疗方法，1978年的"基本事实"将越来越经受不住时间的考验。事实的确如此，1978年版的《哈里森内科学原理》列出了以下治疗急性心肌梗死的方法：卧床休息6周，避免使用β-受体阻滞剂和利多卡因来抑制心律失常，以及在动脉粥样硬化斑块不稳定的情况下不进行心导管插管。然而，现行临床实践基本上与上述所有建议相反！

当前的临床实践取决于现有证据，无论是基于随机前瞻性试验、观察性研究还是专家意见，并且适当考虑医学真理的时间（和空间）限制的有效性。毕竟，临床医生必须采取行动照顾患者，即使在某种哲学层面上，他们意识到目前的做法在未来可能会被证实为最佳做法。目前，大型、随机、对照、前瞻性试验被视为判定干预措施是否（平均）对某些患者群体有一定益处的方法。重症监护病房仍在通过20年前的TRICC试验[1]进行输血决策，而在血糖控制方案中仍在使用10年前的NICESUGGE[2]。改革医学知识体系意味着定期重复每一项临床试验（以及每一个患者亚群）。鉴于一项临床试验的平均成本约为1 900万美元[3]，这样的知识体系是不可行的（而且成本并不是唯一的限制性问题）。

这就是人工智能带来的兴奋之处。它对真实世界实时数据的关注（及需求），代表了第一种可以开始以近乎连续、数据驱动的方式处理医疗事实的临床方法。因此，需要对卫生数据基础设施进行投资，以支持更新动态的医学知识系统。每年浪费在不可再生生物医学研究[4]上金额约为280亿美元，我们需要将其中的一部分用于开发和维护卫生数据基础设施，这不仅将为人工智能研究提供动力，还将成为真正的学习型卫生系统的支柱。

人工智能将改变游戏规则，这不是因为人工智能本身的机遇，而是因为它如何将重点转移到从数据中不断学习。强调如何构建、维护和验证医学知识系统是人工智能的真正价值所在。在过去二十年中，我们已经解决了许多数据基础设施问题，以便人工智能在临床实践中得到公平应用。现在，在很大程度上，我们有很多必要的数据，可以开始设计系统以最有效地利用这些数据。即使是最杰出的临床医生也无法完成数据的数量、复杂性和动态性分析，而制定一个混合系统，把包括人工智能在内的最佳数据分析与人类临床工作的最大努力结合起来，才是最佳的解决方案。

参考文献

[1] Hebert PC, Wells G, Blajchman MA, Marshall J, Martin C, Pagliarello G, et al. A multicenter, randomized, controlled clinical trial of transfusion requirements in critical care. N Engl J Med 1999;340(6):409-17.

[2] NICE-SUGAR Study Investigators, Finfer S, Chittock DR, Su SY-S, Blair D, Foster D, et al.

Intensive versus conventional glucose control in critically ill patients. N Engl J Med 2009;360(13):1283-97.

[3] Moore TJ, Zhang H, Anderson G, AI exander GC. Estimated costs of pivotal trials for novel therapeutic agents approved by the US Food and Drug Administration, 2015-2016. JAMA Internal Med 2018;178(11):1451.

[4] Baker M. Irreproducible biology research costs put at $28 billion per year. Nature [Internet] 2015. Available from: <http://www.nature.com/doifinder/10.1038/nature.2015.17711> [cited 13.05.19].

关于临床医生的感知 / 认知。大多数医生在其子专业中都可以分出三个基本思维区域，包括大脑执行任务的不同区域（他们在这些区域花费了多少时间，而不是他们是否能够执行这些功能）（见图 7.9）：感知、认知和操作。

1.感知——这是目前医生能做而机器也能以合理的精度和速度完成的任务。其中一项任务是解读医学图像，计算机视觉和CNN能和影像子专业的医生或专家组完成得一样好，甚至更好。此外，机器学习和深度学习的综合数据分析能力比人类更强。通过深度学习及其变体，一些传统的图像解释和综合数据分析可以由机器执行，但人类仍然能够提供监督和设计工作。

2.认知——与机器相比，人类在这方面做得更好，但机器可能在不久的将来也能完成这些任务。其中一项任务是进行复杂决策，尤其是实时决策，生物医学的大多数子专业都是这种类型的任务。此外，创造性地解决问题仍然是人类独有的能力，也是医学和卫生保健许多领域的重要组成部分。虽然深度学习及其变体（如深度强化学习）在这两个领域都取得了进展，但尚不成熟，无法全面应用于医学领域。

3.操作——这些都是人工任务，尤其是高级任务，计算机目前无法完成。尽管机器人技术和相关技术在过去十年中取得了很大进步，但在不久的将来，许多复杂的程序和操作将无法完全由机器人执行。在这一领域，可以探索出一种混合模型，人类可以从机器人的相对优势中获益（如更好的原位视觉、消除生理性震颤以及更好的外科医生的人体工程学设计），同时提供创造力和监督。

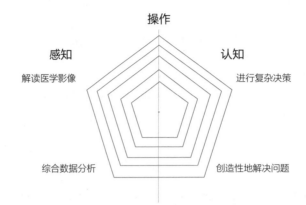

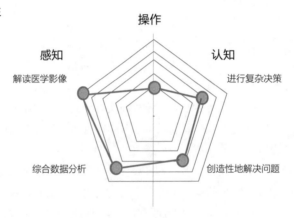

图 7.9 关于医生的大脑

当然，专家也在探索人工智能的同理心和人情味，目的是模仿而非取代人类。

如果该子专业的任务主要集中于感知，如放射学或病理学，那么医生就应该利用人工智能来减轻负担（因为图像体积和复杂性将在未来几十年中不断增加），并将其用于高级解释和质量改进。这也将使子专科医师能够探索其工作的认知和操作方面。另一方面，如果子专业有更多认知任务，如精神病学，医生可以探索计算机现在可以相对轻松完成的新感知任务，也可以找出将人工智能纳入未来认知方面的方法。简言之，在不久的将来，人工智能将增强感知能力，也能探索和增强认知能力。

在不久的将来，随着机器人技术及其全方位能力的进一步发展，操作和手动任务也将得到增强。此外，对于程序导向的子专业（如心脏病学或外科学），还可以探索术前评估和术后规划（如深度学习进行风险分层和精确术后护理）。

简言之，人工智能可以减轻以感知为中心的任务，因此他们可以监督这些任务，也可以承担认知领域的任务，以认知为中心的任务可以在不久的将来进行探索。也许，任务分配更加对称或个性化的人工智能策略将确保负担过重的医生减少工作倦怠。

当前人工智能在医学中的应用

目前，人工智能在医学领域有无数的应用，应用领域可概括为 10 个主要类别，下文将分别进行详细的描述。人工智能方面的医学应用将有助于为以下章节建立框架（人工智能在选定子专业中的具体策略和应用）。

关于医学影像学。人工智能方法，如深度学习（尤其是 CNN）的应用在自动化医学影像解读和 / 或增强医学成像方面有很大的前景[15]。影像解读任务包括分类、回归、定位和分割。这种人工智能功能所能提供的图像不仅包括静态影像（如胸部 X 光片、病理切片、眼底或皮肤照片以及 MRI），也开始用于运动图像（如超声图像、内窥镜检查等过程中的影像和超声心动图）[16]。这种人工智能计算机的视觉能力和医生一样精确，甚至更精确。在不久的将来，随着成像的规模和复杂性不断升级，还会超出人类专家（甚至是最优秀的专家）的能力范围，那么，尤其是在放射学、病理学、皮肤学、眼科学和心脏病学等影像学子专业中，将特别需要它。

计算解剖学的医学成像和数学建模几何统计

尼娜·米奥拉纳

尼娜·米奥拉纳是一位对几何统计学特别感兴趣的统计学家，她撰写了这篇评论，介绍了一种通过使用几何统计学和主成分分析对解剖结构进行数学建模的方法。

医学界的人工智能促进了计算工具的发展以帮助临床实践。例如，越来越多的 ML 工作流从医学图像执行自动诊断。这篇评论介绍了从医学图像中提取器官形状统计的动机和数学基础。

从图像强度到器官形态诊断

ML 工作流将医学图像作为输入：因此，每个输入都是从图像体素到强度值的函数，输入的维度是体素的数量。输入的维数越高，训练 ML 算法通常需要的数据就越多。ImageNet 数据库[1] 有大约 1 400 万个 2D 图像，平均大小为 469 × 387，因此尺寸为 181 × 503。相比之下，医学图像数据库通常较小，最多有 10 000 张图像，而维度更高，例如，典型的大脑结构 MRI 的大小为 256 × 256 × 192，因此维度约为 1 200 万。为了处理较小的数据库，我们感兴趣的是一种降低输入维度的方法，首先从图像中提取有意义的特征，例如器官形状特征。

计算解剖学

医学图像能够显示具有健康和病理变化的器官形状。从图像中提取器官形状特征非常有趣，因为许多疾病都与器官形状变化相关。例如，如图 7.10 所示，在大脑的 MRI 上可以看到阿尔茨海默病：左边是阿尔茨海默病患者的大脑，右边是健康的大脑。计算解剖学是一个对人体器官形状变化进行数学建模和分析的研究领域 [2]。什么是形状的数学表达式？如何对器官形状进行统计？

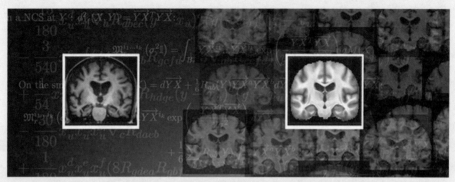

图 7.10 阿尔茨海默病患者的大脑与健康大脑的 MRI

器官形状的数学建模

从数学的角度来看，可以用两种主要的方法来表示器官的形状：间接或直接。使用间接方法时，形状被编码为"模板"的变形。以大脑形状为例，我们修正了一个代表人群中平均健康大脑形状的大脑形状模板 [3]。然后，受试者的大脑被表示为将模板大脑映射到受试者大脑所需的变形。使用直接方法时，不使用模板形状：器官形状是自己编码的。可以先在器官的显著特征上放置地标：地标的 3D 坐标集对器官形状进行编码。或者，可以对器官的表面进行网格化：网格节点的 3D 坐标对器官形状进行编码。在每种情况下，所选择的数学表示法都提供了一种在计算机上表示器官形状的方法。这种表示方法没有获取完整的医学图像复杂，因此更易于处理小型数据集。

器官形状变异性的统计分析

现在我们有了形状的表示。那么，如何提取器官形状数据集的最重要特征？考虑心脏形状的数据集，表示为模板的健康心脏形状的变形。需要多少参数来编码形状变化的主要模式？在统计学中，一种叫作主成分分析（PCA）的方法可以回答这个问题。然而，通常的统计方法，包括 PCA，都被用于数字或向量的统计。如何统计形状，如示例中的心脏变形呢？作为数学对象的心脏变形不是向量，而是所谓"李氏群"的元素。因此，统计理论本身需要扩展以分析这些形状。我们称这一新理论为"几何统计" [4]。有趣的是，几何的统计学依赖于"黎曼几何"的数学，这是爱因斯坦在广义相对论中用来表述时空几何的框架。在计算解剖学领域，几何统计学将 PCA 推广到"正切 PCA"，以计算心脏形状变化的主方向。在之前的研究 [5] 中，我们发现 10 个参数足以代表 18 例先天性心脏病法洛四联症修复患者右心室 90% 的形状变异性。因此，我们将原来约 1 200 万个参数的医学图像缩减为 10 个形状参数。这 10 个参数虽然是自动学习的，但具有直观甚至临床意义，例如，第一个参数代表右心室的大小。

形状数据的机器学习

这种低维表示为小型数据集上的 ML 过程打开了大门。例如，有研究[5]将患者的体表指数与描述其右心室形状的 10 个参数的线性组合相关联。在临床上，这使得医生仅从患者的体表面积就可以预测其右心室的形状。在法洛四联症患者修复的情况下，可以预测经常需要的再干预最佳时间。

通过计算解剖学、几何统计学和相关的 ML 范式，以及创新的数学模型，人工智能正在推动医学计算领域的发展。

参考文献

[1] Deng J, Dong W, Socher R, et al. ImageNet: a large-scale hierarchical image database. CVPR'09; 2009 IEEE conference on computer vision and pattern recognition, 2009, Miami, FL.

[2] Grenander U, Miller M. Computational anatomy: an emerging discipline. Q Appl Math 1998;56.

[3] Guimond A, Meunier J, Thirion J-P. Automatic computation of average brain models. in Wells WM, Colchester A, and Delp S (eds) Medical image computing and computer assisted intervention-MICCAI'98. MICCAI 1998. Lecture notes in computer science, vol 1496. Springer, 1998, Berlin, Heidelberg.

[4] Miolane N. Geometric statistics for computational anatomy [Ph.D. thesis]. 2016.

[5] Mansi T, Voigt I, Leonardi B, Pennec X, Durrleman S, Sermesant M, et al. A statistical model of right ventricle in Tetralogy of Fallot for prediction of remodelling and therapy planning. IEEE Trans Med Imaging 2011. Available from: https://doi.org/10.1007/978-3-642-04268-3_27.

关于改变现实。AR、VR 和 VAMR 领域将能够利用人工智能技术，并将此资源最大限度地用于各种目的，其中包括针对所有利益相关者（包括患者和家属）的教育和培训以及模拟和沉浸式场景，以及针对某些医疗和外科专科医师的术前和术中成像及规划。在最近的一篇综述中，VR 和人工智能的应用在外科培训（特别是腹腔镜和骨科手术）、疼痛管理和精神疾病的治疗中特别有用[17]。这三种改变现实技术与人工智能相结合，将使任何临床医生在其专业实践中都能佩戴不同的"镜片"。

医学领域的增强／虚拟现实和人工智能的作用

戴维·阿克塞尔罗德

戴维·阿克塞尔罗德是一位在先天性心脏病中使用 VR 的儿科心脏病学家，他撰写了这篇评论，阐述了人工智能在先天性心脏病和医学背景下 AR/VR 中的未来作用。

美国加利福尼亚州斯坦福市斯坦福大学，医学博士。

技术导向的医生初步思考人工智能和 VR/AR 之间的联系时，可能会觉得二者关系比较表面。这些新兴技术在各自的炒作周期中开辟道路时，除了机遇和热情，真正将它们联系在一起的还有什么？目前，大多数医疗 VR 和 AR 应用程序侧重于临床治疗和医患教育，人工智能很少与现有应用程序在有意义的层面上相关联。然而，进一步观察发现，将人工智能和深度学习结合到扩展现实（XR）中，为未来的研究揭示了显著途径。作为合作前进道路上关键切入点的例子，人工世界和虚拟世界的发展值得强调。

利用完全沉浸式 VR 的力量，心理健康提供者已经在治疗抑郁症、焦虑和创伤后应激障碍等方面展示了令人印象深刻的方法。以哲学为导向的心理学家甚至已经跨过了来世的门槛，有了一次离体 VR 死亡体验[1]。观察 VR 中的行为以及一系列生理数据，如瞳孔测量、脑电图和其他生物测定数据，可以提供对患者（或任何 VR 用户）认知状态惊人的深入了解[2]。从理论上讲，VR 心理健康体验可以为人工智能增强型医生提供关于患者的丰富信息。例如，随着越来越多的用户与环境交互，人工智能和 ML 最终可能会根据他们的生物特征诊断患者的抑郁症，然后呈现一个为患者量身定制的新治疗虚拟世界。

同样，VR 模拟程序促进了对医疗提供者在高影响临床场景中的行为和生理反应的了解[3]。与军事、教育等领域一样，医学领域的 VR 模拟可以利用人工智能向学生呈现几乎无限的临床场景，这些场景在训练平台中随机出现。然后，人工智能 VR 模拟将从用户先前的动作和反应中学习，创造越来越具有挑战性的场景，以满足每个学生的需求。例如，VR 模拟中的生物监测可以让人工智能预测虚拟"蓝色代码"情况下的次优性能。

数据分析、表示和高级建模可能是人工智能和 VR 之间最有前景的交点。复杂的 VR 数据采集工具已经为各种行业的复杂数据分析提供了一个身临其境的三维界面[4]。在医学领域，诊断和管理的"大数据"方法产生了巨大的吸引力，然而，表示这些难处理数据集的能力将受益于人工智能集成。在药理学方面，如果通过每一位曾因脑血管意外接受抗凝剂治疗患者的数据集来评估抗凝剂的生物反应，就需要人工智能来理解分析。那么，医学科学家将如何与人工智能增强的输出进行交互呢？VR/AR（及其自然扩展 XR）可能提供多维、交互、完全沉浸式的界面，不仅可以查看我们可能期望的分析，还可以为我们从未想过可能的数据解释开辟道路。

人类生物系统的复杂 VR 模型将利用人工智能和 ML，正如我们的团队在斯坦福大学创建的初始模型[5]（见图 7.11）所示。在未来人工智能增强的 VR 体验中，ML 将处理医疗数据，为临床医生提供沉浸式环境，与生理模型交互并预测患者结果。在复杂的解剖和生理场景中，如先天性心脏病，人工智能增强的心室和血管建模系统将为外科医生创建 VR 环境，以评估特定患者的左心室边界。ML 将根据医学成像产生越来越精确的模型，外科医生将在 VR 中设计实验步骤，根据先前的经验处理心内补片和缝合线。人工智能可以提供预测模型，甚至允许外科医生在 VR 中观察心脏老化 5 或 10 年后的手术结果："在今天的 VR 模型中，这种心内挡板似乎足够了，但它会在 5 年后（或大约 2.5 亿次心跳后）阻塞吗？"如果虚拟手术结果不理想，该系统可以测试替代疗法，比较未来结果，甚至为手术技术提供建议。

这些工具，以及许多有待开发的工具，概述了人工智能和 VR/AR 在医学中的潜在方向。

虽然这些想法可能代表了当今的科学幻想，但也为当今的医生和技术专家提供了巨大的可能性。而一如既往，巨大的潜力带来了巨大的影响——有责任保持技术方向，以改善地方和全球健康、提高未来医疗的公平性，以及防止意外后果可能造成的不当伤害。

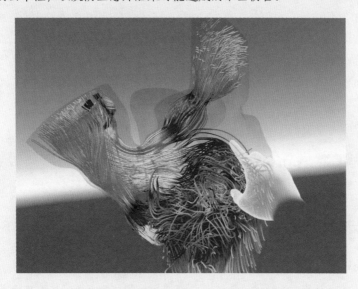

图 7.11 斯坦福大学第一次 VR 血管模拟

参考文献

[1] Barberia I, Oliva R, Bourdin P, Slater M. Virtual mortality and near-death experience after a prolonged exposure in a shared virtual reality may lead to positive life-attitude changes. PLoS One 2018;13(11):e0203358.

[2] Juvrud J, Gredeba¨ck G, A°hs F, Lerin N, Nystro¨m P, Kastrati G, et al. The immersive virtual reality lab: possibilities for remote experimental manipulations of autonomic activity on a large scale. Front Neurosci [Internet] 2018; [cited 07.05.19]; 12. Available from: <https://www.ncbi.nlm.nih.gov/pmc/articles/PMC5951925/>.

[3] Chang TP, Beshay Y, Hollinger T, Sherman JM. Comparisons of stress physiology of providers in real-life resuscitations and virtual reality-simulated resuscitations. Simul Healthc J Soc Simul Healthc 2019;14(2):104-12.

[4] Donalek C, Djorgovski SG, Cioc A, Wang A, Zhang J, Lawler E, et al. Immersive and collaborative data visualization using virtual reality platforms. In: 2014 IEEE international conference on big data (big data); 2014. p. 609-14.

[5] Lighthaus Inc. & Stanford Children's Health. Axelrod DM (collaboration with Alison Marsden PhD). The stanford virtual heart. Stanford, CA: Lucile Packard Children's Hospital [Internet]. Available from: <https://www.youtube.com/watch?v=xW1EMBVmAW4> [cited 08.05.19].

关于决策支持。CDS，尤其是具有时间紧迫表的 CDS，是医学领域最困难的挑战之一；机器智能如何帮助临床医生解决困难和复杂的临床问题将是人工智能在医学领域的终极目标之一。目前参与使用人工智能的 CDS 领域的出版物和公司数量反映了人们对该领域的兴趣和潜力，尽管其在医疗数据和 HER 的挑战方面存在细微差别[18]。最近对 CDS 历史的回顾表明，由于认知辅助工具和人工智能工具的出现，诊断、治疗、护理协调、监测和预防以及健康维护或全面健康得到了支持[19]，这一领域取得了显著进步。虽然人工智能能够在围棋游戏中击败人类冠军是值得称赞的，但医学实践，特别是在急诊室、重症监护室和手术室等手忙脚乱之处的医学实践，更类似于《星际争霸》等实时战略游戏。

结果漂移和对决策支持的影响

西比尔·克劳斯

西比尔·克劳斯是一位专注于患者结果的住院医生和研究人员，他撰写了这篇评论，关于决策支持中的结果漂移原则或非平稳性，及其对基于价值的护理和结果评估的影响。

美国正朝着基于价值的医疗服务模式迈进，在这种模式中，通过改进与患者健康结果相关的报销模式，医疗提供者和医院能够因帮助患者改善健康状况而获得奖励[1]。使用患者健康结果的质量测量基准，对整个系统的临床护理质量进行比较[2]。许多医院正在建立识别高危患者的算法，以集中干预措施，这可能更好地改善患者的治疗结果和质量度量。最近的研究表明，预测算法可以减少医院的再入院率，改善患者预后[3]。然而，一项研究发现，这些算法的性能会受到队列选择、数据源和预测目标定义的影响[4]。这些因素会影响算法的识别性能，因为医疗系统中的流程和数据是非平稳的。非平稳性，广义上定义为建模的数据生成过程随时间变化（如临床过程和患者特征）[4]。此外，预测模型的输出会影响干预措施，因此有可能改变结果普遍性。

患病率和患者结果定义的差异与基于价值的医疗系统相关，在不同医疗提供者和医院的质量衡量基准中尤为重要。对于定义取决于临床过程、干预措施或队列选择的结果尤其如此（如送血培养检查败血症）。一项研究表明，当应用于不同的患者队列时，败血症算法的预测性能存在差异（如在入院时出现败血症的患者与后来出现败血症的患者之间）[5]。目前，许多预测模型是在机构层面开发的，由于数据结构、临床过程和患病率的差异，很难转移到其他机构。如果预测分析的使用存在重大差异，且算法性能和结果存在较大差异，则这些因素可能会对当前系统的质量衡量基准方法提出挑战[6]。考虑以下情况来说明这些因素：两个类似的城市学术医院开发自己的算法来预测高危败血症患者：在 A 医院，该算法成功预测恶化前 8 小时患者败血症的 AUC（0.91），败血症患者得到早期治疗，因此不需要重症监护。随着败血症发病率的不断降低，医院报销模式也发生了变化。在 B 医院，该算法预测恶化前 2 小时患者败血症的 AUC（0.65），患者需要重症监护，败血症的总体患病率略有下降。与 A 医院相比，B 医院的员工和患者需要更多的临床护理，结果更差。如果患者数量、临床护理数量和败血症患病率存在显著差异，是否可以比较护理质量并为这些医院提供类似的报销模式？此外，随着算法预测性能的不断提高，患病率可能会继续降低，并且目标预测结果定义可能会漂移（结果漂移）。这对于内在依赖于临床过程的结果和质量度量尤其重要。

参考文献

[1] What is value-based healthcare? NEJM Catalyst January 1, 2017.

[2]<https://www.cms.gov/Medicare/Medicare-Fee-for-Service Payment/sharedsavings program/Quality_Measures_Standards.html> [accessed 09.06.19].

[3] Arkaitz A, Andoni B, Manuel G. Predictive models for hospital readmission risk: a systematic review of methods. Comput Methods Prog Biomed 2018;164:49-64.

[4] Jung K, Shah N. Implications of non-stationarity on predictive modeling using EHRs. J Biomed Inform 2015;58:168-74.

[5] Rothman M, Levy M, Dellinger P, Jones S, Fogerty R, Voelker K, et al. Sepsis as 2 problems: Identifying sepsis at admission and predicting onset in the hospital using an electronic medical recordbased acuity score. J Crit Care 2017;38:237-44.

[6] Bates D, Heitmueller A, Kakad M, Saria S. Why policymakers should care about "big data" in healthcare. Health Policy Technol 2018;7(2):211-16.

利用信息咨询服务改革医疗决策

艾莉森·卡拉汉德、阿罗拉·沙阿

艾莉森·卡拉汉德和阿罗拉·沙阿均参与了电子病历中人工智能和数据科学的利用，他们撰写了这篇关于信息咨询概念的评论，该咨询可以在各种情况下为临床医生提供保证和／或确认。

美国加利福尼亚州斯坦福大学医学院斯坦福生物医学信息研究中心。

由于进行此类研究的成本和复杂性，大多数医疗决策并非基于随机临床试验产生的"A级"证据。医生必须在根据与患者相关的风险和利益做出护理决定所需的证据与有限的基于试验的结果之间进行推断，通常仅依靠他们的个人经验和同事的集体经验。电子病历的出现创造了通过分析相似患者的记录并比较其结果来填补这一推断空白的潜力。我们现在有一个巨大的机会，通过搜索电子病历中的"像我这样的患者"，从数百万患者的经历中学习。

人们通常认为，结合先进的计算和数据科学方法，电子病历和商业索赔数据的日益可用性将使医生能够通过"自助"模式从数据中学习。鉴于电子病历在其涵盖的患者群体方面的局限性、这些患者记录的不完整性以及因某些类型的患者接受某些治疗而产生的系统性偏差，从这些丰富的观察数据中产生可靠的证据并非易事，尤其是及时告知以天甚至小时为单位的临床护理过程。

根据告知给定护理决定所需的证据，需要不同的方法[1]。在许多情况下，这些方法本身正在积极研究中，关于其实施仍然存在问题。鉴于统计方法和医疗决策的快速发展交叉，我们认为最好提供一种按需服务，利用可用数据，通过人在回路设计中产生最新证据，从而将结果背景化，以便临床医生将其纳入决策。

　　因此，我们有机会以信息咨询的形式从电子病历中提供证据，医生征求证据的方式与征求其他专家咨询的方式相同。获得咨询对医生来说是一个熟悉的过程，可以消除研究人员和从业人员之间的摩擦。我们不只是制作独立的"报告"，而是在我们的咨询团队中，在临床医生和数据科学家之间创建对话，目的是利用现有的所有证据，为患者护理做出最佳决策。

　　为了在斯坦福大学提供咨询服务，我们首先开发了一个搜索引擎，从我们的临床数据库中查找类似患者。针对临床医生提供的特定病例，使用该搜索引擎创建并分析一组类似患者，提供一份报告总结这些患者的常见治疗选择，以及选择后观察到的结果[2]。

　　在 IRB 批准的咨询模式试点研究中，我们收到了 120 份咨询请求，完成了 100 份报告（图 7.12）。在 20 项未得到满足的请求中，有 12 项是由于缺少与积极案例类似的患者，8 例是由于数据中缺乏相关结果。在完成的咨询中，约 55% 是描述性分析，30% 需要因果推断方法，15% 是生存分析。例如，一项请求询问具有轻度 kappa 或 lambda 游离轻链升高的患者是否具有发展为恶性肿瘤的更高风险。基于 1 012 例患者的数据，我们发现轻链轻度升高患者的无恶性肿瘤生存率显著降低。在另一项请求中，一名无既往病史的 18 岁男子被发现患有房间隔动脉瘤，他向他的临床医生询问想知道血栓风险是否与抗凝或抗血小板药物不同。我们使用大型医疗保险索赔数据集，发现在 3 688 名接受抗血小板或抗凝药物治疗的患者中，所有三种结果都很罕见（<10 名患者）或未观察到，因此治疗的选择似乎并不重要。在另一个例子中，一个治疗小组想知道患者使用 BRAF 或 MEK 抑制剂时的结节性红斑发病率。我们发现，在 7 940 名患者中有 7 名（0.09%）仅服用 BRAF 抑制剂，2 年内诊断为结节性红斑，而只有 58 名患者仅服用 MEK 抑制剂，这些患者中没有一名在 2 年内诊断为结节性红斑。总的来说，100% 使用过我们服务的临床医生都会向同事推荐这项服务，大约一半的临床医生不止一次使用这项服务，其中一名医生在一年内提出了七次咨询请求。

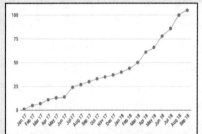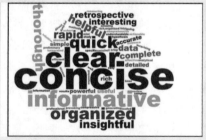

图 7.12 通过搜索引擎提供的报告，一段时间内收到的累计咨询次数（左）以及临床医生在收到咨询报告和情况汇报后表达的高频词（右）。

大多数情况下，我们的报告要么保证，要么确认，防止医生在最终决定时胡思乱想。许多情况下，我们准确估计了医生在开始治疗前担心的不良后果风险。几份报告推动了随后的其他分析，经同行评议后发表。

在过去的一年中，我们的信息咨询服务探索了一个独特的机会，从作为临床过程副产品常规生成的卫生数据中生成可执行的建议。如果扩展到多个站点，我们有可能改变现有电子病历数据用于了解学习型医疗系统的方式（见图7.13）。

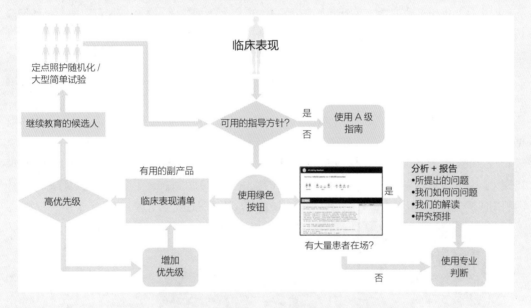

图7.13 作为学习型健康系统一部分的绿色按钮咨询服务概述

参考文献

[1] Schuler A, Callahan A, Jung K, Shah NH. Performing an informatics consult: methods and challenges. J Am Coll Radiol 2018;15:563-8.

[2] Callahan A, Gombar S, Jung K, Polony V, Shah N. Clinical informatics consult at Stanford [Internet]. Available from: <http://greenbutton.stanford.edu>; 2018 [cited 29.01.19].

关于生物医学诊断。床边生物监测一直是单向的：连续显示生命体征等数据，但不在内部分析和理解数据，因此一点也不"智能"。人工智能有可能通过将机器学习和深度学习部署到这种丰富的数据环境中（使用上述的RNN），并以实时方式获取知识和情报，从而改变这种模式。在医院环境中进行监控的希望在于人工智能提供实时分析，并与电子病历相结合，以提供比任何单一方面都更强大的决策支持工具。这种思维方式的改变是人工智能系统在急症护理医学中用于复杂决策的概念，更注重基于时间模式的人工智能分析和决策，并通过反馈回路与人类团队进行沟通[20]。

关于精准医疗。精准医疗的范式具有决策的复杂性和需要分析数据的巨大性，尤其适合于深度学习（特别是其人工智能同类深度强化学习）等人工智能方法组合，因为可以识别和评估类似患者[21]。最高水平的精准医疗将需要一个颠覆性图甚至超图数据库配置，以及一个用于发现新生物医学知识的计算平台。精准医疗范式的一个重要部分是基于基因型——耦合和药物基因组学特征的个体化治疗，这将为每个人提供一个健康"GPS"。最近一篇关于人工智能和精准医疗的综述文章强调，精准医疗人工智能成功的关键在于数据质量和相关性，以及高级人工智能在疾病相关组织生理基因组读数的功能基因组研究中的 ML 应用[22]。简言之，人工智能可以成为个体风险预测的有用工具，医学可以朝着预防、个性化和精确的方向发展。

关于药物发现。语言、神经生理学、化学、毒理学、生物统计学和医学等不同学科可以汇聚到一起，利用人工智能和机器学习/深度学习设计新的候选药物[23]。认知解决方案旨在完全集成和分析相对较大的数据集，如生命科学中的药物发现数据集。这些策略包括以科学文献和专利、药物和疾病相关本体、临床前临床试验、电子病历、实验室和成像数据、基因组数据甚至索赔数据和社交媒体数据的形式收集特定领域的内容。此外在药物研究（如理化性质预测、配方预测、吸收、分布、代谢、排泄、毒性甚至靶点预测等性质）[24]以及分子信息学和计算机辅助药物选择研究中，对大型数据集的深度学习有许多潜在的应用[25]。马克[26]描述了药物开发过程中人工智能利用的整个过程，以及人工智能在以下每个阶段的应用（见图7.14）。

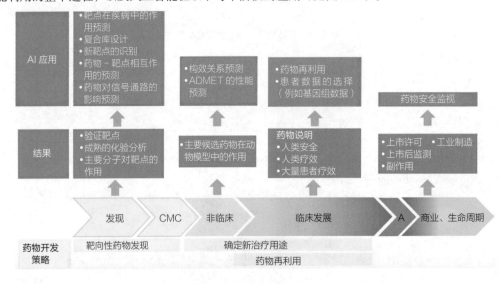

图 7.14 人工智能和药物开发

204

关于数字健康。当前的数字健康产品组合包括软件和硬件，因此包括远程医疗、手机通信、网络工具和可穿戴技术，这将创造一个未来的医疗和健康护理服务网络（后文将更详细地讨论）。特别重要的是，能够通过手机提供多种格式的数据（甚至是患者的视频）。数字健康的一个重要组成部分是利用信息和通信技术以及人工智能对输入数据进行数据挖掘，以及机器学习和深度学习，以持续的方式进行异常检测、预测和诊断/决策。如果人工智能在数字健康领域得到战略性且有效的应用，也有可能通过在医疗保健领域应用情商（EQ）恢复人与人之间的联系[27]。

关于可穿戴技术。人工智能与可穿戴技术的耦合和协同作用对于这两种技术在未来几十年的蓬勃发展至关重要[28]。可穿戴技术的数据挖掘过程可能令人望而生畏，包括用于建模/学习的特征提取/选择过程，从而为临床医生提供检测、预测和决策。专家知识和元数据可以影响这一传入数据"海啸"的建模和学习。此外，可穿戴技术在这个人工智能时代也采取了不同的视角，特别是随着医疗设备中嵌入的简单人工智能工具的广泛采用（例如最近 FDA 批准的人工智能可穿戴设备，该设备可测量当前健康的多种生命体征，利用 ML 算法检测数据中存在问题的变化）。监测甚至可以包含带有传感器的智能药丸，跟踪患者依从性（Abilify MyCite）。

嵌入式人工智能将可穿戴技术转变为诊断引擎

沙里班·加法尔

沙里班·加法尔即将成为儿科心脏病学研究员，对人工智能应用有着浓厚兴趣，他撰写了这篇关于人工智能与可穿戴技术结合的评论，使这些设备成为疾病管理中非常有价值的监测用品。

目前的两种 ML 方法是嵌入式和远程学习，它们各有优缺点。嵌入式深度学习是一种 ML 形式，由处理器组成，在思考时模拟人脑中的神经元活动，并且仍然是医学的长期目标[1-3]。然而，深度学习目前需要大规模的车载处理能力来解释数据，以及运行适当的算法。大量的板载处理需求阻碍了可移植性，并限制了嵌入式人工智能当前的应用范围。到目前为止，我们的解决办法是依靠远程学习，医疗和消费级可穿戴技术都包含简单的处理器，主要收集和传输数据，而不是理解数据。目前，消费者级和医疗级可穿戴技术中的处理器都能够收集健康数据，但缺乏模拟神经元活动水平解释的处理能力（见图 7.15）。相反，可穿戴数据在大型远程数据中心进行分析，并在数据处理完成后向用户提供解释[2,4]（见图 7.15）。

心脏病学可穿戴设备要求特别高：它们必须保持精确、可靠、反应灵敏、可移动、对微小的临床变化敏感并持续保持连接。幸运的是，摩尔定律即将进入最后阶段，处理器公司已转向在更小、功耗更低的移动芯片上实现深度学习功能[1,3]。显然，未来的心脏病学可穿戴设备将是小型、低功耗、不引人注目的设备，带有能够进行深度学习的嵌入式人工智能。

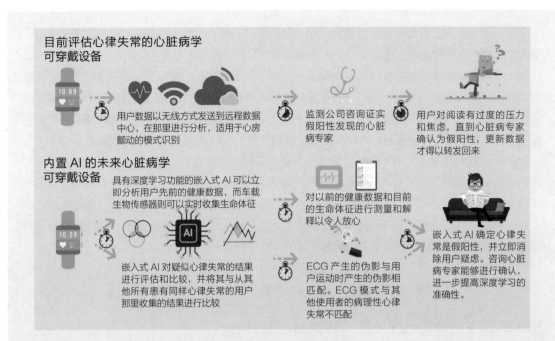

图 7.15 可穿戴设备在心脏病学中的应用

与主要监控和收集数据但依赖远程学习的设备相比，带车载深度学习的可穿戴设备对患者护理的影响要大得多。嵌入式深度学习可以在较短时间内鉴别假阳性病理结果。虽然当前的可穿戴设备可以评估 ECG 模式，并可能基于这些模式传输可疑诊断，但无法准确地阐明虚假信号和实际病理性心律失常之间的区别（见图 7.15）。通过将设备开始使用以来传感器收集的历史信息与高级模式识别相结合，可佩戴嵌入式人工智能的"思考"ECG 可避免误诊（见图 7.15）。深度学习 ECG 可穿戴设备可以了解检测到心房颤动的人是否确实是具有早期无症状体征的患者，或者只是混淆了患者运动的伪影（见图 7.15）。因此，深度学习是将可穿戴设备获取的大量原始健康数据转化为用户健康趋势的最有效方法。

嵌入式消费者可穿戴设备的深度学习最终将能够利用用户"正常"健康基线上的大量健康数据。然后，可以使用收集到的信息实时确定异常发现是病理性还是假阳性，从而避免患者产生焦虑和压力。这项研究的一个大规模版本是 Apple Heart 研究，这是一项前瞻性研究，评估 Apple Watch 光容积描记术在检测和诊断心房颤动或心房扑动方面的准确性[5]。苹果心脏研究和类似的调查直接解决了嵌入式深度学习人工智能的最大障碍，即收集大量不同主题数据的责任[2,5]。可穿戴设备独立收集单个主题的大量数据，当前任何嵌入式人工智能都只能根据这些信息得出结论。随着大量用户使用可穿戴设备，未来具有连接性的嵌入式深度学习处理器可以将单个用户的异常节律与其先前的健康信息趋势以及所有其他可穿戴用户先前的健康信息趋势进行比较。即使生物传感器性能没有任何实际变化，穿戴式传感器的精度也将大大提高。

嵌入式人工智能可穿戴设备还可以通过假阳性结果缓解用户焦虑，从而提高医学的人性化。虽然医学领域人工智能的诊断能力在其当前状态下有所提高，但我们不应忽视假阳性诊断可能对患者心理健康造成的损失。嵌入式人工智能处理器将能够实时消除误报、防止不必要的就诊，并让患者放心（见图7.15）。嵌入式人工智能将能够提供利用远程学习的设备无法满足的患者护理水平。

可穿戴设备的连接性不断提高，使得嵌入式深度学习能够在用户连接设备的整个过程中时刻改进其判断。嵌入式深度学习也随着从所有其他可穿戴用户收集的数据而改进，最终也许能够预测病理结果的发展，并在疾病早期通知医生进行进一步的预防性管理。深度学习嵌入式可穿戴设备可以将医学的未来塑造为预防性或早期干预途径，而非对终末期疾病的有限修复。

参考文献

[1] Hof R. Deep learning: with massive amounts of computational power, machines can now recognize objects and translate speech in real time. Artificial intelligence is finally getting smart. Available from: <https://www.technologyreview.com/s/513696/deep-learning/>; 2013 [accessed 24.02.19].

[2] Johnson KW, Torres Soto J, Glicksberg BS, Shameer K, Miotto R, Ali M, et al. Artificial intelligence in cardiology. J Am Coll Cardiol 2018;71(23):2668-79.

[3] Simonite T. Moore's law is dead. now what?. Available from: <https://www.technologyreview.com/s/601441/moores-law-is-dead-now-what/#comments>; 2016 [accessed 14.02.19].

[4] Lau E, Watson KE, Ping P. Connecting the dots: from big data to healthy heart. Circulation 2016;134(5):362-4.

[5] Turakhia MP, Desai M, Hedlin H, Rajmane A, Talati N, Ferris T, et al. Rationale and design of a large-scale, app-based study to identify cardiac arrhythmias using a smartwatch: the Apple Heart Study. Am Heart J 2019;207:66-75.

关于机器人技术。外科机器人技术，如达·芬奇系统，已经渗透到社区医院，最近已经发展到三维可视化和数据分析。与此同时，机器人技术在医疗保健中的其他用途包括医疗设备、设备的交付和消毒、药品的管理以及各种场所的物理治疗。在各种临床场景中，如身体或精神康复以及教育和培训中，正在评估人类与机器人的交互和关系[29]。关于机器人技术及其在未来社会中的道德影响，人们一直争论不休，其中包括医疗保健差距的加剧和新差距的产生[30]。最后，一些涉及机器人使用的道德原则已扩展到人工智能的使用（见"道德原则"章节）。

关于虚拟援助。人工智能与虚拟助手的发展密切相关，因为这是NLP（包括自然语言的理解和生成）的红利。还有一些受人工智能启发的软件代理，能够通过文本或语音为医疗服务执行某些任务或服务（例如苹果的Siri、谷歌助手和亚马逊的Alexa）。聊天机器人（或bot）通过使用人工智能管理的规则（如前所述）提供服务，它能够与人类进行对话。复杂的聊天机器人甚至可以使用ML，因此在与人交谈时可以变得"更加聪明"。其他名称包括虚拟代理或会话代理。虽然这些虚拟助理在医学和卫生保健领域产生影响还为时尚早，但它肯定是一个为未来应用做好准备的强大领域。

以情商为中心的设计

莱拉·恩特扎姆

莱拉·恩特扎姆拥有强大的神经科学和心理学背景，她撰写了这篇评论，阐述了将情商纳入人工智能的重要性，特别是在自然语言处理和虚拟协助领域在医疗保健中变得越来越重要的这一情况下。

谷歌对情商的定义是："感知、控制和表达自己情绪的能力，以及明智地、共情地处理人际关系的能力。"从本质上说，它是一种精通感觉的能力，这是身体与你沟通的方式。为了在啮合设计中创造一种感觉，一切都很重要：每个图像、单词、单词顺序、颜色、反馈循环……这一切都会影响用户与之交互的产品/平台所产生的感觉。

为什么有必要关注情绪？科学家发现，人类感觉第一，思考第二。当面对感官信息时，大脑的情感部分处理这些信息的时间只有认知部分处理时间的五分之一。坦普金集团表示，情感对品牌忠诚度也有很大影响。在 2016 年的一项研究中，他们发现，当个人与某个特定品牌有积极的情感联系时，他们信任公司的可能性会高出 8.4 倍，购买更多产品的可能性会高出 7.1 倍，原谅公司错误的可能性会高出 6.6 倍 [1]。

在以情感为中心的设计中，目标是确定你希望用户感受到的情感（如兴奋、恐惧和爱），然后确定创造这种体验所需的设计元素。人类与物体在三个层面上形成情感联系：内脏、行为和反射层面。设计师应在每个层面上强调人类的认知能力，以激发适当的情绪，从而提供积极的体验。积极体验可能包括积极情绪（如快乐、信任）或消极情绪（如恐惧、焦虑），具体取决于情境（如恐怖主题的电脑游戏）[2]。

54% 的医疗专业人士预计人工智能将在 5 年内得到广泛采用，因此，为了最大限度地提高技术对用户的好处，需要以 EQ 为中心的设计，这一点尤为重要 [3]。在技术解决方案的规划中加入不同的声音将使我们更接近这一目标。

人工智能在医疗保健领域的一个巨大潜力是语音激活助手，如 Alexa，专门用于老年护理。加特纳预测，到 2021 年，全球在虚拟个人助理无线音箱上的支出将超过 35 亿美元，但分析师兰吉特·阿特万认为，在 2020 年，零售业将开始推出为老年人护理和医疗保健定制的设备。在这种情况下，对 EQ 的认识将使我们对设计因素更加敏感，从而使影响和参与度最大化，例如：

●更"宽容"——允许在命令/响应方面具有更大的灵活性，如果用户没有提供准确的命令，可能会向用户提供建议；

●提议说慢一点（"你想让我再说慢一点吗？"）；

●提议更大声地说话（"你想让我更大声地重复吗？"）；

●任务完成提醒（"我在一小时前提醒你服药，你记得服药吗？"）。

考虑到人类的决策因素，人工智能在医疗领域的机会是无限的。

参考文献

[1] Jenblat O. Let's get emotional: The future of online marketing. Forbes agency council post, February 26, 2018.

[2] <https://www.interaction-design.org/literature/topics/emotional-design>.

[3] Bresnick J. 54% of healthcare pros expect widespread AI adoption in 5 years. Health IT Analytics post, July 9, 2018. <https://healthitanalytics.com/news/54-of-healthcare-pros-expect-widespread-ai-adoption-in-5-years>.

[4] Balk G. Voice activation and virtual assistants modernizaih, senior care. HealthTech post, September 27, 2018. <https://healthtechmagazine.net/article/2018/09/voice-activation-and-virtual-assistants-modernizehealth-senior-care>.

表 7.5 总结了 10 个应用类别，以及应用示例和最能直接从这些应用中获益的临床医生。

表 7.5 人工智能应用类别和与临床相关的应用

人工智能应用类别	应用示例（最相关的临床医生）
医学影像	静态图像（所有临床医生，尤其是图像导向的子专业） 运动图像（所有临床医生，尤其是图像导向的子专业） 混合图像（所有临床医生，尤其是图像导向的子专业） 放射治疗学（所有临床医生，尤其是图像导向的子专业） 证候和病症面部识别（所有临床医生）
改变现实	临床医生的教育和培训（所有临床医生，包括护士） 对患者和家属的教育（所有临床医生，包括护士） 术前计划（外科、程序导向的子专业） 手术视觉增强（外科、程序导向的子专业） 疼痛管理（麻醉、ICU、程序导向的子专业） 康复（PM&R、矫形外科、初级保健）
决策支持	ICU 患者决策（ICU、外科、心脏病学） 医院患者决策（所有临床医生，包括护士） 门诊慢性病管理（所有临床医生，包括护士） 风险预测和干预（所有临床医生，尤其是初级保健） 分数计算（所有临床医生） 患者分类（所有临床医生，尤其是急诊医生）
生物医学诊断	实时数据分析（ICU、ED、麻醉学、外科学、心脏病学） 监测中的嵌入式人工智能（ICU、ED、麻醉学、外科学、心脏病学） 生物医学测试人工智能（ICU、ED、麻醉学、外科学、心脏病学）
精准医疗	精准医疗，包括药物基因组图谱（所有临床医生） 新疾病亚型（所有临床医生） 慢性病管理（所有临床医生，尤其是初级保健） 人口健康管理（所有临床医生，尤其是初级保健） 临床试验候选者（所有临床医生，尤其是初级保健）
药物发现	用于治疗的新药（所有临床医生、药剂师和研究人员）

续表

人工智能应用类别	应用示例（最相关的临床医生）
数字健康	慢性病管理（所有临床医生，特别是初级保健） 人口健康管理（所有临床医生，特别是初级保健） 远程医疗（所有临床医生，包括护士）
可穿戴技术	慢性病管理（所有临床医生，尤其是初级保健） 人口健康管理（所有临床医生，尤其是初级保健）
机器人技术	机器人辅助手术（程序导向的子专业） 物理康复（神经科医师、PM&R、整形外科） 管理任务自动化（所有临床医生和管理员）
虚拟助理	医疗建议和分类（所有临床医生，尤其是初级保健） 健康指导和教育（所有临床医生，尤其是初级保健） 图表审查和文件记录（所有临床医生，包括护士） 精神病治疗（精神病学、初级保健）

图像导向的子专业：心脏病学、牙科、皮肤病学、胃肠病学、眼科、病理学和放射学；程序导向的子专业：心脏病学、牙科、皮肤学、胃肠病学、眼科、肺脏学、放射学和外科学；ED：急诊科临床医生；ICU：重症监护室临床医生；PM&R：物理医学和康复。

表 7.6 总结了 10 种人工智能应用程序类别及其当前人工智能可用性。该表显示了该类别当前的低（+）、中（++）、高（+++）人工智能可用性。医学影像与深度学习显然领先于其他领域，决策支持和机器人技术处于第二层。大多数其他人工智能应用程序类别都可用，但还不够成熟。该表将在后面的章节中用作每个子专业的例子（因为这些人工智能应用类别和可用性水平与临床相关性相关），并作为临床医生等人在医学人工智能领域方便的"差距分析"工具。

表 7.6 人工智能应用类别和当前人工智能可用性

人工智能应用分类	当前人工智能可用性
医学影像	+++
改变现实	+
决策支持	++
生物医学诊断	+
精准医疗	+
药物发现	+
数字健康	+
可穿戴技术	+
机器人技术	++
虚拟助理	+

参考文献

[1] Naylor CD. On the prospects for a (deep) learning health care system. JAMA 2018;320(11):1099-100.

[2] Park SH, Han K. Methodologic guide for evaluating clinical performance and effect of artificial intelligence technology for medical diagnosis and prediction. Radiology 2018;286(3):800-9.

[3] Vellido A. Societal issues concerning the application of artificial intelligence in medicine. Kidney Dis 2019;5:11-17.

[4] Rajkomar A, Hardt M, Howell MD, et al. Ensuring fairness in machine learning to advance health equity. Ann Intern Med 2018;169(12):866-72.

[5] Lamanna C, Byrne L. Should artificial intelligence augment medical decision making? The case for an autonomy algorithm. AMA J Ethics 2018;20(9):E902-910.

[6] Proposed regulatory framework for modifications to artificial intelligence/machine learning (AI/ML)-based software as a medical device (SaMD): discussion paper and request for feedback. <regulations.gov>.

[7] Personal communications with Sylvia Trujillo and Jesse Ehrenfeld (AMA); 2018-2019.

[8] Pesapane F, Volonte C, Codari M, et al. Artificial intelligence as a medical device in radiology: ethical and regulatory issues in Europe and the United States. Insights Imaging 2018;9:745-53.

[9] Komorowski M, Celi LA. Will artificial intelligence contribute to overuse in health care? Crit Care Med 2017;45(5):912-13.

[10] Kahneman D. Thinking, fast and slow. New York: Farrar, Straus, and Giroux; 2011.

[11] Norman GR, Monteiro SD, Sherbino J, et al. The causes of errors in clinical reasoning: cognitive biases, knowledge deficits, and dual process thinking. Acad Med 2017;92(1):23-30.

[12] Groopman J. How doctors think. Boston, MA: Houghton Mifflin; 2007.

[13] Klein JG. Five pitfalls in decisions about diagnosis and prescribing. Br Med J 2005;330:781-3.

[14] Greenhalgh T, Howick J, Maskrey N. Evidence based medicine: a movement in crisis? Br Med J 2014;348: g3725.

[15] Ranschaert ER, Morozov S, Algra PR. Artificial intelligence in medical imaging. Cham: Springer; 2019.

[16] Madani A, Arnaout R, Mofrad M, et al. Fast and accurate view classification of echocardiograms using deep learning. NPJ Dig Med 2018;1:6.

[17] Li L, Yu F, Shi D, et al. Application of virtual reality technology in clinical medicine. Am J Transl Res 2017;9 (9):386780.

[18] Shortliffe EH. Clinical decision support in the era of artificial intelligence. JAMA 2018;320(21):2199-200.

[19] Middleton B, Sittig DF, Wright A. Clinical decision support: a 25 year retrospective and a 25 year vision. Yearbook Med Inform 2016;(Suppl. 1):S103-116.

[20] Lynn LA. Artificial intelligence systems for complex decision making in acute care medicine: a review. Patient Saf Surg 2019;13(6).

[21] Castaneda C, Nalley K, Mannion C, et al. Clinical decision support systems for improving

diagnostic accuracy and achieving precision medicine. J Clin Bioinforma 2015;5:4.

[22] Williams AM, Liu Y, Regner KR, et al. Artificial intelligence, physiological genomics, and precision medicine. Physiol Genomics 2018;50:237-43.

[23] Dana D, Gadhiya SV, Surin LG, et al. Deep learning in drug discovery and medicine; scratching the surface. Molecules 2018;23:2384.

[24] Ekins S. The next era: deep learning in pharmaceutical research. Pharm Res 2016;33(11):2594-603.

[25] Gawehn E, Hiss JA, Schneider G. Deep learning in drug discovery. Molecular Informatics 2016;35(1):3-14.

[26] Mak MM, Pichika MR. Artificial intelligence in drug development: present status and future prospects. Drug Discov Today 2019;24(3):773-80.

[27] Fogel AL, Kvedar JC. Perspective: artificial intelligence powers digital medicine. NPJ Dig Med 2018;1:5-8.

[28] Banaee H, Ahmed MU, Loutfi A. Data mining for wearable sensors in health monitoring systems: a review of recent trends and challenges. Sensors (Basel) 2013;13(12):17472-500.

[29] Sheridan TB. Human-robot interaction: status and challenges. Hum Factors 2016;58(4):525-32.

[30] Russell S, Hauert S, Altman R, et al. Robotics: ethics of artificial intelligence. Nature 2015;521(7553):415-18.

子专业领域的
人工智能

人工智能在子专业领域的现状

在 PubMed 数据库中以 "人工智能" 和 "医学" 为关键词检索相关出版物，自 1950 年以来共计 15 718 份，而在过去近 10 年和近 5 年两个时间段内，分别检索到 10 975 份（70%）和 7 454 份（47%）。另外，若仅以 "人工智能" 为关键词进行检索相关出版物，自 1950 年以来共计 88 727 份相关出版物，而在过去近 10 年和近 5 年两个时间段内，分别检索到 53 729 份（61%）和 29 932 份（34%）。2019 年，PubMed 数据库拥有 22 万余篇出版物，其中与人工智能相关的出版物分别为 737 篇及 2 179 篇（基于上述关键词检索），占比少于生物医学出版物总数量的 1%。据估计，每年生物医学出版物的数量实际超过 100 万份，所以真实数字很可能比 1% 更低。

根据 2019 年发布的报告标准，自 1950 年以来各子专业的人工智能相关出版物（见表 8.1）被划分为 "高"、"中" 和 "低" 三类用户组。这种分类是比较粗略的，且对参考文献分析不足（所有与人工智能相关的出版物中，不同子专业间存在大量重叠）。子专业包括近 300 份放射学报告（重点关注深度学习和计算机视觉），以及少数几个非图像密集型领域（传染病）报告。值得一提的是，人工智能目前非常重视神经科学领域，所以神经科学（包括神经学、神经外科学和精神病学）也位于人工智能的中 / 高用户组名单上。过去的十年中，大多数子专业，甚至是位于低 / 中用户组名单上的子专业，每年的人工智能出版物数量也呈现大幅度增长趋势。

子专业、人工智能的策略及应用

对于某个子专业，本书首先会对该子专业内的临床工作进行简要说明，以便各位读者（尤其是非临床医学领域的读者）能够理解临床医生的工作。接下来，本书会选取一系列精选评论和相关报告，展现文献或国际会议中涉及的人工智能与子专业的状态。之后的章节将介绍在当前（未来几年内)和未来(十年内及以后)两个时间段内人工智能的现状评估和未来战略。在某种程度上，章节篇幅的不同反映了当前该领域的水平高低（例如，心脏病学和放射学比呼吸内科学和风湿病科学的篇幅更长），但这并不意味着人工智能在该子专业发展潜力的高低。

表 8.1 人工智能相关出版物表

子专业	总出版物量 （1950 年以来）	出版物量 （近 10 年来）	出版物量 （近 5 年来）	出版物量 （2019 年 6 月）
高使用组（2019 超过 100 份）				
放射学	5 778	3 484	2 106	286
肿瘤学	10 825	7 606	3 741	253
外科学	14 390	9 524	3 632	230
病理学	7 861	5 606	3 098	186
中使用组（2019 年 50—100 篇）				
流行病学	3 168	2 349	1 373	75
神经科学	1 110	885	751	64
心脏病学	662	475	370	55
重症监护医学	1 245	721	464	53
低使用组（2019 年少于 50 篇）				
精神病学	1 268	939	778	49
基因组学	520	492	425	44
胃肠病学	307	257	202	44
神经外科学	1 249	788	445	39
内科学 / 初级保健	852	562	352	32
眼科学	367	284	231	31
儿科学	563	447	381	27
呼吸内科学	331	244	204	26
皮肤病学	241	190	152	25
急诊医学	298	209	175	21
麻醉学	444	303	193	20
妇产科学	591	473	210	18
传染病学	374	306	224	16
内分泌学	193	174	130	8

对于每个子专业，表 8.1 都列出了自 1950 年以来、近 10 年和近 5 年与人工智能相关的出版物数量，并将相关出版物的发文量分为高、中、低三个等级。

本书将展示人工智能应用类别的临床相关性（之前在序言中提到过），并在相应的子专业部分对人工智能应用类别的临床相关性和当前人工智能可用性（或成熟度）进行讨论。对于每个子专业，其临床相关性分为 +（低）、++（中）或 +++（高）。例如，若临床相关性为 +++ 而当前人工智能可用性为 +，这意味着人工智在更好地适应临床相关性或需求方面还有很大的机会。若临床相关性是 + 而当前人工智能可用性是 ++ 或 +++，这意味着该人工智能有更好的应用前景，尤其是在临床医学领域。

人工智能在各子专业的应用

迄今为止，医学界对人工智能的大多数研究仅针对某一特定子专业，但钦等人选取了生物学和医学两个子专业（更倾向于生物学）进行研究，讨论了深度学习的机遇和挑战[1]。以下列出了当前（或不久的将来）常规人工智能的应用策略，而这对几乎所有临床医生（从放射科到初级保健）均适用。

1. 深度学习在医学影像判读中的应用。作为生物医学领域最令人赞叹的一次人工智能应用，深度学习 / 卷积神经网络达到（或超过）了人类水平，[通过曲线下面积测量（AUC）体现]。该方法最具有潜力的应用之一是，当临床医生需要进行紧急干预（患者出现气胸引流或脑血管意外）时可以作为一种快速和有效的筛查工具。这项人工智能应用非常适用于需进行大量图像研究的机构或某些缺乏专业知识的医疗机构。与此同时，该筛查工具可以加快诊断时间，诊断无生命威胁但很严重的疾病（如可以用抗生素更迅速地治疗小型肺炎）。当然，如果存在自动化偏倚（过度依赖该机制），或者人工智能无法对早期轻微症状进行准确识别，那么这种筛查策略很可能会适得其反。除此之外，深度学习在医学图像（如肿瘤 – 基质界面）中的应用将有助于诊疗分型、修改方案和病情预测。这种深度学习的医学图像解释方法还有一个好处，通过添加其他信息（如电子健康记录或基因组分析），用放射学方法解释医学图像。然而，至今通过深度学习 / 卷积神经网络的医学图像解读报告都未经临床验证，也未以同行评审的形式发表，所以其有效性和代表性值得推敲与质疑。此外，这些初步研究尚未在许多医院（研究机构之外）进行临床试验。然而，美国食品和药物监督管理局已经批准了第一款自主诊断软件（用于糖尿病视网膜病变）。

使用机器学习或深度学习进行决策支持。随着数据量和数据类型的不断增加，以及临床指南和治疗计划数量的不断增加，患者护理的难度与复杂程度也陡然上升。然而，只要给予足够的临床医生指导，机器学习 / 深度学习便会有更好的发展前景。其主要用途是利用电子健康记录进行风险预测，以改善稀缺医疗资源的分配问题，避免患者因意外入院而面临发病和死亡的风险。利用深度学习模型进行风险预测面临一个问题，即这些人工智能是否能够最终应用于实时风险预测。尽管最近有研究将深度学习应用于重症监护病房以预测感染性休克等事件，但这项工作处于初级

215

阶段，仍需更多实践证明。此外，这些人工智能还可用于应急部门等场所的工作流程，以便更好地分配资源。

人工智能在疾病预测中的应用：数据和模型设计中的权重偏差

阿尔塔·巴克什赞德

阿尔塔·巴克什赞德是一名精通数据科学风险预测模型的住院医师，在一家有名的数据分析中心，将风险预测模型应用于人群层面的实践中，并撰写了这篇关于数据和模型设计偏差的评论。

机器学习模型有利于临床医生更好地观察并诊断患者的疾病。对所有人而言，重要的是我们应该真正了解我们是如何走到这一步的，以及我们应该选择的方向，而这不仅需要与数据科学家进行临床合作，还需要了解数据模型中的偏倚。为了对患者进行准确诊断，临床医生希望收集大量有形和无形的数据。人工智能和机器学习的独特之处在于，通过已掌握的技术和数据，在改进工作流程的同时，对人群进行精确分类及诊断，并利用能得到的最新医学信息提供治疗计划。

机器学习的应用之一是疾病预测。然而，在开始前我们必须先问自己几个问题。例如：我们需要解决的问题是什么？数据是否相关或可靠？我们是否有足够的数据来支持临床结论？还有最难的问题——我们能否通过干预阻止各种疾病的发展？换言之，我们可以做些什么？

在医学领域，人类似乎极度渴望创建一系列人工智能模型，但过程中往往缺少护理临床团队的积极参与。事实上，深度学习模型已经可以提前 6 年精准预测痴呆症的发生[1]。然而截至目前，还没有任何药物或治疗手段可以有效治愈或减缓该疾病。在英国，国家卫生服务系统部署的 QRISK 计算器曾出现了一个简单的算法故障，但这导致数千名患者（误诊为心血管疾病）误服或拒服他汀类药物[2]。该事故对患者造成了一定的伤害，同时反映出一个问题，即为什么医生没有权利推翻该模型的结论。这也说明了算法输出中透明度的重要性，例如对不可知模型的局部解释（LIME），它将最终干预留给人类[3]。

另一方面，深度学习模型已被成功运用于诊断糖尿病视网膜病变，其算法在两组验证研究中具有 97.5% 和 96.1% 的敏感性以及 93.4% 和 93.9% 的特异性，这一结果也展现出深度学习模型比一流的眼科医生还有优势[4]。这种算法可以实现对糖尿病并发症连同原发疾病本身的早期诊断和治疗，而实现这一结果取决于临床医生对数据的理解和选择。

据世界卫生组织估计，未来几年全球将空缺将近 430 万名医生、助产士、护士和其余医务人员[5]。因此，人工智能将成为患者进行医疗护理和消费者进行健康监测的有力支持。像苹果手表这样的智能可穿戴设备已经为消费者拉响了监测警报。这些设备通过提供一些人工智能应用程序，让用户方便读取周期性心电图，识别不规则心律（如房颤）等异常情况以及看医生[6]。就像我们希望看到的那样，医疗保健利用率从一开始就呈现激增状态，所以未来的人工智能模型应该关注效率，以实现临床医生的零参与。然而，这是非常困难的，因为目前并没有完整的数据集包含遗传、行为、社会、经济和生物特征等诸多数据点，而恰恰是这些数据点为临床医生护理患者提供了参考依据。

我们必须敦促人工智能领域的专家与其他领域的专家（例如学者、临床医生以及数据科学家等）建立合作关系，以共同解决相关问题。但重要的是，机器模型的好坏取决于其所接受的培训数据和培训者偏倚。临床医生应将机器学习的输出作为新的数据点，并且时刻持怀疑态度。如果我们盲目相信算法输出的结果，那便会与临床医生永远不伤害他人的誓言相背离。最终，只有人类能够将机器学习合理地放在一个安全的输出环境中，并时刻意识到生命是世界上最宝贵的东西。

参考文献

[1] Ding Y. et al. A deep learning model to predict a diagnosis of Alzheimer disease by using 18F-FDG PET of the brain. Radiology 2018. Available from: https://doi.org/10.1148 /radiol.2018180958.

[2] Statins alert over IT glitch in heart risk tool: Thousands of patients in England may have been wrongly given or denied statins due to a computer glitch. BBC News/Health.<https://www.bbc.com/news/ health-36274791>.

[3] Ribeiro M, Singh S, Guestrin C, et al. "Why should I trust you?" Explaining the predictions of any classifier <https: //www. kdd.org/kdd2016/papers /files/ rfp0573-ribeiroA.pdf>.

[4] Gulshan V, Peng L, Coram M, et al. Development and validation of a deep learning algorithm for detection of diabetic retinopathy in retinal fundus photographs. IAMA 2016;316(22):2402-10. Available from: https://doi.org/10.1001/jama.2016.17216.

[5] World Health Organization. The world health report 2006: working together for health. Geneva; 2006.

[6] Apple Inc. <https://www.apple.com/new sroom/2018/12/ecg-app-and-irregu lar-heart-rhythm-notificationavailable-today-on-apple-watch/Cupertino>; 2018.

3. 使用人工智能工具进行管理支持。在自动化医疗卫生的流程中，人工智能工具可负责部分单调乏味的环节。和最初的人工智能工具（例如机器人流程自动化等）已经在一定程度上减轻了其他业务部门管理工作中的人力负担一样，现在人工智能工具也可以对医疗卫生管理任务（如事先核准、保险资格和临床医师资格认证）产生同样的影响。

4. 使用自然语言处理进行交流。虚拟助手和聊天机器人等简单工具可用于各种情况下的沟通，例如在手术室或操作间与所有利益相关者进行沟通。与此同时，自然语言处理工具也可以实现医生与医生、患者或看护者之间的沟通。总体而言，自然语言处理工具在医疗卫生领域的利用相对短缺，人们对该工具的了解也知之甚少。然而，如果对该资源给予更多的重视和利用，便会对医疗卫生领域及其他领域产生深远影响。

5. 使用人工智能挖掘数据。使用机器学习，尤其是无监督学习，可以有效地挖掘患者数据，以获得新的疾病模式及新的诊疗方法。这是一种新的自下而上的医学方法（与传统的基于临床标准的疾病诊断不同，而按照传统疾病诊断模式，临床医生必须记住临床标准）。这种范式的转变是为了发现新的诊断亚型，以便进行风险分层，并在治疗干预方面取得显著成功。作为精准医学的宗旨及原则，这是非常有效的。此外，这一策略也有助于检测那些可能未达到全部标准（特别是有一个重要标准但其他标准显得微不足道）但仍患有疾病的患者。最后，数据挖掘还可用于筛选合适的患者进行临床干预试验。机器学习/深度学习可以避免临床试验在选择患者方面所耗费的大量开支和劳动力。

6. 在医疗报告中使用自然语言处理。通过对自然语言处理的智能应用，可以实现报告的自动化及其他方面。在放射医学方面，自然语言处理已经完成了一系列初步工作。此外，自然语言处理还可以规范报告及注释，使其具有高度一致性与规范性。

7. 使用机器学习/深度学习进行风险评估和干预。支出和潜在开支是风险评估和及时干预领域减少这种风险的干预措施。一种策略是，利用多种表现（异常的生命体征、不恰当的沟通、行动不便等），提高特定患者对疾病的警惕心。另一种策略是，机器学习/深度学习可用于检测药物差错，而所有这些都需要复杂的算法和相关决策工具。

深度学习在电子病历中的挑战

塔莎·永峰、马尤尔·萨克塞纳

塔莎·永峰和马尤尔·萨克塞纳是医疗卫生领域的数据科学家，他们陈述了在电子健康记录中使用深度学习模型的经历，并详细说明了深度学习在解读电子病历的偏差和干扰问题上的细微差别和挑战。

人工智能在医疗卫生领域中的地位怎么强调都不过分。随着医疗信息数字化的飞速发展，医学和整个社会都将从中受益。科技进步已经改变了日常生活的方方面面。在过去几年中，最有前途的趋势之一是电子健康记录系统与深度学习的深度融合与发展。因此，许多医学和机器学习领域的专家正在探索将电子健康记录数据运用于辅助机器学习应用。

深度学习在临床数据中的前景广阔，其中神经网络系统已经能够预测许多临床结果，例如疾病发作和意外并发症[1-3]。然而，目前这些模型仅限于研究方面，仍未在真实世界中得到验证。在本文中，我们将讨论电子健康记录系统中深度学习的几个常见的重要缺陷。

机器学习与深度学习

机器学习是人工智能的一个方法子集，其算法将学习数据中隐藏的模式和关系。传统上，机器学习算法是基于示例数据，通过建立数学模型或映射函数来工作的，这些示例数据可以对未来或未知的数据点进行预测。通过自主学习相关规则做出预测，这是机器学习的优势之一。因此，与其他基于规则的算法相比，机器学习算法具有更强的有效性和可扩展性。

深度学习是机器学习的一个特殊子集。深度学习中使用的神经网络系统能够通过使用多层非线性函数来学习数据中的模式，而不仅仅是传统机器学习中的一个（通常是线性）函数。因此，深度学习能够在传统机器学习模型执行力较差的情况下预测极其复杂的函数[4]。

医疗卫生领域的深度学习

毫无疑问，医疗卫生领域是复杂的。例如，简单的血压测量也会面临诸多干扰因素。短期干扰因素包括测量误差、体力活动、姿势、测量时间、药物、吸烟、咖啡因摄入、情绪状态（如白大褂高血压）等；长期因素包括饮食、体质指数、慢性病、年龄和生活方式。因而，分析血压测量的结果随着时间的推移可能会变得相当复杂。

设想一下，将血压测量值与患者的电子健康记录中数千个其他类似的测量值和临床变量相结合，建立一个模型，以预测患者是否以及何时会出现心力衰竭。与血压一样，大多数临床变量也会受到多种变异来源的影响，并且不同患者的变异程度可能大不相同。医学多样性的复杂性令人震惊。为了试图在医疗卫生领域模拟此类现象的模型，深度学习成为一个直观且富有优势的选项，因为传统的机器学习模型通常试图将单个功能与数据相匹配，而深度学习模型可以学习各种特定功能，而这些功能根据不同的数据点进行定制（见图 8.1）。

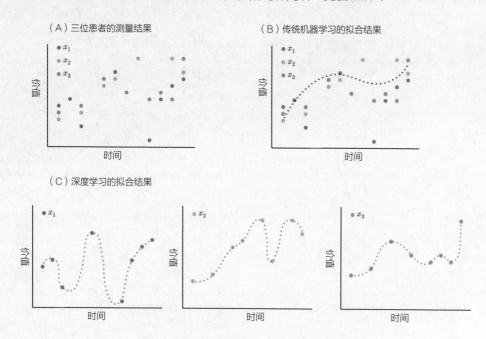

图 8.1 临床变量受到多种变异来源的影响。

然而，在深度学习模型中使用典型的终端对终端的方法可能会使此建模无法应用到实际生活中。问题在于，电子健康记录数据中存在某些统计问题，这些问题将使深度学习应用程序所需的数据量大幅增加，从而变得不切实际。我们将通过几个示例来进一步说明。

示例 1：计费代码

ICD-10 等计费代码将反映对患者的诊断。因此，ICD-10 通常作为多个医疗预测的标签或特征。然而，由于多种原因，ICD-10 代码存在严重的报告偏倚。一个关键原因是，赔偿金额会影响他们进入 EMIR 欧洲市场基础设施监管条例的方式。根据某些方案，医院为特定医疗服务支付固定金额（服务费），而根据定额计划，医院将根据患者整体疾病状况或健康风险的复杂性支付服务费用（即医疗保险优先计划）。在后者中，医院需记录所有适用的 ICD 代码，以获得最大程度的赔偿金额。这两种情况可能会导致相似的患者因相同的潜在条件而被分配到不同的 ICD-10 代码。

医院希望使用一个模型来根据临床文本中描述的问题分配 ICD-10 代码，以提高合规性、文档化、效率和计费质量。该院有三名患者（见表 8.2），他们有相同的疾病（2 型糖尿病、糖尿病肾病和高血压）、人口统计数据和实验室监测值。但是，他们的保险类型不同，并由三个不同的医生治疗。因此，三名患者的病历略有不同，并被赋予不同的 ICD-10 代码。

表 8.2 三名均患有 2 型糖尿病、糖尿病性肾病和高血压的相似患者

	患者 1	患者 2	患者 3
姓名	Anton Lewis	Thomas Schmidt	Eric Smith
年龄	56	56	56
性别	男	男	男
疾病	2 型糖尿病合并糖尿病性肾病（三期慢性肾病），高血压	2 型糖尿病，慢性肾病，糖尿病性肾病，高血压性心脏病	高血压性心脏病，胰岛素依赖型糖尿病合并糖尿病性肾病
血糖（mg/dL）	126	130	130
血压	160/94	160/95	165/96
肾小球滤过率（mL/MIN/1.73 m2）	45	42	43
ICD-10	E11.21：2 型糖尿病合并糖尿病性肾病	E11.21：2 型糖尿病合并糖尿病性肾病；I13.10：高血压性心脏病和慢性肾病	I11.0：无心力衰竭的高血压性心脏病
治疗	二甲双胍，血管紧张素转化酶抑制剂	二甲双胍，血管紧张素转化酶抑制剂	二甲双胍，血管紧张素转化酶抑制剂

该院的数据科学团队决定建立一个深度学习模型，通过分析患者的电子健康记录数据来预测 ICD-10 代码。由表 8.2 可知，深度学习模型会误以为医生之间的措辞差异意味着可以使用不同的 ICD-10 代码。然而事实上，该模型所要做的只是复制电子健康记录数据中的报告偏差。此外，还有其他许多情况需要考虑诸多因素，因为计费代码只是庞大而复杂的数据集合中的一小部分。

示例 2：实践差异

电子健康记录数据中还存在其他的偏倚来源。不同医生对疾病的侧重点不同——心脏病学专家关注心脏问题，肾脏病学专家关注肾脏问题，肿瘤专家关注癌症问题。不同的医生会给患者安排不同的检查、记录不同的病情，甚至可能会在治疗方案上存在分歧。这是实践差异的具体体现，创建一个机器学习系统或深度学习系统来满足不同专业或中心的需求是极富挑战性的[5]。

举个更通俗的例子，某医院想要建立一个系统来预测患者未来的事情，例如疾病进展、不良事件、死亡率和意外再次住院，仅举几例。一般来说，这些预测任务将会采用标准结构：

问题 *+ 测量 + 治疗 - 结果

* 问题列表中的项目、疾病体征、症状、诊断等。

很明显，这是一个非常复杂的问题，深度学习系统在这种情况下似乎更适用。然而，当医院试图预测结果时，在没有大量数据的情况下，实践差异使得单一模型很难了解单个患者的模式。

此外，鉴于常见疾病拥有更多的数据可以学习，部分模型可以实现成功分析患者，但是同样的模型在罕见的病例中却完全无法发挥作用。然而，对罕见病例的成功分析可能是一个模型最具临床价值的地方。

结论

由于医疗数据中存在系统性偏倚和干扰，在其他领域很有效的终端到终端的深度学习模型很难解决医疗卫生领域的大问题。虽然深度学习系统可以学习处理数据中的感染和偏倚，但是电子健康记录数据在来源上存在一系列偏差，而这些偏差是当前模型和预处理方法所无法克服的。因此，更有效的解决方法是将这些预测模型分解为更小的部分，这些部分可以用深度学习或其他方法单独处理。

参考文献

[1] Esteva A, Robicquet A, Ramsundar B, Kuleshov V, DePristo M, Chou K, et al. A guide to deep learning in healthcare, Nat Med 2019;25:24-9.

[2] Miotto R, Wang F, Wang S, Jiang X, Dudley JT. Deep learning for healthcare: review, opportunities, and challenges. Brief Bioinform 2017;19(6):1236-46.

[3] Shickel B, Tighe PJ, Bihorac A, Rashidi P. Deep EHR: A survey of recent advances in deep learning techniques for electronic health record (EHR) analysis. IEEE I Biomed Health Inform 2018;22:1589-604.

Available from:< doi.org /10.1109/J BHI.2017.276 7 063>.

[4] LeCun Y, Bengio Y, Hinton G. Deep learning. Nature 2015;521:436-44.

[5] Corallo AN, Croxford R, Goodman DC, Bryan EL, Srivastava D, Stuken TA. A systematic review of medical practice variation in OECD countries. Health Policy 20 14;114(1):5-14.

7. 使用机器人技术进行康复或治疗。用于特殊康复的机器人技术发展迅速，但其范围在不同国家中是不同的。随着全球慢性病负担的增加，专家数量显著短缺，难以满足需求，在此背景下，机器人技术会进一步发展。现有的机器人技术已用于中风或受伤后的物理治疗和康复。

8. 使用虚拟助手与患者沟通。随着聊天机器人和虚拟助手在其他领域的普及，其也可运用于医疗保健领域，尤其是对慢性病的管理。这些工具可以增强与患者的沟通，并进一步改善医疗分诊和健康咨询等情况。

9. 在规划和教育／培训中更好地运用现有技术。人工智能通过现有技术的不同模式来展现解剖学／生理学的可视化表现形式，以及其他多种用途的程序。此策略可用于教育、培训或程序前的规划设计。

人工智能——护理医疗

乌利·切蒂帕利

乌利·切蒂帕利是一名急诊临床医生，他对人工智能在医疗卫生领域的应用有浓厚的兴趣，并在评论中阐述了人工智能的三种类型、人工智能在医疗卫生领域的作用，以及商业模式与人工智能的关系。

人工智能将持续发展，并融入医疗卫生行业的每一次交易和互动中。医疗卫生企业正在寻找利用人工智能的方法，以便从这项技术中获益。这可能是为了提高成本效率，获得更好的临床结果，减轻医生的负担，提升患者的便利性，同时提高患者对护理的满意度。鉴于领导者在学习人工智能的过程中是逐渐获益的，人工智能的逐步引入将是一个循序渐进的过程。根据人工智能在决策中提供支持的程度，该过程可分为三个阶段，我称之为人工智能波谱。虽然这种分类是粗糙随意的（因为不同阶段之间并不存在明确的界限），但它可以帮助我们更好地理解人工智能。以下是三个阶段。

1. 辅助智能：人工智能系统将收集大量数据并分析转化为可理解的信息，以便人类理解并做出决策。该技术提供了数据的摘要总结，将重点信息呈现给用户。这个阶段也可以称为描述阶段。例如，某人工智能系统可以从文献中为患有特定疾病的患者收集整理最新信息。根据这些信息，医生（或患者）将对病情进行下一步的管理和决策。

2. 增强智能：在此阶段，人工智能系统将能够与人类并肩工作。这个阶段也可以称为预测阶段，机器将会预测一个感兴趣的结果。机器并不会推荐解决方案，人类必须根据预测来决定最佳解决方案。例如，某人工智能系统在屏幕上突出显示乳腺 X 光检查异常区域，怀疑有恶性肿瘤，同时将正常扫描从列表名单中分离出来。放射科医生将会重点检查异常，并为主治医生准备一份报告。

3. 自主智能：无须人类的干预，系统可自行做出决策，这也称为指导性系统。例如，某人工智能系统可以通过电话访谈收集尿路感染患者的相关症状数据，并根据患者的个人资料提出对应的诊疗方案，之后将处方发送到药房。这是人工智能系统自行发挥作用的高级阶段（见图8.2）

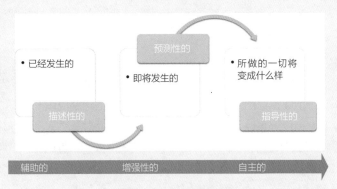

图8.2 人工智能波谱

随着人工智能在实践中成功通过一系列测试，其操作使用的可能性也随之增加。不仅如此，各种各样的新模型也在飞速发展。这些业务流程将逐步取代目前由人类完成的普通任务。人工智能从较低的技能水平开始发展，并逐渐发展到较高的技能水平。所有这些任务都会使用大量数据，所以其本质都是分析性。一方面，通过与患者建立联系，表现出同理心并建立信任；另一方面，人类会将一部分分析性任务外包给机器，从而大大提高效率与任务质量。随着机器不断接收并处理越来越多的日常分析性任务，这些软技能的重要性也在不断增加。

以下是一些运用人工智能技术的新业务流程和模型的示例：

1. 使用自主人工智能引擎为患者提供用户驱动的预约服务和客户服务；

2. 根据病情的严重程度以及服务的可用性，将自主人工智能与分诊服务相结合；

3. 增强智能将为医生提供实时临床决策支持，以达到预期的临床结果；

4. 增强智能通过容量、能力和容积等标准预测管理资源，如人员配备、床位和救护车；

5. 使用辅助工具向决策者和研究人员提供关于特定主题的当前知识的实时研究结果；

6. 根据临床病情的严重程度、敏锐度或紧急程度对影像数据进行分类，以便医生可以使用辅助医疗工具优先安排一天的工作负荷。

总之，人工智能科技可以改变业务流程和模式，进而影响医疗业务的成本、质量、效率、工作满意度、患者参与度和人员配置。这些变化将解放人类，让他们自由地去做只有人类才能胜任的工作。

麻醉学

麻醉师几乎只在手术室、操作室或康复室工作，或与重症监护团队一起工作（因此，他们很少出现在门诊）。这些麻醉师密切关注患者的生命体征，不仅在整个手术过程中监测患者数据，还会在手术前后对患者进行护理（"围手术期"护理）。在手术前，麻醉师通常没有时间详细了解患者及其漫长复杂的病史。了解病史常被形容为"99%的无聊，1%的恐怖"。麻醉师擅长处理呼吸气管和一般麻醉复苏手术，所以在临床实践和工作范围上与重症监护室医生有很多重叠（然而麻醉师通常一次只处理一名患者）。与重症监护室的临床医生不同，麻醉师通常不知道这些患者离开手术室后，其恢复期的短期或长期结果。

（一）已发表评论和作品选集

在麻醉学领域，关于人工智能应用的发表活跃度仍相对较低（一些参考文献实际上属于重症监护的相关文献）。康纳在最近的一篇评论文章中强调，麻醉学家应该开始将人工智能运用在临床实践中。麻醉学具有高度可靠性及准确性的特点，同时需要对一系列身体动作和反应进行解释与诊断（而不是医学图像解释这样的单一认知行为）。基于麻醉学本身的特点，人工智能可以逐步满足麻醉师的实践需求 [2]。亚历山大和康纳持相同的观点，同时还对许多将自动化纳入麻醉学实践的失败尝试进行了深入讨论，他认为原因不仅在于麻醉实践的潜在复杂性，还因为基于规则的反馈循环无法真正影响决策 [3]。《麻醉学》期刊的另一篇社论评论了这篇具有里程碑意义的文章，这预示着临床麻醉学中的机器学习迎来了新时代 [4]。这篇文章的结尾耐人寻味："优步招聘的正是我们这些自认为是药物行为建模专家的人。"此外，还有一篇综述对人工智能进行了更广泛的讨论。与此同时，在重症护理医学文献中也同样强调了人工智能在决策支持方面的能力 [5]。

有一份报告提出了一种人工智能和人类智能之间有趣的合作策略，即以简单为导向的决策方法，将足够复杂的思维与必要的简单行动融合在一起，以保证手术前后的医疗安全 [6]。另一份报告讨论了合作策略的自动化、临床管理的手术数据管道和知识库的工作，这些可以从复杂的数据中识别并检测出高风险的手术患者，并用机器学习策略作为风险预测模型 [7]。研究人员使用LASSO回归、随机森林和增强决策树方法对超过6.6万名患者和194类临床特征进行了分析，证明LASSO回归是效果最好的风险预测模型，其AUC为0.92。这种机器学习策略显著优于传统的启发式算法和风险计算器。

最近一篇具有里程碑意义的论文描述了一种深度学习模型，该方法讨论了231例患者靶控输注异丙酚和瑞芬太尼与脑电双频指数（bispectral index，BIS）的关系。通过收集200万个数据点形成一个神经网络，并根据这些药物的输注率预测脑电双频指数 [8]。这种深度学习的方法完全独立于药动学和药效学相互作用的数据，而仅仅是将输入（药物输注）与输出（脑电双频指数）相匹配。

人工智能引导的自动化、安全、持续的患者监测——目前的证据和未来的前景

阿希什·康纳、卡迈勒·马赫什瓦里

阿希什·康纳和卡迈勒·马赫什瓦里是对人工智能和临床领域有浓厚兴趣的麻醉师，他们撰写了这篇评论，论述了人工智能在医院监测中的重要性（医院监测往往会受到生理数据的干扰和偏倚）。

我们大多数人都听说过或使用过心率监测设备。心率是测量心脏每秒泵血速度和心脏健康程度的指标。同样，医疗健康提供者也会使用其他生理参数，如血压、氧饱和度、呼吸频率和体温来了解一个人的健康状况。这些生理参数或生命体征大多属于间歇性检查，并产生一系列对医疗决策至关重要的数值。现阶段，持续的生命体征监测成为可能，使用智能设备可以为用户提供复杂且庞大的数据。这些数据信息十分重要，需要管理者进行细致且高效的管理。为了指导医疗决策，人工智能将在分析这些数据和生成有用信息方面发挥关键作用。

在重症监护室、麻醉术后恢复室和手术室，均采用了某种形式的持续实时监测。然而，随着术中监测技术的不断发展，不良事件也得到了显著改善。在外科患者中，与每5分钟间歇监测（通常的标准做法）相比，持续实时监测的术中低血压数量几乎减少了一半[1]。此外，持续监测产生的压力波形图可以为医务人员提供更多患者病情信息，而这在以前是不可能的。例如，可以使用大量高保真动脉波形数据集来训练机器学习算法，以预测未来的低血压状态[2]。此外，波形分析也有助于指导治疗。大多数患者在手术期间需要静脉输液，然而，对于输液量及程度的标准仍模糊不清。辅助液体管理是一种目前正在临床测试的算法（ClinicalTrials.gov NCTO31411），通过估计心搏量的预测变化来确定患者对液体的反应，并在需要液体管理时对麻醉师进行相应指导。如果测试通过，该算法将有助于减轻临床医生的认知负担，在选择正确液体量的同时减少临床护理的差异。

然而，临床损害可能发生在传统的高强度护理区之外，例如手术室和重症监护室，并最有可能发生在家里或医院病房。例如，住院患者中近一半的不良事件发生在普通护理病房[3]。总体而言，患者术后30天的死亡率为1%至2%，是麻醉相关术中死亡率的1 000倍以上[4-6]。约四分之三的患者在住院手术后死亡，且并未进入重症监护室[7,8]。一个大型登记处的报告显示，在美国300多家医院中，共有44 551例临床索引事件。更重要的是，对于患有急性呼吸疾病的患者，其住院病房死亡率约为40%[9-11]。

目前的病房监护方案会使患者置于危险的监护中[12]。当患者的生命体征出现恶化时，通常会有很长的时间间隔（在任何给定情况下，时间间隔在4到6小时之间），随后便会出现"蓝色代码"事件。因为医生通常只在短时间内监测患者，所以无法敏锐地察觉到上述情况。此外，快速反应团队对急性心肺损害的反应很大程度上是追溯性的。非心脏手术中恢复的患者长期经历了严重的低氧血症[动脉血氧饱和度（SpO2）低于90%持续一小时及以上]，不幸的是，常

规生命体征监测错过了约 90% 的时间 [15]。除此之外，几乎所有经历过腹部肿瘤手术的患者都将得到持续监测，监测结果显示低氧血症，而由护士进行的标准生命体征评估（与快速反应团队的早期预警评分算法相关）则只在不到五分之一的患者中检测到动脉血氧饱和度（SpO2）低于92%[14]。心肺功能与之紧密联系，所以将低血压与呼吸衰竭分开监测是不现实的。约五分之一的患者出现术后低血压（平均动脉压低于 65 mmHg）持续至少 15 分钟，约四分之一的患者将至少持续 30 分钟（平均动脉压低于 70 mmHg）。与连续监测相比，传统监测将错过至少一半的时间 [15]。大多数阿片类药物诱导的呼吸损害发生在最后一次护理检查后 2 小时内，而这可以通过持续监测和对医务人员的培训加以预防 [16]。

如何在普通护理楼层实现更安全、更智能且持续的监测？简单而言，这需要在每个病房安装一个多参数生命体征监护仪，并将患者"绑"在该监护仪上，让值班护士对所有警报（无论真假）做出反应并记录（事实上假警报的占比可能更大）。这不仅耗时耗力，而且对患者的安全毫无益处。风险分层评分由大型观察性、内部验证的连续监测数据集（如 PRODIGY 试验）开发，并且有助于床边医疗服务提供者对高危人群进行分诊和重新分配资源，并提供前瞻性的连续监测 [17,18]。

生命体征监测会不断产生大量复杂数据，而这些数据的可用性依赖于快速准确的分析，并进一步指导医疗决策。人工智能将在未来发挥关键作用，并最终实现对临床医生和患者的有效帮助。随着传感器数量的增加和实时数据的持续监测，警报也很可能会随之增加。与此同时，越来越多的复杂特征分数和衍生品被用来提高感测数据的预测价值。大量的复杂数据需处理加工才具有可用性，否则便会导致报警疲劳或医疗错误。人工智能不仅可以作为假定条件，而且还可以被应用于解决问题 [19]。以患者生命体征、实验室数据和临床记录为基本数据的多模式机器学习技术在重症监护室得到开发和应用，其具有显著的预测能力 [20]。

在不久的将来，人工智能将大大帮助那些身处复杂自适应系统中的临床医生，并为他们提供实时监测和精确可操作的决策支持及解决方案，以有效防止患者病情恶化，同时改善患者的预后。

参考文献

[1] Maheshwari K, Khanna S, Bajracharya GR, Makarova N, Riter Q, Raza S, et al. A randomized trial of continuous noninvasive blood pressure monitoring during noncardiac surgery. Anesth Analg 2018;127(2):424-31.

[2] Hatib F, Jian Z, Buddi S, Lee C, Settels J, Sibert K, et al. Machine-learning algorithm to predict hypotension based on high-fidelity arterial pressure waveform analysis. Anesthesiology. 2018;129(4):663-74.

[3] de Vries EN, Ramrattan MA, Smorenburg SM, Gouma DJ, Boermeester MA. The incidence and nature of inhospital adverse events: a systematic review. Qual Saf Health Care 2008;17(3):216-23.

[4] Fecho K, Lunney AT, Boysen PG, Rock P. Norfleet EA. Postoperative mortality after inpatient surgery: incidence and risk factors. Ther Clin Risk Manag 2008;4(4):681-8.

[5] Semel ME, Lipsitz SR, Funk LM, Bader AM, Weiser TG, Gawande AA. Rates and patterns of death after surgery in the United States, 1996 and 2006. Surgery 2012;151(2):171-82.

[6] Smilowitz NR, Gupta N, Ramakrishna H, Guo Y, Berger IS, Bangalore S. Perioperative major adverse cardiovascular and cerebrovascular events associated with noncardiac surgery. IAMA Cardiol 2017;2(2):181-7.

[7] Li G, Warner M, Lang BH, Huang L, Sun LS. Epidemiology of anesthesia-related mortality in the United States,1999-2005. Anesthesiology 2009;110(4):759-65.

[8] Pearse RM, Moreno RP, Bauer P, Pelosi P, Metnitz P, Spies C, et al. Mortality after surgery in Europe: a 7 day cohort study. Lancet 2012;380(9847):1059-65.

[9] Perman SM, Stanton E, Soar J, Berg RA, Donnino MW, Mikkelsen ME, et al. Location of in-hospital cardiac arrest in the United States — variability in event rate and outcomes. J Am Heart Assoc 2016;5(10).

[10] Morrison LJ, Neumar RW, Zimmerman JL, Link MS, Newby LK. McMullan PW, Jr., et al. Strategies for improving survival after in-hospital cardiac arrest in the United States: 2013 consensus recommendations: a consensus statement from the American Heart Association. Circulation 2013;127(14):1538-63.

[11] Andersen LW, Berg KM, Chase M, Cocchi MN, Massaro J, Donnino MW, et al. Acute respiratory compromise on inpatient wards in the United States: incidence, outcomes, and factors associated with in-hospital mortality Resuscitation 2016;105:123-9.

[12] Leuvan CH. Mitchell I. Missed opportunities? An observational study of vital sign measurements. Crit Care Resusc 2008;10(2):111-15.

[13] Sun Z, Sessler DI, Dalton JE, Devereaux PJ, Shahinyan A, Naylor AJ, et al. Postoperative hypoxemia is common and persistent: a prospective blinded observational study. Anesth Analg 2015;121(3):709-15.

[14] Duus CL, Aasvang EK, Olsen RM, Sorensen HBD, Jorgensen LN, Achiam MP, et al. Continuous vital sign monitoring after major abdominal surgery-quantification of micro events. Acta Anaesthesiol Scand 2018:67(9):1200-8.

[15] Turan A, Chang C, Cohen B, Saasouh W, Essber H, Yang D, et al. Incidence, severity, and detection of blood pressure perturbations after abdominal surgery: a prospective blinded observational study. Anesthesiology 2019;130(4):550-9.

[16] Lee LA, Caplan RA, Stephens LS, Posner KL, Terman GW, Voepel-Lewis T, et al. Postoperative opioid-induced respiratory depression: a closed claims analysis. Anesthesiology 2015;122(3):659-65.

[17] Khanna A, Buhre W, Saager L, Stefano PD, Weingarten T, Dahan A, et al. 36: Derivation and validation of a novel opioid-induced respiratory depression risk prediction tool. Crit Care Med 2019;47(1):18.

[18] Khanna AK, Overdyk FJ, Greening C, Di Stefano P, Buhre WF. Respiratory depression in low acuity hospital settings-seeking answers from the PRODIGY trial. J Crit Care 2018;47:80-7.

[19] Sessler DI, Saugel B. Beyond failure to rescue': the time has come for continuous ward monitoring. Br J Anaesth 2019;122(3):304-6.

[20] Nemati S, Holder A, Razmi F, Stanley MD, Clifford GD, Buchman TG. An interpretable machine learning model for accurate prediction of sepsis in the ICU. Crit Care Med 2018;46(4):547-53.

（二）现状评估和战略规划

总体而言，麻醉师更擅长运用多种医学技术且技艺精湛，却并未广泛使用人工智能技术。其主要原因可能是，人工智能技术在医学图像判读领域日趋成熟的同时，仍需在决策支持领域得到进一步完善。实时、复杂的反馈机制和决策支持是实现人工智能麻醉的关键（而不是像其他临床医生那样单纯进行医学图像解读）。这种特殊类型的决策支持需要获得患者的所有数据，从而确保其完整性和准确性。另外，麻醉师的工作流程往往繁忙而紧张，所以尽管人工智能已在麻醉领域开始发挥作用，但仍未产生重大影响。

在未来，对多种场所的监测可以通过嵌入式人工智能（eAI）的形式减少麻醉师的监测负担。在决策支持和生物医学诊断方面，机器学习、深度学习和深度强化学习将变得更加复杂且能够适应更多挑战。实时、复杂的麻醉决策过程有助于进一步推广和发展人工智能。人工智能（尤其是机器学习和模糊逻辑）在麻醉实践的药物输注方面会有更多的临床应用。此外，在手术室的疼痛管理、机器人和虚拟辅助（如插管和其他程序）以及机器人流程自动化等方面，人工智能会有很大的潜力，最终足以改变现实（见表8.3）。

表8.3 麻醉学

人工智能应用类别	临床相关性	当前人工智能可用性
医学影像	++	+++
改变现实	+++	+
决策支持	+++	++
生物医学诊断	+++	+
精准医学	++	+
药物研发	++	+
数字健康	+	+
可穿戴技术	+	+
机器人技术	++	++
虚拟助手	++	+

心脏病学（成人及儿童）和心脏外科学

心脏病学是一个涉及心脏和心血管疾病的多维度子专业：成人心脏病专家主要治疗成人的获得性心血管疾病（冠状动脉疾病、充血性心力衰竭、高胆固醇、房颤或全身性高血压），儿科心脏病专家则负责治疗患有先天性和获得性心脏病的胎儿、儿童及青少年。心脏病学方面的典型检查主要包括心电图（心律追踪）、超声心动图（心脏超声研究，常与前一项检查混淆）、心脏和胸部的 CT 或核磁共振、核成像、心肺运动测试，以及用于检测心律紊乱的外部设备（包括最新的小型便携式设备，如 Kardia 和 Apple watch）及内部植入型监护器。出于诊断和介入治疗的目的，心脏病学专家还会进行心导管植入术、球囊血管成形术、支架/瓣膜植入术、组织活检、电生理学研究或心脏起搏器植入术等。

（一）已发表评论和作品选集

作为一个影像和临床数据极为丰富的子专业，其在不久的将来会拥有更多的资源（特别是心电图监测应用、植入式监护仪和生物传感器）。最近，心脏病学在人工智能相关出版物中变得逐渐活跃起来，且仍然处于人工智能应用的早期发展阶段[9]。邦德曼的一篇简短综述探讨了早期人工智能在心脏病学领域的应用，目的是减少对心脏病学的错误认知（偏见和干扰）[10]。约翰逊的一篇更全面的综述探讨了人工智能影响心脏病学的多个方面（从研究到临床实践和人口健康，见图8.3）[11]。这篇综述还探讨了机器学习（监督/非监督学习，甚至强化学习）的基础。另一篇综述则概述了人工智能在心脏病学中的意义[12]。沙梅尔的一篇综述重点探讨了机器学习背景下的心血管医学[13]，另一篇综述则研究了人工智能在心血管精准医学中的影响[14]。一篇关于心脏病学中整体深度学习方法（与基于规则的专家系统相比）的综述陈述了这种新范式的优势和局限，并着重探讨数据科学方面，如卷积神经网络、循环神经网络、深度信念网络以及数据的局限性（标准化和质量方面）[15]。最近一篇综述探讨了人工智能在心血管成像中的应用，并总结了人工智能在心脏成像中的最新应用前景以及创新数据可视化[16]。

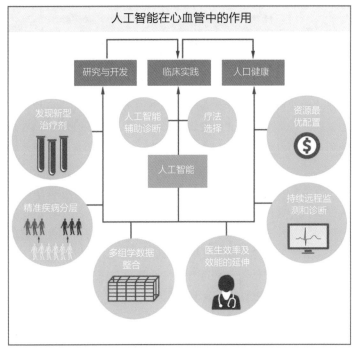

图 8.3　人工智能在心血管医学中的作用

人工智能会影响心脏病学吗

约翰·拉姆斯菲尔德

约翰·拉姆斯菲尔德是心脏病学专家，美国心脏病学会首席创新官，探讨了人工智能在心脏病学领域应用相对缓慢的原因以及人工智能在心脏病学未来的发展前景。

许多新闻及个人评论宣称人工智能正在逐步提升心脏护理水平，甚至可以完全治愈心脏病。单从标题而言，人工智能似乎已从根本上改变了心脏护理，甚至取代了临床医生对心血管成像、风险预测的实际解释以及对有心血管风险因素和相关疾病患者的护理。然而，事实远非如此。

在宣传人工智能的新闻标题与实际护理一线之间存在着巨大的差距。与医疗人工智能领域的大量投资相比，这一差距属实令人惊讶。截至 2018 年，医疗保健行业的总市场规模超过了 20 亿美元，预计到 21 世纪 20 年代中期，这一市场规模将超过 300 亿美元[1]。除了许多初创的医疗保健人工智能公司，大型科技公司将大量投资于医疗保健人工智能和医疗设备，制药公司也越来越关注人工智能驱动的方案。心血管风险因素（如糖尿病和高血压）和相关疾病（如心力衰竭和房颤）通常是正在开发的数百个"人工智能解决方案"的主要关注点。

所以，对心脏病学的投资远远超过了心脏护理，那么又怎会有如此多的资金投入到人工智能上呢？原因有很多，但主要是以下三点。

1. 缺乏证据：虽然与心脑血管护理相关的人工智能应用仍处于早期开发阶段，但到目前为止，证据基础非常薄弱。一些人工智能公司致力于开发临床证据，但总体而言，这些证据中"炒作与骗局"的占比极高。对于健康及临床决策，真实的证据/临床验证是至关重要的。健康和医疗保健方面的高风险需要真实有效的证据证明。

2. 人工智能是否可以解决临床问题的不确定性：尤其是在风险预测和临床决策支持方面，人工智能模型可能只会对这些现有模型产生名义上或微不足道的改进。目前尚不清楚临床医生是否会以及如何利用这些模型。此外，分类也会遇到困难。例如，将年龄较大、病情较重的患者定义为预后更差的高风险患者及更大的资源浪费，这显然是不合理的。与此同时，在方法学方面也存在一系列问题，当我们完全依赖人工智能观测数据时，这个问题尤其突出（例如电子健康记录）[2]。

3. 缺乏与护理服务融合：随着临床护理的发展（例如虚拟护理和远程监控），人工智能仍需要整合到工作流程中，并根据工作流程随机应变，以实现护理与人工智能整合的目标。

将这些挑战与其他因素（监管、支付模式统一、法律/道德问题等）联系起来，我们便可以清醒地认识到，人工智能并未完全改变并取代心脏病护理。

尽管如此，人工智能在改善心脏病护理方面的重要作用不可否认。如果合理开发运用人工智能技术，便可以提高疾病预防和管理的效率、质量和预后。理想情况下，人工智能将起到"增强智能"的作用，通过临床医生和患者积极参与践行人文精神[3]。许多人认为人工智能可以在很大程度上影响心脏病护理，因为人工智能驱动的心脑血管护理主要集中在图像解读、风险预测、诊断和治疗方面。当然，部分早期研究确实证明了这一点，特别是在医学影像和风险预测方面 [4,5]。

那么，如何缩小人工智能和当前心脑血管护理之间的差距呢？显然没有单一的答案，但是人工智能的成功开发和应用是促进心脏病护理的良好开端。为此，美国心脏病学会主办了一次创新峰会，以制定一个路线图 [6]。路线图强调，仅拥有人工智能的分析及其他相关工具（如数字健康或成像应用程序）是远远不够的。例如，应基于待解决的临床问题来开发相关应用；应用的开发应考虑到临床一体化和可行性；需要有足够的临床验证和证据，并且统一支付模式，以更好地适应其他护理模式 [7]。

按照这一路线图，以改善心脑血管护理及健康水平为首要目标，美国心脏病学会一直在发展新的合作伙伴关系——将临床和技术领域有机结合，共同开发人工智能和相关的数字健康解决方案，并促进临床一体化发展的支付模式。在每一个步骤中，临床智能和人工智能都是关键因素，并始终是以患者为中心的护理。最终，心脏病学将受益于人工智能引导的临床护理，并能显著提高临床医生的效率和护理水平。我们需要实事求是，按照步骤实现人工智能与心脑血管护理的有机融合与相互促进。

参考文献

[1] Health IT Analytics. Post in Tools and strategies. Artificial Intelligence in Healthcare spending to hit 36B. December 28, 2018. <https://healthitanalytics.com/news/artificial-inte

lligence-in-healthcare-spending-to-hit 36b> [accessed 1606.19].

[2] Statistical thinking. Is medicine mesmerized by machine learning? Statistical thinking. December 12, 2019.< https://www.fharrell.com/post/medml/> [accessed 16.06.19].

[3] Verghese A, Shah NH, Harrington RA. What this computer needs is a physician: humanism and artificial intelligence. JAMA 2018;319(1):19-20.

[4] Zhang J, Gajjala S, Agrawal P, Tison GH, Hallock LA, Beussink-Nelson L, et al. Fully automated echocardiogram interpretation in clinical practice. Circulation 2018;138(16):1623-35.

[5] Rajkomar A, Oren E, Chen K, et al. Scalable and accurate deep learning with electronic health records. NPJ Digital Med 2018;1 Article number: 18. Available at: https://www.nature.com/articles/s41746-018-0029-1.

[6] Bhavnani SP, Parakh K, Atreja A, Druz R, Graham GN, Hayek SS, et al. Roadmap for innovation-ACC health policy statement on healthcare transformation in the era of digital health, big data, and precision health. J Am Coll Cardiol 2017;70(21):2696-718.

[7] Walsh MN, Rumsfeld JS. Leading the digital transformation of healthcare: the ACC innovation strategy. J Am Coll Cardiol 2017;70(21):2719-22.

有几篇综述探讨了机器学习在心脏成像模式中的应用，这些模式不仅包括核磁共振和超声心动图，还包括冠状动脉钙化等级评分和冠状动脉 CT 血管造影术[17-20]。此外，对 41 份相关出版物的心脏病决策支持系统的回顾表明，知识库、人工神经网络和模糊逻辑是诊断和预测最常用的方法[21]。一篇对过去 15 年的数据挖掘综述发现，在心脏病学中，开发数据挖掘模型时神经网络和支持向量机是最准确、最高效的[22]。

从心电图到超声心动图，人工智能在心脏成像的诊断和预后领域的应用不断增加。对于信号模式，心律失常检测端到端深度学习策略（通过 34 层卷积神经网络实现）和单导联心电图 [来自 50 000 多名患有 12 种不同心律失常类型（如房颤和室性心动过速）患者的 90 000 多个单导联心电图]，都从心脏病学的角度得到了解释[23]。最近，阿蒂亚及其团队进行了一项研究，该研究将 12 导联心电图与超声心动图配对，以预测使用卷积神经网络的无症状左室功能障碍患者的最终左室功能障碍[24]。

医学超声领域的深度学习

里马·阿尔瑙特

里马·阿尔瑙特是一位热衷于在医学影像中运用计算机科学的心脏病学家，他撰写的这篇文章探讨了深度学习和医学超声是如何融合并最终应用于实践的。

美国加州大学巴卡尔计算健康科学研究所。

一位内科医生看到医学领域仍有许多需要未得到满足，于是便假设医学之外的最新技术创新可以应用于生物医学领域。他的想法遭到了许多同事的质疑和忧虑，但他找到了一位科学家来帮助测试和实现这个想法，最终他们成功了。

那是在 1953 年，这项技术就是声纳，这位内科医生是英奇·埃德勒，科学家是卡尔·赫兹。这就是医学超声诞生的故事。

这个故事放到现在仍有启发意义。现如今，超声波是医疗领域不可或缺的一部分，是世界上应用最广泛的医学影像方式之一，而在计算机科学和工程领域席卷而来的颠覆性技术是深度学习。

深度学习和相关的机器学习技术有望通过更好的医学超声改善患者护理，这是世界上最大量的医学影像测试之一。要做到这一点，创新者必须同时具备临床和技术专业知识。

超声在医疗诊断和管理方面保持了实用性，尽管 CT 和核磁共振等属于更为复杂的成像方式，它们仍在医学影像中占据了一席之地，因为其具备几个关键的优势。超声不仅可以显示器官结构，还可以显示器官功能，如心脏跳动或肝脏血流，而且可以实时监测。超声检查是无辐射、相对便宜和方便的，这意味着在超声数据集中所代表的患者类型和疾病类型中，存在的选择偏差相对较小。对于富人和穷人、年轻人和老年人、健康人和病人，超声成像实现了信息丰富性和便利性的良好平衡（见图 8.4 ）。

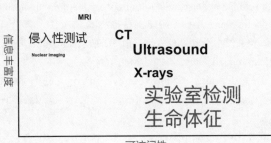

图 8.4 以信息丰富度及信息可访问性来总结医学检验模式

然而，超声检查也有许多缺点。与其他成像方式相比，超声图像的空间分辨率较差，难以准确和重复地再现情景[1]。与此同时，超声检查的操作较复杂，医生的双手必须以正确的角度和压力引导超声探头，才能获得良好的图像。从这个角度而言，超声波的简易性在某种程度上具有欺骗性；学习和理解它只需要几分钟，而掌握这个技能却需要一生。

深度学习可以更好地加速并普及这项技能。深度学习正在改变包括医学在内的许多领域的图像模式识别和分析[2,3]。在超声检查中，深度学习被用于从不同角度识别心脏视图，以辅助图像采集[4]。它还开始加强对罕见病的筛查和诊断[5]。通过这类工作，深度学习可以帮助提高超声图像采集和解释的准确性和再现性。

与埃德勒和赫兹的时代一样，这一目标只有通过多学科合作才能实现。深度学习模型是特定神经网络结构的选择和调整，以及用于训练它的数据注释和管理。数据科学家专注于神经网络的研究[6-8]。同样，我们希望最好的临床专家可以参与数据整理和验证，以便创造出的模型能够代表最佳的临床专业知识。然后，这些模型可以在世界范围内运用，以改善超声成像的诊断和管理。

20世纪50年代医学超声诞生时，反对者多于支持者[9]。相比之下，如今看来深度学习可以彻底改变医学的潜力似乎被过分夸大了[10]。这是值得警惕的，因为从机器学习的角度分析超声将会面临一系列挑战。如上所述，除噪声外，超声包括每个感兴趣结构的多个不同视图，它可以在一次检查中包含多个视频和静态图像，从而带来大量多模式数据输入的挑战。因此，研究如何将深度学习应用于超声的基础研究是十分必要的，作为医疗超声的利益相关者和创新者，医生的参与也是必要的[11]。

参考文献

[1] Thavendiranathan P, et al. Improved interobserver variability and accuracy of echocardiographic visual left ventricular ejection fraction assessment through a self-directed leaning program using cardiac magnetic resonance images. J Am Soc Echocardiogr 2013;26(11):1267-73.

[2] Esteva A, et al. Dermatologist-level classification of skin cancer with deep neural networks. Nature 2017:542(7639):115-18.

[3] Gulshan V, et al. Development and validation of a deep learning algorithm for detection of diabetic retinopathy in retinal fundus photographs. JAMA 2016:316(22):2402-10.

[4] Madani A, Arnaout R, Mofrad M, Arnaout R. Fast and accurate view classification of echocardiograms using deep learning. NPJ Digital Med 2018;1(1):6.

[5] Arnaout R, et al. Deep-learning models improve on community-level diagnosis for common congenital heart disease lesions. ArXi e-prints [Internet]. 2018. Available from: <https://arxiv.org/abs/1809.06993> [cited 19.09.18].

[6] Hinton G. Deep learning-a technology with the potential to transform health care. JAMA 2018;320(11):1101-2.

[7] Karpathy A. The unreasonable effectiveness of recurrent neural networks. Available from: <http://karpathy.github.io/2015/05/21/rnn-effectiveness/>; 2015.

[8] Montavon G. Samek W. Müller K-R. Methods for interpreting and understanding deep neural networks. ArXiv e-prints [Internet], Available from:<https://ui.adsabs.harvard.edu/#abs/2017arXiv170607979M>; 2017.

[9] Singh S, Goyal A. The origin of echocardiography: a tribute to Inge Edler. Tex Heart Inst J 2007;34(4):431-8.

[10] de Saint Laurent C. In defence of machine learning: debunking the myths of artificial intelligence. Eur J Psychol 2018;14(4):734-47.

[11] Lindner JR. The importance of understanding the technology that serves us. J Am Soc Echocardiogr 2018;31 (7) A27-8.

先前的一项研究描述了超声心动图中的自动量化（左心室功能的室量化和瓣膜疾病的评估）[25]，而最近的研究探讨了卷积神经网络是如何通过自动实时标准视图分类和图像来改进工作流程的 [26, 27]（见图 8.5）。

此外，机器学习已被应用于射血分数保持不变的心力衰竭患者，并建立了一套新的心力衰竭表型风险评估系统 [28]，以及针对肥厚型心肌病或左室心肌肥厚患者的超声心动图的斑点追踪 [29]。此外，通过联想记忆分类器的认知机器学习模型也可用于区分缩窄性心包炎和限制性心肌病 [30]。一项研究甚至建议使用自然语言处理从超声心动图报告中大规模、自动化、极准确地提取结构化、半结构化和非结构化的数据 [31]。作为肺动脉高压患者的预后工具，深度学习算法也被应用于心脏核磁共振，并被证明其优于临床医生的评估 [32]。美国心脏病学会曾有一篇报道称，将视网膜眼底照片（特别是视盘或血管）作为预测心血管危险因素的工具 [33]，这展现出不同领域专家为了提升护理水平而互相合作。总之，机器学习和深度学习不仅可以应用于简单直接的心电图和静态图像（如心脏核磁共振），也可应用于更复杂的心脏成像（如超声心动图以及 3D 和 4D 图像）。

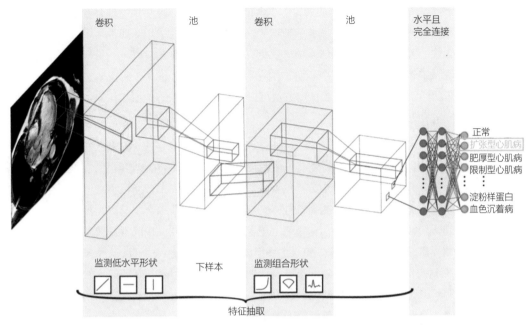

图 8.5 心脏成像中的卷积神经网络

在成人和儿童心脏病学中，都有使用人工智能辅助临床决策支持的相关研究报道。心脏病学中的决策往往是复杂的，且容易受到多种偏见和干扰的负面影响，同时容易陷入群体思维、沉没成本陷阱和现状陷阱等问题中 [34]。人工智能和数据科学对电子健康记录中的临床事件颇有帮助：一项研究中使用了监督式卷积神经网络模型（由 LSTM 网络的自动编码器增强）来监测出血事件 [35]。与之类似，在一项多中心研究中，一种仅运用四种生命体征的深度学习算法（基于深度学习的早期预警系统，简称 DEWS）在监测心脏骤停患者时具有较高的灵敏度和较低的假阳性率 [36]。舒安在报道中曾指出，在深度学习模型中使用带有门控循环单元的循环神经网络来研究时序关系似乎可以大大改善这些模型的性能，并监测突发性心力衰竭，即使其观察窗口仅有 12—18 个月 [37]。最后，支持向量机形式的机器学习设计了一个有效的风险计算器，该计算器被证明优于现有的美国心脏病学会心血管疾病风险计算器（药物治疗推荐较少，不良事件较少）[38]。

虽然沃纳在其早期报告中探讨了诊断先天性心脏病的数学方法，但在先天性心脏病方面针对人工智能的相关报道仍相对较少 [39]。一份早期报告称，可以利用人工智能模型筛查心脏性猝死（如心电图），并采用机器学习/深度学习的方法提高诊断的准确率 [40]。一种人工智能辅助听诊算法在虚拟临床试验中有较好的结果，但鉴于现有的超声心动图评估，这种方法可能难以成为一种常规方法。总之，临床医生可能会采用针对旧技术（如听诊器）的人工智能辅助策略，也可能不会采用 [41]。机器学习算法被运用于一个患有先天性心脏病的大型成人数据集，以促进临床管理及改

善预后 [42, 43]。此外，类似的一项研究表明，人工智能预测模型可以更早地发现存在临床恶化风险的患者，从而大大改善儿科心脏重症患者的护理 [44]。此外，本研究采用了四种基于人工智能的算法，从而对先天性心脏病手术风险评估系统进行更有效的临床决策支持 [45]。一份报告指出，通过使用机器学习和系统建模可以促进多中心协作学习项目的发展，并进一步实现事实调查的快速结构化和专业知识的广泛传播。这种前瞻性的方法可以让传统的多中心随机临床试验更完善 [46]。

（二）现状评估和战略规划

总体而言，由于心脏病学既是一个感知 / 图像密集型领域，也是一个认知 / 决策型子专业，所以人工智能对心脏病学来说是一项特别有价值的技术，并具有潜在的丰厚红利，而且汇报巨大，虽然目前尚未得到充分开发，但前景十分广阔。心脏病学专家对人工智能很感兴趣，但并未像放射科医生在图像领域那样广泛采用人工智能技术。在心脏病学的学术会议及研究报道方面，人工智能变得越来越活跃，且已经有针对门诊患者心电监测的算法研究。在医学影像领域，深度学习和卷积神经网络不仅适用于静态图像（如心电图、CT 和核磁共振），而且经过修改的卷积神经网络（带有 LSTM 网络）或与循环神经网络结合使用，还可以适用于动态图像（如血管造影和超声心动图）。为了实现更复杂的系统型超声心动图，而不仅仅局限于目前传统的收缩和舒张指标，我们需要重点关注并大力发展心脏病领域的人工智能。

在未来，心脏病学专家可以从人工智能技术资源中受益。首先，如果心脏病学专家希望将所有这些研究整合为混合图像或图像融合（分别侧重于生理学和解剖学的超声心动图和心脏核磁共振），那么人工智能如何解决心脏成像的完整连续性便成了一个严重但可解决的难题。本质上来讲，未来将会出现一种"超级扫描"，在这种扫描中，所有成像模式都会产生一组 4D 图像，而且可以轻松移动和操作这些图像。人工智能还可以集成到整个连续体中，即"人工智能图像连续体"，整个过程从操作人员采集（人工智能启用或智能图像采集）开始，进而对图像进行解释，最后将图像集成到个性化的精确健康评估中。此外，心脏病学专家也可以从一系列繁杂机械的任务中解放出来，转而通过操控多种人工智能工具来进行更高级别的医疗决策。第二，在重症监护（精密重症监护）或医院环境管理以及门诊部（精密心血管监护）方面，使用人工智能临床决策支持和强化深度学习可以对日益复杂的心血管医学诊断和治疗带来显著影响。这种类型的个体化医疗需要多层次的数据和信息，并将其整合到一个人工智能决策战略中，提供一系列医疗方面的关键信息。通过实施常规个体化精准心血管医疗，将药物基因组图谱和生物医学数据（包括可穿戴技术）等多方面结合起来，便会产生一个精确的个体化诊疗策略，并在人口数据支持下对心血管疾病风险进行精准分层。第三，人工智能可以极大地帮助并发展心脏病内外科的教育、培训，以及心脏病手术前后的研究和干预措施。鉴于心脏病手术和介入程序的复杂性和细微差别，即使在人类的监督下，机器人也可能需要相当长一段时间才能完成整个心脏手术。最后，使用已有的机器人流程自动化工具，可以更好地管理繁忙而复杂的心脏程序，并建立有效的预测模型，以最大限度减少再入院率和并发症的风险。总之，人工智能是心脏病学急需且及时的资源，因为在所有国家，心血管疾病仍是全球老龄化人口中的最大负担，并且这种负担所占比例仍在不断加大（见表8.4）。

表 8.4 心脏病学和心脏外科

人工智能应用类别	临床相关性	当前人工智能可用性
医学影像	+++	+++
改变现实	+++	+
决策支持	+++	++
生物医学诊断	+++	+
精准医学	+++	+
药物研发	++	+
数字健康	+++	+
可穿戴技术	+++	+
机器人技术	++	++
虚拟助手	++	+

重症监护医学

重症监护医生与麻醉师在技能和任务方面有很大重叠，并且这些医生通常都接受了麻醉学培训或得到了委员会资格认证。重症监护室的医生及其团队通常重点关注在重症监护室的患者，而不是那些在普通病房或门诊中的患者。他们可以在不同类型的重症监护室工作，包括以成人为中心的重症监护室（如冠状动脉护理病房和外科重症监护室），以及儿童重症监护室（包括儿科及新生儿）。这些医生可以解读医学影像（如胸部 X 光或头部 CT），执行中央线或胸管放置等手术，解读生命体征数据并整合其他所有数据，有时要在紧急且令人厌烦的多次重复的情况下做出医疗决定。

（一）已发表评论和作品选集

与麻醉学一样，重症监护医学的数据也很丰富，但关于在重症监护室环境中使用人工智能的研究报道仍相对较少（原因与前面介绍的麻醉学类似）。二十年前发表的一篇关于重症监护病房中人工智能应用的综述介绍了一些传统的的方法 [47]。另一篇研究主要介绍了在急性护理医疗领域人工智能在复杂决策中的地位和作用 [48]。作者明确指出，未来的医生和护士将需要使用一种新的时间模式识别范式（与传统的阈值决策相比）来适应床边人工智能辅助应用。这种新的人工智能——人类协同思维需要时间模式表型的教学档案，且医学教育要反映出这种范式转变。另外一篇综述不仅讨论了大数据在危重病护理医学中的巨大潜力，还讨论了大数据存在的局限性和缺陷。该作者认为应该为未来的重症监护数据提供一个开放和协同的分析环境 [49]。最后，约翰逊回顾了重症监护数据库在当前精准医学中的局限性和挑战 [50]。作者认为这三个挑战包括划分、损坏（错误、缺失和不精确的数据）和复杂性（多模态数据）。

人工智能在医院环境中的一个应用是通过机器学习算法来培训专家标记的生命体征数据流，从而自动辨别生命体征警报的真伪，在提高效率的同时为建模打下基础[51]。数据库与分析学相结合的另一个有力例证是可访问的重症监护医疗信息市场（MIMIC）重症监护数据库[52]（见图8.6）。MIMIC是一种大型单中心（大众综合医院）数据库，其中包括了来自数万名住院患者（超过50 000名成人和近8 000名新生儿）的重症监护信息，用于数据挖掘和条件建模，还包括了许多相关研究报道。数据包括一般数据（如患者人口统计、入院和出院日期、死亡日期和ICD-9代码）、生理数据（如每小时的生命体征和呼吸机数据）、药物类型（包括静脉用药）、实验室检查（包括成像数据）、体液平衡以及记录报告（影像学报告、病程记录、出院总结等）。数据可以下载为平面文件并导入数据库系统。支持MIMIC-III数据库的代码是公开的，包含该代码的Jupyter notebook也可以使用。MIMIC-III已被麻省理工学院小组用于世界各地的"数据马拉松"，由临床医生和数据科学家组成的多学科小组能够回答和解决一些临床相关的研究和问题[53]。

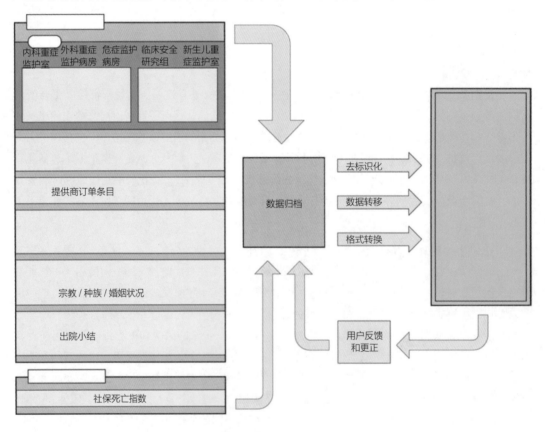

图 8.6 MIMIC 数据库

多学科数据马拉松及其经验教训

克里斯蒂纳·陈

克里斯蒂纳·陈是一位在数据科学领域颇有研究的肾脏病学专家，同时也是众多数据马拉松的教员，作者就马拉松实践经验对临床医生和数据科学家共同探讨过的临床问题的价值发表了这篇评论。

数字健康数据量的增加和"大数据"研究的日益复杂导致了团队协作工作面临的更高要求。数据马拉松是由计算机行业的黑客马拉松模型构建而成的。在该模型中，来自不同领域的专业人员聚集在一起，在一段相对集中的时间内（通常是 24—48 小时）确定问题所在并开发一个创新软件解决方案 [1]。不同组别的解决方案由事件量的多少来定。值得一提的是，数据马拉松将黑客马拉松模型应用于数据分析，并作为专家之间交换意见的平台。这提供了一个极好的机会，可以让不同领域的专家接触到不同的人群，并向其介绍协作数据科学项目，为未来的合作铺平道路。尽管这些活动持续时间很短，但它们可以带来长期的好处。

研发新型网络，创造合作平台

研究人员被分散到不同的群体中，且与其他部门、机构和行业的接触有限。为了突破这一局限性，数据马拉松为专家提供了平台和机会，让他们进行实时且有价值的互动和交流。此外，有一些特定领域的专业术语让人难以理解。在小团体中提供一个更亲密的平台来进行有效的沟通是可以实现的，但在更大规模的匿名化活动中很难实现。这种密切的合作通过将各种专业知识结合在一起，可以快速有效地解决问题，而这需要对主题有更深入的理解，从而产生可行性强的临床解决方案。长期目标是让团队在活动结束后继续开展之前的项目工作，并在未来的项目中进行长期合作。

促进公共访问数据和代码共享

MIMIC-III 是一个可公开访问的高透明度的临床重症监护数据库，不仅包括多种研究报道，还被运用于许多数据马拉松中 [2-4]。MIMIC-III 托管在一个允许社区查看和发布共享问题的平台上。在数据马拉松中使用这个数据库可以演示出在挖掘数据时可能发生的情况。此外，该平台还允许直接在数据集中查询问题，并返回查询特定结果。这些功能使得社区在相互合作的同时为共享概念做出贡献 [5]。使用此公共访问数据集的出版物具有高收益率，这突出表现了开放数据的影响，并鼓励其他人公开不同的数据集。

医学研究缺乏再现性导致一致可靠结果的产生面临重重障碍。透明公开的研究过程有助于提高研究质量，并有助于全面了解研究方法的设计。数据马拉松为倡导促进研究可重复性的行为提供了机会，如开源代码和共享概念 [5,6]。

数据马拉松的成功经验

典型的数据马拉松持续时间较短，通常仅持续24—48小时。为了确保项目顺利、高效进行，以下是一些建议。

1. 访问数据：没有数据就没有数据马拉松。为数据马拉松提供一个可以访问数据的平台是至关重要的。在过去，这是以不同的方式进行的，例如提供物理服务器或云服务。由于数据马拉松时间较短，因此如果将时间花在项目方面而不是计算连通性方面，效率便会更高。数据发布表格需要提前填写。

2. 明确问题：提前与临床医生会面是必要的，这可以帮助团队确定感兴趣的领域，并根据时间限制和数据马拉松需要的数据集，提出一个有价值的问题。

3. 数据科学家与临床医生间的平衡：采取措施来确保数据科学家与临床医生之间的比例保持平衡，从而创建一个更平衡的群体。在一些数据马拉松中，通常会提前对小组进行随机分配。在另外一些数据马拉松中，提前招募足够的临床医生是必要的。

4. 拥有导师：需要联系一组导师（包括临床医生和数据科学家），他们很熟悉数据和相关临床问题，而这对数据马拉松小组来说是非常重要的。

5. 举办数据马拉松的赛前研讨会：赛前训练营或研讨会可以使参与者做好充分准备，并熟悉相关可用数据。一些研讨会是很有价值的，通过讨论可以提出好的研究问题(例如 PICO: P——患者、问题或人群; I——干预; C——比较、对照或比较仪; O——结果)、统计学和流行病学、机器学习方法、代码共享并发控制平台（例如 GitHub）和使用文档编制的程序（例如 Juptyer notebooks）。在理想情况下，这些研讨会可用于分析数据集。

数据马拉松为研究人员开展调查有趣的问题提供了一个极好的机会，有利于熟悉数据，养成良好习惯，同时促进了不同领域专家的合作共赢。对前期跨学科合作的回顾让我们进一步明确了研究方向，并确定了那些值得进一步研究但不太可能成功的想法。短期投资同样有助于我们探索不同寻常的创新想法。除了技术和研究方面的优势，这些活动使得各领域的专业人员关系日益密切，为改善卫生保健行业带来一系列启示。

参考文献

[1] Aboab J, Celi LA, Charlton P, Feng M, Ghassemi M, Marshall DC, et al. A "datathon" model to support crossdisciplinary collaboration. Sci Transl Med 2016;8(333):333ps8.

[2] Johnson AEW, Pollard TJ, Shen L, Lehman L-WH, Feng M, Ghassemi M, et al. MIMIC-III, a freely accessible critical care database. Sci Data 2016;3:160035.

[3] Li P, Xie C, Pollard T, Johnson AEW, Cao D, Kang H, et al. Promoting secondary analysis of electronic medical records in China: summary of the PLAGH-MIT critical data conference and health datathon. JMIR Med Inform 2017;5(4):e43.

[4] Serpa Neto A, Kugener G, Bulgarelli L, Rabello Filho R, de la Hoz MA´ A, Johnson AE, et al. First Brazilian datathon in critical care. Rev Bras Ter Intensiva 2018;30(1).

[5] Johnson AE, Stone DJ, Celi LA, Pollard TJ. The MIMIC Code Repository: enabling reproducibility in critical care research. J Am Med Inform Assoc 2018;25(1):32 9.

[6] Moseley ET, Hsu DJ, Stone DJ, Celi LA. Beyond open big data: addressing unreliable research. J Med Internet Res 2014;16(11):e259.

人工智能以强化学习代理（人工智能临床医生）的形式部署，并从患者数据中提取内隐性知识，而这是超出人类临床医生经验的[54]。人工智能模型能够为败血症患者提供个性化的治疗方案，更好地改善患者预后。此外，由自然语言处理驱动的预测模型（包括实验室数据和生命体征）对死亡率的预测效果更好[55]，而另一个机器学习模型则强调了时间在预测中的重要性[56]。人工智能还被运用于复苏医学中与模拟相关的培训[57]。最后，研究人员对远程医疗－重症监护（远程重症监护）和医学语言系统支持的临床决策支持系统 CDSSs（用于败血症患者监测和呼吸机管理）的关系产生了浓厚兴趣，尤其是远程重症监护提供的大量数据可用于推广机器学习－临床决策支持算法 ML-CDSS[58]。

儿科和新生儿重症监护

在儿科重症监护领域，如何将人工智能应用于"精准重症监护"（具有认知架构的实时深度学习可以为每个重症患者提供精确护理）是一个十分重要的议题[59]。一项研究曾使用人工智能（以逻辑回归、随机森林和卷积神经网络的形式为主）识别并预测儿科重症监护患者败血症的生理标志物，而整个过程比筛查算法快 8 个小时[60]。另外，儿科心脏重症监护病房中普遍应用人工智能和预测建模对失代偿风险的患者进行早期监测。这种人工智能通过神经网络、决策树分类以及逻辑回归为患者提供实时个性化的风险评估[44]。威廉斯的另一份报告中通过应用 k- 均值聚类非监督学习讨论了 10 种不同预后信息的聚类[61]。总之，儿科重症监护领域对人工智能在复杂环境中的作用持乐观态度[62]。在数据繁多的新生儿重症监护领域，虽然有关人工智能的学术活动较少，但辛格等人开发了一种新型新生儿重症监护室，该病房同时具有实时分析监测、大数据中心、规则引擎和深度学习等功能[63]。

虚拟儿科重症监护病房（ICU）

兰德尔·韦策尔

兰德尔·韦策尔是儿科重症监护医师，虚拟儿科重症监护（pediatric ICU, PICU）概念的前驱，从质量改进、教育培训和 PICU 社区数据分析等不同角度分析了虚拟儿科重症监护及其优势。

在脸书和谷歌出现之前，雅虎仍处于起步阶段，世界的联系也未像现在这样紧密。1997 年，部分儿科重症监护医师在美国圣路易斯讨论了如何实现信息技术的优势最大化，并最大限度地激发互联网在危重症儿科领域的潜力。2 天后，该研讨会达成共识，即通过共享数据、建立更广泛的儿科重症监护网络，探索远程医疗和远程学习，提高危重症幼儿的护理质量。虚拟儿科重症监护的核心是通过收集患者的数字数据，更快查明危重疾病的发生机理，并将结果及数据更快地共享给他人。达成这一共识的主要推动力是医疗数据的数字化，在这一大背景下，患者就是数据，而数据需要经过分析为其他患者提供经验教训，从而提升整体护理质量。这为儿科重症监护实践创造了一个公共信息空间，医生可以实现一次照顾多个儿童患者。经过一些讨论，网络类儿科重症监护室被否认，而虚拟类儿科重症监护室被选中，这表明在不太遥远的未来，医生将在一个互相连接的、共享的、协作的、虚拟的儿科重症监护环境中进行实践与培训，并将集体专业知识的优势最大化[1]。

起初，虚拟类儿科重症监护室致力于更全面地理解重症监护实践，包括重症监护的类型、预后、患者类型、人口统计学特征，以及实践的真正内涵。虚拟类儿科重症监护室与全美儿童医院及相关机构协会成立的重症监护重点小组合作，通过开发一个数据库以更好地了解儿科重症监护和研究需要。渐渐地，数据库发展成为一个数据登记系统，用于收集每一次重症监护室的住院信息、如何进行重症护理、护理的患者类型以及严重程度经过调整的预后等相关信息。随后，洛杉矶儿童医院的虚拟儿科重症监护室与全美儿童医院及相关机构、威斯康星儿童医院建立了合作伙伴关系，现在作为虚拟儿科系统逻辑链路控制（LLC）运营。

虚拟专用服务器提供了来自160多家医院（主要在北美洲，但也在全球范围内为儿科重症监护室、心胸重症监护室和新生儿重症监护室提供服务）的170多万例重症监护室内的住院数据（根据疾病严重程度进行分类）。高质量的数据由经过专门培训的临床医师收集，并通过大量电子验证保持评级者的可靠性超过0.90。在过去15年中，虚拟专用服务器通过数据和定制的基准测试提高了数百个项目的质量。此外，虚拟专用服务器还为150多篇研究论文提供了高质量且有效的数据。虚拟专用服务器和逻辑链路控制（LLC）通过提供更加详细的定制计划和比较报告，为重症监护人员提供支持，提高了危重症儿童的护理质量[2,3]。

同时，虚拟儿科重症监护还通过几个项目支持在线教育，包括最大的儿科重症监护在线服务（www.pedsccm.org）。虚拟儿科重症监护对远程医疗的探索为南加州医疗网络提供了支持，并与其共同开发了儿科创伤远程医疗网络，以便在黄金时段为患者提供大规模紧急监护[4]。在教育方面，虚拟儿科重症监护赞助了一系列为虚拟专用服务器数据库提供远程医疗和研究的教育。目前，虚拟儿科重症监护将继续开展这项教育任务，培训专业人员和数据科学家，实现在数据科学和人工智能方面的相互理解和合作。

虚拟儿科重症监护的核心是数据分析。目前，虚拟儿科重症监护将重点关注机器智能以及人工智能在儿科重症监护领域提供的临床决策支持系统。多年来，虚拟儿科重症监护开发了一种集临床数据、数据架构、数据原则和数据管理技术为一体的方法，以促进这一目标的实现。

虚拟儿科重症监护创办了最大的全美性会议，向临床医生传播机器学习的专业知识，促进了深度学习和人工智能在医疗数据中的应用（www.mucmd.org）。虚拟类儿科重症监护的数据科学家将继续探索深度学习在重症监护数据中的应用[5,6]。虚拟儿科重症监护的一个重要项目是培训数据科学家和重症监护人员，为人工智能在重症监护中的应用提供优质人才和劳动力。此外，数据研究的最大障碍之一是高质量医疗数据的可用性[7]。虚拟儿科重症监护正在引导不同重症监护科室间的数据协作，通过创建一个大型数据存储库为儿科的数据科学研究提供支持，而这与 MIMIC 为机器学习在成人重症监护中提供的支持类似。

　　未来一系列挑战包括如何持续提供高质量数据，以及培训训练有素的数据科学家和临床医生如何熟练地掌握人工智能。医生需要在更早期阶段发现病情，并更快地进行临床决策支持。此外，人工智能在危重症护理中也面临一系列伦理问题，包括数据民主化，以及必须要解决的越来越详细地捕获患者数字拷贝的问题。虚拟类儿科重症监护需要敏锐地监测患者的每一次呼吸、心跳和反应，从而大大提升护理质量。

参考文献

[1]Wetzel Randall C. The virtual pediatric intensive care unit: practice in the new millennium. Pediatr Clin North Am 2001;48:795-814.

[2]Wetzel RC, Sachedeva R, Rice TB. Are all ICUs the same? Paediatr Anaesth 2011;21(7):787-93. Available from:https://doi.org/10.1111/j.1460-9592.2011.03595.x Epub 2011.

[3]Wetzel RC. Pediatric intensive care databases for quality improvement. J Pediatr Intensive Care 2016;5:81-8.

[4]Burke RV, Berg BM, Vee P, Morton I, Nager A, Neches R, et al. Using robotic telecommunications to triage pediatric disaster victims. J Pediatr Surg 2012;47(1):221-4. Available from:https://doi.org/10.1016/j.jpedsurg.2011.10.046.

[5]Marlin BM, Kale DC, Khemani RG, Wetzel RC. Unsupervised pattern discovery in electronic health care data using probabilistic clustering models. Proceedings of the 2nd ACM SIGHIT international health informatics symposium (IHI '12). New York: ACM; 2012. p. 389-98. Available from:http://doi.acm.org/10.1145/2110363.2110408.

[6]Carlin CS, Ho LV, Ledbetter DR, Aczon MD, Wetzel RC. Predicting individual physiologically acceptable states at discharge from a pediatric intensive care unit. J Am Med Inf Assoc 2018;25(12):1600-7. Available from: https://doi.org/10.1093/jamia/ocy122.

[7]Wetzel RC. First get the data, then do the science. Pediatr Crit Care Med 2018;19(4):382-3. Available from:https://doi.org/10.1097/PCC.000000000000 1482.

时间序列的连续生理数据：人工智能管理风险和不确定性

彼得·劳森

　　彼得·劳森是儿科心脏重症监护医师，在重症监护生理数据方面有丰富的研究经验，他撰写了这篇关于时间序列和动态数据概念的评论，并探讨了精准重症监护面临的一系列挑战。

　　重症监护室是一个动态、复杂且资源紧张的环境，医师常常运用各种技术治疗患者。临床决策对时间是极其敏感的，临床医生往往需要对不同来源的数据进行整合分析并得出结论。同时，在实践和管理中也存在着变异性和不确定性，而且患者疾病诊断、生理状态、管理的不可预测性，与临床团队分析解释数据的能力有关。此外，重症监护在工作流程、医患沟通和资源利用等方面都存在一系列的竞争压力。

通常情况下，患者周围会放置一系列监测器，用于监测心率、血压和氧气水平等生理信号，同时还有一些维持器官正常功能的设备，如机械呼吸机和输注泵。在成人和儿科重症监护中，有越来越多的研究致力于开发临床决策支持系统。在捕捉并整合重症监护数据方面，有许多成功的例子[1]，但在使用高频波形数据方面仍存在许多困难和挑战。

时间序列数据的挑战

来自设备和监视器的生理数据是一种时间序列数据，即动态连续数据。其具有很多特征：数量巨大、速度极快、信号频率可变、易受人为因素影响等。这些数据对床边护理决策至关重要，但在为实时（床边）预测分析建模时，捕捉、标记和整合这些数据的能力却是有限的。这些数据通常杂乱无章，并且难以管理、存储和检索。

数量的大小会限制数据的存储，而且由于数据受到输入/输出（I/O）的限制，因此存在瓶颈，需要一种高效的压缩/解压缩方式和文件索引架构来实现有效检索。鉴于这些困难，目前已出现许多可以处理高频波形数据的方法，包括：（1）重点关注患者电子健康记录中的低频（1Hz）数据，虽然对低频数据的采样无法全面捕捉生理数据的可变性；（2）收集并清除一段时间的波形数据。对数据的清除建立在收集数据时或存储期间该数据集的所有特征是已知的，且清除数据后无法从该数据集中收集到其他信息。

另一种方法是永久捕捉和存储低频及高频数据。目前还没有现成的模型可以对高频生理信号的数量和种类进行有效管理。自2016年以来，我们的部门已经建立了一个方便定制数据的收集、建文件索引、压缩和解压缩的数据管理平台（见图8.7）。作为衡量和收集生理数据的指标，根据疾病和治疗的复杂性，在儿科重症监护的42张病床上，每小时通常会产生500多个信号，每天产生7 000万到1.5亿个生理数据点。目前，数据库中存储着70多万个小时中来自4 000多名患者的2万亿个数据点。

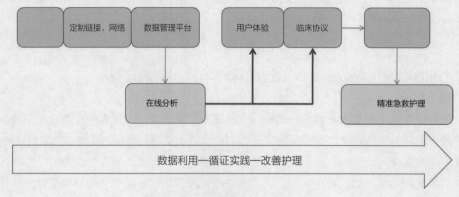

图8.7 有意义地使用复杂的生理数据

数据分析

一旦持续获得高质量的数据，下一步便是确保数据易于分析。在重症监护中，这些数据类型主要包括以下几种：

1. 根据年龄、疾病、治疗和时间描述生理表型和个性化生理特点[2]；

2. 了解生理状态，如低氧输送风险、血流动力学不稳定[3]、机械通气的有效性、神经损伤风险和代谢状态；

3. 通过识别数据模式，如败血症或心脏骤停的风险，建立早期预警系统，预防生理相关的事件风险[4,5]；

4. 跟踪患者对治疗方案的不同反应及预期轨迹的变化指导具体的干预措施；

5. 开发关于决策支持和业务分析的工具，根据有效的结果指标，例如住院时间和再入院风险，提高护理效率和质量；

6. 增强信号处理和波形分析，例如心律变化[6]，并发现隐藏在复合波形中的信号；

7. 对生理学有新的见解，梳理出可能对特定治疗有反应的患者亚群[7]，并制定一系列预后措施和预测策略，从而实现个性化和精准化的重症监护管理。

生理数据的前景和面临的挑战

目前，对模型 / 算法的信任和决策方式之间存在一定程度的脱节[8]。模型可以是不透明的，因为其包含加权特征、组件和简化（与输入、优先级和创建者的判断相关的盲点）。模型是不考虑条件和行为的数学输出，因此，风险包括一系列不正确的假设和虚假的信息，并受到偏见的强化和干扰。模型需要对错误的结果进行反馈，它们需要一定的可解释性、可扩展性和上下文敏感性。

合理利用床边护理产生的生理数据，可以帮助医师了解重症护理中患者的生理状态和表型特征。同时，我们应该明白，大规模运用生理数据确定患者状态并不会完全取代临床医师的角色，而是会增强我们的决策能力，并进一步改善沟通和信息传递的方式。在很大程度上，就临床医生的经验和能力而言，对生理数据的合理运用可以实现公平竞争环境，并减少学习曲线。

参考文献

[1]Johnson AE, Pollard TJ, Shen L, Lehman LW, Feng M, Ghassemi M, et al. MIMIC-Ill, a freely accessible critical care database. Nat Sci Data 2016;3:160035.

[2]Eytan D, Goodwin AJ, Greer R, Guerguerian AM, Mazwi M, Laussen PC. Distributions and behavior of vital signs in critically ill children by admission diagnosis. Pediatr Crit Care Med 2018;19(2):115-24.

[3]Potes C, Conroy B, Xu-Wilson M, Newth C, Inwald D, Frassica J. A clinical prediction model to identify patients at high risk of hemodynamic instability in the pediatric intensive care unit. Crit Care 2017;21(1):282.

[4]Meyer A, Zverinski D, Pfahringer B, Kempfert J, Kuehne T, Sundermann SH, et al. Machine

learning for real time prediction of complications in critical care: a retrospective study. Lancet Respir Med 2018;6(12):905-14.

[5]Tonekaboni S, Mazwi M, Laussen PC, Eytan D, Greer R, Goodfellow S, et al. Prediction of cardiac arrest from physiologic signals in the pediatric ICU. In: The proceedings of machine learning for healthcare conference, 85,ISSN 1938-7228, Palo Alto, CA.

[6]Goodfellow S, Goodwin A, Greer R, Laussen PC, Mazwi M, Eytan D. Atrial fibrillation classification using step-by-step machine learning. Biomed Phys Eng Express 2018;4(4):045005.

[7]Wong HR, Atkinson SJ, Cvijanovich NZ, Anas N, Allen GL, Thomas NJ, et al. Combining prognostic and predictive enrichment strategies to identify children with septic shock responsive to corticosteroids. Crit Care Med 2016;44(10) e1000-3.

[8]Topol EJ. High-performance medicine: the convergence of human and artificial intelligence. Nat Med 2019;25 (1):44-56.

（二）现状评估和战略规划

总而言之，与麻醉学等类似领域相比，目前重症监护医学领域的学术活动和临床研究越来越多，但在危重症护理医学领域，人工智能技术仍未充分运用。与麻醉学一样，其中一个主要原因是实时、复杂的决策支持人工智能工具仍处于次优状态，但我们相信在不久的将来，其会变得更加复杂和成熟。麻省理工学院小组的工作及其 MIMIC 研究将有助于人工智能和机器学习 / 深度学习在重症监护领域的发展。

在未来，重症监护领域中的临床相关性和当前人工智能的可用性与麻醉学相似。一旦深度强化学习或其他深度学习的方法变得完善，并足以应对重症监护医学中实时且复杂的决策挑战，那么，医师将必然会运用更高水平的人工智能。建立一个通用的重症监护数据知识库是核心所在，并为机器学习 / 深度学习和深度强化学习提供丰富的数据源。此外，人工智能和改变现实的变化也是教育和培训临床医生的一个重要方面（重点关注重症监护室的模拟复苏）。重症监护的工作流程是繁忙而复杂的，所以机器人及自动化辅助可以大大减轻医师的工作负担，并简化工作流程（见表 8.5）。

表 8.5 重症监护医学

人工智能应用类别	临床相关性	当前人工智能可用性
医疗成像	++	+++
改变现实	+++	+
决策支持	+++	++
生物医学诊断	+++	+
精准医学	++	+
药物研发	++	+

人工智能应用类别	临床相关性	当前人工智能可用性
数字健康	+	+
可穿戴技术	+	+
机器人技术	++	++
虚拟助手	++	+

皮肤病学

皮肤科医生通常处理皮肤疾病，病理学范围从简单的晒伤或皮疹到皮肤损伤，这些损伤可能是系统性疾病（如系统性红斑狼疮）或癌症（如恶性黑色素瘤）。因此，与其他科临床医生相比，皮肤科医生会花费大量时间来观察并解释这些皮肤损伤，其临床工作量要远高于其他科临床医生。皮肤镜检查是用皮肤镜（也称为入射光显微镜或落射显微镜）来检查皮肤病变。皮肤科医生也会进行一些小手术，例如激光治疗、切除或病变活检。

（一）已发表评论和作品选集

在放射学、眼科学、病理学和目前的心脏病学中，尽管深度学习/卷积神经网络在医学图像解读方面的研究激增，但在皮肤病学领域关于人工智能的出版物数量仍相对较少。关于机器学习和人工智能在成像和诊断中的应用以及皮肤病变，有一篇很好的综述[64]，这篇相对全面的文章回顾了机器学习和图像解释，包括偏差和方差权衡、欠拟合和过度拟合以及损失函数。

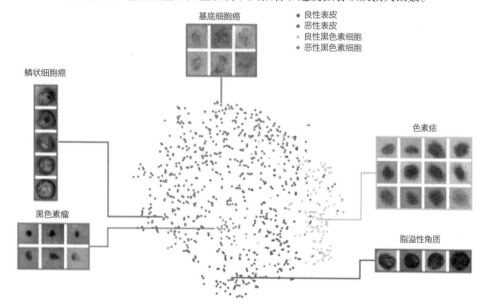

图 8.8 皮肤病变分类

埃斯特瓦等人在 2017 年发表了一篇关于深度学习在皮肤癌中的应用的研究 [65]。作者使用了近 13 万张临床图像的数据集来测试卷积神经网络，这些图像包括 2 000 多种不同的疾病。在两个关键的二元分类使用案例中，研究人员对 21 名皮肤科医生进行了测试，并对专家进行了相同的测试（见图 8.8）。这一研究结果使得手机成为一种实现低成本普及卫生保健的工具。基于上述发表的文字，一篇 Cochrane 数据库的综述文字通过分析得出需要进行前瞻性比较研究来评估计算机辅助诊断系统在皮肤镜检查中的作用。即使在精挑细选的患者群体中，计算机辅助诊断系统仍然具有高度敏感性，这意味着其可以作为一种后备手段，最大程度地降低缺失黑色素瘤的风险 [66]。另一篇亨泽尔的文章将"人类与机器"进行了比较，将卷积神经网络的结果与 58 名皮肤科医生组成的国际小组的诊断结果相比较，结果显示其中大多数皮肤科医生的表现都优于卷积神经网络 [67]。另外，一些研究者提醒我们，要想真正改善皮肤病的诊断，需要卷积神经网络和专家的共同努力 [68]。

（二）现状评估和未来战略

总而言之，人工智能在皮肤病学领域的应用很少，但作为皮肤病变诊断的第二双眼，医疗人员对人工智能的临床好奇心和兴趣越来越大。皮肤科医生的会议议程以及关于人工智能和图像解读的讨论显示，目前这种临床兴趣可能更多的是在初级的好奇阶段，而不是将人工智能真正付诸实践（正如在放射科和其他子专业所观察到的那样）。部分研究将会有利于人工智能辅助皮肤科视觉诊断的发展，而且会增加患者对皮肤科的转诊次数，因为部分筛查工作需要皮肤科医生介入，监督并进行有效干预。

在未来，接受人工智能辅助的皮肤科医生将会在办公室进行常规检查（卷积神经网络辅助皮肤镜检查），这种诊断模式会精准诊断出皮肤状况。这种人机协同还能与数字健康功能相结合，例如传输照片，这不仅可以用于常规筛查，还可用于后续检查。因此，人工智能辅助皮肤科将可以避免额外就诊引起的资源浪费，并为全世界提供高质量的医疗服务。所有皮损病变的通用可视化存储库与精准标记有机结合可以大幅提高诊断的精准度。上述策略还可与复杂的决策支持相结合，提升诊断和治疗水平。大多数（并非所有）由皮肤科医生执行的操作程序也可以通过人工智能进行和辅助，以尽量减少皮肤创伤。最后，人工智能还可以减少皮肤科医生的负担，并简化医师的工作流程，实现医疗机构的有效管理（见表 8.6）。

表 8.6 皮肤病学

人工智能应用类别	临床相关性	当前人工智能可用性
医疗成像	+++	+++
改变现实	++	+
决策支持	++	++
生物医学诊断	+	+

人工智能应用类别	临床相关性	当前人工智能可用性
精准医学	+	+
药物研发	+	+
数字健康	+++	+
可穿戴技术	+	+
机器人技术	++	++
虚拟助手	++	+

急诊医学

急诊室的临床医生会在短时间内接触大量不同类型的患者,并需要在这段时间内迅速做出不同的医疗决策。与麻醉师和重症监护医师类似,这些临床医生往往需要在数据和信息不足的情况下做出临床决策。急诊科医师通常会做一些小手术,例如缝合伤口或插入导管。与重症监护医师一样,急诊科医生通常感觉自己像一个实时战略游戏玩家,必须在数据不足且异常复杂的情况下,迅速做出正确的临床决策。专职的急诊科医师不会出现于门诊等场合,所以他们并不知道对患者做出干预措施后的最终结果,包括死亡或发病率的后续情况。

(一)已发表评论和作品选集

在人工智能领域,急诊医学几乎没有相关的学术活动。最近,一份关于人工智能和机器学习如何影响急诊医学的综述讨论了人工智能在急诊医学领域的重要作用,同时还分析了算法不透明和数据不安全等问题[69]。人工智能的应用领域包括公共健康监测、临床图像分析(包括实时超声)、临床监测(减少误报现象)、临床结果预测、人口和社交媒体分析、生命体征和监测及家庭监测等领域,但最大的挑战仍然是如何在医疗系统的复杂环境中更好地运用人工智能。另一篇文章探讨了急救医学和卫生信息学以及临床实践场景中的人工智能基本概念,如机器学习和自然语言处理[70]。

一份研究报告介绍了人工智能在急诊室中的优势:对患者进行精准的风险分层;就诊时缩短诊断时间,以便更好地分配护理资源;在患者出院时及时预测不良事件,以便制定个性化的随访安排[71]。此外,一项研究将机器学习与传统的急诊室分诊进行比较,证明机器学习(使用随机森林)在预测那些严重程度更高(例如需要重症监护、急诊抢救或住院治疗)的患者方面具有更大优势[72]。另外一份报告介绍了在急诊科使用机器学习预测、监测和干预易发生不良药物事件的老年人群体[73]。最后,戈托在文中提出了一种基于机器学习的预测工具(套索回归、随机森林、梯度增强决策树和深度神经网络),用于急诊科儿童分诊领域[74]。

创伤护理中的增强智能

穆斯塔法·卡比勒、戴维·吉布斯

穆斯塔法·卡比勒和戴维·吉布斯是两位儿科医生，他们致力于创伤护理领域的研究与创新，在文中探讨了人工智能在实时且复杂的临床决策中的价值和作用。

医疗人员可获得的信息量呈指数级增长，在为改善护理创造机会的同时，也显著增加了决策的复杂性，而与此同时，患者也可以从医疗人员中获取更多信息。这一事实迫使卫生保健行业人员需要以更友好的方式做出更快速且准确的医疗决策。对于患者、医疗人员和医疗机构而言，如果不快速适应这种趋势，便可能会造成严重后果。同时，增强智能将个人临床信息应用于有效的实时护理算法中，降低可变性的同时提高了护理质量和患者满意度。

或许，在卫生保健行业，没有哪一个领域能像创伤领域那样，可以大幅降低数据可变性，从而为患者争取最佳的治疗机会。在 20 世纪 70 年代改进方案出现前，创伤护理是支离破碎的。个体的医疗人员分别提供护理资源，用于一般医疗和外科护理。随着高级创伤生命支持培训的实施、创伤中心的完善、护理方法的系统化等一系列改进与发展，创伤护理在提高存活率和降低发病率方面有了显著的改善。

然而，随着对专业知识的掌握度越来越高，患者过分苛求完美的护理结果以及对透明度的要求最大化加大了医疗人员的护理困难。繁杂的护理方案总会根据最新的研究成果和共识指南发生变化。一个旨在实现标准化的系统再次面临风险，因为它过度依赖于单个医护人员的专业知识，而不是一个运行完整的医疗体系。此外，许多创伤患者会避免选择体系最完备的三级创伤中心。急救人员和当地医疗人员虽然拥有向更高级别的中心询问的机会，但他们可能不知道该问哪些问题，甚至浪费宝贵的治疗时间。

从患者进入创伤系统开始到完全恢复，人工智能在为实现最高水平的知识和标准化护理方面提供了很大希望。在创伤治疗中，患者初次接受最高水平的护理会得到最好的预后结果。患者的初始评估和稳定基于 ABCDE（气道、呼吸、循环、残缺、接触）的算法，但过程中有许多决策点。气道支持、出血控制、脊柱和四肢稳定以及输液等治疗手段都意味着提前或延迟了治疗时机。患者抵达医院后，必须进行多种评估和干预，包括全面评估和检查、放射学成像和实验室分析等环节。在进行评估的同时，必须通知顾问做出初步干预决定。越早进行适当的评估和干预，患者的预后就越好。与此同时，创伤系统必须应对有限的资源，并确保及时对患者进行适当的护理，避免不必要甚至有害的干预。

增强智能在复杂损伤中可能具有重要作用，因为它可以提醒任何级别的医护人员注意某些干预措施的潜在好处。目前，面对不太常见的临床现象，例如肩胛骨和第一肋骨骨折，医生应该考虑到大血管损伤、复杂的头部损伤及颅内压升高的可能性，并在初期护理中给予患者 CT 血管造影治疗。这需要医生记住甘露醇的好处、过度换气的作用以及优化供氧的基本要求（包括补充氧气和足够且适当的灌注压），而由肺损伤引起的复杂肺挫伤将会受益于特定的通气策略。

这项技术的重要之处在于它易于使用，并能在复杂、高压的医疗环境中无缝集成。创伤护理发生在特定地点，例如救护车或急救创伤室内，以及重症监护室或手术室。鉴于创伤护理的不确定性和快节奏，人工智能将会重点关注语音识别和关键词识别两个功能。Alexa 及类似系统可应用于某种智能干预法，该算法可在任何时间、任何地点提供培训，从头部损伤到骨科损伤再到实体器官损伤，对成像、干预、实验室分析和卧床时间有非常具体的要求。目前，需要硬拷贝指南或存储器记录流程。在目前的创伤护理系统中，有害变异的可能性仍然很高。

具有语音识别功能的人工智能首先可以运用于救护车，从救护车向基地医院发出无线电呼叫开始算法运行，提供辅助临床决策或者实时响应机组人员的询问。同样，基于初始的语音呼叫，接收医院的人工智能可以确保及时通知并调用相关医疗资源，如放射科、药房、血库和相关专家。人工智能增强系统还可以根据专家的偏好（电话或寻呼机）进行个性化的通知，而不仅仅是目前大多数医疗中心使用的大规模寻呼系统。患者一旦抵达医院，便可通过人工智能系统访问电子健康记录，系统根据患者最初的临床、影像学或实验室检查结果，协助患者进行后续检查。这在异常损伤情况下尤其关键，可以避免忽视任何一个微小但关键的步骤。最后，人工智能增强系统将促进医疗人员间的沟通，确保患者在接受不同类型的治疗与护理时，不同医疗人员可以迅速接收到完整的数据。

除了改善个别患者的护理质量，人工智能增强系统还提升了整体的护理质量，并提供了一系列研究提议。目前，大多数研究工作都要求研究人员在项目开始前提出一个明确的问题。人工智能将会识别并回答未询问的潜在问题。创伤护理是一项典型的临床工作，它既能从人工智能中获益，还可以与人工智能结合共同为患者和医疗人员带来益处。

（二）现状评估和战略规划

总而言之，这一领域与人工智能相关的学术或临床活动很少（基于最近的会议议程和个人交流）。虽然急诊医师面临着大量复杂的决策和工作流程的挑战，但人工智能工具和方法会为部分医师带来极大的益处（例如之前提到的麻醉师和重症监护医学临床医生）。目前，鉴于急诊室中的医学成像偶尔会被卷积神经网络和计算机视觉进行增强，这种支持对急诊室临床医生（他们在头部 CT 或超声心动图等更复杂的医学图像解读方面没有太多经验）非常有帮助。

在未来，与其他需要进行快速决策的子专业（重症监护医学、外科和麻醉学）类似，急诊医学也可以从深度强化学习策略（提供实时决策）中受益匪浅。这种人工智能方法可以提升临床医师的决策力，保证其迅速果断地做出最好的决策。此外，急诊室与麻醉室相似，同样可以从人工智能中获益匪浅，尤其是在病史记录、分诊、出院计划及后续随访等方面（见表 8.7）。

表 8.7　急诊医学

人工智能应用类别	临床相关性	当前人工智能可用性
医疗成像	++	+++
改变现实	++	+
决策支持	+++	++
生物医学诊断	+++	+
精准医学	++	+
药物研发	++	+
数字健康	+	+
可穿戴技术	+	+
机器人技术	++	++
虚拟助手	++	+

内分泌学

　　内分泌学专家主要研究人体的内分泌系统及相关腺体（如甲状腺分泌的甲状腺激素和胰腺分泌的胰岛素），本质上研究的是人体的新陈代谢及生理变化的过程。成人常见的内分泌疾病包括糖尿病、甲状腺疾病和生殖系统疾病，儿童内分泌疾病包括糖尿病和生长障碍。内分泌科医生通常面临极大的门诊量，但不会亲自进行手术，也不需要大量浏览医学图像（放射科医生会进行医学图像解读，如骨龄成像和某些扫描图像）。所以，门诊管理是内分泌科医生工作的重要组成部分。

（一）已发表评论和作品选集

　　关于人工智能在内分泌学领域应用的文献相对较少，目前大部分文献重点关注糖尿病，尤其是糖尿病视网膜病变。古比等人在最近发表的一篇评论[75]中罗列了与内分泌学相关的所有人工智能领域，包括医学图像解读（尤其是糖尿病视网膜病变）以及慢性病（如糖尿病）预防医学，并根据这些疾病的表型对内分泌疾病进行一系列前瞻性诊断。目前，人工智能已实现与人工胰腺技术的结合，对糖尿病进行有效干预和控制。另一篇文章回顾了人工智能在糖尿病干预中的具体应用，包括专家系统、机器学习以及闭环系统中的模糊逻辑等[76]。最后，人工智能在糖尿病护理领域的作用将分为四个方面：自动化视网膜筛查、临床决策支持系统、预测性人群风险分层以及患者的自我管理[77]。

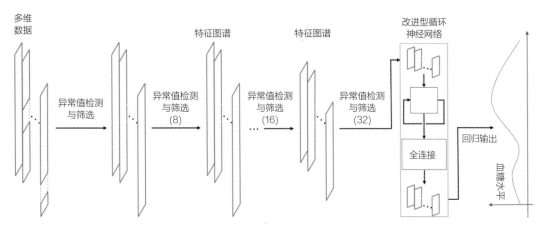

图 8.9 RCNN 用于血糖值预测

一篇报告介绍了一名患者使用糖尿病视网膜病变筛查工具在门诊就诊的经历[78]。眼底成像由深度学习算法自动读取，并提供实时结果（在传统视网膜分级中心就诊需要耗费 2 周）。约 78%的患者倾向于自动筛查。此外，一份报告将二型糖尿病患者的专家算法和新型数据框架进行了对比，并重点分析算法识别和机器学习（包括 k– 近邻算法、朴素贝叶斯算法、决策树、随机森林，支持向量机和逻辑回归）[78]。后者的结果更好，其 AUC 为 0.98（专家算法 AUC 为 0.71）[79]。最后，李等人探讨了一种预测血糖水平的新型算法，该方法使用 RCNN 模型，为未来的人工胰腺提供了极短的周转时间[80]（见图 8.10）。在内分泌学的其他领域，人工智能也可以得到合理应用，例如对生长激素缺乏的患者进行分类时，往往采用机器学习（逻辑回归和随机森林）和转录组学两种方法[81]。

（二）现状评估和战略规划

总体而言，人工智能在糖尿病、眼底成像及随访等疾病管理工作方面有一些应用，但在内分泌学领域的应用总体较少，这是可以理解的，因为人工智能仍大部分集中于深度学习和卷积神经网络的医学成像解释，包括一些糖尿病视网膜病变的重要工作。对于内分泌科医生而言，他们几乎不会关注人工智能成像技术的发展，因此，目前的人工智能应用需要在其他领域大力发展，例如使用机器学习 / 深度学习和模糊逻辑对糖尿病及血糖水平进行有效控制。

在未来，闭环系统、模糊逻辑以及 CRNN 等一系列令人振奋的创新性进展会对人工胰腺的研发起到非常重要的作用，同时大大提高对疾病负担的管理水平。此外，基于人工智能的人群健康与精准医疗将重点关注糖尿病，不仅改善疾病治疗，而且积极预防疾病，从而将人群的发病率和死亡率降至最低。最后，由于糖尿病是一种复杂的疾病，所以需要制订复杂的随访计划以改善患者预后，自动化工具以及聊天机器人可以发挥巨大的作用（见表 8.8）。

表 8.8 内分泌学

人工智能应用类别	临床相关性	当前人工智能可用性
医疗成像	++	+++
改变现实	+	+
决策支持	+++	++
生物医学诊断	+++	+
精准医学	++	+
药物研发	+	+
数字健康	+++	+
可穿戴技术	+++	+
机器人技术	++	++
虚拟助手	++	+

胃肠病学

肠胃科医生不仅治疗胃肠道疾病（从食道开始经过胃和肠道），还治疗肝脏及胆囊疾病。他们会对医学影像进行解读（如 CT/MRI，并对内脏和肠道进行对比研究），并进行一系列内窥镜检查（上消化道）和结肠镜检查（下消化道）等手术。常见的胃肠道疾病包括消化性溃疡、胃炎、胃食管反流、胃肠道出血、肝炎、各种类型的营养不良综合征以及炎症性肠病（溃疡性结肠炎和克罗恩病）和胃肠道癌症。儿童的胃肠道疾病包括喂养/营养障碍（包括反流和食物不耐受）、肝脏疾病和腹泻/便秘。

（一）已发表评论和作品选集

一篇关于胃肠病学神经网络的文章探讨了这种人工智能技术在疾病分类准确性和生存预测方面的附加价值[82]。近年来，胃肠病学领域的研究人员对人工智能的兴趣大大增加，而这归功于医学影像对深度学习的应用。本文介绍了人工智能应用，尤其是深度学习在胃肠病科和胃肠内窥镜检查中的应用[83]。计算机辅助诊断可以更好地治疗具有息肉、出血、炎症和感染等病史的患者。

"光学活检"是一种无须活检即可实现临床诊断的方法（或通过实时人工智能成像实现精准活检，以确定所观察组织区域的相对健康水平）（见图 8.10）。人工智能在胃肠病学领域的应用包括：（1）人工智能电子健康记录和内镜检查平台对于优化临床工作流程至关重要；（2）扩大人工智能临床应用库，包括炎症性肠病等其他疾病的早期诊断；（3）人工智能系统的监管和伦理问题。

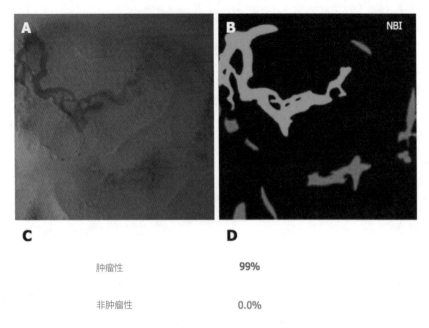

图 8.10 人工智能辅助的内镜系统

一篇文章探讨了人工智能（深度学习）在临床决策预测模型和内窥镜检查方面的应用[84]。另一篇文章也对人工智能（主要是人工神经网络）在上下消化道检查（包括胶囊内窥镜检查）方面进行了研究[85]。另外，一篇儿科文章探讨了机器学习在克罗恩病和溃疡性结肠炎的分类应用[86]。这种机器学习方法收集了 287 名儿童的内窥镜和组织学数据，并应用监督和非监督学习对疾病类别进行描述。

（二）现状评估和战略规划

总而言之，根据会议和与胃肠病学专家的讨论，除了在内镜成像中使用深度学习和卷积神经网络（包括在手术过程中的实时支持），胃肠病学领域的人工智能应用相对较少。由于胃肠病学（以及其他子专业，例如心脏病学和肺病学）的患者群体非常多样化，人工智能精准医疗在胃肠病学领域并未得到充分利用。

在未来，人工智能内窥镜检查将与卷积神经网络结合，为胃肠病学专家提供帮助。这个过程包括图像获取，对可疑病变的卷积神经网络解释，以及最终决定是否进行组织活检的连续过程。另外，检查还包括从家庭监控到医院电子病历的所有数据。在未来，微型摄像机胶囊内窥镜或许可以彻底取代传统的内窥镜或结肠镜。人工智能以卷积神经网络（与循环神经网络结合）的形式与微型胶囊技术相结合，将无创检查变为现实（患者甚至可以在家里进行自我检查）。最后，我们应采用以人工智能为核心的战略，为患者提供精准医疗护理，合理利用所有医疗成像，电子病历及医院以外的健康数据（见表8.9）。

表 8.9 胃肠病学

人工智能应用类别	临床相关性	当前人工智能可用性
医疗成像	+++	+++
改变现实	++	+
决策支持	+++	++
生物医学诊断	++	+
精准医学	++	+
药物研发	++	+
数字健康	+	+
可穿戴技术	+	+
机器人技术	+++	++
虚拟助手	++	+

全球公共卫生流行病学

公共卫生领域的临床医生通常对感染和慢性病（如糖尿病和心理健康）以及流行病学的基本概念（包括疫苗接种和流行病、公共卫生和环境卫生）等非常了解。常见的公共卫生流行病主要包括呼吸道疾病、腹泻、营养不良以及因贫困而导致的传染病（疟疾、肺结核和艾滋病）。医生可以对简单的医学图像（如胸部 x 光片）进行解读，也可以执行相对简单的操作流程，如部分小型手术和静脉导管的放置。全球公共卫生议程遵循联合国提出的可持续发展目标。

（一）已发表评论和作品选集

在公共卫生流行病学领域，与人工智能有关的研究报告非常少。沃尔等人[87]发表了一篇综述，并提出一个问题：人工智能如何在资源贫乏的环境中发挥作用呢？文中指出，联合国于 2017 年召开了一次全球会议，讨论人工智能减少贫困负担和改善公共卫生的方法。尽管这篇综述对人工智能本身的讨论较少，但侧重探讨了在资源贫乏的环境中，人工智能的使用方法：使用专家系统，机器学习为部分传染病建模，通过电子医疗记录和社交媒体数据，利用自然语言处理进行疾病监测和疫情预测。另一篇综述探讨了公共卫生领域的人工智能和大数据[88]。在文中，作者描述了大数据的基本原理及其与公共卫生的相关性，并强调了医疗人员面临的挑战。同时，人工智能和自动化是医疗诊断的两个关键元素。蒂埃博等人在最近几年对 800 多篇公共卫生流行病学相关文章进行了汇总研究，并得出结论：人工智能在公共卫生领域的应用逐渐增加。一篇文章使用人工神经网络确定电子病历中的患者记录，结果显示其效果更显著[89]。虽然精准公共卫生领域的大数据应用面临一系列挑战，但也有对应的解决办法，即面向信息的研究设计形式化和贯穿所有层次的互操作性知识推理过程[90]。最后，文章提出了机器学习在流行病学中的一些应用，包括医院感染风险预测或感染性休克的最大风险预测[91]。

加拿大的一个研究小组在报告中介绍了大数据和全球公共卫生数据平台，成为一种早期预警系统 [92]。此外，古欧也介绍了机器学习在中国登革热预测模型中的广泛应用，且其支持向量回归的预测错误率最小 [93]。最后，无监督的机器学习显著优于传统的卫生设施调查，并能最大限度地节约资源 [94]。

全球卫生与人工智能

桑贾伊·乔希、索姆亚·维斯瓦纳坦、魏肯·莫、苏尼塔·纳德哈穆尼

桑贾伊·乔希、索姆亚·维斯瓦纳坦、魏肯·莫、苏尼塔·纳德哈穆尼这四位作者重点研究全球卫生，在文中介绍了亚洲两大卫生保健系统，以及在全球卫生领域部署和扩大人工智能方面面临的挑战。

经合组织和人口普查结果显示，中国约 42% 的人口和印度约 65% 的人口位于农村，一共有 12 亿人。基于目前医疗人员的数量，对患者进行大规模访问、护理、随访几乎是不可能的。本文介绍了中国和印度的公共卫生规模、临床领域面临的关键挑战以及人工智能的多种应用。

中国公共卫生规模

中国作为世界上人口最多的国家，无论是患者数量还是医院规模都是巨大的。2018 年的前 11 个月内，超过 75 亿人次去医院或诊所看病 [1]。在中国的 32 476 家医院中，大多数是初级医院，只有 2 498 家是三级医院（最高级别）[2]。每家医院每年平均收治的患者人数超过 10 万（见图 8.11）。作为中国最大的三级医院之一，郑州大学第一附属医院在 2017 年的全年门诊量超过 650 万人次 [3]。据统计，医生对每位患者的治疗时间不超过 5 分钟。此外，公立医院的总费用在过去几年里快速增长（见图 8.11）。对于政府和各企业而言，用有限的医疗资源满足苛刻的需求既是一个挑战，也是一个机遇。

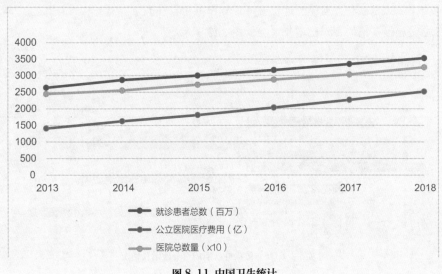

图 8.11 中国卫生统计

257

中国正在使用大数据和人工智能来满足公共卫生的规模需求。在医疗数据方面，最突出的成就是国家癌症大数据平台。在国家卫生健康委员会及国家改革发展委员会的领导下，中国政府与其他国家进行合作，将 200 多家癌症专科医院的数据库进行汇总，建立了世界上最大的数据库 [4]。这些医院中大部分自 2010 年代初就已经拥有了顶尖电子数据库。两年前，该数据库已经覆盖了系统中的 3 600 万名患者。术语系统，例如 SNOMED-CT（系统化临床医学术语集）将不同来源的数据标准化；自然语言处理已应用于病历记录；将 OHDSI/OMOP（观测健康数据科学和信息学）模型改进为通用数据模型。尽管数百万人中只有一小部分人拥有足够的纵向医疗记录，但我们的目标是应用机器学习更深入了解这些数据。

印度公共卫生规模

　　大多数发展中 / 新兴经济体都经历了伤寒、霍乱等传染性疾病到糖尿病、癌症、心血管疾病和高血压等非传染性疾病的流行病学研究转变。印度也不例外，但其面临的挑战更大。人类寿命的变化和城市化的迅猛发展导致每年有约 60%（580 万印度人口）死于非传染性疾病 [5]——且通常是 30—70 岁年龄段人口的过早死亡。

　　和直观印象不同，印度农村正面临着较大的非传染性疾病负担。原因有很多，包括早期营养不良增加了非传染性疾病的风险、对预防保健和持续健康管理认识不足、缺乏高质量的卫生保健设施、患者无力承担医疗费用（每年有 5 500 万人处于医疗贫困状态）[6]。

　　印度政府需要加强卫生系统建设，以解决基础设施、设备供应、人力资源可用性、卫生项目的治理和绩效方面的难题。为了缩小社会差距并最终实现全民医疗保健，2017 年，印度提出"健康印度"的公共卫生战略。阿尤什曼·巴拉特建立了 15 万个医疗保健中心，并大力推广医疗护理，让大部分农村地区从中受益。这些中心将提供初级卫生保健服务，包括孕产妇、儿童卫生服务以及非传染性疾病，包括免费的基本药物提供和诊断、质量标准、新卫生骨干、投资模式和标准的治疗方案。这是一种大规模的远程医疗保健服务，且和人工智能有机结合。2007 年至 2017 年，印度非传染性疾病的百分比增长情况如图 8.12 所示 [7]。

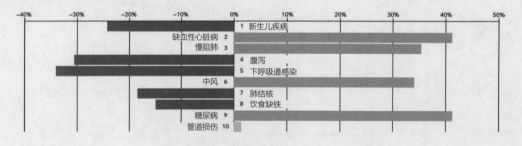

图 8.12 印度非传染性疾病的百分比增长情况

全球卫生面临的挑战

全球化的迅猛发展使得全球卫生面临的问题日益尖锐。交通系统的进步推动了罕见病和传染性疾病的传播；与此同时，医疗技术的进步使得医疗人员可以迅速获得患者数据并为其提供更优质的医疗保健服务。

在美国，大约有 6 000 万人未参加保险或保险额不足，由于费用问题，大约一半的人不愿意接受医疗保健服务[8]，其中医疗费用的增加和医疗服务途径的缺乏是主要原因。在患者需求和医疗技术的推动下，远程医疗服务（形式包括视频访问、远程监控和数据分析解决方案）应运而生。利用基因检测的精准医疗正在兴起。可穿戴技术和家庭诊疗仪器不断发展，以患者为中心的医疗理念和数字健康教育的循证方法深入人心。让那些传统上被教导医患关系是通过最初的握手和"触摸"建立起来的医疗人员，必须学会甄别电子病历记录中的细微差别，并进一步接受移动医疗、虚拟医疗、在线数字课程以及模拟等培训[9]。

医疗技术的进步一定程度上导致医疗人员的职业倦怠，尤其是在婴儿潮一代和 X 一代中：约 32% 的医疗人员认为这种"职业倦怠"与临床的计算机化有关[10]。卫生保健领域的领导者和首席执行官在全球卫生领域的投资无法相提并论。哈佛大学陈曾熙公共卫生学院全球战略主任阿希什·杰哈表示，只有 9% 的财富 500 强企业拥有全球健康战略，而 74% 的企业有明确的环境战略[11]。

要想实现全球卫生与人工智能的有机融合，需要对临床医生和公众进行一系列教育与培训，包括人工智能推理、循证以及数字技术决策。

人工智能和机器学习在全球卫生领域的应用

人工智能曾经历过三个"严冬"（宣传失败时期）：1966 年 ALPAC 报告[12]的俄译英的"机器翻译"；1973 年 Lighthill 的报告[13]中提到了"语音理解"的"数据组合爆炸"；以及"专家系统"（包括 LISP 和 MUMPS，用于 20 世纪 80 年代末的医疗数据记录）。尽管 2019 年曾出现过爆发式的宣传，但机器学习 / 深度学习在全球卫生和农村远程医疗领域仍有很好的发展前景，这是因为医疗人才的大量短缺（中国和印度各约 2/1000，且农村地区的医生约 50% 不合格），以及卫生保健覆盖率较低的农村地区较多[14]。

传统而言，临床知识是通过实证学习和实习培训获得的。虽然概率推理是人工智能和机器学习的核心支柱，但一般因果推理（GCI）[15]等技术仍需得到进一步发展，因为在临床实践中很难实现治疗资源的随机分配。预测模型将输入和输出联系起来，如果想让数据具有可解读性，需要更改输入方式，从而最大限度减少数据缺失。GCI 的范围包括以下几种临床决策过程：

1. 这种临床方法有效吗？

2. 为什么有效？

3. 具体流程是什么？

4. 有何影响及副作用？

以下是人工智能在全球卫生领域的 10 个案例：

1. 妇幼保健（妇产科）；

2. 抗微生物的药物耐药性、传染病的起源和传播（流感、疟疾、脑炎、脑膜炎、寨卡病毒、基孔肯雅热、霍乱、伤寒、结核病、耐甲氧西林金黄色葡萄球菌等）；

3. 非传染性疾病的预防控制；

4. 互联网医院及联网救护车；

5. 远程皮肤病学、远程放射学、远程病理学；

6. 心理健康；

7. 通过临床决策支持系统获取经过质量控制和监管的数据；

8. 结果和 RWE（真实世界证据）规模；

9. 病人随访和日程安排；

10. 虚假信息、误报和瞒报。

人工智能有四个主要组成部分：

1. 数据的汇总、可视化和转换；

2. 模型建立和校正；

3. 模型解释和验证；

4. 模型运行。

在资源受限的领域（例如电力、网络等）为硬件和协议扩展架构并进行大规模的分析决策、过程自动化及报告结果，在不久的将来仍将会是一个挑战。到 2025 年，中国和印度的远程医疗将以 20% 的复合年增长率增长，届时全球市场总额将达到 1 300 亿美元[16]。我们需要一种可操作性强的政策支持人工智能在全球卫生领域的应用。

参考文献

[1]Chinese government statistical data. <http://www.nhc.gov.cn/mohwsbwstjxxzx/s7967/201901/ 57dec6 9d2c8c4e669864b067d2a1fb2e.shtml> [accessed March 2019].

[2]Chinese government statistical data. <http://www.nhc.gov.cn/mohwsbwstjxxzx/s7967/201901/ 94fcf9 be64b84ccca2f94e3efead7965.shtml> [accessed March 2019].

[3]Reported by PharmNet. <http://news.pharmnet.com.cn/news/2018/02/12/491165.html> [Accessed March 2019].

[4]Shi WZ. Progress of China National Cancer big data platform. Beijing, China: International Cancer Big Data Application Form; 2018.

[5]WHO report 2015.

[6]Selvaraj S, Farooqui HH, Karan A. Quantifying the financial burden of households' out-of-pocket payments on medicines in India: a repeated cross-sectional analysis of National Sample Survey data, 1994-2014. BMJ Open 2018;8（5）:e018020.

[7]"What causes the most death and disability combined?", India top 10 and 2010 to 2017 change, IHME. <http:// www.healthdata.org/india> [Last accessed March 2019].

[8]<http://www.commonwealthfund.org/publications/press-releases/2017/oct/underinsured-press-release>.

[9]<https://www.jmir.org/2019/2/e12913/#Discussion>.

[10]<https://www.healthexec.com/topics/quality/more-half-physicians-burned-out-or-depressed>.

[11]<http:/ /fortune.com/2019/03/25/private-sector-global-health-strategy/>.

[12]<http://www.sts.rpi.edu/public-html/nirens/SergeiPapers/Readings%20in%20Machine%20 Translation%20Book %20Chapters/13.pdf> [last accessed March 2019].

[13]<http://www.chilton-computing.org.uk/inf/literature/reports/lighthill_report/contents.htm> [last accessed March 2019].

[14]WHO report 2018.

[15]Kosuke IK, van Dyk DA. Causal inference with general treatment regimes. J Am Stat Assoc 2004;99（467）:854-66. Available from: https://doi.org/10.1198/016214504000001187.

[16]Global telemedicine market: global market insights. 2019.

（二）现状评估和未来规划

总而言之，人们对人工智能的认知仍处在初级阶段，即人工智能与各种方法有关，特别是与大数据、分析和可能的图像解释有关。一系列有关全球公共卫生领域的研究综述也充分表明了这一点。

在未来，机器学习/深度学习及其他人工智能算法在全球公共卫生及流行病学领域是非常实用的，尤其是流行病和自然灾害的管理方面。例如，通过深度强化学习实现对流行病的跟踪和控制。此外，随着人工智能在人口健康和精准医疗方面的经验积累，这些方法也可直接应用于全球公共卫生领域。另外，机器人技术，包括无人机，可以在复杂地形的地区或自然灾害救援中实现有效的公共卫生干预（见表8.10）。

表 8.10 流行病学

人工智能应用类别	临床相关性	当前人工智能可用性
医疗成像	＋	＋＋＋
改变现实	＋	＋
决策支持	＋＋＋	＋＋
生物医学诊断	＋＋＋	＋
精准医学	＋＋＋	＋
药物研发	＋＋	＋
数字健康	＋＋	＋
可穿戴技术	＋＋	＋

人工智能应用类别	临床相关性	当前人工智能可用性
机器人技术	++	++
虚拟助手	++	+

血液学

血液科医生研究血液疾病，例如贫血（包括镰状细胞性贫血）、出血或凝血功能障碍，以及恶性肿瘤（包括白血病、淋巴瘤和骨髓瘤等）。血液科医生通常会与肿瘤科医生合作，尤其是在治疗患有血癌及骨髓癌的患者方面。血液科医生通常会为患者提供门诊服务。

（一）已发表评论和作品选集

血液学领域关于人工智能的出版物很少。一篇评论探讨了人工智能在血液学领域的作用及未来[95]。深度卷积神经网络不仅可用于白细胞识别，还包括迁移学习[96]。一种新型的端到端卷积深度网络系统（称为"WBCsNet"），其精度可以达到96%。人工智能还可以应用于造血细胞移植和患者电子信息登记，从而实现数据的高效匹配[97]。

（二）现状评估和未来规划

总而言之，在血液学领域，除了医学成像，人工智能在其他方面的应用极少，但较为稳定，例如在决策支持和生物医学诊断等方面。

在未来，新型人工智能可以更好地辅助精准血液学，并通过多层数据和药物基因组谱高效管理血液病患者。这是非常有价值的，因为目前血液病患者的精准诊断和预后仍面临极大的挑战。纳米技术可以为未来的抗凝治疗提供一种新思路（见表8.11）。

表 8.11 血液学

人工智能应用类别	临床相关性	当前人工智能可用性
医疗成像	++	+++
改变现实	+	+
决策支持	+++	++
生物医学诊断	++	+
精准医学	++	+
药物研发	++	+
数字健康	+	+
可穿戴技术	+	+
机器人技术	++	++
虚拟助手	++	+

传染病学

传染病科医生通常会关注多个方面，包括感染的症状、体征、医学成像以及来自体液/组织样本的实验室数据和培养结果。之后，医生将所得数据进行整合，并最终制定治疗方案，包括抗生素治疗（针对细菌感染），以及抗病毒或抗真菌治疗。致命感染包括艾滋病、结核病、肺炎、腹泻和疟疾。传染病科医生通常会在不同临床场所接触患者，例如重症监护室、医院病床以及门诊。

（一）已发表评论和作品选集

虽然机器学习和深度学习有大量的数据及可能的好处，但目前关于人工智能在传染病中应用的文章却相对较少。翁等人回顾了大数据分析在传染病和公共卫生监测中的作用，而这得益于信息通信技术和数据收集系统的发展[98]。研究者认为，人工智能将为政府机构提供支持，并为医疗服务部门在研究大规模传染病方面提供技术及经验。所以，综合型传染病大数据概念模型和共享数据存储库、预测疾病传播潜在影响的流行病模型以及应急响应模型同等重要。瓦莱罗认为，随着大数据的发展，人类有必要将数据科学置于优先且至关重要的地位，并为大学医院传染病研究所提供大量的数据科学人才[99]。

韩国疾病控制预防中心的一份报告显示，使用深度学习和长短期记忆模型优化参数，并纳入大数据（包括社交媒体数据）可以预测未来一周的传染病[100]。这些方法优于自回归综合移动平均模型约20%。另一份报告介绍了MYCIN系统，一种用于传染病诊断和抗生素治疗的本体驱动临床决策支持系统[101]。该系统拥有超过500种传染病本体，是最完整的传染病本体知识体系，受试者操作曲线（ROC）结果接近90%。脓毒症患者使用聚类分析无监督学习技术产生了四种明显不同的新亚型[102]。这项研究或许预示这种"自下而上"处理患者数据的办法更先进且更有价值（与传统的自上而下的临床标准范式相比）。然而，人工智能是否可以为病情复杂的患者及电子健康记录带来持续且更好的结果，还是一个值得深究的问题。最后，人工神经网络和人工智能（模糊逻辑）不仅可以提高结核病诊断的有效性和特异性，还可以改善治疗效果[103]。

（二）现状评估和未来规划

总而言之，人工智能和机器学习/深度学习在传染病学领域有部分临床研究，但并未在全球进行推广。传染病领域有众多的数据来源，意味着其非常适合使用大数据及机器学习/深度学习。

在未来，传染病和流行病学领域将会取得一系列进展，包括持续的流行病实时建模，从而进行有效战略资源分配，并提高对疾病的控制水平。如果可以将人工智能在全球推广，每个国家都提供其有关传染病的数据，那么人工智能为传染病领域带来的效益将会更高。此外，采用抗生素或抗病毒/抗真菌治疗和药物基因组匹配对传染病进行更精确的治疗，可以最大限度地降低生物体的耐药性，并提高受感染患者的存活率（见表8.12）。

表 8.12 传染病

人工智能应用类别	临床相关性	当前人工智能可用性
医疗成像	++	+++
改变现实	+	+
决策支持	+++	++
生物医学诊断	+++	+
精准医学	++	+
药物研发	++	+
数字健康	++	+
可穿戴技术	++	+
机器人技术	++	++
虚拟助手	+	+

十内科学和家庭医疗／初级保健

初级保健医生（负责成人内科、家庭医疗和儿科）会为患者提供常见的医疗支持。常见的成人慢性病包括心力衰竭、慢性阻塞性肺疾病、肾衰竭、糖尿病、癌症、阿尔茨海默病和部分传染病。儿科学随后会进行单独讨论。

（一）已发表评论和作品选集

赛迪·吉本斯在一篇综述中回顾了机器学习及 R 代码的部分示例[104]。在给编辑的一封信中，吉他那翁总结了人工智能协助医生的诸多方面，包括医疗成像、分诊、行政管理、决策支持、临床预测结果等[105]。许多文章表明，人工智能在内科医学中的应用不仅包括图像解读，还包括认知程序和自然语言处理，从而在数量庞大的医学著作中更快、更精确地提取信息[106]。此外，人工智能还可以优化慢性病患者的护理程序，针对复杂情况提供精准的治疗建议，并最大限度减少医疗差错。这篇综述在结尾强调，人工智能只是一种工具，需要人类正确操作才能发挥作用。另一篇文章强调了人工智能在医疗保健领域有着潜在的高红利，尤其是与人工智能有关的临床试验[107]。文中介绍了大数据挖掘在临床医学中的应用和探索，包括模糊理论、粗糙集理论、遗传算法和人工神经网络等方法[108]，这些技术可用于评估疾病风险、支持临床决策以及药物使用指导等。最后，另一篇综述深入而全面地探讨了人工智能改变初级保健的 10 种方式[109]（见图 8.13）。

研究者表示，人工智能将改变初级保健，而这依赖于医患关系的改善，同时还需要释放医生的认知能力和对患者的情感空间。人工智能改变初级保健的 10 种方式包括：

1. 风险预测和干预（1 000 亿美元）——人工智能可以更好地预测未来，并最大限度避免患者意外再入院（从而延长住院时间）等一系列不必要的损耗，从而节省资金；

2. 人口健康管理（890亿美元）——人工智能平台可以更好地管理人口健康项目；

3. 患者咨询和分诊（270亿美元）——人工智能可以为患者提供咨询渠道，并培养临床医生人才；

4. 风险调整和资源分配（170亿美元）——人工智能可用于临床及护理部门的人员配置和资源分配；

5. 设备集成（520亿美元）——嵌入式人工智能将成为可穿戴医疗和健康设备的一部分；

6. 数字健康指导（60亿美元）——由人工智能驱动的全自动健康指导可以减少患者门诊就诊和住院次数，提高患者健康水平；

7. 图表审查和数据记录（900亿美元）——人工智能可以通过自动化图表记录，减轻临床医生的数据记录负担；

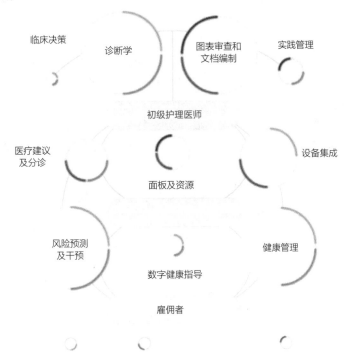

图8.13 人工智能将对10种初级保健方式产生影响

8. 诊断（1 000亿美元）——人工智能诊断工具可用于多种疾病，例如糖尿病视网膜病变、心脏病及帕金森病等多种疾病，从而改善医疗保健并提高生活质量；

9. 临床决策（10—20亿美元）——人工智能决策支持工具将与电子健康记录结合，增加电子健康记录的相关功能。

10. 实践管理（100亿美元）——人工智能驱动的自动化算法将减少重复性任务（如事先核验和资格审查）带来的人力负担。

另外，在预测再入院率方面，通过将机器学习与传统的预测评分法进行比较，在三种不同的医院环境中，机器学习均显著优于传统的预测评分法[110]。在16 000多名出院患者中，这种自动化策略可以对再入院风险最高的患者进行精准锁定。最后，通过自动筛查，证明姑息治疗也可用于改善深度学习和电子健康记录，这是合乎情理的，因为医生往往会高估患者的预后，同时姑息医学的相关人员短缺[111]。当然，姑息治疗的人性化决策仍然是决策过程的重要组成部分。

（二）现状评估和战略规划

总而言之，医学界对人工智能的宣传主要集中在深度学习的医学成像上，其次是临床决策支持。因此，初级保健医生会误认为人工智能与初级保健联系不大。然而，正如前面所述，除了医学图像解释和决策支持，人工智能对初级保健还有其他益处。人工智能在图表审查、实践管理、风险预测和人口健康管理等领域具有巨大的市场潜力。

在未来，人工智能辅助的初级保健医生可以为患者提供更精准的医疗服务和个性化的疾病监测。此外，使用人工智能辅助的医学成像（如眼底照相机或皮肤镜检查）的常规筛查以及生物医学诊断将实现自动化，跳过不必要的转诊环节（会耽误治疗时机并使诊断时间延迟）。另外，医师将会为患者制订个性化且完备的干预计划。可穿戴技术与人工智能的结合将成为医疗保健业务的核心组成部分。最后，健康阿凡达将用于指导每位患者的健康问题（体重管理、心理健康问题、戒烟习惯养成等）（见表8.13）。

表 8.13 内科学和家庭医学／初级保健

人工智能应用类别	临床相关性	当前人工智能可用性
医疗成像	++	+++
改变现实	+	+
决策支持	+++	++
生物医学诊断	+++	+
精准医学	++	+
药物研发	+	+
数字健康	++	+
可穿戴技术	++	+
机器人技术	++	++
虚拟助手	++	+

肾病学

肾脏科医生主要负责治疗肾脏和泌尿系统方面的疾病，他们会在门诊工作。与肾脏相关的实验室数据，以及肾脏/泌尿道的医学成像均很重要。用于治疗肾衰竭（暂时性或永久性）的肾透析有多种类型。一些患有糖尿病或心力衰竭等慢性疾病的成年患者很可能同时患有肾衰竭。

（一）已发表评论和作品选集

人工智能在肾病学领域的出版作品较少，且缺乏系统综述。目前，仅有一篇文章探讨了人工肾的概念，并侧重于个性化的血液透析治疗[112]。与内分泌学领域的人工胰腺类似，人工肾脏需要实时的决策支持和预测建模，并同时运用生物反馈和嵌入式人工智能。该模型需要考虑的因素包括贫血、水总量和低血压（发生于传统透析过程中）。

在终末期肾病中使用人工智能进行最佳贫血管理，结果肯定了该模型的运用：减少了促红细胞生成素的使用和输血次数[113]。一份来自儿科肾病学专家的报告将人工智能用于预测慢性血液透析患儿的干体重[114]。在报告中，神经网络预测模型结果显示：大多数情况下，人工智能显著优于经验丰富的肾病学专家。

（二）现状评估和战略规划

总而言之，由于肾病学领域并非图像密集型领域，所以运用人工智能的临床学术活动较少。然而，人工智能辅助决策仍有较大的发展前景。

在未来，人工智能将为肾病患者提供精准的医疗支持，尤其是在慢性肾功能衰竭患者的个体化决策方面。另外，嵌入型人工智能将与人工肾脏结合，作为一种新型的透析装置（见表8.14）。

表8.14 肾病学

人工智能应用类别	临床相关性	当前人工智能可用性
医疗成像	++	+++
改变现实	++	+
决策支持	+++	++
生物医学诊断	+++	+
精准医学	+++	+
药物研发	++	+
数字健康	+++	+
可穿戴技术	+++	+
机器人技术	++	++
虚拟助手	++	+

神经科学（神经病学／神经外科学和精神病学／心理学）

神经科医师主要解决中枢和外周神经系统的紊乱，包括癫痫、周围神经病变、肌营养不良和脑瘤。神经科医师常与放射科医师合作，共同解读脑电图及其他各类脑成像（包括功能性核磁共振、CT 和正电子放射断层造影术等）。与心脏病学专家和心脏外科医师一样，神经学家与神经外科医师之间有着特殊的合作关系，因为在通常情况下，患者往往需要手术干预。精神科医师治疗那些患有躁狂抑郁症或精神分裂症等精神疾病的患者，并为患者开处方。心理学家将对这些患者展开后续追踪，但通常不开处方。《精神疾病诊断与统计手册》（DSM-V）将总计 200 多种精神疾病进行了分类。

（一）已发表评论和作品选集

人工智能在神经学领域的出版作品不多，然而从哲学和科学的角度分析，神经科学应该与人工智能的关系最密切。加纳帕蒂等人在一篇综述中介绍了人工智能在神经科学领域的应用，并就理解人类大脑智能这一问题进行了深入讨论[115]。作者介绍了人工智能在神经科学领域的应用，包括提高临床医生进行神经外科手术的水平，对癫痫等疾病进行了精准预测，运用人工智能进行信息注册，以及在其他领域（神经肿瘤学、神经创伤学、医学成像、中风和神经康复）的应用。另一篇综述侧重于介绍机器学习和自然语言处理等人工智能工具，这对中风的早期检测和诊断以及预后评估具有重要意义[116]。一篇关于人工智能（以及自然智能）的综述总结了机器学习和部分专业临床知识（诊断、术前计划和结果预测）对神经外科领域的不同意义[117]。结果表明，机器学习模型可增强临床医生的决策能力，但该模型仍有不足之处（发表偏倚、基本事实定义和可解释性）。另一篇关于神经网络在神经外科临床决策领域的综述介绍了一系列具有诊断、预后和结果预测等功能的人工智能应用[118]。最后，在精神病学领域，有两篇重要的综述：一篇指出，随着精神病学的不断发展，该领域将越来越复杂（高维），且传统的数据统计分析工具将不再适用[119]；另一篇综述介绍了与脑部医疗成像有关的卷积神经网络和深度学习，以及与移动设备和投影设备有关的循环神经网络（例如将大脑动力学的语义可解释模型嵌入机器学习的语境中）[120]。

在孤独症儿童中，机器人算法表明，与成人间的互动相比，孤独症儿童往往更专注于多项学习任务，并且似乎更喜欢与机器人互动[121]。此外，在一组随机对照试验中，微电子和机器人辅助手臂训练可以显著改善中风患者的预后[122]。在未来，机器人和虚拟助手将在物理康复、精神治疗、医疗保健教育和慢性病管理等方面具有极大的发展空间。若有强大的人工智能工具辅助，这些支持性服务将为患者创造更大的价值。

移动人工智能可大幅提升精神健康水平

丹尼斯·沃尔

丹尼斯·沃尔是优秀的数据科学家，对神经科学有浓厚兴趣，他撰写了这篇评论文章，在文中论述了便携式人工智能技术的应用，并证明其有利于改善心理健康的预期护理标准。

在美国，脑介导的神经和精神障碍疾病占非传染性疾病的 28%[1]，占过早死亡疾病的 40%[2]。目前的心理健康标准存在一系列主观性问题，我们应该不断更新解决方案，从而以更一致、更持续的方式在诊所之外发挥强大作用。鉴于早期认知发展对长期心理健康有重要影响，精准移动医疗的重心应该位于发育儿科学上。其中，孤独症是一种影响全球至少 2.14 亿儿童的发育障碍疾病，包括 100 万 10 岁及以下的美国儿童[3,4]，且仅在过去 5 年内，患病率就从 125 分之一上升到了 40 分之一[3,5,6]。孤独症已成为全球儿童迫在眉睫的威胁之一[7,8]。孤独症儿童的行为和兴趣具有高度的重复性和限制性，同时还伴随一系列障碍，包括社会沟通障碍、语言障碍、注意力不集中、面部表情识别障碍以及社交障碍[9-16]。如果不在早期进行及时干预治疗，那么患者整个生命周期都将承受巨大的痛苦和医疗负担[9]。

早期干预可以大大减轻整个生命周期的医疗负担[9,17]。孤独症患者的护理标准（SOC）属于早期行为干预，特别是应用行为分析疗法，可以有效提高孤独症儿童的智商，改善眼神接触、面对面凝视和情绪识别功能。虽然这种护理标准促进了孤独症儿童几个核心缺陷的改善，然而这些治疗方法未得到患者家庭的足够重视[3]。孤独症患者等待治疗的时间可能已经超过了 12 个月，少数民族儿童[18]、农村地区及贫困地区的儿童[19-25]在延误治疗时机方面更严重。这些延误导致许多患者未得到及时干预和治疗[9]。更糟糕的是，孤独症患者每个家庭每年的平均医疗费用超过 30 000 美元，到 2025 年，美国与孤独症相关的年度医疗费用将达到约 5 000 亿美元[24]。

护理标准较大的改进空间，再加上移动人工智能的强大潜力，使得新工具的开发至关重要。将普适计算技术运用于主要利益相关者（例如孤独症儿童及其家庭），是创建自适应和个性化干预所需反馈回路的最佳方式之一，同时还能积累丰富且不断增长的移动设备数据。基于此目标，我们使用谷歌眼镜（Google Glass）制定了一种新型的可穿戴治疗方法，通过一种人工智能工具提供动态的社交训练，锁定人脸并将其转换为人类的核心情绪（例如高兴、悲伤、愤怒、惊讶、害怕），使儿童可以迅速接受并理解信息[25-27]。研究表明，该方法显著增加了儿童眼神交流、情感理解和社交能力，而这些是孤独症儿童普遍难以克服的关键缺陷[28,29]。更重要的是，该工具不仅展现了人工智能的潜力，还展示了新型计算机视觉库的潜力，即实现先进的检测和治疗。

第二，一种可扩展的原型移动应用程序（GuessWhat stanford.edu）可实现与儿童的社交伙伴进行积极互动，将摄像机焦点放在儿童身上，在敏锐感知其进步的同时加强其亲社会学习能力。GuessWhat 最基本的形式即移动字谜游戏。在选择了一种卡片组（即与主题相关的一系列图像，如"农场动物"）后，孤独症儿童的社交互动伙伴（例如母亲或父亲），会将智能手机绑在其额头上，手机会显示出儿童将会进行模仿的一系列图片。如果家长能够 / 无法正确猜出孩子在做什么，就会切换屏幕到下一张图片。与此同时，手机的外部摄像头将全程记录大约 90 秒的游戏过程，并动态传递给计算机视觉算法和情感分类器。这些分类器将自动检测面部情绪，捕捉眼神移动轨迹，分析注意力是否转移等一系列特征，构建一个全新的个性化计算机视觉库。

作为一个完整的数据科学解决方案，这个简单的游戏可用于治疗和跟踪孤独症患者，同时自动建立个性化的计算机视觉库，更精确地检测患者的亲社会行为、社会互惠、眼神接触和情感识别等社会功能。事实上，游戏次数越多，个性化的计算机视觉库内包含的数据也就越多，人工智能模型也会更精确。

这两个例子侧重于早期大脑发育影响长期心理健康的例子，仅仅展示了人工智能的部分潜力。对心理健康的治疗需要不断更新的方案，使特定领域的人工智能不断优化，实现个性化处理。前两种解决方案表明，手持设备或可穿戴设备可以实现对信息的处理和追踪，同时也可以发展特定领域和依赖环境的计算机视觉库——这是该领域的圣杯。普适计算技术（包括移动设备和可穿戴技术）、人工智能以及计算机视觉技术的不断进步，使得在大规模患者群体中运用统一的智能工具成为可能，这些工具不仅具有类似 Fitbit 等简单的可穿戴健康消费功能，还可以为患者提供精准、科学的治疗价值，并为患者和医生之间建立一个沟通渠道。医学领域将形成一种新范式，在普适计算技术为消费者提供大量利益的同时，建立一种新型医疗模式，实现患者与医生的实时沟通。与此同时，这种新范式将建立一个改善科学和预防性干预的反馈回路，提高全世界人口的健康水平。

参考文献

[1]Prince M, Patel V, Saxena S, et al. Global mental health 1 —— no health without mental health. Lancet 2007;370(9590):859-77.

[2]Schroeder SA. We can do better-improving the health of the American people. N Engl J Med 2007;357(12):1221-8.

[3]Baio J, Wiggins L, Christensen DL, et al. Prevalence of autism spectrum disorder among children aged 8 years —— Autism and Developmental Disabilities Monitoring Network, 11 Sites, United States, 2014. MMWR Surveill Summ 2018;67(6):1.

[4]Boyle CA, Boulet S, Schieve LA, et al. Trends in the prevalence of developmental disabilities in US children, 1997-2008. Pediatrics 2011;127(6):1034-42.

[5]Nicholas JS, Charles JM, Carpenter LA, King LB, Jenner W, Spratt EG. Prevalence and characteristics of children with autism-spectrum disorders. Ann Epidemiol 2008;18(2):130-6.

[6]Xu G, Strathearn L, Liu B, et al. Prevalence and treatment patterns of autism spectrum disorder in the United States, 2016. JAMA Pediatr 2019;173(2):153-9.

[7]Murray CJ, Lopez AD. Alternative projections of mortality and disability by cause 1990-2020: Global Burden of Disease Study. Lancet 1997;349(9064):1498-504.

[8]Whiteford HA, Degenhardt L, Rehm J, et al. Global burden of disease attributable to mental and substance use disorders: findings from the Global Burden of Disease Study 2010. Lancet 2013;382(9904):1575-86.

[9]Dawson G. Early behavioral intervention, brain plasticity, and the prevention of autism spectrum disorder. Dev Psychopathol 2008;20(0):775-803.

[10]Dawson G, Rogers S, Munson J, et al. Randomized, controlled trial of an intervention for toddlers with autism: the Early Start Denver Model. Pediatrics 2010;125(1):e17-23.

[11]Dawson G, Webb SJ, McPartland J. Understanding the nature of face processing impairment in autism: insights from behavioral and electrophysiological studies. Dev Neuropsychol 2005;27(3):403-24.

[12]Howlin P, Goode S, Hutton J, Rutter M. Adult outcome for children with autism. J Child Psychol Psychiatry 2004;45(2):212-29.

[13]Landa RJ, Holman KC, Garrett-Mayer E. Social and communication development in toddlers with early and later diagnosis of autism spectrum disorders. Arch Gen Psychiatry 2007;64(7):853-64.

[14]Palumbo L, Burnett HG, Jellema T. Atypical emotional anticipation in high-functioning autism. Mol Autism 2015;6(1):47.

[15]Sasson NJ, Pinkham AE, Weittenhiller LP, Faso DJ, Simpson C. Context effects on facial affect recognition in schizophrenia and autism: behavioral and eye-tracking evidence. Schizophr Bull 2016;42(3):675-83.

[16]Xavier J, Vignaud V, Ruggiero R, Bodeau N, Cohen D, Chaby L. A multidimensional approach to the study of emotion recognition in autism spectrum disorders. Front Psychol 2015;6:1954.

[17] Dawson G, Jones EJH, Merkle K, et al. Early behavioral intervention is associated with normalized brain activity in young children with autism. J Am Acad Child Adolesc Psychiatry 2012;51(11):1150-9.

[18]Angell AM, Empey A, Zuckerman KE. Chapter four —— A review of diagnosis and service disparities among children with autism from racial and ethnic minority groups in the United States. In: Hodapp RM, Fidler DJ, editors. International review of research in developmental disabilities. Academic Press; 2018. p. 145-80.

[19]Chiri G, Warfield ME. Unmet need and problems accessing core health care services for children with autism spectrum disorder. Matern Child Health J 2012;16(5):1081-91.

[20]Dawson G, Bernier R. A quarter century of progress on the early detection and treatment of autism spectrum.disorder. Dev Psychopathol 2013;25(4 Pt 2):1455-72.

[21]Gordon-Lipkin E, Foster J, Peacock G. Whittling down the wait time: exploring models to minimize the delay from initial concern to diagnosis and treatment of autism spectrum disorder. Pediatr Clin North Am 2016;63 (5):851-9.

[22]Siklos S, Kerns KA. Assessing the diagnostic experiences of a small sample of parents of children with autism spectrum disorders. Res Dev Disabil 2007;28(1):9-22.

[23]Ning M, Daniels J, Schwartz J, et al. Identification and quantification of gaps in access to autism resources in the U.S. J Med Internet Res 2019;21.

[24]Leigh JP, Du J. Brief report: forecasting the economic burden of autism in 2015 and 2025 in the United States. J Autism Dev Disord 2015;45(12):4135-9.

[25]Voss C, Washington P, Haber N, et al. Superpower glass: delivering unobtrusive real-time social cues in wearable systems. Proceedings of the 2016 ACM international joint conference on pervasive and ubiquitous computing: adjunct; 2016. ACM; 2016. p. 1218-26.

[26]Washington P, Voss C, Haber N, et al. A wearable social interaction aid for children with autism.

Proceedings of the 2016 CHI conference extended abstracts on human factors in computing systems; 2016. ACM; 2016.p. 2348-54.

[27]Washington P, Voss C, Kline A, et al. SuperpowerGlass: a wearable aid for the at-home therapy of children with autism. Proc ACM Interact Mob Wearable Ubiquitous Technol 2017;1 (3):112.

[28]Daniels J, Haber N, Voss C, et al. Feasibility testing of a wearable behavioral aid for social learning in children with autism. Appl Clin Inf 2018;9(1):129-40.

[29]Daniels J, Schwartz JN, Voss C, et al. Exploratory study examining the at-home feasibility of a wearable tool for social-affective learning in children with autism. NPJ Digital Med 2018;1(1):32.

（二）现状评估和战略规划

总而言之，神经科学领域对人工智能的关注度日益上升。在神经科学的学术会议上，时不时便会有一位学者就人工智能进行发言。神经科学可以通过将认知元素和熟知的架构整合到当前的深度学习范式中，促进人工智能的发展。

在未来，随着改变现实技术、机器人以及虚拟辅助技术的出现，从神经病学、神经外科学到精神病学的整个神经科学领域都将从精确康复治疗技术中受益。大脑的医学成像将随着多种模式汇聚成一个"超级扫描"，类似于心脏病学中讨论的内容。此外，"精准精神病学"与精准医学将对人工智能及其他工具进行战略性运用。

最后，人工智能将与神经科学互相融合，促进双方的发展和进步（见表8.15）。

表8.15 神经科学

人工智能应用类别	临床相关性	当前人工智能可用性
医疗成像	+++	+++
改变现实	+++	+
决策支持	+++	++
生物医学诊断	+++	+
精准医学	+++	+
药物研发	++	+
数字健康	++	+
可穿戴技术	++	+
机器人技术	+++	++
虚拟助手	+++	+

妇产科学

临床医生会为所有年龄段的女性患者在青春期及以后进行定期体检，对女性生殖系统进行检查。他们是唯一接受双重训练的外科临床医生，不仅要在手术室进行手术，还会在门诊治疗患者。这些临床医生通常会在孕妇分娩前对其进行随访，因此胎儿监护（胎儿心电图用于跟踪心率，特别是心率异常）和胎儿超声心动图是胎儿随访的重要组成部分。母婴医学或围产期医学涉及高危妊娠的医学和外科治疗。其他重点领域包括生殖内分泌和生育、妇科肿瘤和计划生育等。

（一）已发表评论和作品选集

有一部分综述介绍了妇产科领域的人工智能。一篇简短的评论点明了人工智能和大数据对妇产科有显著的影响，并进行了综述[123]。文中讨论了辅助生殖技术背景下人工智能面临的局限性和挑战[124]。人工智能在生殖医学领域的应用包括对卵母细胞的评估和选择，对精子的选择和精液的分析，胚胎选择体外受精的结果预测（见图8.14）。

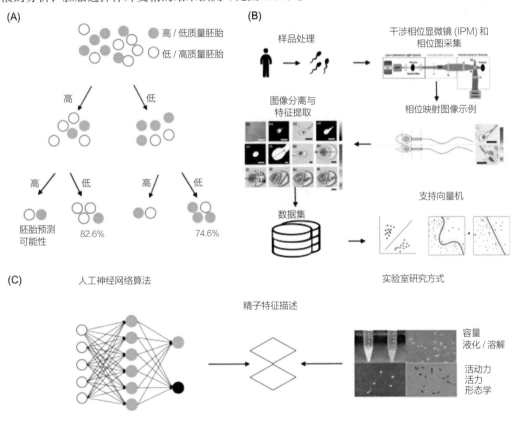

图 8.14 人工智能在生殖医学中的应用

这张图介绍了人工智能应用的具体方面。(A) 决策树模型进行胚胎预测，该模型首先分离出 AMHR2 高表达或低表达的卵丘细胞样本，之后对 LIF 的高表达或低表达进行分类。(B) 用两种支持向量机对人类精液样本及其定量相位图和特征进行分类。(C) 一种神经网络模型对应产生一种决策支持系统，从而更精准地预测精液参数。

　　一篇文章介绍了人工智能在产时胎儿心率追踪中的应用[125]。人工智能用于分娩期胎心监测的结果表明，人工智能工具和临床医生对结果的预测具有一致性，但前者并不能改善新生儿的结局（新生儿酸中毒、APGAR 评分甚至死亡），这是人工智能的一个重要缺陷（预测结果 vs 算法性能）。另一篇综述探讨了人工神经网络在妇科疾病中的应用[126]。在 2010 年，人工神经网络会对多种来源的多因素数据进行分析，通过各种微型且复杂的模式，以及优于传统逻辑回归的非线性统计进行建模。人工神经网络在妇科疾病中的应用包括妇科肿瘤（尤其是早期发现和预后）、辅助生殖、生殖内分泌和妇科泌尿（预测手术结果）。在生殖医学中，另一个与人工智能密切相关的领域便是体外受精。

　　西莫普卢等人在文中回顾了从基础数学到生物信息学的发展史，分析了体外受精中胚胎选择的复杂性[127]。最后，作者提出了一种模糊逻辑与神经网络相结合的模糊认知图表，作为一个表现因果关系的医疗决策支持系统[128]。

（二）现状评估和战略规划

　　总而言之，人工智能在妇产科的应用主要集中于胎儿监测（信噪比非常小，类似于心电图和脑电图）和体外受精。与上述许多临床领域类似，妇产科的患者群体非常复杂，甚至将胎儿包括在内。这种复杂程度非常适合更复杂的机器学习 / 深度学习，以减轻临床医生的决策负担和压力。

　　在未来，人工智能辅助的胎儿监护可以大大减少医疗负担，同时提高诊断的准确性。监测技术的进步会促进家庭监测，实现无创实时监测。人工智能将使临床医生做出更好的决策(见表 8.16)。

表 8.16 妇产科学

人工智能应用类别	临床相关性	当前人工智能可用性
医疗成像	++	+++
改变现实	++	+
决策支持	+++	++
生物医学诊断	+++	+
精准医学	+++	+
药物研发	++	+
数字健康	++	+
可穿戴技术	++	+
机器人技术	+	++
虚拟助手	+	+

肿瘤学

肿瘤科医生为癌症患者制定个性化治疗方案。初级保健医生（内科医生、儿科医生和家庭医生）通常是筛查癌症患者的临床医生。肿瘤学专家基本上是专门的内科医生，他们集中精力于特定的癌症以及该癌症在持续监测和治疗（包括并发症和后遗症）方面。放射肿瘤学家运用高能放射疗法治疗癌症。此外，儿科肿瘤学家专门研究患有癌症的儿童和青少年。肿瘤学和血液学之间有时会出现临床重叠（如前所述）。

（一）已发表评论和作品选集

人工智能在肿瘤学领域有大量相关文章和出版作品，这可能是因为研究者对精准医疗、认知计算（IBM Watson）及其在癌症中的应用有浓厚的兴趣。一篇关于人工智能辅助肿瘤学的报告分析了虚拟人工智能（机器学习算法）和物理人工智能（机器人和医疗设备）[129]。人工智能在肿瘤学中的应用包括肿瘤切割、组织病理学诊断、跟踪肿瘤发展和患者预后监测。作者还评估了不同癌症平台追踪肿瘤进展的能力。另一篇关于机器学习和医疗成像的综述也探讨了人工智能在肿瘤学中的应用[130]。这篇综述涵盖了机器学习、深度学习以及人工与机器工程在放射组学中的特征提取，并随后进行了三个案例分析。综述中回顾了癌症基因组学和人工智能应用在精准医学中的影响[131]。此外，还有许多关于放射肿瘤学的综述论文，其中有一篇论文讨论了人工智能在该领域的各个方面如何应用，这些方面包括图像分割、决策制定和优化、正常组织并发症概率建模、质量保证和自适应决策规划[132]。由于自然语言处理在肿瘤学领域占有重要地位，许多研究者呼吁对自动化非结构化数据的重视[133]。最后，文中简要总结了人工智能在癌症护理和研究中的应用，包括创建国家/国际癌症登记途径，对癌症患者敏感的基因组或分子事件进行总结分类[134]。

有许多文章对沃森肿瘤的经验及教训进行了分析。通过整合500多例乳腺癌病例的数据，该系统被证明有效，且与肿瘤委员会保持高度的一致性[135]。此外，沃森肿瘤还可用于证明：现阶段的治疗水平不足以对下一代体细胞测序进行完整解释，而由认知计算授权的分子肿瘤委员会可以通过更方便的方式改善患者护理[136]。最后，WFO在数据质量存在重大问题，其系统无法对非结构化数据（如医生笔记和书面病例报告）进行解读，因此脱离了著名的MD安德森医院[137]。在乳腺癌领域，结合图像组学（病理图像）的计算机辅助诊断和功能基因组特征，将分类准确率提高了3%[138]。在这项研究中，支持向量机用于计算机辅助诊断技术来区分I期乳腺癌和其他分期乳腺癌，该诊断能够使功能基因组信息和病理图像的联合分析成为可能。在另一项研究中，整个生物医学成像信息学框架由图像提取、特征组合和分类共同组成。此外，通过使用深度学习算法检测苏木精和伊红染色的组织切片，检测到了患者淋巴结转移，与没有时间限制的11名病理学家组成的小组相比，其诊断性能更强[139]。这项研究的价值在于，它是国际竞赛（淋巴结癌转移挑战赛，或CAMELYON16）的一部分，共有23支队伍参赛，大多数队伍使用深度卷积神经网络进行图像解读。最后，精确肿瘤学领域的一个令人兴奋的突破是，在称为连续个体化风险指数的策略中，使用一系列肿瘤生物标志物进行个人预后预测的动态风险分析[140]。

（二）现状评估和战略规划

总而言之，除了沃森肿瘤，人工智能在肿瘤学领域的学术临床活动相对较少。MD Anderson/IBM WFO 项目关于人工智能的负面宣传为人工智能提供了宝贵的经验和教训。这一合作关系于2013 年启动并引起广泛关注，然而并未实现治愈癌症的宣传口号。这次失败有许多原因，包括缺乏竞标、调查不充分以及决策未经 IT 部门核验。关于是否可以显著改善患者预后以及降低成本等这类显而易见的问题，该机构并未给出明确回答。

在未来，由于肿瘤学是一个多系统、多维度的领域，人工智能将有望成为肿瘤学的重要资源。自然语言处理及电子健康记录数据可实现早期癌症检测，并作为人口健康管理的重要组成部分确定患者化疗的高效性。作为癌症护理的重要组成部分，医学成像和放射学将变得极其复杂，甚至可能与病理学更接近。在此背景下，将形成一个人工智能图像连续体（从放射学到病理学），包括多个附加信息层，例如对治疗的反应和结果。与大多数其他领域一样，癌症的精准医学方法（精准和转化肿瘤学），包括免疫治疗在内的药物基因组图谱将显得尤为重要，因为它可以为患者的生存提供差异优势。最后，在接受化疗的患者中，针对治疗相关副作用的现实策略也发生了改变（见表 8.17）。

表 8.17 肿瘤学

人工智能应用类别	临床相关性	当前人工智能可用性
医疗成像	++	+++
改变现实	++	+
决策支持	+++	++
生物医学诊断	+++	+
精准医学	+++	+
药物研发	++	+
数字健康	+	+
可穿戴技术	+	+
机器人技术	+	++
虚拟助手	+	+

眼科学

眼科医生负责检查眼睛（包括对视网膜的详细检查以及眼底镜检查），并治疗与眼睛相关的疾病。光学相干断层扫描术是眼科的另一种成像技术。眼部疾病有很多，最常见的有青光眼、白内障、糖尿病患者的糖尿病视网膜病变，以及老年患者的黄斑变性。除了矫正近视、远视和散光，眼科医生还可以进行激光手术以及其他处理眼部病理的手术。

（一）已发表评论和作品选集

随着深度学习和卷积神经网络在医学成像领域的应用增多，该领域的出版物数量也随之增加。大部分研究集中于眼底镜检查的深度学习方面。一篇综述回顾了眼科领域人工智能的最新进展[141]，该综述不仅关注眼科学，还简要回顾了人工智能在其他医学领域的重要影响。"人工智能对眼科学领域的影响主要包括针对各种眼科疾病的远程眼科学，例如早产儿视网膜病变与青光眼筛查，以及人工智能和深度学习在眼科疾病中的使用。另一篇综述探讨了人工智能和患者元数据在眼科医生进行迅速诊断和后续随访中的应用（见图 8.15）[142]。关于眼科领域的人工智能还有其他一系列综述[143-145]。

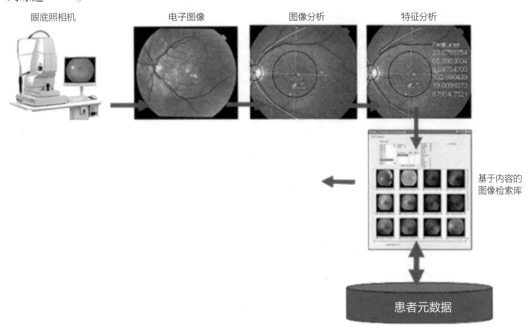

图 8.15 眼底照相机与人工智能

在《人工智能在医学中的应用》上发表的最重要的研究之一由吉尔尚等人完成，该研究验证了深度学习算法在视网膜眼底照片中检测糖尿病视网膜病变的准确性[146]。研究表明，该算法在诊断方面与委员会认证的专业眼科医生同样出色，具有高度的特异性和敏感性，ROC 为 0.99（见图 8.16）。深度卷积神经网络算法使用了超过 100 000 张视网膜图像作为其数据集，并在测试集中对检测糖尿病视网膜病变具有高灵敏度和特异性。2018 年，阿布拉莫夫等人发表了一项关于自主诊断系统（IDx-DR）的研究，该系统后来于 2019 年获得 FDA 批准，成为生物医学领域第一个完全自主的人工智能诊断工具[147]。

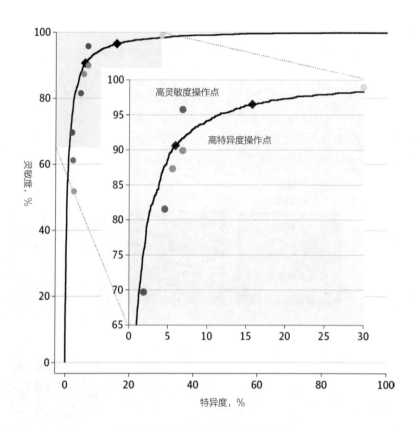

图 8.16 糖尿病视网膜病变 ROC 曲线

(二)现状评估和战略规划

总而言之，公众和该领域均对第一种自主性人工智能诊断工具非常感兴趣，因此，将大大提高对某些常见的眼部疾病(如糖尿病视网膜病变)筛查的准确性。这对全球健康的影响是相当大的：深度学习算法扩大了眼部疾病的可诊断范围，并增加了眼科医生转诊患者的人数。

在未来，人工智能辅助的眼科医生可能需要采取与放射科医生相同的策略，因为工作中的非感知部分和程序部分将变得更加重要。针对眼部的自动筛查可以在当地医疗中心进行(并对图像信息进行解读)，而不需要专门前往眼科医生的临床办公室(往往延误诊断时机)。精准的眼科护理将包括对眼底检查的精准诊断以及定期随访(包括患者元数据)。随着对常见眼疾的广泛筛查，眼疾的发病率可能会显著增加，而患病率的增加将需要纳入国家和国际卫生预算及治疗战略，以避免过度诊断和过度治疗(见表8.18)。

表 8.18 眼科学

人工智能应用类别	临床相关性	当前人工智能可用性
医疗成像	+++	+++
改变现实	++	+
决策支持	+++	++
生物医学诊断	+	+
精准医学	+++	+
药物研发	+	+
数字健康	++	+
可穿戴技术	++	+
机器人技术	+	++
虚拟助手	+	+

病理学

病理学专家通常会以显微镜载玻片的形式对活检或组织切片的多种医学图像（显微镜形态学仍然是诊断病理学的金标准）进行解读。除了图像解读，病理学家还进行尸检（称为"大体病理学"）。实验室检测的许多方面都由病理学家及其部门负责。最近，数字病理学的出现优化了病理学家的工作流程：全玻片成像、更快的网络和更便宜的存储费用帮助病理学家更好地管理数字玻片图像。

（一）已发表评论和作品选集

由于人工智能是一个以图像为中心的领域，所以有大量的文献对深度学习和计算机视觉进行了探讨。最近一篇关于人工智能和病理学的相关性的综述指出，深度学习对于将临床、放射学和基因组数据纳入病理学数据具有重要意义[148]。大部分的综述集中在卷积神经网络和病理标本的计算机视觉上。此外，一篇关于实验室医学自动化和人工智能的回顾强调，这两种技术的密切配合可以提高效率，实现个性化医疗和精准公共卫生[149]。实验室的自动化程度不同，包括从接种到部分和完全的实验室自动化。此外，对数字病理学和人工智能的回顾描述了将数字玻片与先进算法和计算机辅助诊断技术相结合，并最终整合到病理学工作流程中[150,151]。

还有一篇关于在临床实验室中使用联合自动化和人工智能的报告[149]。作者指出，随着新型诊断模型和预后模型的开发，这两种技术都将完全颠覆现有的临床实验室技术，而这将是个性化医疗的重要方面。另一篇关于人工智能在检验医学中应用的综述不仅讨论了临床医生的工作流程，还对监管问题进行了深入讨论[152]。第三篇综述侧重于介绍机器学习的基本概念，以及这些机器学习模型如何与实验室医学紧密结合[153]。与其他领域"人机对比"的论文类似，一份报告将深度学习算法与一组 11 名病理学家进行了比较，比较两个实验组在一个模拟工作流程中对乳腺癌患者淋巴结的全幻灯片图像的解释结果；一些机器学习算法被证明显著优于临床医生[139]（见图 8.17）。此外，使用卷积神经网络对血培养革兰氏染色的自动化解读可以延伸应用于临床实验室的所有革兰氏染色解读[154]。此外，一份关于前列腺癌风险分层和治疗的报告指出，多参数核磁共振和数字病理学应该结合在一起，通过人工智能支持的病理放射学联合评估，实现疾病的高级表征[155]。最近的一份报告中称，基于补丁检测的卷积神经网络模型训练和评估可能存在部分缺陷，研究人员应该使用多专家数据来获得更真实的模型性能评估[156]。最后，等人提出，通过使用人工智能技术支持的自动机器人，可以进行尸检[157]。这一进展对部分机器人化的外科手术有着重要的启示。

（二）现状评估和战略规划

总而言之，目前仍需要病理学家在图像解读方面与放射科医生密切合作。这需要将所有的病理图像数字化存储在云端。如果病理学家不愿意接受人工智能技术（因为病理学家的工作重点大多是医学图像），那么对于病理学家的工作描述完全可能比放射科医生的工作描述更脆弱。通过对患者和看护人的教育，病理学家档案中的实验室数据可以得到部分改善；此外，实验室数据应该是用于精准医学的基本数据层之一。

在未来，虽然有人会认为部分甚至大部分病理学家的工作可以被计算机视觉取代，但仍有几种策略。也许最有趣的是，未来会有一位新的医学影像学专科医生，他在计算机视觉和深度学习方面颇有造诣，这靠的是病理学家和放射科医生的共同努力。他将成为一名子专业专家，研究从分子显微镜到人体的解剖图像，称为医学图像连续体。此外，可以想象的是，未来的实验室将完全没有人，并实现完全自动化，取而代之的是一个端到端人工智能实验室（见表 8.19）。

表 8.19 病理学

人工智能应用类别	临床相关性	当前人工智能可用性
医疗成像	+++	+++
改变现实	+++	+
决策支持	++	++
生物医学诊断	+++	+
精准医学	+++	+
药物研发	+	+
数字健康	+	+
可穿戴技术	+	+
机器人技术	++	++
虚拟助手	+	+

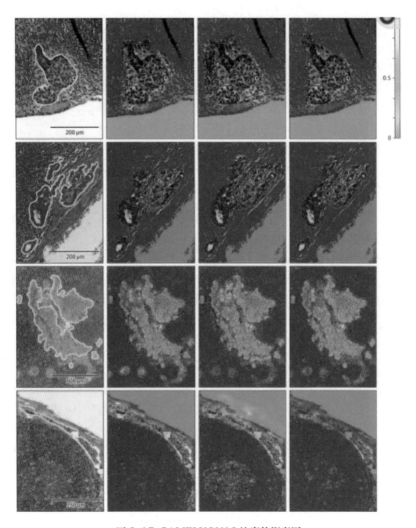

图 8.17 CAMELYON16 比赛的概率图

儿科学

儿科医生包括初级保健儿科医生，或者某一特定领域的专科医生，如儿科心脏病学或儿科传染病学医生。由于患者人群的异质性（大小和年龄）以及儿童罕见病的流行，儿科医生面临不小的挑战。此外，一些儿科专科也容纳患有儿科疾病的成人病人。

（一）已发表评论和作品选集

目前在儿科领域，与人工智能有关的评论及作品寥寥无几。然而，在部分其他领域，人工智能相关出版物却在逐渐增多，如放射学、心脏病学、肿瘤学、神经学、眼科学和病理学。此外，全球健康和传染病领域是数据挖掘和精准医疗大力发展的领域，而精准医疗是某些儿科疾病的理想选择。最近发表的一篇简短综述介绍了与人工智能相关的儿科医学论文在几个时期内的演变，并得出结论：由于各种因素，人工智能技术仍未在儿科中得到广泛采用[158]。与儿童相关的主要人工智能项目包括大脑映射、模式识别、发育障碍、急救、机器学习、肿瘤和基因图谱等。此外，一篇综述涵盖了人工智能在儿科中应用的多种主题：决策支持和医院监控、医疗成像和生物医学诊断、精准医疗和药物研发、云计算和大数据、数字医疗和可穿戴技术，以及机器人技术和虚拟助手[159]。最后，综述回顾了数据科学在儿童健康中的重要性，讨论了数据科学影响儿童健康的三个独特特征：在相关数据量较少的情况下共享数据的必要性、先天性疾病的罕见性以及潜在敏感时间信息的重要性。这篇综述还提出了一个有趣的前景，即利用非儿科数据开发的模型进行迁移学习[160]。

此外，有几项重要研究具有很大的价值。中国最近的一篇报告重点介绍了人工智能的使用，以及对 100 多万儿童就诊中大规模电子健康病历（症状和体征、病史、实验室数据和 PACS 报告）的分析。本文揭示了机器学习分类器可以通过使用基于深度学习的自然语言处理信息提取模型，类似于临床医生通过假设演绎推理的方式查询病历。与此同时，该模型还包括一个疾病分层逻辑回归分类器，以便对临床诊断进行精准预测[161]。该模型在诊断常见儿科疾病方面的表现优于初级儿科医生，并可能根据疾病严重程度进行分类。早期的一项研究将深度学习（带有 9 个深度学习算法）用于早期检测新生儿败血症的医疗决策支持，发现 8/9 算法在治疗的敏感性和特异性方面超过了医生[162]。人工智能的另一个创新是通过家庭视频上的机器学习检测孤独症[163]。在这项研究中，在 162 个两分钟的家庭视频中使用机器学习，结果显示该机器学习可以在不影响孤独症诊断准确性的情况下加快诊断速度。上传家庭视频后，三名评分员（通过门户网站）对患者所有特征（如眼神交流、刻板语言或模仿）进行标注整理、生成特征向量，并自动运行 8 个分类器对孤独症进行诊断（见图 8.18）。五特征逻辑回归分类器显著优于其他使用决策树或支持向量机的模型。

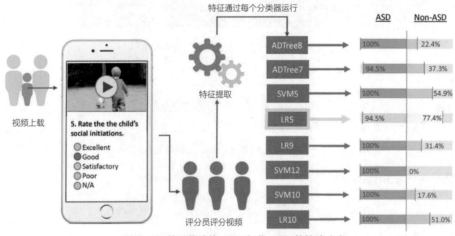

图 8.18 基于移动的 ASD 与非 ASD 的快速分类

儿科医学领域的人工智能

萨德根·德赛

萨德根·德赛是综合型儿童医院的儿科放射科医生，他在这篇评论中表明，儿科人工智能项目需要多方机构共同合作，以共同应对罕见病。

无论是医疗设备、药物研发还是医疗技术，儿科医学总是落后于成人医学。所以，将人工智能与儿科医疗机构有机结合，便为公平竞争提供了可能，同时会对儿科人群的护理服务产生深远影响。

在儿科领域中使用人工智能面临独特的挑战，成人医学则不会面临这些挑战。例如，正常心率随年龄变化而变化，即使在新生儿和青少年之间，也会产生较大差异。在医学影像学领域，正常的生长中心也因患者的年龄而不同（例如，3 岁儿童的肘部 X 线照片的生长中心与 14 岁儿童的并不同）。在儿科领域，对于正常的定义是始终"移动不断变化的目标"。

因此，儿科人工智能算法必须显著优于成人算法，要更稳健，才能更好地处理儿科"正常"和"病理学"的临床和影像数据之间的固有差异。这些算法正在开发中。目前已有模型可以绘制出儿科放射图的中心线[1]，识别儿科肘部骨折[2]并确定骨龄[3]。还有一些项目正在开发中，以便大大简化成像工作流程，提高工作效率。

这些人工智能技术具有巨大的潜力，有助于打破儿科人群的护理模式，使人工智能算法成为儿科机构医疗提供者当前工作流程的可靠辅助工具。然而，他们需要非临床医院决策者的大力支持，因为这种支持需要时间和资源。

人工智能在儿科领域的参与机构多种多样。独立型儿科医院（Free-standing pediatric hospitals，FSPH）和学术型儿科医院参与了这些工作。尽管缺乏一些传统学术机构为其附属儿童医院提供的一些基础设施，但独立型儿童医院是儿科人工智能技术发展的领导者。正如本文的大多数读者所熟悉的那样，他们愿意升级目前的标准，投资于要求硬件、软件和智能升级的基础设施。

独立儿科医院正面临着特殊的挑战。与学术同行相比，独立儿科医院通常患者数量不足，所以无法对算法 / 模型进行充分的训练和完善。他们往往没有计算机和数据科学家的工作人员，或无法随时接触到这类专业人士。与大多数医疗保健环境一样，硬件和软件的设计目的不是为了适应必要的大数据传输，而大数据传输允许对模型进行大规模的训练和改进，并对模型输出进行无缝集成。

然而，随着越来越多的儿科医院开始从事人工智能开发项目，数据共享将有一个非常好的发展前景。我们的期望是，随着时间的推移，我们将能够创建第三方数据库和儿科特定算法。通过这些措施，将可以使北美和国际医院不受限制地运用最先进的算法，从而提高救治患者的能力。通过大力发展这些技术，儿科医疗服务可以得到基本改善。此外，我们还可以在现有技术中嵌入算法，以帮助提高成像吞吐量（如 CT、MRI），从而减少扫描时间（和麻醉时间）、对比度和辐射暴露程度。

虽然这些现在看起来像是异想天开，但很明显，人工智能可以使得儿科领域得到飞速发展。事实上，儿科面临的独特挑战可能会促进人工智能技术的大力发展，甚至可能超过成人医学领域的人工智能技术。

参考文献：

[1] Yi X, Adams S, Babyn P, et al. Automatic catheter and tube detection in pediatric X-ray images using a scale-recurrent network and synthetic data. J Digit Imaging 2019;. Available from: https://doi.org/10.1007/s10278-019-00201-7.

[2] Rayan J, Reddy N, Kan H, et al. Binomial classification of pediatric elbow fractures using a deep learning multiview approach emulating radiologist decision making. Radiology 2019;. Available from: https://doi.org/10.1148/ryai.2019180015.

[3] M. Cicero and A. Bilbily. Machine learning and the future of radiology: How we won the 2017 RSNA ML challenge. November 23, 2017. <https://www.16bit.ai/blog/ml-and-future-of-radiology>

最近，一篇关于疑似中枢性性早熟的女孩患者的报告显示，患者使用极端增强和随机森林分类器对促性腺激素释放激素刺激试验的反应被证明是有用的[164]，可以使算法更易于解释。此外，通过使用自然语言处理识别川崎病，结果表明该方法显著优于临床医生解读图表的结果，作者敏锐地指出，该工具应嵌入 EHRas 种作为一种支持机制[165]。

（二）现状评估和战略规划

总而言之，在儿科领域，无论是初级保健还是专科保健，都没有充分地利用好人工智能，但某些领域正开始采用人工智能技术（如心脏病学、PICU 等）。使用人工智能的主要障碍包括缺乏对人工智能的理解，尤其是儿科医生对人工智能的理解和应用。人口的异质性与罕见病带来的巨大挑战，使得儿科和儿童护理非常适合与人工智能相结合，实现更快的诊断和更准确的医疗决策。

在未来，可能会有几个与人工智能相关的项目发生改变：（1）有了人工智能面部识别能力以及基因组测序，儿科中一些遗传综合征的谜团将得以解开；（2）以终身精准医疗为目标，基因组图谱、家族史、影像数据和实验室数据等多层次信息不仅会成为儿童时期诊断和治疗的战略，而且将贯穿个体的整个生命周期；（3）在临床医生短缺的地区，复杂的人工智能工具可以加快对常见儿童疾病（如肺炎、心脏病和腹泻）的诊断速度。此外，儿童的医学图像通常数量较少，尤其是某些罕见病，而医学图像类型的融合以及汇集可以创建一个通用的深度学习数据库，用于快速诊断和解释。最后，改变现实和机器人技术可以成为儿童治疗中非常有用的人工智能工具（见表 8.20）。

表 8.20 儿科学

人工智能应用类别	临床相关性	当前人工智能可用性
医疗成像	++	+++
改变现实	++	+
决策支持	+++	++
生物医学诊断	+++	+
精准医学	+++	+
药物研发	++	+
数字健康	+	+
可穿戴技术	+	+
机器人技术	++	++
虚拟助手	+	+

肺病学

临床医生会接受有关诊断和治疗肺部及胸部疾病的临床培训。他们治疗的常见疾病包括反应性气道疾病、肺癌和慢性阻塞性肺病。这些临床医生经常会给予患者测量肺功能和肺活量的肺功能测试。此外，他们还进行支气管镜检查，这是一种对呼吸道和肺部进行内窥镜检查的手术。这些临床医生与重症监护室的医生密切合作，有时甚至整日待在重症监护室。

（一）已发表评论和作品选集

关于人工智能在肺病学领域的应用，目前缺乏系统的综述和相关报道。一篇关于人工智能和胸部成像（以胸部 CT 的形式）使用的文章讨论了人工智能的巨大潜力：将算法纳入标准化工作流程，并在任何给定的地理区域评估慢阻肺的医疗负担、患者风险和死亡率[166]。冈萨雷斯等人[167]在同一期中报道了他们对胸部 CT 扫描进行深度学习的经验，这些分析可以直接预测结果，包括呼吸异常事件和死亡率。有趣的是，该研究小组还利用迁移学习鼓励另一小组使用相同的方法。此外，最近的一份报告使用了人工智能对成人的机械通气和气管造口放置时间延长进行了预测[168]，其所使用的人工智能方法是用于分类器的梯度增强决策树算法。最后，一项儿科研究通过分析生理学数据和机器学习得出结论，使用人工神经网络的儿科哮喘自动化呼吸评分具有良好的预测性[169]。另一项儿科研究发现，儿童哮喘表型是基于对控制性药物的反应[170]。

（二）现状评估和战略规划

总而言之，人工智能在肺病学领域几乎没有相关的学术或临床活动。除了利用人工智能和深度学习 / 卷积神经网络进行胸部 CT 和核磁共振检查，肺科医生还可以利用人工智能进行与图像相关的检查，如支气管镜检查。

在未来，人工智能在肺部医学中的应用仍有多个方面值得探索。对肺科医生而言，尽管目前的医学成像类型没有放射科或心脏科那么多，但精准肺病学和检测技术仍有许多可能的进展。例如，在家进行简单的肺功能测试，这种能力可以使用人工智能辅助肺功能设备来解释（见表8.21）。

表 8.20 肺病学

人工智能应用类别	临床相关性	当前人工智能可用性
医疗成像	++	+++
改变现实	++	+
决策支持	+++	++
生物医学诊断	+++	+
精准医学	+++	+
药物研发	++	+
数字健康	++	+
可穿戴技术	++	+
机器人技术	++	++
虚拟助手	+	+

放射学

放射学是一个专门解释医学图像的领域，包括从 X 射线到更高级的图像（如 CT 和 MRI）以及某些类型的超声波（超声心动图或心脏超声除外，通常由心脏病学专家解释）。一些放射科医生还会进行部分临床操作(称为"侵入性手术"，因为这些程序会进入患者的血管系统或身体器官)，例如活检或干预（如治疗某些血管或动脉瘤的血管闭塞或将导管插入静脉）。核医学领域涉及使用放射性物质诊断或治疗疾病。

（一）已发表评论和作品选集

放射科医生对计算机辅助检测和诊断（分别为 CADe 和 CADx）软件非常熟悉，这些软件用于检测医学图像上疾病的不同特征。由于该领域与人工智能密切相关，尤其是卷积神经网络相关的医学图像解读方面，相关的出版物数量呈指数级增长。简而言之，人工智能在放射学领域每年新出版或发表的报告数量远远领先于其他领域（其次是肿瘤学、外科学和病理学）。在放射学相关的子领域，有很多关于人工智能的评论文章和实质性评论，在这里只提到少数几篇。

一篇关于人工智能和机器学习的报告不仅回顾了人工智能的医学成像，还分析了该领域的工作流程和监测系统[171]。在文中，人工智能在放射学领域的价值包括：提高诊断准确性、提高转诊效率、改善患者预后，以及提高放射科医生的工作及生活质量。另一篇综述讨论了人工智能的演变过程，并绘制了优秀的图表进行辅助说明（见图8.19）[172]。图 8.20 还分析了放射学图像解释的传统机器学习（具有特征工程和分类）和深度学习之间的基本区别。此外，另一篇综述介绍了机器学习对工作流程产生的影响，尤其是在数据分类、CDSS、后处理和剂量估计、质量控制和放射监测方面[173]。利韦在其报告中对人工智能系统在健康政策中的法律和道德问题进行了讨论[174]。

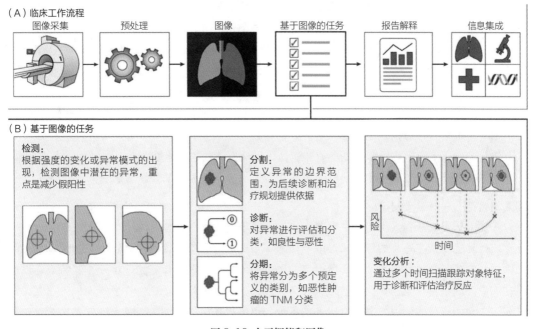

图 8.19 人工智能和图像

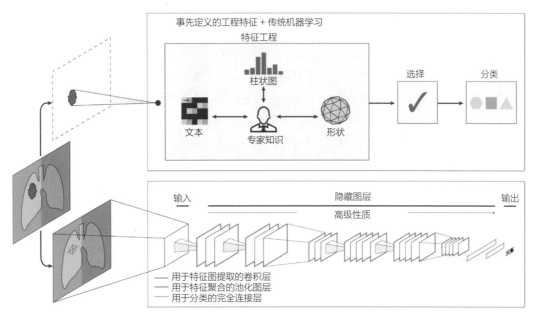

图 8.20 机器学习与深度学习在放射学领域的应用

287

将数据可执行化——人工智能连续体

约尔格·奥蒙勒

约尔格·奥蒙勒在人工智能领域颇有建树，他在本文中讨论了医学影像领域的人工智能连续体，涵盖了从图像数据采集到人口健康管理的范围。

医学领域中的人工智能到底是什么？大多数人都会用具体的例子来回答：早在20世纪70年代，与人工智能相关的产品就已经出现，例如MYCIN，而MYCIN是斯坦福大学创建的一种传染病专家系统。今天，大多数人都会提到在胸部X光和CT检查中检测肺结节的人工智能软件、用于分诊的聊天机器人，或者预测哪些患者会出现心力衰竭、癫痫发作或术后出血的算法。

所有这些都是很好的例子，但从更广泛的角度看呢？让我们对例子进行本地化。图8.21为读者提供了一张探索世界（即人类智能连续体）的地图。首先，需要在人工智能的"宏大叙事"中赋予当今医疗人工智能重要的地位，实现从弱人工智能向强人工智能的演变。

弱人工智能——一点也不弱

显然，医学会从强人工智能中获益匪浅——谁不想要一种在技术上、心理上、社会上和情感上均显著优于所有医生的智能工具呢？然而，虽然强人工智能很有魅力，但在任何可预见的未来中，它都不会成为现实。就目前而言，医学领域正处在弱人工智能的境地，其特点是根据预定义范围内的特定数据集执行单一的任务。然而，在这一领域，还有许多方面值得探索。许多弱人工智能提供的解决方案可以比人类更快、更准确地执行任务，而且无论任务多么繁杂和无聊，机器始终都不会感到疲劳。

此外，这项技术还被扣上了错误的标签。弱人工智能可能听起来"弱且狭隘"，但事实上它非常多样化，并为创新人员提供了大量机会。仔细观察便会发现，从弱人工智能到强人工智能有一个整体轨迹。此外，弱人工智能还有另一条单独的轨迹，且该轨迹正变得越来越复杂，这在很大程度上源于越来越多的数据源不断收集了更多的数据。

基于以上分析，我们可以沿着弱人工智能的轨迹归纳出人工智能在医学中的不同应用领域，从算法主要用于自动化和量化的领域开始，这些领域通常会融入到医疗设备和软件的解决方案中。沿着这条轨迹，我们将进一步探索更复杂的领域，在这些领域，人工智能算法将执行高级分析和预测，无论是在个人、特定人群还是其他群体的层面上。

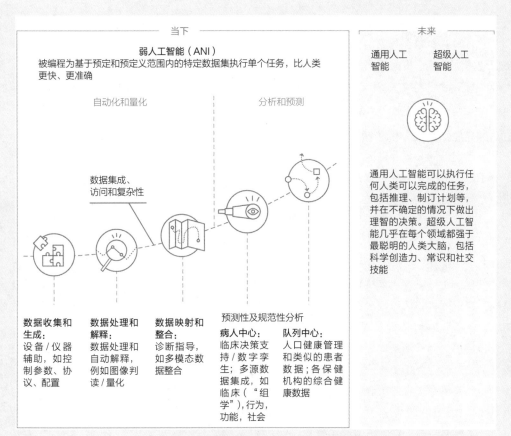

图 8.21 实现数据可操作化——人工智能连续体

自动化和量化：人工智能连续体的基础

弱人工智能主要包括五个应用领域。在数字化发展的一开始，我们也将重点放在改进数据采集和数据生成上。以 CT 成像为例：深度学习驱动的 3D 摄像头可以改善患者的定位，从而有助于减少患者的辐射暴露，同时实现更高质量的 CT 扫描，即使对那些压力大的或新手操作员也同样友好。与之类似，基于摄像头的人工智能系统可以优化实验室分析仪中试管的布局，从而大大优化工作流程。

类似这样的算法可以提高任何医疗设备收集的数据的平均质量。对于人工智能连续体，有趣的是：标准化的数据质量可能会简化对复杂算法的使用流程。换言之，数据采集算法对患者和用户都有直接的好处。但是，它们也可以被视为在更高的弱人工智能中取得进展的先决条件。

随着数据复杂性的不断增加，我们进入了数据处理 / 解释和数据映射 / 融合领域。目前，全球许多团队都在进行数据处理和解释方面的研究。在医学成像方面，重点讨论了数字分割和特征化工具，以及自动可视化、测量和分类的算法。除了医学成像，还可以考虑在纯文本文档（如

289

报告）中进行医学数据挖掘，或者对几乎任何类型的医学数据进行解读。

数据映射和融合是我们放弃单一的数据集，转而对不同来源的数据进行整合收集、并将人工智能算法应用于这些不同来源的数据集中，尽管这些数据来源类似。最明显的例子便是医学影像：将实时超声与 3D 核磁共振数据集融合，以便在干预过程中实现对导管的可视化和实时监测。它可以为医生和患者带来巨大的收益，包括优化工作流程，以及减少不必要的事故。

更高的高度：高级分析和预测

当我们进一步提升弱人工智能的轨迹，并将人工智能用于高级分析和预测时，情况就完全不同了。这正在发生——这是医学领域人工智能的最前沿，即以患者为中心进行预测和队列分析的大数据领域。

以患者为中心的预测模拟通俗地称为"数字双胞胎"。高级的"数字双胞胎"是一种终身的生理数据模型。医生会利用各种可用的患者数据，例如医疗图像、临床记录和实验室数据（包括组学），以及行为数据等社会决定因素。通过对数据集进行整合和分析，不仅可以提供多维风险模型，还可以对疾病过程和治疗结果进行模拟。"数字双胞胎"还将进入复杂的决策支持系统，该系统将临床指南和最新的临床知识应用于个体患者的数据集，并提供个性化的精准临床指导。

当使用预测算法来比较个体和相似患者的"双胞胎数据集"时，数据处理的复杂性将进一步增加。然而，为了使这一设想成为现实，目前仍面临技术和法律方面的障碍。我们今天讨论的是心脏等单个器官的低级"双胞胎数据集"模型。这些数据都是以心脏为例，基于可管理的大量数据源，有用于动态力学和流体力学建模的核磁共振数据、电生理数据以及血压等重要数据。此类模型目前正在临床试验中进行评估。

总之，前面提到的人工智能连续体将有助于我们按照复杂性更大、数据源数量更多、患者参与度更高的轨迹和目标对人工智能应用进行分类。在该连续体的低端，嵌入到医疗技术中的人工智能工具如今已经面世，大大提高了护理质量。随着研发的不断进行，将会出现越来越复杂的预测工具，从而早日实现未来的医疗保健，在未来，精准医学将成为一种新的 SOC。

机器学习 / 深度学习在医学成像方面有几篇不错的综述。沙特朗等人为放射科医师编写了一本关于深度学习的综合性入门书，该书既全面又易于理解，并对关键概念进行了精辟而简洁的解释，并通过许多图表对比分析多种细微差别[175]。自 2015 年以来，已陆续出现了许多关于放射学领域深度学习的研究报告和文章[176-178]。最后，研究者还为用户（以及作者和评审员）提供了优秀的人工智能医学图像分析指南和医疗实践，涵盖了人工智能在数据评估、统计、应用等多方面的应用[179]。

对于放射科医师来说，另一个关键领域是自然语言处理，因为大部分工作流程都重点关注报告和传达图像信息。盖等人[180]对自然语言处理进行了全面介绍，因为其与放射学研究和临床应用密切相关（见之前的引文），庞斯也对自然语言处理进行了介绍和回顾，并着重介绍诊断监测、病例回顾和实践质量等工作流程要素[180]。

CheXNet 是一项具有里程碑意义的研究。该研究开发了一种基于胸部 X 光检测肺炎的算法，其性能被证明优于放射科医生[181]。该算法是一个具有 121 层图像的卷积神经网络，并运用于最大的公开 X 光胸片数据集，称为 ChestX-ray14（该数据集拥有超过100 000 张胸片，包括 14 种疾病的正面胸部 X 光图像，见图 8.22）。尽管这项研究仍面临许多批评和质疑（如 ChestX-ray14 数据集的准确性及其是否具有医学意义），但它提高了放射科医生的认知水平，即人工智能辅助医学图像解读的新时代已经到来[182]。

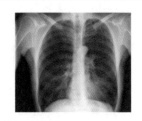

输入
胸部 X 光图像

CheXNet
121 个图层的卷积神经网络

输出
85% 的可能性为肺炎

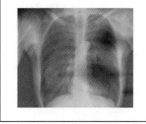

图 8.22 CheXNet 研究

另一份报告使用卷积神经网络和弱监督分类来筛查急性神经活动的头部 CT 图像，并能够将诊断时间从几分钟缩短到几秒[183]。通用电气医疗集团与波士顿儿童医院合作，开发了一个基于云计算的人工智能决策平台，用于儿童脑部疾病的诊断和治疗[184]。这项人工智能策略，即运用深度学习建立一个正常儿童的 MRI 脑扫描参考数据库，对儿童脑成像特别有帮助（儿童脑部疾病常被误诊为大脑的正常成熟过程），反之亦然（正常的大脑成熟可能被误诊为异常变化，并导致误诊和不当治疗）。这个决策支持平台可用于全世界所有儿童的脑成像检测，因为放射学领域的儿科医生是非常稀缺的。此外，最近的一份报告介绍了一种基于深度学习的语言建模方法，通过获取每个领域的相关报告，证明放射学和病理学的相关性。

文本分类方法的通用语言模型微调[185]是 JAMty-20 最近的一项研究。该研究表明，在使用增强深度学习模型对颅内动脉瘤进行分类和诊断时，临床医生在敏感性、准确性和稳定性方面均有显著提高[186]。而一项针对脑动静脉畸形的研究表明，机器学习可以实现对脑动脉畸形手术结果的最佳预测，并识别出该疾病新的放射生物学特征[187]。一篇简短的文章介绍了美国放射学会下属的创新数据科学研究所和人工智能咨询小组[188]。最后，作者建议放射科医生（以及病理学家）尽早适应人工智能，成为真正的"信息专家"[189]。

（二）现状评估和战略规划

总的来说，放射学中的人工智能对一些放射科医生（如果不是大多数的话）来说非常强大，他们清楚地认识到了人工智能在未来临床工作中的巨大潜力和价值。2018 年，FDA 批准通过了一款名为 ContaCT（Viz.ai）的人工智能软件，这在放射学领域具有里程碑意义：该软件能够极大缩短针对严重中风的诊断时间。关于放射学是否会成为未来学生和受训人员一个非常有吸引力的领域，曾经有过一些讨论，结论普遍认为放射学仍然是一个较为安全的领域，且人工智能对放射学领域的发展具有重要意义。尽管我们偏向于不再培养更多的放射科医生，完全可以想象人工智能确实使放射学成为医学领域一个更具有吸引力的领域。作为放射科医生资源和教育培训的中心，美国放射学会的数据科学研究所的做法值得高度赞扬。针对单点人工智能在医学图像判读中的作用，以及这些研究是否适用于其他领域，目前仍面临着许多争议和讨论。除了在卷积神经网络和医学图像解读方面，自然语言处理在放射学领域也取得了进展，但在报告和数据挖掘方面的文章很少。目前，一些焦点放在了放射学领域工作流程上的不足和挑战，而人工智能技术可以抵消这些不足。

对于放射科医师和医学图像解读来说，在未来一个关键概念便是创建"人工智能辅助端到端的医学影像"，实现从图像的采集、重建和分割，再到人工智能和图像收集解读的一体化。值得一提的是，人工智能辅助图像收集将发挥重要作用，那些不良的图像或研究可能是对过去的一种观察形式；此外，在未来，图像收集将与已经存在的标签共存。之前，《心脏病学》中曾提到一个概念，即"超级扫描"。在超级扫描中，静态图像（如 CT 或 MRI）以及超声中的动态图像均可以通过人工智能融合为一种模式。与此同时，图像解读将与精准医学和人口健康（精准放射学或成像）相结合，为后续的研究提供数据支持和理论支持，而不仅仅靠直觉。此外，放射学和病理学之间可能存在着更密切的联系，从而形成一个新型的医学图像领域。在医学图像以外的其他领域，人工智能可以大大减少核医学所需的核材料负担。最后，人工智能还可以通过自动化放射管理（例如机器人流程自动化）大大减轻管理负担（见表 8.22）。

表 8.22 放射学

人工智能应用类别	临床相关性	当前人工智能可用性
医疗成像	+++	+++
改变现实	+++	+
决策支持	++	++
生物医学诊断	+	+
精准医学	+++	+
药物研发	+	+
数字健康	+	+
可穿戴技术	+	+
机器人技术	++	++
虚拟助手	+	+

风湿病学

风湿病学专家主要治疗肌肉骨骼疾病和系统性自身免疫疾病，例如类风湿性关节炎、骨关节炎、痛风和狼疮。风湿病学专家通常不会亲自进行手术，而是负责关节、肌肉及骨骼疾病的诊断和物理康复。

（一）已发表评论和作品选集

在风湿病领域，目前关于人工智能的出版评论和综述相对较少。一篇社评指出，生物信息学和人工智能的出现，以及患者数据和图像分析的激增，有助于风湿科临床医生对类风湿性关节炎等疾病做出及时诊断和精准预后[190]。另一篇社论同样讨论了人工智能在风湿病领域的巨大潜力[191]。

一份报告描述了使用自动图像分割和 / 或分类或回归方法预测骨质疏松导致骨折的风险[192]。最近的另一份报告通过名为 BIBOT 的基于 NLP 的程序讨论了大数据和人工智能对干燥综合征等疾病的影响[193]。最后，使用纵向 DL 模型对具有电子病历数据的患者进行的临床结果预测表明，对这些复杂的类风湿性关节炎患者的结局进行准确预测是可能的[194]。

（二）当前评估和未来战略

总体而言，迄今为止，在风湿病学中使用人工智能的学术或临床活动很少。然而，有迹象表明，一些医生可以预见人工智能在解开一些谜题以及应对风湿病学中的一些慢性病挑战方面的价值。

在未来，人工智能及其工具组合对这一子专业可能非常有用。例如，可穿戴技术和 eAI 可以为 AI 支持的慢性病管理提供有价值的实时和日常信息，可以将其设计为以患者为中心。此外，风湿科医生经常遇到的诊断难题可以用更新信息形式通过人工智能资源以及有能力的认知伙伴来辅助。最后，由于这些患者中有许多患有慢性残疾，机器人技术中的人工智能工具和虚拟助手作为患者护理的辅助维度可能很有价值（见表 8.23）。

表 8.23 风湿病学

AI 应用类别	临床意义	当前 AI 可用性
医疗影像	+	+++
改变现实	++	+
决策支持	+++	++
生物医学诊断	++	+
精准医疗	+++	+
药物研发	++	+
数字健康	++	+
可穿戴技术	++	+
机器人技术	++	++
虚拟助手	+	+

外科

尽管有普外科医生的存在，但外科是一个很大的领域，包括许多子领域，如整形外科、骨外科、胸外科和神经外科。

外科的这些子领域侧重于特定的身体区域或器官（例如心脏外科）或特定的系统（例如泌尿生殖系统的泌尿外科）。外科医生常常需要放射科医生的协助才能解读医学图像，但有时也没有这样的支持（如在紧急情况下）。

（一）已发表评论和作品选集

目前关于人工智能及相关主题的已发表著作大多集中在机器人手术方面，但关于人工智能在外科领域的综述和发表的报告却很少（神经外科和心脏外科已分别在神经科学和心脏病学下进行讨论）。最近一篇关于外科人工智能的综述强调，机器人以外的四个人工智能领域与外科医生特别相关：ML、NLP、人工神经网络和计算机视觉[195]。对外科医生的影响包括：更精确地为患者选择必要的程序，特别是活检；更高水平的精确护理作为术前护理的一部分；通过视频和EMR数据共享和分析增加外科社区的协作。多模态数据与人工智能的集成可以显著增强外科医生改善护理的能力：术前综合风险评分计算，术中事件检测和预测性分析，以及术后发病率和死亡率的检测和预测。另一篇外科方面的综述主要关注了从腹腔镜手术到与人工智能集成的机器人手术的过渡[196]。这些机器人需要能够感知周围环境、识别问题、执行适当的行动计划，并最终产生解决新问题的方案。

耳鼻喉科的一篇类似综述鼓励外科医生更多地与数据科学家合作[197]。作者正确地指出了人工智能在医疗领域的缺陷，比如对沃森在肿瘤学领域的过高期望，以及在医学图像解释方面有些滑稽的细微差别（比如气胸中的胸管和恶性病变中的诊断）。此外，一篇关于人工智能在整形外科中的应用的综述强调了精准医学和人工智能在整形外科中的重要性，以便利用患者数据制订个性化的干预计划[198]，而另一篇关于人工智能在同一领域中应用的综述不仅关注外科应用，而且关注住院医师培训[199]。在这篇综述中讨论的案例包括乳房手术（间变性大细胞淋巴瘤以及乳腺癌的过度诊断风险）、伤口护理（通过使用影像学和CNN以及手术皮瓣的人工智能辅助评估），以及颅面手术（颅缝早闭的围手术期和术中手术计划）。一篇关于人工智能和ML在骨外科中应用的全面综述，是对过去20年70篇期刊文章的全面系统的文献综述，但需要注意的是，像其他任何技术一样，人工智能需要坚持卫生技术评估的原则[200]，同时也提出了一句警告，以平衡积极的前景[201]。一篇关于人工智能在脊柱研究中的应用的优秀评论文章也涵盖了广泛的主题，从ML到图像分割和结果预测[202]。

人工智能及其在外科领域的潜力

丹尼尔·桥本

丹尼尔·桥本作为一名拥有技术背景的年轻外科医生，在这篇文章中展望了一个充满希望的未来，大量的人工智能工具可以应用于外科领域，从术中的应用，到围手术期风险评估和患者干预。

美国马萨诸塞州波士顿市麻省总医院外科人工智能与创新实验室

在美国，每年进行的外科手术超过 4 800 万例 [1]。我们之所以知道这一点，是因为医院、保险公司、医疗保险和其他组织都在跟踪这些数据。很明显，如果我们做的是像手术这样的侵入性操作，可能应该跟踪手术的数据，看看哪些有效、哪些无效。也许令人惊讶的是，记录和跟踪有关患者结果的数据并不总是被所有人看好。

1914 年，在马萨诸塞州总医院（Massachusetts General Hospital, MGH），有一位名叫欧内斯特·科德曼的外科医生，他建议医院及其外科医生系统地跟踪患者的治疗结果。然而，他的同事和医院管理部门不愿采纳他的想法，甚至劝阻大家都不采纳，导致他辞去了医院的职务 [2]。也许有些人担心他可能会发现什么：术后可能发生并发症，有些并发症是可以避免的，而这些是我们今天已经知道的事实。

在现代外科手术中，我们认识到科德曼是正确的：研究结果使我们成为更好的外科医生，因为我们可以从数据中学习。美国外科医师学会和国家安全和质量改进计划等国家和国际机构一直在努力，系统地收集手术患者的术前、术中和术后数据，以帮助我们更好地了解如何改善手术护理。一个多世纪前，马萨诸塞州总医院一直抵制科德曼的想法，而现在甚至有一个以他的名字命名的研究中心——科德曼外科临床有效性中心（the Codman Center for Clinical Effectiveness in Surgery）。

人工智能中的技术可以作为额外的工具，用来研究和探索我们目前拥有的如此庞大的数据库中的数据。然而，大部分数据都是基于保险理赔数据或患者登记数据。这些数据集可以描述操作，通常以当前程序术语或 ICD 代码的形式，但不能描述在任何个别情况下发生的细节。因此，人工智能更令人兴奋的前景是它的潜力使我们能够解锁以前未开发的数据来源，从而改善外科护理。

多个团体，如我们在 MGH 的外科人工智能与创新实验室、斯特拉斯堡的 CAMMA 小组和多伦多的国际外科安全中心都在开发和研究人工智能系统，该系统可以分析手术视频，以完成识别手术步骤 [3] 或跟踪仪器 [4] 等任务。这样的系统有望提供关于手术过程中发生事件的更具体、更精确的数据，这些事件可能与不良结果相关。随着这类数据的可用性增加，它可以被用来帮助定量比较不同的手术技术和方法，并提供更深入的见解，了解哪些术前和术后路径与特定的手术入路最匹配。

想象一下这样一个场景：人工智能系统能够增强外科医生的决策能力。根据之前记录的数十万个病例的数据库，人工智能可以警告外科医生，他们正在偏离路线，使外科医生改变他们的手术计划，防止潜在的伤害或并发症发生。这里提到的潜力是一种用于实时 CDS 的人工智能——一种用于手术的 GPS，它可以帮助外科医生避免并发症并挽救生命，而不是避免交通堵塞。

一个设计良好的系统，利用人工智能（以及保护患者隐私的最先进技术），可以在多名外科医生之间实时收集、分析和共享数据。要做到这一点，需要建立一个手术数据库，其中包括术中护理阶段的视频。重要的是，这样的数据库必须以协作的方式在各机构之间共享。若将数据孤立在特定的群体中，则违背了外科数据和知识大众化的目的。有了全球范围的视频和结果数据库，人们可以想象一个拥有数百名外科医生的集体经验的人工智能——一种汇集众多外科医生经验的"集体手术意识"。这样的数据库可以促进外科 GPS 的开发 [5]。

集体手术意识是建立在一个崇高的前提之上的，那就是我们可以使用人工智能来创造最高体量的"外科医生"——一个从世界上最好的外科医生那里学习技术的人。这意味着每个患者都可以获得同样的专业知识，这不仅可以挽救生命，还可以通过减少并发症来降低成本。它可以使外科治疗更容易负担得起，从而更容易让需要它的患者获得。

这一概念还处于发展初期，为了实现人工智能的潜力，研究人员、工程师和外科医生都面临着许多困难的挑战。鉴于人工智能在改善全世界外科患者的护理和影响方面的前景，我认为人工智能的潜力值得追逐。

参考文献

[1] Hall MJ, et al. Ambulatory surgery data from hospitals and ambulatory surgery centers: United States, 2010. National Center for Health Statistics; 2017. p. 1-15.

[2] Brand RA. Ernest Amory Codman, MD, 1869-1940. Clin Orthop Relat Res 2009;467（11）:2763-5.

[3] D.A.Hashimoto, G. Rosman, E.R. Witkowski et al. Computer vision analysis of intraoperative video: automated recognition of operative steps in laparoscopic sleeve gastrectomy, Ann Surg 270（3），2019, 414-421.

[4] Twinanda AP, et al. EndoNet: a deep architecture for recognition tasks on laparoscopic videos. IEEE Trans Med Imaging 2017;36（1）:86-97.

[5] Hashimoto DA, et al. Artificial intelligence in surgery: promises and perils. Ann Surg 2018;268（1）:70-6.

从学术型重建外科医生的角度看医疗中的人工智能

布赖恩·普里金、詹姆斯·常

布赖恩·普里金和詹姆斯·常这两位喜欢创新的学术型整形外科医生描述了像整形外科医生这样的外科专科医生如何适应诊断和筛查之外的无数领域，如术前计划和外科培训。

外科医生对人工智能应用的接受方面进展缓慢。这并不奇怪，部分原因是缺乏外科手术的结构化数据库。最重要的是，外科医生还没有想象到人工智能可以如何帮助术中决策和技术。特别是在重建性手术中，每个病例和每个组织缺损的独特性质依赖于个性化的、定制的重建。这并不是机器可以分析和指导的。

然而，外科医生现在正将目光投向人工智能，希望其能够帮助复杂患者的诊断和分诊。与其他科医生的工作流程类似，重建外科医生对患者的护理从筛选和非专家的转诊开始，继而到手术决策和手术的技术执行。使用人工智能来帮助重建外科医生进行筛查和诊断，类似于病理学和放射学等其他专业的方法。接受重建手术的患者数量相对较少，加上结构化数据库的稀缺，给训练渴望数据的人工智能算法带来了挑战。尽管如此，人工智能仍有巨大的机会来弥合重建外科医生和他们专业以外的同事之间的知识鸿沟，特别是在医疗日益专业化的情况下。

人工智能在重建外科领域正处于萌芽阶段。我们采用基于需求的方法设计计算机视觉人工智能项目，重点关注满足以下三个标准的临床场景：

1. 专家可以根据图像做出可靠的诊断；

2. 专家和非专家的诊断准确存在差异；

3. 及时诊断是正确处理的关键。

我们使用这些标准来确定重建外科中需要的两个方面。这两个项目都是正在进行的研究领域，且都是将人工智能应用于学术重建外科的例证。

第一个项目涉及及时和准确诊断急性烧伤伤口。急性烧伤病例通常在没有烧伤专家在场的情况下出现在急诊科。由于烧伤的发生频率相对较低，非专业人员的初步评估容易出现错误[1]。这可能会导致分诊不足、过多，或不适当的初始液体复苏。我们的团队建立了一个有注释的图像数据库，记录了以前的急性烧伤患者。利用这个数据库，我们正在开发一种计算机视觉算法，它已经达到了与烧伤专家相似的精度（见图8.23）。通过智能手机访问这个算法，这一人工智能工具将使得非专家（急诊室医生和家庭医生）能够提供专家级别的初步评估和烧伤分诊。

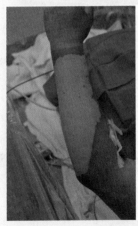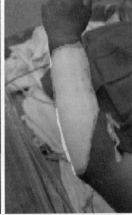

图 8.23 人工智能诊断急性烧伤

第二个项目试图降低腕部月骨周围脱位的漏诊率。漏诊的月骨周围脱位的延迟表现，是一种应及时识别和治疗的损伤，是手部外科医生遇到的一个临床问题[2]。由于这些损伤对于放射科专家来说是显而易见的，我们试图建立一个计算机视觉算法，以便为急诊室或诊所的非专家提供这种专业知识。我们建立了一个图像数据库，并正在开发一种准确识别月周错位的算法。这可以作为手腕创伤的筛查工具，以避免遗漏损伤，使手部外科医生能够进行及时治疗。

虽然我们基于需求的标准指导了这些初始项目的确定，但这些不应限制人工智能的发展。在重建外科中，缩小专家和非专业人员之间经验差距的其他例子包括识别颅面特征、提示颅早闭的儿童，以及门诊监测慢性创伤。除此之外，我们预计还有更多例子。

除了诊断和筛查外，重建外科医生还可以在其他方面利用人工智能。当计划手术时，通常由资深外科医生进行临床判断，指导骨折稳定或皮瓣穿支动脉选择的决策。接受过高级外科医生扫描和血管造影分析培训的人工智能程序，可以为经验较少的外科医生提供"人工智能专家咨询"，以指导手术计划。

使用人工智能来支持手术的技术执行将需要进一步，包括手术机器人方面的研究。然而，一个密切相关的机会领域是外科教育，包括初步培训和持续的基于技能的执业外科医生认证的维持。之前的研究表明，观察腹腔镜手术的视频可以准确地评估外科医生的技术水平，这与手术的结果相关。早期的研究表明，人工智能可能同样能够对外科医生的技术能力进行评级[4]。这样的人工智能程序将省去有经验的外科医生进行这些评估的费用和劳动力。

我们即将看到人工智能在整个医疗领域对筛查和诊断的影响。随着算法的价值变得越来越明显，我们将投入更多的精力来建立训练算法所需的劳动密集型数据库。在外科手术中，关键是将资深外科专家的经验转化为人工智能算法。一旦这些数据库成熟，人工智能将指导我们完成患者护理的每个阶段，甚至在重建手术等专业领域也是如此。我们期待这场重建外科的革命！

参考文献

[1] Armstrong JR, Willand L, Gonzalez B, Sandhu J, Mosier MJ. Quantitative analysis of estimated burn size accuracy for transfer patients. J Burn Care Res 2017;38（1）:e30-5.

[2] Herzberg G, Comtet JJ, Linscheid RL, Amadio PC, Cooney WP, Stalder J. Perilunate dislocations and fracture-dislocations: a multicenter study. J Hand Surg Am 1993;18（5）:768-79.

[3] Birkmeyer JD, Finks JF, O'Reilly A, Oerline M, Carlin AM, Nunn AR, et al. Surgical skill and complication rates after bariatric surgery. N Engl J Med 2013;369（15）:1434-42.

[4] Jin A, Yeung S, Jopling J, Krause J, Azagury D, Milstein A, et al. Tool detection and operative skill assessment in surgical videos using region-based convolutional neural networks. In: 2018 IEEE winter conference on applications of computer vision （WACV）[Internet]. 2018. p. 691-9. Available from: ,doi. ieeecomputersociety.org/10.1109/WACV. 2018.00081. [cited 27.01.19].

（二）当前评估和未来战略

总体而言，除神经外科外，大多数外科学科在人工智能领域仍处于相对休眠状态。机器人手术领域确实涉及人工智能，也是最受外科医生关注的领域。

在未来，除了机器人手术更加复杂的发展，在外科领域还有很多可以发展的领域。外科医生将受益于计算机视觉和医学图像解释，特别是在缺乏合格的放射科医生的情况下。此外，使用人工智能和虚拟或增强现实的术前计划可以减少不理想的手术结果和 / 或不必要的并发症。数据挖掘可用于风险评估和分层，为患者和支付方提供更精确的结果预测和资源配置。最后，改变现实和人工智能可以为术前计划以及外科教育和培训提供资源（见表8.24）。

除了前面提到的子专业，人工智能在其他医疗相关领域的存在和影响将在后面讨论。

表 8.24 外科

AI 应用类别	临床意义	当前 AI 可用性
医疗影像	＋＋＋	＋＋＋
改变现实	＋＋＋	＋
决策支持	＋＋＋	＋＋
生物医学诊断	＋＋	＋
精准医疗	＋＋＋	＋
药物研发	＋＋	＋
数字健康	＋＋	＋
可穿戴技术	＋＋	＋
机器人技术	＋＋＋	＋＋
虚拟助手	＋＋	＋

牙科

牙医负责对牙齿、口腔结构（如黏膜）和颅面复合体进行诊断和治疗。诊断手段主要包括 X 光，治疗范围从补牙（充填龋齿）到口腔修复（更换牙齿）。有些牙医以牙髓学（根管治疗）或口腔颌面外科为专长。

（一）已发表评论和作品选集

早先对人工智能应用于牙科的综述讨论了其目的是减少成本、时间、人类专业知识和错误，并特别关注全球需求 [203]。

（二）当前评估和未来战略

总体而言，牙医的工作需要拥有平衡的感知、认知和操作，因此在这些领域可以有许多人工智能应用程序，这些应用程序与上述医学子专业领域非常相似。在未来，人工智能牙医可以通过牙科图像（甚至很方便地通过手机）和历史记录进行分诊，并据此适当地安排预约时间。机器人手术在某些方面可能是可行的，这种资源是可利用的，甚至还可以利用人工智能支持的 3D 打印假体（目前需要数周时间）。

数字健康

数字健康预示着技术进步时代的到来，如应用程序、可穿戴技术、远程监控、远程医疗和通信工具以及其他诊断设备，这些设备将提高护理质量，并及时应对任何情况。虽然它本身不是一个子专业，但有专门针对这一领域的集中的系列活动和会议，以促进将现有技术用于人口健康和个性化医疗。

（一）已发表评论和作品选集

在数字健康和人工智能方面有许多报告，这些报告不仅清楚地阐释了将人工智能应用于应用程序或设备的概念，还证明了其在临床方面的好处。《柳叶刀》最近的一篇社论对在数字医学中使用人工智能提出了警告，并强烈建议持续评估数字健康干预措施的临床有效性和经济影响[204]。一篇更为积极的评论讨论了数字医学中的人工智能不仅可以改善基本的健康筛查、预防以及药物依从性，还可以改善人们的医疗体验。该领域的另一篇评论集中在数字医疗中的医疗物联网（IoT）概念，该概念充满了人工智能相关工具[205]。为了降低慢性疾病预防和管理的总成本，需要设备来执行这一战略：监测健康生物特征，自动管理治疗，并在治疗期间跟踪实时健康数据。除了这些设备，还有用于访问医疗记录的移动应用程序，以及用于医疗物联网新范式的远程医疗和远程健康工具。所有这些仪器和设备都需要一个以人工智能为中心的数据集成和解释策略，以提供最佳的医疗建议和方向。

尽管糖尿病等慢性疾病的护理可以从协调和有效的战略中获得极大的好处，但由于存在大量问题，包括人工智能在内的技术使用目前仍处于碎片化状态：缺乏支持性政策和法规、难以持续的报销、低效的商业模式以及对数据安全和隐私的担忧[206]。持续跟踪生理参数的可穿戴技术和传感器的出现，可以提供一种全面的患者护理策略，改善心衰患者的预后并降低医疗成本[207]。这种新的心血管疾病管理模式也可以改善医患关系。ML 算法还被应用于帕金森病等神经疾病的大规模可穿戴传感器数据，显著改善了临床诊断和管理[208]。这种基于传感器的、定量的、客观的、易于使用的帕金森病评估系统有潜力取代传统的人类解释的定性和主观评分。

（二）当前评估和未来战略

总体而言，目前的数字医疗行业正在与基础分析和人工智能工具的互动中逐步发展。大多数可穿戴设备都没有嵌入分析功能。由于该领域还需要组织良好的数据基础设施，因此该领域的一些工作也颇具挑战性。由于一些应用程序和设备的进入门槛可能会继续较低，因此对数字医学中的人工智能应用进行初步和持续评估的总体战略正在进行。这一评估过程不仅需要像美国医学协会或 FDA 这样的组织的洞见，也可能需要由多学科专家组成的国际联盟的洞见。最后，人们开始关注这些智能设备的网络安全，以降低数据泄露的风险，从而减少对患者和医护人员的故意伤害。

　　未来，eAI 和 ML 算法将朝着物联网的方向发展，将人、流程、数据和事物聚集在一起；这一策略将使累积的数据在云中被主动简化和组织，成为个性化精准医疗的整体范式。随着这些设备变得越来越智能，越来越复杂的决策支持也可以成为（1）预防医学（如用于视网膜病变筛查或黑色素瘤检测的视网膜图像）和（2）慢性病护理管理（如糖尿病、高血压或心力衰竭）的一部分。

基因组学与精准／个性化医疗

　　基因组学涉及使用个体的基因组信息作为临床诊断和治疗的一部分，且已经对肿瘤学、药理学、罕见和未确诊疾病以及传染病产生了影响。基因组学也是精准医疗或个性化医疗的重要组成部分。在个性化医疗和精准医疗之间存在一些可以理解的混淆：前者是一个较早的术语，后者是一个更新的术语，用来反映一种融合了遗传、环境和生活方式因素的医学方法。药物基因组学研究基因如何影响一个人对药物的反应，是精准医学的重要组成部分。

（一）已发表评论和作品选集

　　在这个新兴的领域，有大量的学术活动聚焦于人工智能。最近一篇关于人工智能在精确医疗中应用的综述讨论了数据质量和相关性的重要性[209]。作者认为，在精确医疗中推进人工智能的努力主要集中在基因组序列数据和电子病历的算法和生成上，但也应该关注与疾病相关的组织中的生理基因组读数。另一篇综述讨论了 ML 和 AI 的进展对于理解表观遗传过程，特别是 DL 对于新基因组特征的生成和同时计算是至关重要的[210]。格拉波夫等人在组学和电子病历的背景下回顾了 DL，并敏锐地指出 DL 面临的挑战类似于在生物信息传递系统（如基因、蛋白质和代谢物网络）中观察到的挑战[211]。在生物医学诊断学中，医学遗传学家经常被证候之间基因型－表型相互关系的单调本质所困扰，特别是对极其罕见的证候。现在，医学遗传学家能够使用一种视觉诊断系统，该系统采用了 ML 算法和数字成像处理技术，以一种混合方法实现医学遗传学的自动诊断，特别是罕见病的自动诊断[212]。其中一个提议是生物智能框架[213]，在这个模型中，一个可扩展的计算框架利用了一个基于超图的数据模型和查询语言，它可能适用于表示复杂的多边、多标量和多维关系。这种超图式的公共知识存储与个人的基因组和其他患者信息（如成像数据）相结合，以驱动基于基因组的个性化知识库，用于临床翻译和发现。基因组和临床成分非常相似的患者可以被发现，并匹配诊断和治疗策略（见图 8.24）[214]。

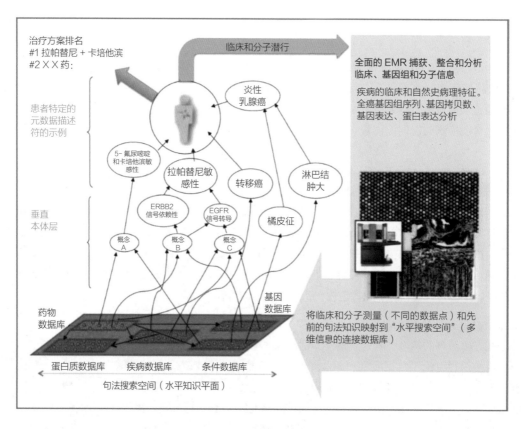

图 8.24 生物智能框架

（二）现状评估和战略规划

总体而言，基因组学领域随着其向精准医疗的延伸，增加了对人工智能的关注，因为它体现了大数据的原则，并在多组学数据集成战略中整合这些数据以进行知识发现。所有异类数据的汇聚和预测模型的复杂工作对该领域的数据科学家来说是一个艰巨的挑战，但同时也是一个令人兴奋的机会。对于未来，有人乐观地认为，人工智能使精准医疗成为可能，可以使人们从一出生就享受精准医疗。这种终身精准的医学连续体意味着，也许有一天我们可以从出生起就预防糖尿病。简而言之，精准医疗作为医学未来的典范，可以通过全面部署人工智能的方法来实现。

物理医学与康复

这是一个子专业，主要关注内科和外科患者在手术后和 / 或残疾（暂时或永久）状态下的身体康复。这个领域也被称为理疗学，从事理疗学的医生称为理疗师。由理疗师诊治的患者的常见诊断包括大脑或脊髓损伤、神经肌肉紊乱、中风、多发性硬化症、烧伤等。

关于人工智能在这个子专业中的应用的论文很少。贝里回顾了人工智能在这一领域中的应用，并强调适应、合作和信任是康复的中心，因此，人工智能和机器人及其他设备的使用可以通过运动指导以及其他元素（如感知和控制环境的线索）来增强适应能力[215]。人工智能在物理医学和康复方面的应用包括外骨骼和神经修复术；机器人的运动和运动控制；网真、社交机器人和智能环境（包括智能家居）。此外，将人工智能与可穿戴技术和患者生物特征测量结合使用，可以提高肌肉骨骼理疗的效率和疗效[216]。其他论文侧重于机器人在康复中的使用，这里不详细介绍。

该专业专家的首要目标是通过干预实现个人的功能能力和生活质量的恢复。在美国的这个领域，专科医生不仅需要有肌肉骨骼系统的实用知识，还需要有其他系统的实用知识，如神经系统、循环系统和风湿病系统。

（二）现状评估和战略规划

总体而言，在这一领域有一些活动，但仅限于机器人技术，很少将机器人技术与先进的人工智能方法或其他新兴技术相结合。由于人工智能机器人技术在未来几十年将会占据主导地位，这一子专业将会出现大量的机器人和设备，用于残疾和／或功能障碍患者的康复。其他技术，如改变现实，也将为康复提供更多的创新层面的策略。

再生医学

医学领域，如基因组学，如果不是一个子专业的主要内容，也可以成为子专业的一部分。再生医学是一门创造活的和有功能的组织来修复或替换患者自身组织（由于先天性缺陷、损伤或疾病）的学科。在骨骼、软组织、角膜以及器官移植方面已经取得了进展，但未来还会有更多可能的治疗方法（如组织工程血管移植、心肌梗死的干细胞和前体细胞，甚至人工胰腺、肾脏甚至脊髓）。

（一）已发表评论和作品选集

人工智能在再生医学领域的研究成果有一定数量。儿科细胞治疗和再生医学的一篇综述讨论了预测模型在儿童个性化治疗中的应用[217]。

（二）现状评估和战略规划

总体而言，再生医学和人工智能领域有一些活动，因为这是未来精准医疗的必要基石。人工智能可以使再生医学成为可能，因为细胞免疫治疗和基因工程中的计算建模以及再生医学可以在未来十年为精确医疗带来重大红利。

从未来来看，这一医学分支前景广阔，许多诊断方面的改进必然会导致治疗。基于人工智能的再生医学战略将结合组织工程、3D 打印和人工智能等科学，为精准医疗提供个性化的医疗和手术治疗，称为"器官打印"。人工智能策略可以扩展到人工器官，如胰腺和肾脏，因为人工智能不仅是其形态发生的必要耦合，而且是以模糊逻辑和深度学习的形式进行的功能维护。

兽医学

兽医学这一分支涉及与动物有关的疾病和状况的诊断和治疗。兽医通常不仅是内科医生，也是这些动物的外科医生。他们中的一些人就像人类临床医生一样，专攻某些动物群体或子领域，如外科或皮肤科。除了患者的明显差异外，这些医生与儿科或成人医学的同行有着相同的资质和需求。

（一）已发表评论和作品选集

关于人工智能在兽医学中应用的论文也有一些。一篇综述非常出色而全面地回顾了医疗决策支持和 ML 方法，阐明了数据的重要性，并详细研究了三种常用方法[218]。除该综述外，兽医学相关报道相对较少。

（二）现状评估和战略规划

总体而言，兽医学的许多决策过程和人类医学的过程是相似的，许多信息和见解都可以从医学文献中提取出来。随着这一新范式更多拥护者的出现，人工智能在兽医领域的应用可以更进一步、更快地发展。未来，人工智能在人类医学中应用的大部分（如果不是全部）都可以应用于兽医学。在某些方面，由于动物无法沟通症状（就像儿科患者一样），也许人工智能方法在决策支持和其他临床领域可以更有帮助。

医学教育与培训

医学院教育由四年制课程组成，其中包括两年的基础科学课程，然后是两年的子专业接触。医学教育由基础和临床两部分组成，前者涉及解剖学、生理学、生物化学、药理学和病理学等课程，后者涉及外科、内科、儿科和放射学等。医学生从医学院毕业后，进入住院医师项目进行专科培训，并进一步进修一些领域，如心脏病学、危重病护理医学或外科专科。从医学院毕业后的住院医师实习期和进修期长短取决于专科类别，初级护理可短至 3 年（儿科或家庭医生），长至 7 年或更长时间：（1）一些外科专科，如神经外科或心胸外科；（2）一些需要额外进修培训的医学专科（如儿科心脏病学）；（3）希望获得多个专科认证的人（如心脏病学和重症监护医学）。经过专业培训后，所有医生必须参加某一专科的资格考试，然后每5—10年参加一次重新认证考试。医生获得委员会认证和重新认证，并通过继续医学教育继续接受教育。在美国，美国医学院协会领导医学院校学生的教育工作。随着医学知识的成倍增长，医学知识已经大大缩短到普通临床医生没有足够的时间跟上自己领域的知识。

人工智能和数字技术对外科知识和技能的颠覆

托德·蓬斯基

托德·蓬斯基作为一名儿科医生，他总是设想医学创新。在这篇评论中，他阐述了人工智能可以在医学和外科教育培训中实现的许多可能的创新。

美国俄亥俄州辛辛那提儿童医院临床成长与转变

外科医生应该开始为数字化颠覆做准备了。医学知识正在呈指数级增长，每年大约有 250 万份科学出版物，预计到 2020 年，医学出版物的数量将每 73 天翻一番[1,2]。此外，新的外科技术也在以前所未有的速度发展。与时俱进正变得越来越不可能。了解外科最新动态的传统方法包括教科书、期刊和医学协会会议。

在外科保持与时俱进的一个限制是新出版物的指数级增长和缺乏对高质量内容的良好过滤。ML 可能有助于将 NLP 应用于科学出版物数据库，以帮助识别外科医生应该注意的高质量、重要的出版物。尽管期刊编辑看起来很"聪明"，但这种智慧很可能被归结为对 NLP 算法关键要素的认识，如高功率、研究设计和主题相关性。另一个可能帮助我们从出版物的无底洞中挑选出最好文章的工具是众包。利用大众的智慧，被浏览或"点赞"最多的文章可以上升到类似 YouTube 或谷歌的搜索引擎的顶端。

传统的了解外科最新信息的方法是通过国家级会议、教科书和期刊。但会议变得越来越昂贵，利用工作之外的时间也变得越来越不现实。教科书出版已经有 5 年了，在新版本出版之前，这些信息是不能与时俱进的。在这个医学知识呈指数级变化的时代，这已不再实用。随着数字出版的出现，期刊不再受纸张的限制，每年发表的论文数量急剧增加。随着开放获取的爆炸性增长，期刊产生了大量新的、低质量的出版物，使人们几乎不可能掌握重要信息的最新动态。解决方案是创造一个新的平台，它可以精选内容、对内容应用 ML 过滤器或众包，并在移动设备中提供丰富的、微多媒体的、易于理解的、可共享的内容，让外科医生可以随时在指尖上获得这些内容。这些平台必须为外科医生提供方便、及时"提取"信息的能力，并接收新的、重要的、需要知道的信息的"推送"通知。

最后，虚拟临场和 ML 很可能会帮助执业外科医生学习新技能，并保持技术的与时俱进。执业外科医生正面对着外科技术前所未有的指数级增长，这些技术通常是在他们完成住院医师培训后发展起来的。在繁忙的临床实践中，对外科医生进行这些新技能的培训是一项挑战。"远程手术"的引入可以让一个机构的专家通过虚拟临场技术培训远程位置的其他外科医生[3]。通过这些平台，专家外科医生可以远程观看手术，并通过口头指导和屏幕远程传送指导学习（见图 8.25）。当可以使用实时、ML 和图像识别来预测错误移动和并发症并帮助预防危险时，针头真的会移动。就像自动驾驶汽车会警告司机车道偏离、潜在的盲点碰撞或迎面相撞一样，外科医生也会被警告他们正在接近一根主要血管。

指数增长的新时代的到来给外科世界带来了新的问题，但这些问题可以通过应用数字解决方案，如 ML 和新的平台来解决。

图 8.25 中，一位外科医生正在远程指导另一位外科医生进行婴儿肺切除术，并使用实时远程遥控指出解剖结构。

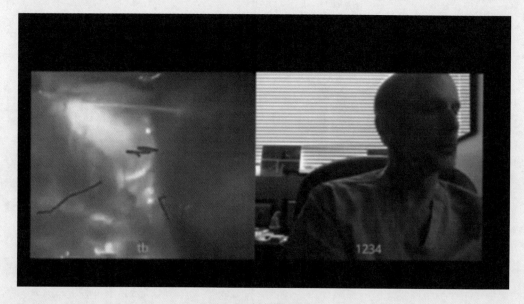

图 8.25 远程指导手术

参考文献

[1] The STM report: an overview of scientific and scholarly journal publishing. 2015 STM: International Association of Scientific, Technical and Medical Publishers Fourth Edition published March 2015; updated with minor revisions November 2015. Published by International Association of Scientific, Technical and Medical Publishers Prins Willem Alexanderhof 5, The Hague, 2595BE, The Netherlands. <https://www.stm-assoc.org/2015_02_20_STM_Report_2015.pdf.>

[2] Densen P. Challenges and opportunities facing medical education. Trans Am Clin Climatol Assoc 2011;122:48-58.

[3] Ponsky TA, Schwachter M, Parry J, Rothenberg S, Augestad KM. Telementoring: the surgical tool of the future. Eur J Pediatr Surg 2014;24（4）:287-94.

（一）已发表评论和作品选集

自弗莱克斯纳报告制定我们目前的医学院教育战略以来，已经有 100 多年了，重新评估医学教育战略需尽快提上日程。一份报告强调了人工智能在医学教育中的及时性及其在未来临床工作

中的作用 [219]。此外，一些子专业也讨论了在住院医师临床培训中进行人工智能教育的必要性 [220]，以及在医学教育中使用虚拟现实和人工智能 [221]。另一方面，一项综述表明，人工智能也可以有效地用于不同层次的医生能力评估，外科医生和放射科医生似乎是使用这一策略最多的子专业 [222]。最后，约翰斯顿敏锐地指出，未来医生的培训不仅需要信息技术和分析知识，而且比以往任何时候都更需要医学的人文方面（关怀的艺术）[223]。

（二）现状评估和战略规划

总体而言，在医学教育或培训中，很少有数据科学或人工智能的教育，此外，更多地使用人工智能和改变现实技术也将是教育和培训的理想选择（例如使用改变现实进行虚拟解剖）。在未来，医学教育和培训面临重大挑战的时机已经成熟，可以进行重大变革，以跟上医学知识指数级增长和现代技术快速发展的步伐。带有游戏和深度强化学习的改变现实技术可以从根本上改变医学教育体验以及临床学习和培训效果。人工智能是我们的技术同事送来的宝贵礼物，虽然人工智能不一定会取代临床医生，但从现在开始，它应该是每个医学生教育课程的一部分，也应该是每个医生临床组合的一部分。

护理学

护士承担医疗服务提供的主要责任，范围从床边护理到门诊护理甚至家庭护理。一名执业护士接受过额外的培训和教育，能够写医嘱并担任医生的搭档。医生助理是与医生类似的合作搭档，但可能具有执行临床和程序性任务的额外能力。

（一）已发表评论和作品选集

学术界对人工智能护理的兴趣相当浓厚。一篇论文详细介绍了增强智能在护理中的潜力 [224]。这篇关于人工智能的评论主要关注认知计算和 IBM 沃森，但也讨论了其他正在使用的人工智能工具。该文的实质是把人工智能作为一种应用在家中和患者身上的资源。另一份报告回顾了人工智能技术在护理决策中的应用 [225]。

（二）现状评估和战略规划

总体而言，护理人员对人工智能的兴趣相对较高。一个潜在的原因是护士在日常生活中面临的许多挑战可以采用人工智能解决方案。在未来，机器人技术和机器人辅助技术将在护理领域发挥巨大的作用。此外，慢性病管理领域和虚拟助手可能扮演的角色也将对护理工作有价值。

医疗管理

与医学教育和培训一样，除了一些分析，人工智能在医疗管理领域的应用非常少（见前面部分）。除了偶尔与数据科学团队合作的 CIO 或 CMIO 之外，典型的医疗管理人员通常对人工智能的各个方面都不了解。

（一）已发表评论和作品选集

关于当前人工智能工具在医疗管理中的使用，出版作品很少。一篇关于医疗服务中人工智能的综述中有一节是关于医疗保健管理的[226]。该文和本书都承认，医疗的复杂性及其行政负担和资源限制需要人工智能工具。可以提出新的方法，如迁移学习、情境分析、知识注入和知识蒸馏，以缓解过去几十年来持续并不断恶化的医疗纠纷。此外，一份报告讨论了使用支持 ML 的复杂高维模型来评估和预测医院就诊情况，发现基于梯度提升机的模型是最准确的[227]。此外，RPA 有很多应用，它是一种智能软件机器人，可以自动化地完成大多数重复性的任务，如医生资格认证、登记和患者资格、编码、索赔管理、应收账款和二级索赔管理。

医疗领域的商业智能 (BI)

贾班·坤提亚、薛宁

贾班·坤提亚专门从事健康信息技术，他的同事薛宁撰写了这篇评论，通过提供更准确和及时的见解，更有效地在医疗领域为 BI 使用人工智能。

BI 是指通过战略和技术进行数据分析和信息生成的过程。在许多领域，BI 已成为必不可少的战略要求。BI 有助于企业管理者在不同层次、不同领域做出明智的商业决策。BI 技术可以处理医疗保健行业中的大型结构化和非结构化（大）数据。

医学和医疗保健一直处于应用数据和分析的前沿，如循证科学、临床试验和疾病监测等领域。然而，基于 BI 的组织高层战略决策在医学和医疗保健行业是一个利基领域。在医疗保健的各个分支，如医院和健康保险组织，一些实体已经向这一前沿发展。

医疗 BI 的范围至少涉及五个方面。第一，认识并理解如何使用 BI 工具和应用程序进行决策。第二，将不同的挖掘、建模和分析技术应用于医药和医疗数据。第三，阐明大量数据对医药和医疗的价值，并做出有效的决策。第四，在获取和评估不同的 BI 工具方面保持领先地位，产生应用想法，并探索 BI 在医疗不同领域的新应用，从质量管理到患者赋权，再到人口健康。第五，培养一支员工队伍，他们应当不仅热衷于在医疗领域使用 BI，而且应该能够在日常使用中批判性地分析 BI 的不同方面。

支持和改进决策：从本质上讲，医学和医疗保健一直是以数据和知识为中心的学科。近年来，信息技术和后续应用的出现，提供了大量的数据收集机会。数据与日俱增，数据来源越来越丰富。在组织中生成的复杂数据不应该只是闲置着，通过使用这些数据进行更好的决策，其数据价值主张将会增加。这样的价值主张需要先进的分析和智能来支持比以前更强的决策能力。预测建模、数据可视化和仪表板等 BI 工具可以向医院和其他卫生组织通报有关患者护理、劳动力分布、临床操作、医生和护士的日常实践以及行政管理的信息。最重要的结果可能是在保持成本不变的情况下，通过改善护理来提高患者满意度。

在医疗领域，与操作、设备和设施、诊断和护理相关的问题非常多。诊所、科室和外部机构之间的高效协调对于提供更优质的护理十分重要。在 BI 的支持下，卫生组织可以驾驭卫生治理的复杂性。此外，先进的分析能力对于解决关键挑战以及连接患者、临床和操作数据是必要的。管理员可以跟踪绩效指标，以进行分析、管理和对卫生组织提供帮助。基于数据和分析的见解可以帮助运营改进工作流程，并使战略目标与组织保持一致。不同的数据源可以获得与患者相关的见解，连接的数据和想法可以帮助提供最佳护理。

改善患者护理对 BI 的需求：涉及医疗背景和医疗数据。在这方面所作的决定有一个很简单的目的，即提供更好的护理。然而，利用数据改善医疗服务的战略仍然是医疗领域的一个重大缺陷。随着医疗领域越来越多地采用数字技术来支持运营和工作流程，医疗保健的 BI 将提供管理海量结构化和非结构化数据的关键途径，卫生机构每天都会处理这些数据。将智能工具嵌入到医生、管理人员和其他医疗人员的日常实践中，将使他们做出更明智的决策，这反过来将有助于有效的患者护理。

医疗成本管理对 BI 的需求：医疗领域一个众所周知的问题是高成本问题。对于中等质量和效率的医疗保健，其成本大幅增加。BI 平台可以增加组织间的数据交换和使用，以解决运营、财务管理、护理制度和决策以及临床实践中涉及的各种成本挑战。

当卫生专业人员接受遵循数据分析－决策路径的培训后，他们将能够在医疗的所有领域获得 BI 所提供的深刻的见解和辅助。他们可以应对风险、预测未来的一些事件、避免错误，并采取适当的预防措施。然后，基于分析的见解的成功用例就会增加。基于经过充分分析的数据，卫生组织可以提供水平更高的患者临床护理。随后，其结果将是使用 BI 在医疗领域的智能应用来改善人员分布、减少再入院和管理费用。此外，在医学和医疗领域使用 BI 应用程序不仅是不断发展和新兴的医疗保健行业的一部分，而且是在医疗和管理的所有维度共享和建立基于证据的最佳实践的一种趋势。

要点：由于医疗数据的复杂性和医疗数据分析的重大影响，医疗专业人员必须理解 BI 在医学和医疗中的作用。医疗中的 BI 为从数据、信息、分析到决策的整个过程提供支持。它对于从运营到情报生成，再到战略制定的路径至关重要。BI 可能带来的好处包括实际结果，如患者安全、再入院、患者满意度、等待时间、日程安排、住院时间、成本管理以及知情的战略规划和人口健康管理。

作为一个处于发展阶段的新领域，医疗商业智能既面临着机遇，也面临着挑战。这个领域需要更多的专业人士。尽管如此，BI 在其他行业的既有和新兴使用应该会激励医疗部门积极主动地吸收 BI，并以开放的心态展望未来的趋势。

（二）当前评估和未来战略

总体而言，部署人工智能可以极大地改善医院的管理。其中一个主要资源是使用 RPA 形式的人工智能来提高运营效率。未来，医院中的人工智能应该是形成一个嵌入式智能单元，在认知层面和实时模式下涵盖数据分析的方方面面。商业智能和临床分析之间将不再有必要的区别，因为两者都将成为医院智能的一部分。

参考文献

[1] Ching T, Himmelstein DS, Beaulieu-Jones BK, et al. Opportunities and obstacles for deep learning in biology and medicine. J R Soc Interface 2018;15:20170387.

[2] Connor CW. Artificial intelligence and machine learning in anesthesiology. Anesthesiology 2019;131.

[3] Alexander JC, Joshi GP. Anesthesiology, automation, and artificial intelligence. Proc (Bayl Univ Med Cent) 2018;31(1):117-19.

[4] Gambus P, Shafer SL. Artificial intelligence for everyone. Anesthesiology 2018;128:431-3.

[5] Mathur P, Burns ML. Artificial intelligence in critical care. Int Anesth Clin 2019;57(2):89-102.

[6] Patriarca R, Falegnami A, Bilotta F. Embracing simplexity: the role of artificial intelligence in peri-procedural medical safety. Expert Rev Med Devices 2019;16(2):77-9.

[7] Corey KM, Kashyap S, Lorenzi E, et al. Development and validation of machine learning models to identify high-risk surgical patients using automatically curated electronic health record data (Pythia): a retrospective, single-site study. PLoS Med 2018;15(11):e1002701.

[8] Lee HC, Ryu HG, Chung EJ, et al. Prediction of bispectral index during target-controlled infusion of propofol and remifentanil: a deep learning approach. Anesthesiology 2018;128:492-501.

[9] Weintraub WS, Fahed AC, Rumsfeld JS. Translational medicine in the era of big data and machine learning. Circ Res 2018;123:1202-4.

[10] Bonderman D. Artificial intelligence in cardiology. Cent Eur J Med 2017;866-8.

[11] Johnson KW, et al. Artificial intelligence in cardiology. J Am Coll Cardiol 2018;71(23):2668-79.

[12] Benjamins JW, Hendriks T, Knuuti J, et al. A primer in artificial intelligence in cardiovascular medicine. Neth Heart J 2019;27:392-402.

[13] Shameer K, Johnson KW, Glicksberg BS, et al. Machine learning in cardiovascular medicine: are we there yet? Heart 2018;104:1156-64.

[14] Krittanawong C, et al. Artificial intelligence in precision cardiovascular medicine. J Am Coll Cardiol 2017;69(21):2657-64.

[15] Bizopoulos P, Koutsouris D. Deep learning in cardiology. IEEE Rev Biomed Eng 2018;12:168-93.

人工智能在
医学中的实现

  在医学实践和医疗保健中，越来越多的医院和诊所开始使用电子病历，但对电子病历的投入却十分有限，使得数据和信息的极端不确定性和不满意度分外凸显。当今医务工作者面临着许多数据问题，包括数据升级、数据丢失、信息量成倍增长、监管政策僵化和信息可获取性降低等。一篇文章描述了在医学领域实现人工智能的主要障碍，包括数据共享和标准化、透明度、患者安全、财务和教育问题[1]。医疗人员缺乏数据科学领域的洞察力和相关教育，导致他们不了解目前存在于医疗保健和医学领域的丰富数据。到目前为止，数据科学或人工智能在医学院或临床培训课程中还没有被广泛接受。在临床领域和数据科学之间存在着明显的文化和知识分裂：大多数医学会议不会讨论数据科学或人工智能应用，而卫生保健领域机器学习或数据科学爱好者的会议研讨也少有临床医生参加。从业人员需要准确的数据、最新的信息和意见交流，以确保患者的最佳治疗效果，而不该被这些高性能工具分散注意力[2,3]。在未来，随着应用程序的激增，医疗数据领域也将纳入更多非传统信息源，如社交媒体和家庭监测。除了上述问题，马多克斯还向这个新兴领域提出了几个相关问题[4]：（1）人工智能在卫生保健中的正当任务是什么？（2）什么是适用于人工智能的数据？（3）人工智能的标准应该是什么？（4）如何将人工智能纳入临床护理？

挑战在于对人工智能的接受程度

  马修·科莫罗夫斯基

  马修·科莫罗夫斯基是一位监护室医师，数据科学家，也是医学人工智能创新大赛的获奖者。他撰写了这篇评论，阐述了他所认为的临床医生采用人工智能的主要障碍：信任和人工智能素养。

  要让英国临床医生用上人工智能，下一步应该怎么做？

  在英国国家医疗服务系统中部署人工智能技术的挑战，与其说是技术上的，不如说是社会和文化上的。实际上，我们称之为人工智能的技术，大部分依赖于相对简单的现成计算模型，许多公司都渴望将这些技术推广到英国国家医疗服务系统中，以期为潜在的数百万患者提供更好的护理。

如果我们要使用这些工具，最大的挑战是提高利益相关者（包括患者、临床医生和决策者）的接受度。一项技术的可接受性与两个因素密切相关：用户对该技术的信任度和相关素养 [1,2]。信任能够通过降低风险感知来提高用户对新产品的接受度，在新观点的文献中，风险感知被定义为产品失败的可能性 [1]。增加信任就意味着证明该技术既有效又安全。人们会使用导航系统和家庭个人助理这类基于人工智能的产品，是因为它们好用且能够带来价值。在卫生保健领域，通常使用随机对照试验来证明一种新疗法的价值和有效性 [5]。例如，我们可以设想比较患者在接受标准"人"的治疗和加入人工智能治疗时的结果差异。

安全性的证明更加复杂。首先，监管者和决策者需要对人工智能管理框架进行定义。在英国下议院科学技术委员会 2018 年 5 月的报告中，该框架的关键原则被概述为"决策中的算法" [4]。不可否认，这类技术在使用前必须在现有监管框架内获得认证和批准 [1]。其次，人工智能必须以合乎伦理的方式发展，它应该增强人类的能力，造福于整个社会。这一点与国防等其他部门不同，在卫生保健领域通常是明确的。安全还意味着保护患者数据隐私不受侵犯。《欧盟数据保护通用条例》带来了一些重要变化，旨在统一欧盟内部的数据保护法规。《欧盟数据保护通用条例》引入了"解释权"的概念，向受模型影响的用户解释特定决策是如何达成的。在实践中，对于人工智能的某些分支来说，这一要求是难以满足的，就拿深度学习来说，神经网络的推理嵌入到数千个复杂互连的节点中 [5]，这很难向用户说明。最后，应制定保障措施，进一步提高人工智能的安全性。在医学领域，最直接的保障措施是让人类医生使用计算机系统来增强他们的业务水平，而非让计算机系统取代他们。

提高人工智能可接受性的第二个方法是提高利益相关者的人工智能和数据科学素养。这可以通过正规教育、公共活动、辩论以及医学中的人工智能联合会议、数据马拉松和黑客马拉松等多种方式实现 [6]。现在可以在网上免费获得顶级机构的教育，没有计算机科学背景的临床医生也可以通过大规模的在线开放课程获得培训。

吴恩达是在人工智能和深度学习领域最有影响力的人物之一，他说："谁赢了人工智能，谁就拥有未来。"但除了创造天才机器，人工智能的未来发展还必须完善规则、培养文化土壤，使人工智能可以依照我们的共同价值观运行。这将让用户对其产生信任并提高接受程度，最终造福于患者。

参考文献

[1] Hengstler M, Enkel E, Duelli S. Applied artificial intelligence and trust--the case of autonomous vehicles and medical assistance devices. Technol Forecast Soc Change 2016;105:105- 20. Available from: https://doi.org/10.1016/j.techfore.2015.12.014.

[2] Lee JD, See KA. Trust in automation: designing for appropriate reliance. Hum Factors 2004;46(1):50-80. Available from: https://doi.org/10.1518/hfes.46.1.50_30392.

[3] Murad MH, Asi N, Alsawas M, Alahdab F. New evidence pyramid. BMJ Evid Based Med 2016; ebmed-2016-110401. https://doi.org/10.1136/ebmed-2016-110401.

[4] The House of Commons. Algorithms in decision-making--Science and Technology Committee--House of Commons. Retrieved August 11, 2018, from: <https://publications.parliament.uk/pa/cm201719/cmsselect/cmsctech/351/35102.htm>; 2018.

[5] Knight W. The dark secret at the heart of AI. MIT Technol Rev. April 11, 2017. Retrieved from: <https://www.technologyreview.com/s/604087/the-dark-secret-at-the-heart-of-ai/>.

[6] Aboab J, Celi LA, Charlton P, Feng M, Ghassemi M, Marshall DC, et al. A "datathon" model to support crossdisciplinary collaboration. Sci Transl Med 2016;8(333):333ps8. Available from: https://doi.org/10.1126/scitranslmed.aad9072.

医疗系统的人工智能策略

阿兹·那扎

阿兹·那扎是一位具有人工智能背景的医生，也是一家人工智能中心的负责人，他撰写的这篇评论介绍了在大型机构中部署人工智能的经验教训以及确保此类企业持续发展的策略。

人工智能已经在很大程度上改变了我们的生活，其影响预计将继续呈指数级增长。人工智能正在彻底改变每个行业，卫生保健行业也不例外。预计未来十年，卫生保健行业将会成为被人工智能影响最大的行业。这增加了医生和医院管理者的恐惧和焦虑，特别是在如何将人工智能融入医院工作流程方面。这种情绪由多种因素驱动，包括：（1）医生不熟悉人工智能和机器学习这些一直被视为黑盒的技术；（2）算法和数字转型变化很快，他们难以跟上最新发展；（3）大公司和初创公司过度销售人工智能产品，而对卫生保健的复杂性缺乏了解。因此，医院和卫生保健系统必须制定采用人工智能技术的策略，并将其纳入工作流程中。这一策略应着重于人工智能在运营、财务决策以及研发中的应用。每一个方面都必须有不同的策略，以使各方面的投资回报率最大化。在《美国医学学会杂志》的一篇文章中，爱德华·肖特列夫医学博士（《生物医学信息学杂志》的主编）和马丁·塞普尔韦达医学博士（曾在 IBM 沃森研究实验室工作）强调了医生接受人工智能决策支持系统所需的六个要素，这个系统不能是黑盒，"需要变透明"。医生和其他健康护理提供者必须充分了解系统所提供建议的依据。系统必须节省时间成本，对临床支持"必须融入工作流程"，而不是使其复杂化。系统应易于使用，无须进行复杂培训即可得出结果。对临床的支持应该知道医生将要问什么以及结果会如何改变患者的治疗结局，信息的传递必须是尊重用户的，建议应该尊重用户的专业知识，有很强的科学基础，应该是可复制的、可靠的和可行的，并基于严格同行评审的科学证据。了解这些要素可以帮助医院管理者理解如何在卫生保健行业使用人工智能。

那么在卫生保健系统中，医院如何构建人工智能策略呢？医院必须采取一些措施：首先，建立一个由临床医生数据科学家组成的团队，他们具有理解并且促进机器学习和人工智能技术在系统中应用的能力；其次，建立能够产生高影响价值的小项目，并证明团队能够以更高的投资回报率完成更大的项目；最后，培养能够提高团队生产力的内部人才，最终扩展团队能力，实现从诊断到预后和个性化治疗等多领域应用的人工智能技术。这些方法可以降低成本并提高患者的整体预后。这听上去并不容易，但可以通过调用所有医疗专业人员（从医生到研究人员、统计学家再到药剂师）来实现，利用人工智能的力量，帮助医疗人员提供最先进的护理，改善所有患者的预后。

总之，卫生保健领域中的大数据融合、算法改进、计算能力和云存储已经开始在生物医学和卫生保健领域产出强大的机器学习项目和可观的结果。到目前为止，人工智能应用有着广泛的专业热点，人们对人工智能应用的兴趣已经达到了一个新的水平，特别是放射学领域深度学习在医学图像识别中的应用。作为这一领域的合作伙伴，临床医生和数据科学家在文化和理解上也存在许多细微差别。在不久的将来，除了依靠已发表的报告和其他资源（如循证医学或专家组）回答临床问题，使用人工智能来回答临床问题（医学中的人工智能）将会是最好的实践。

关键概念

- 目前，人们对人工智能应用于医学和卫生保健领域的兴趣和热情日益高涨，特别是在医学成像和决策支持领域；人工智能在医学领域的迅速发展主要是由于机器学习和深度学习在许多领域的迅速普及。
- 随着临床医学和卫生保健领域人工智能技术的指数级增长，美国食品药品监督管理局良好的机器学习实践是非常适时的监管策略。
- 二分法简明地描述了临床医生和数据科学家之间的一些关键差异。医生，尤其是急症护理临床环境（如急诊室、重症监护室以及手术室）中的医生通常依靠基于过去经验和判断的快速直觉思维。另一方面，数据科学家更频繁地采用更慢、更符合逻辑的渐进式思维来处理问题，这种思维是基于理性的思维。
- 也许人工智能支持的客观决策可以中和许多人类的偏见和直观推测，以减少由人为偏见和直观推测导致错误的比例。
- 对循证医学的主要批评包括发表偏倚，即临床医生和研究者倾向于只发表具有积极诊断或治疗结果的研究。此外，证据级别标准的术语有时不一致，这些不精确的定义往往具有误导作用。一些指导方针或建议往往已经过时，不能适应最新的想法或研究结果。简而言之，因为信息不及时，因而缺乏实时相关性。
- 大多数医生（如果不是所有的话）在他们的专业领域都可以通过三个基本的思维区域进行配置，这三个区域涉及他们执行任务的大脑的不同区域：感知、认知和操作。
- 人工智能方法的应用前景广阔，比如深度学习（特别是卷积神经网络）用于自动医学图像解释或增强医学成像。图像解释工作包括分类、回归、定位和分割。

- 增强现实、虚拟现实和混合现实领域将能够利用人工智能技术，并将此资源最大限度地用于各种目的，其中包括针对所有利益相关者（包括患者和家属）的教育和培训、模拟、沉浸式场景，还有为某些医疗和外科专业医生提供术前和术中成像和规划。

- 虽然人工智能可以在围棋比赛中击败人类冠军，但在医学实践中，尤其是在急诊室、重症监护室和手术室这些复杂的领域，更类似于《星际争霸》这样的实时战略游戏。

- 临床生物医学监测一直是单向的：以连续的方式显示生命体征等数据，但自身不能分析和理解数据，因此不"智能"。人工智能可以改变这种模式，将机器学习和深度学习部署到这个丰富的数据环境中（用循环神经网络），并以实时方式获得知识和智能。

- 人类与机器人的互动和关系正在身体康复、精神康复以及教育和培训等各种临床场景中应用并被评估。

- 人工智能在虚拟助理的发展过程中起着非常重要的作用，这些是自然语言处理（包括自然语言理解和生成）发挥的作用。

- 因其决策的复杂性和分析的数据量，精准医学的范例特别适合与人工智能方法结合，如深度学习（特别是其中的深度强化学习），因为这些方法可以识别和评估相似的患者。

- 语言、神经生理学、化学、毒理学、生物统计学和医学等不同学科可以融合，利用人工智能和机器学习/深度学习来设计新药物。认知解决方案旨在完全汇总和分析相对较大的数据集，如生命科学中的药物发现数据集。

- 数字健康的一个重要组成部分是使用信息和通信技术以及人工智能、机器学习和深度学习，以数据挖掘的形式对传入数据进行连续的异常检测、预测和诊断/决策。

- 在人工智能时代，我们看待可穿戴技术的视角也有所不同，尤其是可能广泛采用简单人工智能工具嵌入到医疗设备中。

- 人工智能技术虽然在医学图像解读领域日趋成熟，但在决策支持领域仍需进一步发展；具有实时的反馈机制、复杂决策支持是人工智能麻醉领域实践的关键。

- 由于心脏病学是一个感知或图像密集型领域，也是一个认知或决策专业，包含许多程序性任务，人工智能对于心脏病技术的发展具有非常丰富的潜在应用，目前尚未充分开发，但前景广阔。

- 一旦深度强化学习或其他深度学习方法成熟到足以应对重症监护室的实时和复杂决策，可以预见这些医生将采用人工智能的程度更高。建立一个通用的重症监护室数据库，为机器学习/深度学习和深度强化学习提供丰富的数据源，才是真正的价值所在。

- 在未来，使用人工智能的皮肤科医生将在办公室使用卷积神经网络进行常规皮肤镜检查，这种二元分析可以提高诊断皮肤状况的正确率。这种人机协同效应还可以与数字健康功能相结合，不仅在常规筛查中可以传输照片，还可以应用到随访中，这样可以减少患者到诊所就诊次数，并在全球医疗领域提供有价值的服务。

- 在未来，就像其他需要快速思考和决策的专业（重症监护、外科和麻醉学）一样，急诊医学可以从基于人工智能的实时决策深度强化学习策略中获益匪浅。

- 有了闭环系统、模糊逻辑以及卷积神经网络这些振奋人心的人工智能方法的创新进展，会对人工胰腺治疗糖尿病大有裨益。这对于管理未来最重要的疾病负担之一来说，是一个非常重要的进步。

- 人工智能内镜检查应嵌入卷积神经网络，来辅助胃肠科医生治疗。这一过程应包括获取图像，卷积神经网络解释可疑病变以及决定是否进行活检的连续步骤。

- 全球卫生、公共卫生以及流行病学领域的结构非常适合使用机器学习／深度学习和其他方法，特别是在人口众多的情况下研究和管理流行病和自然灾害。

- 在传染病领域，有一些临床活动和组织活动在使用人工智能和机器学习／深度学习，但不是全球组织的方式。在传染病领域有许多数据源，非常适合大数据和机器学习／深度学习，并有一些专家知识监督，可以获得许多成果。

- 除了医学图像解释和决策支持，人工智能还有很多途径可以帮助初级保健医生。在图表审查、实践管理、风险预测和人口健康管理等领域，人工智能具有巨大的市场潜力，支持人工智能的解决方案也越来越多。

- 与内分泌学中的人工胰腺类似，人工肾需要实时决策支持和预测建模，并在设备中使用生物反馈和嵌入式人工智能。该模型需要考虑的因素包括贫血、身体总水量和透析中低血压。

- 人工智能和神经科学之间将有必要的融合和协同作用，这种二元关系将丰富这两门密切相关科学的知识，提高各自的能力。

- 在妇产科使用人工智能主要集中在胎儿监护领域，它的信噪比非常小（类似于心电图和脑电图）。与上述许多临床领域类似，妇产科的患者群体异质性明显，甚至将胎儿作为临床范围的一个重要部分。这种复杂程度非常适合更复杂的机器学习／深度学习，以减少临床医生决策的负担和压力。

- 公众和专业人士对第一个自主人工智能诊断工具能以高准确性筛查某些常见眼部疾病（如糖尿病视网膜病变）非常感兴趣。这对全球健康影响是相当大的：深度学习算法在眼部疾病范围的改进有助于诊断，该工具可能会增加治疗眼部疾病的转诊人数。

- 美国安德森癌症中心／IBM 沃森针对肿瘤学项目发布的相对负面的宣传确实产生了重大影响，并在人工智能采用和责任方面提供了重要的经验教训。此次失败涉及的问题包括缺乏竞争性招标、尽职调查不足以及决策未经信息技术部门认可。机构没有充分回答关于它是否会改善患者预后和降低成本这些看似显而易见的问题。

- 虽然有人认为，有几种策略可以使计算机视觉取代部分病理学家的工作。有趣的是，未来会有在计算机视觉和深度学习方面有很强背景的医学影像学专业的专家，这将需要当今病理学家和放射科医生的共同工作。在这样的专业领域，专家研究的是从分子和显微镜到人体大小解剖图像的医学图像连续体。

- 儿科领域，包括初级护理和专业护理，尚未充分利用人工智能，但某些领域已经开始采用人工智能（心脏病学、儿科重症监护室等）。采用人工智能的主要障碍包括缺乏对人工智能的理解，尤其是儿科医生对人工智能工具的认可。人口异质性与罕见疾病的结合使得儿科和儿童护理非常适合使用人工智能，可以实现更快的诊断和更准确的决策过程。

- 尽管肺科医生的成像类型没有放射科医生或心脏科医生那么多，但精密肺科和检测技术仍有很大的进步空间。例如，一个简单的家庭肺功能测试可以用一个嵌入式人工智能肺功能设备来解释。

- 除了目前卷积神经网络和医学图像解读方面的工作，自然语言处理在放射学中的应用也取得了进展，尽管报告和数据挖掘方面的文章较少。现在一些热点指向放射科中使用人工智能技术的工作流程可能存在不足。

- 可穿戴技术和嵌入式人工智能可以为基于人工智能的慢性病管理提供有价值的每日实时信息，这些慢性病管理可以设计为以患者为中心。此外，风湿病学家经常遇到的诊断难题可以通过人工智能资源更新信息以及有能力的认知搭档来辅助诊断。最后，由于许多患者患有慢性残疾，机器人技术和虚拟助理中的人工智能工具可以辅助患者护理。

- 在未来，除了机器人手术的复杂度提高，外科领域还有很多发展方向。外科医生将受益于计算机视觉和医学图像解读，尤其是在合格放射科医生人手不足的情况下。此外，在术前计划中使用人工智能和虚拟现实或增强现实可以减少次优手术结果或并发症。

- 嵌入式人工智能和机器学习算法朝着物联网的方向发展，将人、过程、数据和事物聚集在一起。这一策略将使累积的数据能够在云计算中以个性化精准医学的总体模式进行优化和组织。

- 配置多维基因组学和临床数据实现个性化治疗的查询（通过本体图数据结构映射）。来自个体的临床资料和分子表达谱与电子病历数据一起形成三维方法（水平知识平面或搜索空间以及本体层的垂直映射），以复原健康状态，从而推断治疗方案。该框架的基础是基于本体论的分层知识表示模式。

- 由于人工智能机器人技术在未来几十年内将非常流行，将涌现大量用于残疾或功能受损患者康复的机器人和设备。其他技术，如改变现实的技术（例如虚拟现实和增强现实），也将为康复策略提供创新思路。

- 通过游戏和深度强化学习改变现实的技术，可以从根本上改变医学教育体验以及临床学习和培训效果。

- 机器人技术和机器人辅助在未来的护理领域会发挥强大的功能。此外，慢性病管理领域和虚拟助理对护理也有价值。

- 智慧医院应该以嵌入式智能单元的形式在认知水平和实时模式下涵盖数据分析的各个方面。商业智能和临床分析都将成为医院智能的一部分，二者没有分别。

医疗机构人工智能就绪性评估

在医疗保健机构中实施人工智能的策略可以按照计划通过一系列的步骤来实现，并且应根据整体机构策略和财务灵活性为机构量身定制。为了评估和提高医疗机构的人工智能准备程度，可以使用以下 10 个条目来评估情况并执行计划（见表 9.1）：

表 9.1 医疗机构人工智能准备程度检查表

	医院	分数	备注
数据	质量	1. PACS 和 / 或只有 CPOE 2. 第 1 条 + 医生文件 3. 完整电子病历 4. 有 HIE 和患者门户的完整电子病历 5. 第 4 条 + 电子病历 + 企业数据仓库	分数越高，说明数据越好
科学	分析	1. 基本分析（报告） 2. 基本分析（预测） 3. 高级分析（机器学习） 4. 预测分析 5. 实时或指导性分析	分数越高，说明分析效果越好
技术	基础设施	1. 基础设施差 2. 低于平均水平的基础设施 3. 平均水平的基础设施 4. 高于平均水平的基础设施 5. 优秀的基础设施 （人工智能混合云，渗透机器人自动化过程，25% 的物联网，移动接入）	分数越高，说明基础设施越好
安全	网络安全	1. 网络安全性差 2. 低于平均水平的网络安全 3. 平均水平的网络安全 4. 高于平均水平的网络安全 5. 优秀的网络安全 （防火墙、网络安全、培训、暗网监控、分层防御和端点保护）	分数越高，说明安全性越好

	医院	分数	备注
团队	能力	1. 有一位全职数据科学家或数据专家 2. 有一位以上的数据科学家（至少一位拥有博士学位） 3. 满足第 1 条 + 第 2 条，但没有真正的团队领导 4. 团队有指定的数据或人工智能方面的高级领导 5. 人工智能项目团队或中心	分数越高，说明专家越多
问题	相关性	1. 组织与人工智能无关 2. 组织与人工智能不怎么相关 3. 组织与人工智能有点相关 4. 组织与人工智能非常相关 5. 组织与人工智能极相关并且迫切需要	分数越高，说明重要性越高
战略	重要性	1. 战略计划中未提到的人工智能 2. 战略计划中提到的人工智能 3. 计划了人工智能试点项目 4. 使用已定义指标的人工智能项目正在进行 5. 人工智能是组织内部的主要变革力量	分数越高，说明重要性越高
财务	资源	1. 没有经济支持 2. 支持小项目（2.5 万美元以下） 3. 支持较大项目（2.5 万美元以上） 4. 针对人工智能项目有指定的部分信息技术预算 5. 人工智能项目 / 团队有单独预算	分数越高，说明财务状况越好
时机	文化	1. 在组织内部对人工智能没有兴趣和知识 2. 接受人工智能教育的很少（<5%） 3. 一部分人接受人工智能教育（>5%） 4. 第 3 条 + 组织内有持续教育 5. 第 4 条 + 区域 / 国家会议	分数越高，说明时机越好

	医院	分数	备注
障碍	采用度	1. 领导层不感兴趣	分数越高，说明障碍越小
		2. 领导层有点感兴趣（<50%）	
		3. 领导层有较大兴趣（>50%）	
		4. 第 3 条 + 领导层有贡献	
		5. 人工智能在执行领导决策中发挥作用	
	无形资源	人工智能和与数据相关的论文 / 书籍、初创公司、奖项、演示、会议、伙伴关系、咨询、新闻、环境、社区支持等。	状态理由 每个理由 1 分（最高 10 分）

在医学领域成功实现人工智能的十大要素

这是解决人工智能最终成功实现范式转变的十个必要要素和解决方案。

1. 提高卫生保健领域的数据访问、存储和共享策略。卫生保健领域存在许多数据缺失、不准确、混乱和碎片化的问题。此外，患者需要被授权才能拥有自己的数据，因为卫生保健数据往往被医院或诊所管理，患者通常无法访问。最后，所有的利益相关方必须愿意提供和共享卫生保健数据。如果人工智能是将我们送入轨道和登月计划的火箭，那么数据就是我们所需要的燃料；然而，这些燃料并不是集中收集的。时间安排是关键所在，因为主要的数据源仍未完全形成，如基因组数据、可穿戴技术数据和社会经济数据。虽然人工智能方法比较超前，但几十年来卫生保健方面的数据一直较为混乱，需要努力改进。关键策略是部署一个革命性的数据基础设施（超图数据库）。所有这些关于收集和存储卫生保健数据的讨论都需要密切关注网络安全，区块链技术的出现可能是及时的。简而言之，良好的医学人工智能不仅需要良好的数据和数据库基础，还需要通过物联网和万物互联网进行连接。

2. 培养医学中人工智能的意识和教育。在卫生保健和医学领域，特别是在决策支持和医学图像领域，虽然与人工智能有关的风险投资不断增加，但医院管理人员和临床医生以及投资者仍然缺少人工智能方法在医学中应用的教育。在医学院和住院医师培训项目中缺乏数据科学课程。

此外，计算机和数据科学家没有充分认识到，临床医学领域以及临床医生实际上最需要使用人工智能以减轻自己的负担。总体上更高的知识水平将会避免人工智能解决方案的"土耳其机器人"。

3. 了解人工智能驱动议程中人与人的协作。在医学人工智能的工作中，人与人的互动和关系对于推动这些议程和项目是至关重要的。在卫生保健领域，从共享数据到利用人工智能做项目，都需要来自多领域的领军人物和领导者成为这些议程的前驱者。

4. 增加临床医生与数据科学家的协同工作。临床医生普遍缺乏对深度学习的认识和教育，同时数据科学家也缺乏对临床医学的认识和教育。临床医生与数据科学家间的距离会因双方的傲慢而进一步增加。对心房颤动的初步机器学习工作就是一个例子：如果在临床和数据科学领域之间没有足够的讨论，就有可能导致过度诊断。有个很好的例子是福尔摩斯（数据科学家）和沃森博士（临床医生），他们相互之间取长补短、合作良好。最后，面对基于人工智能的医学现有难题及其未来解决方案，临床医生和数据科学家（就好比DNA的双螺旋）具有双重性和协同性，他们有各自不同的处理模式，不分孰优孰劣。假如临床医生和数据科学家都是"5"这个整数：如果双方是对立的，则是 $5 \div 5 = 1$；如果双方是互补而不是协同的，那么就是 $5 + 5 = 10$；如果双方是协同的，则是 $5 \times 5 = 25$。未来的临床医生可以受益于数据科学和人工智能的双重教育。这些受过双重训练的科学家可以将临床领域和数据科学领域建立起联系。深度学习和人工智能可能会使临床医生降低临床敏锐度，因此临床医生兼数据科学家可以减少这种临床敏锐度的损失。缺乏双重视角很容易得出错误的假设，过度诊断就是一个潜在的问题，例如有的研究将临床医生的输入排除在外。这些专家也有助于揭开人工智能"黑盒"问题的神秘面纱。他们还有助于在训练集中发现与新数据不相关的虚假关联，对于发现错误是有帮助的。

5. 重视生物医学中的小数据。在未来，如果要进行持续的人与人协作，在医学中设计深度学习，我们不仅需要利用深度学习，还需要利用深度学习的变体作为解决方案，因为大数据不可能总是满足深度学习的理想情况。我们需要使用"小"数据（比如个体患者的序列数据）。对许多临床医生来说，连续随访是极其重要的。我们还需要考虑针对小数据的创新深度学习方法，如一次性学习和深度强化学习。

6. 让看得见的东西变得看不见，让看不见的东西变得能看见，同时还能解释人工智能。前半句的意思是，人工智能项目应该使当今如计算机和生物识别装置这样的辅助设备成为过去式（使可见的东西不可见）。一个受人工智能启发的工具就是，智能代理（或聊天机器人）将取代许多人。反过来说，噪声中的信号将被深度学习和其他技术接收，以使卫生保健领域中不可见的知识和智能更容易被辨别。最好能有一个知识渊博的人对各种情况进行分流，看看哪些情况最适合人工智能方法。最后，我们需要可解释的人工智能，以尽量减少认为人工智能是"黑盒"的观点，特别是对那些没有数据科学教育或知识背景的利益相关者。

7. 利用人工智能组合中的所有人工智能工具，而不单单是深度学习。尽管人工智能在生物医学中受到了关注，但并不都是关于机器学习或深度学习的。缺乏持续有效的人与人对接（临床医生与数据科学家），就无法提出充分了解所有卫生保健领域实际问题的最佳解决方案。此外，可能出现过度诊断和不恰当的治疗，进而出现各种并发症。简而言之，我们在卫生保健领域，缺乏"设计"思维。谨慎的做法是在统计分析中实施这些基本的技术，而不应把深度学习当作唯一的方法。不需要繁重的深度学习，从基本数据分析中也可以获得一些知识，而且还要了解在什么情况下不需要进行深度学习。相反，生物医学和卫生保健领域的许多未来问题将需要用认知的解决方案来解决，而不只是简单的深度学习。

8. 理解生物医学的复杂性。尽管 AlphaGo 成功地击败了人类围棋冠军，但生物医学比围棋更复杂。生物医学的"深层"表型包括数百层数据，有基因组学和药物基因组学资料、社会经济环境和心理资料。随着人工智能渗入卫生保健领域的各个角落，揭开临床生物医学和精准医学神秘面纱所必需的深度表型将变得更加复杂（见图9.1）。精准医学和人口健康之间可能存在着不匹配，而生物医学中的人工智能或许有助于调和这两种力量。

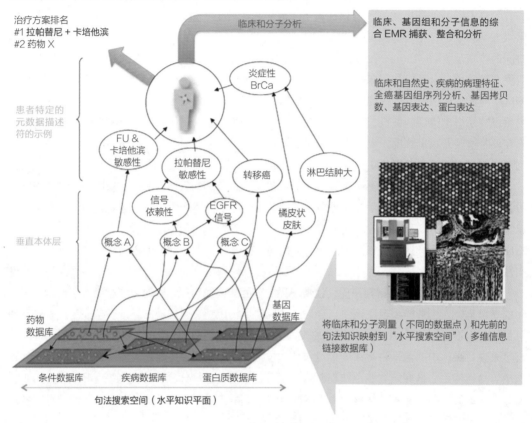

图 9.1 深度表型

9. 介绍医学中人工智能的认知要素。所有参与卫生保健领域的人工智能的利益相关者都应该对人工智能的所有类型、其间的细微差别和局限性有一个初步的了解。所有卫生保健领域的人工智能实践者都应该认识到第三波人工智能（神经科学）的价值。物联网将演变为人工智能启发的万物互联网，设备将具有嵌入式人工智能功能，这类似于连接中枢神经系统的传入周围神经。有了这一功能，每个人的卫生保健都会提供一个"临床GPS"，疾病作为"交通拥堵"可以就此疏通。

10. 执行更接地气、愿景更宏伟的项目。在医学项目中，尤其对那些使用机器人自动化处理的现场验证自动化项目（比如获得授权和认证医疗工作者等管理类任务），拥有人工智能组合是至关重要的。人工智能团队应该有一个平衡的项目组合，既包括易于完成的项目，也包括更高难度的深度学习项目，这部分项目专注于临床场所的医学图像解释或决策支持。这样的项目组合将带来投资回报和价值，可以提高管理层和临床领导层的采用率。

人工智能在医学中应用的十大障碍

以下是任何组织或团体都会面对的在实施人工智能项目或议程时会遇到的 10 个潜在障碍（显然障碍不止这些，但这些是观察到的一些常见障碍）：

1. **临床医生 / 医院管理人员和数据科学家之间的文化差异**。医生，尤其是在急症护理环境中的医生，更喜欢方便快速地做出决定，因为他们需要在短时间内做出许多决定（比如在查房或会议中）。数据科学家通常时间表不那么紧张，他们倾向于以更灵活的方式工作（尽管初创公司也很关注时间表）。这两个群体的结构也存在差异。

2. **人工智能项目和服务的价值定位**。有时，说服所有利益相关者去相信各种服务中单个人工智能项目的价值是非常困难且乏味的。如果此前的人工智能服务或项目有生产性或投资回报，那么这一障碍更容易克服一些。组织中能有几个临床医生来强调人工智能在患者护理质量方面的价值也可以帮助克服障碍。

3. **双方都缺乏知识储备**。大多数临床医生熟悉其医学教育中的统计数据，但他们通常没有受过良好的数据科学教育。另一方面，数据科学家可以搜索医学知识，但有时无法理解临床医学的许多细微差别、内在复杂性和不确定性，也无法理解医生的思维方式。这造成了领域知识的大分裂，甚至可以称为文化差异。

4. **对新技术不信任**。临床医生有时会对某些技术有抵触心理，这些技术很有前景，但转化率很低。经常用来做比较的是电子病历和人工智能，因为后者有时与前者捆绑在一起。临床医生仍对电子病历怀有一些不满，因为它增加了医生的负担，但医生没有感知到它的价值。人工智能可以专注于减轻这一负担，或者至少带来更多价值。

5. **人工智能工具的可解释性（"黑盒"感知）**。有人认为人工智能工具缺乏透明度。期望人工智能工具被充分阐明或许是不公平的，就像临床医生也不总是对所有技术（例如心脏起搏器）都了解得一清二楚。如果临床医生对人工智能有基本的了解，如果数据科学家努力让这些人工智能工具更容易理解，也许可以找到一个双方都能接受的中间点。

6. **受人工智能影响的工作流**。出于许多原因（一个主要原因是电子病历带来的负担），临床医生对任何类型的额外负担的耐受性较低，这是由于他们的职业倦怠率相对较高。理想的人工智能项目不仅可以减轻负担，还可以改善患者护理、降低护理成本。如果人工智能项目提高护理质量这一点能被清楚地证明，采取增加负担的人工智能项目就是唯一确定的方法。

7. **获取大量的高完整性数据**。很难保证有庞大数据量的最干净、最完整的生物医学数据。即使是非常大的生物医学数据集也会有标签不准确等其他问题。临床医生可以通过与其他机构合作来克服这一障碍，虽然现在这样的实践不多，但希望在不久的将来会成为常规。数据科学家也可以更加灵活地处理小数据。

8. **互通性和电子病历基础设施问题。** 除了前面提到的数据规模和完整性问题，还有数据访问和收集的组织管理障碍，这些障碍的消除可能会需要大量的时间和资源。医院和医疗机构之间缺乏充分的互通，很难完全访问数据，也很难收集所有数据。电子病历供应商之间也缺乏充分的合作，这一点是可以理解的。

9. **缺少临床领军人物的支持。** 和其他任何项目一样，如果没有临床领军人物明确地支持人工智能项目，那么采用人工智能就非常困难。即使有了支持人工智能的临床领军人物，他仍然需要召集几个共同支持者来维持这个项目。这些支持者需要与人工智能利益相关者保持沟通，以便在整个项目中获得循环反馈。

10. **担心人工智能接管并取代临床医生。** 卫生保健领域的从业人员担心他们的工作内容会被自动化和人工智能取代。少数人过早地公开宣称医生的部分或大部分工作将被取代并没有得到临床医生的广泛接受和认可。更现实的说法是，人工智能将为医疗工作者的技能组合提供补充，并减轻他们的过度负担。

此外，以下是来自 Enlitic 公司的凯文·莱曼提出的另一些障碍：

- 放射学数据非常精微，如果使用者没有受过适当的教育培训，很难避免意外偏差；
- 与实际构建临床人工智能相比，我们把更多的时间花在了构建需要的工具上；
- 大多数医院在设计其软件基础设施时没有考虑到如何为人工智能集成提供便利；
- 模型没有得到监管部门的批准，而围绕模型具体用途的声明得到了监管部门的批准；
- 在全球范围内，隐私和安全是目标不固定的主观衡量标准。

参考文献

[1] He J, Baxter SL, Xu J, et al. The practical implementation of artificial intelligence technologies in medicine. Nat Med 2019;25:30-6.

[2] Darcy AM, Louie AK, Roberts LW. Machine learning and the profession of medicine. JAMA 2016; 315(6):551-2.

[3] Nsoesie EO. Evaluating artificial intelligence applications in clinical settings. JAMA Netw Open 2018;1(5): e182658.

[4] Maddox TM, Rumsfeld JS, Payne PR. Questions for artificial intelligence in health care. JAMA 2019; 321(1):31-2.

未来人工智能的
关键概念

除了认知架构，其他人工智能发展领域的概念也与临床医学和医疗保健相关，按原英文单词首字母顺序排列如下。

5G

5G 是新一代移动互联网连接技术，能提供更快的速度（比 4G 快 100 倍）和更可靠的设备连接。它是未来大量数据所需的基础设施，可以适应物联网和医疗设备的指数级增长。拥有 5G 技术最终可以提高网络速度和数据量的传输，并能提供更多带宽。随着智能设备变得更多、更复杂，5G 技术是必不可少的。引进 5G 技术最积极的国家是美国、中国和韩国。

增强现实和虚拟现实

人工智能在未来可以实现增强现实和虚拟现实。增强现实是由计算机生成的，经过增强的现实效果。虚拟现实由一种被称为虚拟现实建模语言的特殊语言编码，是一种在计算机上生成主要影响视觉和听觉的人工模拟或情景再现。在不久的将来，这两种基于人工智能的方法会逐渐普及，并将在医学和卫生保健领域有广泛应用，例如医学教育（临床医生和家庭护理）、培训（包括模拟）以及术前准备和术前计划等。

区块链和网络安全

区块链是利用加密技术维护区块或记录的集合，使其难以被修改的技术。这一策略最初基于共享账本用于比特币。因此，区块链是信息注册领域的一项颠覆式创新，它利用了三种现有技术：私钥加密、点对点网络和区块链协议。利用区块链等技术改善卫生保健中的网络安全，可以促进利益相关者之间的数据共享。未来采用的云计算和数据安全概念需要吸收区块链概念，还有同态加密和差分隐私这样的新概念。同态加密是一种加密策略，允许对加密的医疗数据执行某些计算[1]。这种策略的一个重要限制是在此过程中处理速度会减慢。另一方面，差分隐私使用复杂的算法向数据中添加足够的"噪声"，使其不易与其他数据库进行匹配。马莫希纳提议通过融合区块链和人工智能创建一个大型安全医疗数据生态系统（见图10.1）。

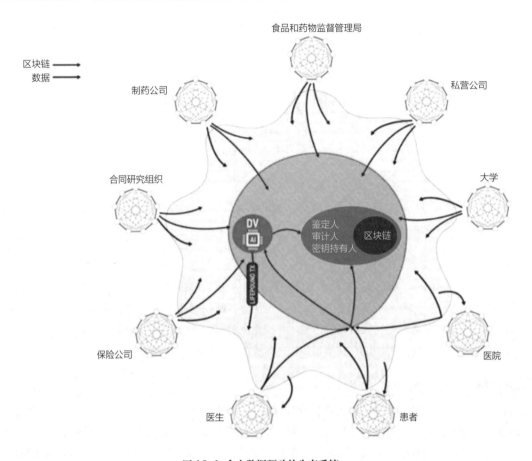

图10.1 个人数据驱动的生态系统

人工智能和区块链：相得益彰

斯里拉姆·维什瓦纳持

计算机工程教授斯里拉姆·维什瓦纳持撰写了这篇关于区块链和人工智能之间协同作用的评述，这两种技术是互补的，因为区块链可以增加人工智能的透明度和可解释性。

人工智能是一个强大的工具，将影响多种医疗应用。尽管人工智能在卫生保健领域的应用仍处于初级阶段，但仍然不可否认其在改变卫生保健方面的核心价值。几十年前，人工智能被大肆宣传为满足我们各种生活需求的神奇解决方案。从那时起，我们就已经能区分关于人工智能的真相和谎言，也已经意识到，当它被有针对性地使用时，将拥有改善医疗体系的能力。

然而，我们对区块链在卫生保健中的作用的理解仍很浅显，区块链对许多人来说还是个有点神秘的工具。与人工智能和机器学习不同（它们已经被很好地理解并且人们认为它们的技术更成熟），区块链正在经历所谓的"炒作周期"，模糊了它对医疗生态系统的潜在影响。和人工智能相同，有针对性地使用区块链技术被证明在包括卫生保健在内的多个领域都非常有用，要让这一点成为现实，我们必须破除有关区块链的炒作，了解区块链的实际情况，以及社会需要它来解决的问题。

区块链能够实现分散的价值交换，并激励各方以无信任的方式参与这种交换，这种方式可以解决经典的"拜占庭将军问题"。区块链不需要中央机构就能实现这一点，同时为其网络内的参与者提供隐私和保障。与人工智能相似，区块链是一个跨学科、设计精良的解决方案，可以满足重要的社会需求：对于人工智能，这种需求是从数据中提取价值；对于区块链，需求是以分散、无信任的方式转移这种价值。在多方环境中，当权力/决策不是集中在一个人、一个对象或一个实体手中时，去中心化的架构都是可取的。区块链是第一个实现这种互动的系统，同时还能为安全和隐私提供保证。

人工智能和区块链技术之间存在着天然的协同关系。首先，区块链可以提高人工智能的可解释性和透明度，从而将"黑盒"算法转化为"玻璃箱"，这有助于人们深入理解人工智能预测算法的基本特征、因素和原因，并使开发人员和用户都能理解其背后的主要驱动力。其次，区块链支持私有可审计账本，能产生符合 HIPAA 规定的分散数据结构，供人工智能算法在其上运行。这样的分散学习既遵从法规，又有可审核性/可追溯性，效率也高。

人工智能和区块链是两种自然互补的新兴技术，它们联手将会永远地改变卫生保健发展状况。我们拥有独一无二的机会来拥抱这些技术，参与这一巨大转变，在过程中让医疗生态系统中的每个成员过上更美好的生活。

脑机接口

这一概念的术语还包括人机接口和直接神经接口。这些都是大脑与增强自然智能的外部设备之间的通信途径。埃隆·马斯克提出的"神经织网"就是这种装置的一个例子，许多康复领域的人对这一发展特别感兴趣，因为这些有人工智能功能的接口可以通过增强功能来改善残疾患者的生活。

胶囊神经网络

欣顿最近将神经网络描述为含有仿生元素、利用更少的输入数据却"更智能"的胶囊[2]。这一点对生物医学数据非常适用。传统的卷积神经网络有助于深度学习的普及，但也有很大的局限性。缺点之一是对象之间缺乏空间层次结构。胶囊是一组对空间信息进行编码的神经元，模型的空间信息和层次关系得到了改善，胶囊可以将"直觉"的认知元素引入深度学习。

在最新的生物医学文献中，联合卷积神经网络和胶囊神经网络被用于核磁共振诊断阿尔茨海默病，研究者发现这种方式与使用自动编码器的 3D 卷积神经网络相比具有更优越的性能 [3]。

云人工智能

迄今为止，云计算一直是公共云计算模型（以亚马逊网络服务或 Salesforce 的 CRM 系统为例），但云计算在未来可以对软件定义的数据服务进行虚拟化和管理。因此，未来的人工智能应用将在云计算中进行，人工智能以"人工智能即服务"的形式出现。另一方面，云计算在形成物联网中的作用对人工智能至关重要，它可以让设备和传感器分散到无处不在。

边缘计算

作为对云计算的平衡和耦合，边缘计算技术使设备能够在本地实时收集和分析数据，以便在云数据中心之外进行处理。这类似于拥有外围神经系统，能进行局部信号处理（而不是让每个信号都进入中央神经系统进行分析），不仅能更高效，还因为数据没有进入云端就被处理了，安全水平也得以提高。这种边缘计算的缺点在于需要配置并监控更多的站点，还有分散带来的问题。

嵌入式人工智能（或物联网）

随着可穿戴设备和家庭监测技术的出现，医疗保健领域的数据也将随之升级，带来物联网 [4]（见图 10.2）。现估计移动医疗应用有 10 万个 [5]。虽然物联网是数十亿生理设备与互联网的相互连接，但其本质是一个 "网络的网络"，将人、过程和数据与这些设备相结合，以实现数据采集和分析的自动化，而无须人工干预 [6]。所有这些带有无线传感器网络的"智能"设备将提高医疗数据和信息的集体智能水平。物联网基本上是人、过程、数据和事物的智能连接。它建立在物联网的基础上，增加了网络智能，并把信息转化为行动。就如同大脑需要神经系统一样，人工智能的未来需要物联网。

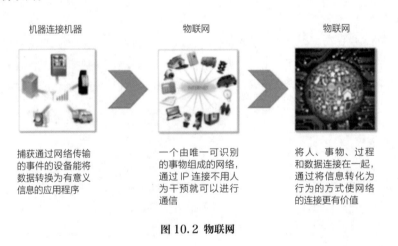

图 10.2 物联网

嵌入式人工智能是将机器学习或其他人工智能工具整合到设备中以达到某种预期功能的技术范式。物联网，即设备之间相互通信并产生数据，正在被嵌入式人工智能超越。对于进行连续监测的医学设备，如果没有设备中内置"上游"智能算法来过滤信号中的噪声，护理人员无法管理接收到的庞大生理数据量。例如，过滤掉正常的窦性心律，只在出现如心房颤动或室性心动过速等异常心律时才向心脏病专家发出警报。

模糊认知图

将模糊逻辑与神经网络相结合形成模糊认知图，是一种高效、健壮的人工智能技术，可用于医学中复杂系统的建模[7]。模糊认知图可以帮助设计医疗决策支持系统，重点应用在决策、诊断、预测和分类四个方面[8]。模糊认知图的优势在于能将人类知识和经验与计算机辅助技术相结合，这样就可以实现人机协同，非常适用于复杂的医学领域。

生成式查询网络

生成式查询网络的一个非常重要的尝试就是让机器像孩子一样从谷歌的 DeepMind 算法中学习。这是一个机器自己（基于数据）学习感知周围环境的框架，无须任何人类标记。这通过两个不同的网络得以实现：表示网络（代理在此进行观察）和生成网络（观察在此转化为预测）。这个自主过程可以训练神经网络，并给医学成像带来相当大的影响[9]。

超图数据库

传统关系数据库在处理复杂的层次数据和图形数据结构方面能力较弱。图形数据库用（具有节点和边的）图形策略处理数据，并支持跨数据网络的查询来弥补这些缺点。为了对更复杂、高度互联的数据进行建模，需要实现一种称为"超图"的新范式进行数据表示。超图是一种图形模型，其中的边（称为超边）可以连接任意数量的节点。人工智能的未来应用将变得越来越复杂，生物医学中的数据需要向图形，甚至向使用以图形作为输入的图形算法的超图格式进行范式转变。

单样本学习

单样本学习是一种先进的监督学习算法，它使用孪生神经网络，从一张或几张图像中学习。此外，斯坦福大学的李飞飞表示，单样本学习可以为医学中的独特案例带来新视角，因为它不需要以往的学习类型通常所需的大维度数据[10]。目前有关记忆增强神经网络（见神经网络图灵机）和孪生神经网络的单样本学习研究正在进行。孪生神经网络包含两个或多个相同的子网络（相同的参数和权重）。在生物医学中，因为卷积神经网络是基于大型标记数据集，可能无法扩展到某些疾病上，因此单样本学习格外有用。

更有趣的是，零样本学习是一种监督学习，它能够使用被称为单词嵌入的嵌入向量来预测不存在于训练数据中的标签。换句话说，这种学习能够在没有收到任何训练数据的情况下解决任务。类似这样的不需要大数据的低成本学习方法在临床医学和卫生保健中都非常实用。

在最近的生物医学文献中，有个单样本学习的例子：在宫颈癌患者的组织病理学图像中，将这种学习方法用于宫颈细胞分类，检测准确率可以达到94.6%[11]。

神经形态计算

神经形态计算也被称为神经形态工程，即计算机芯片可以模拟大脑，通过神经元控制的电流突发的"脉冲"并行通信。这种神经形态芯片的优势在于，它处理人工智能算法的功耗比传统的计算机中央处理器要低得多。未来医学中人工智能的进步需要神经形态计算等技术的改进。

量子计算

未来计算还有一种处理信息的新方法——量子计算，它比传统计算机强大得多。量子计算机利用量位代替数字计算中使用的常规位（0 或 1）。量子计算利用量子现象，即亚原子粒子一次可以存在于多个状态。像 D-Wave 这样的量子计算机速度比传统笔记本计算机快 1 亿倍。随着我们进入人工智能的认知时代，生物医学对计算的需求呈指数级增长，量子计算（以及其他类型的计算，如 DNA 计算）将成为必要的技术工具。

递归皮层网络

递归皮层网络是一种生成模型，更确切地说，是一种结构化概率图形模型。与深度学习的不同之处在于，它从一个支架开始，而不是像深度学习那样从图形化或从表格开始学习。因此，递归皮层网络是一种基于对象的模型，可以更有效地进行学习，并能打破基于文本的验证码。该模型的结果具有神经科学和视觉皮层引导的特征轮廓层次。

脉冲神经网络

脉冲神经网络被称为第三代神经网络，与称为"脉冲"的事件一起工作，脉冲是在特定时间点发生的离散事件，因此，脉冲神经网络比机器学习更具生物性，因为神经网络通常依赖于神经元个体动作电位的计时。这项工作现在更多地属于大脑启发人工智能领域。

最近关于脉冲神经网络的一篇生物医学文献是卡萨博夫的研究：脉冲神经网络被认为具有创新的时空结构，能作为框架提高时空脑数据（如脑电图）的处理速度和准确性，可以早期诊断阿尔茨海默病等退行性脑疾病[12]（见图 10.3）。

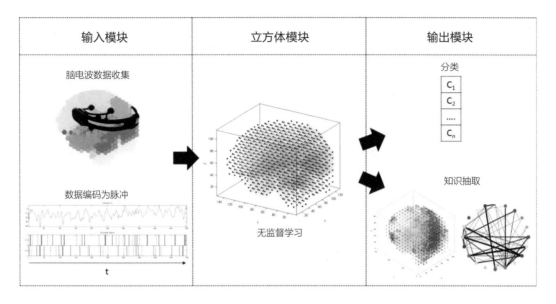

图 10.3 脑电数据分类和知识提取的大脑启发架构

集群智能

集群智能是基于自组织群体行为的多个体智能。集体行为表明，统一系统的表现优于大多数个体成员的表现，但由于人类并不像蚂蚁或鱼那样自然拥有这些联系，因此集群智能通过技术来执行，向人类成员提供反馈。这一群体动态带来的专门的信息收集、共享和共识是建立在信息库传播的基础之上的。简言之，这种智能利用了"大众智慧"，这一理念可以回答我们在医学和卫生保健领域的众多问题。

时域卷积网络

到目前为止，循环神经网络已经涉及诸如语言和语音等序列问题。时域卷积网络是具有某些新特性的卷积神经网络，在序列问题分类上优于循环神经网络。此外，基于视频的动作在分割之前已经分两步进行了处理：用卷积神经网络从每一帧提取低级特征，然后将循环神经网络作为高级时间关系的分类器，使用时域卷积网络的统一方法并捕获所有级别的时间尺度[13]。时域卷积网络的灵活性非常适用于医学中的各种情况。

最近关于时域卷积网络的生物医学文献中，有一篇研究其在脓毒症早期识别中的应用，时域卷积网络嵌入了多任务高斯过程适配器框架，适用于不规则间隔的时间序列数据[14]。

迁移学习

迁移学习涉及对经过训练的模型进行调整，以预测来自不同数据集的示例。这种现象对于深度学习网络尤其有利，因为深度学习需要大量的时间和资源进行培训。换言之，以前在某一类型的任务上训练过的模型，现在被重新用于另一类型的任务。这种类型的学习被称为归纳式迁移学习。迁移学习可以通过图像和语言数据来完成。迁移学习与传统的机器学习有很大的区别，它依靠以前学习过的任务来学习新任务，从而获得知识（而机器学习并不保留已学习任务的知识），解决一个问题的知识应用于不同（但相关）的问题（见图 10.4）。最后，迁移学习可以使用小数据集并在几分钟内完成，而深度学习需要大数据集和数小时的时间。

有关迁移学习的一篇最新生物医学文献是基于为 ImageNet 部署的卷积神经网络预训练权重，将迁移学习策略用于黄斑变性和糖尿病视网膜病变的视网膜图像分类[15]。另一项值得注意的研究是韦恩等人使用迁移学习利用多家医院的数据来预测医院感染[16]。

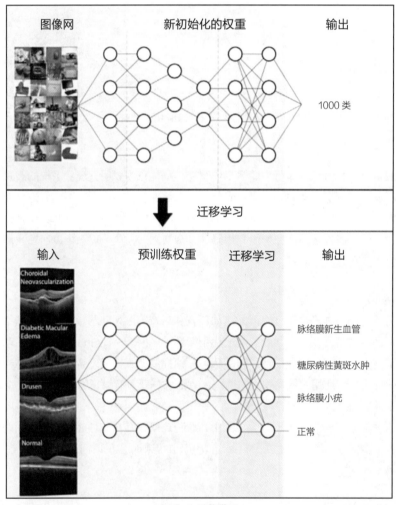

图 10.4 迁移学习

罕见病的人工智能与自然语言处理

玛亚·萨克西纳

玛亚·萨克西纳是一名生物医学工程师和医疗领域人工智能初创公司的创始人，他撰写了这篇关于人工智能（特别是自然语言处理）在罕见病诊断中策略应用的评论。

每位医生都受过偏见的训练

在医学院，医生们通常会学到一些有助于他们处理真实世界临床情况的常理：（1）"往往就是常见情况"；（2）"别往不常见的情况上想"。多年的医疗实践只会强化这些常理，因为医生大部分时间都是在治疗常见病。

遗传学的进步帮助我们识别了 7000 多种罕见病，其中约有 350 种有有效治疗方法。这些疾病只会影响到人口中的 1/2000 [1]；在极端情况下，某些疾病的发生频率低于百万分之一。部分罕见病已被人们充分了解并制定出了治疗方案。但如果诊断不及时，本可以通过干预措施来控制的疾病还是会夺取许多患者的生命。人们对许多罕见病的疾病表现、进展和治疗选择方面了解甚少。虽然对任何疾病来说，找到治疗方法都不是件容易的事，但在罕见病问题上，难度又会加大，因为要找到足够多的罕见病患者参与临床试验简直太难了。

虽然医生在医学院里可能接触过一些罕见病，但很多医生一生都没有亲自治疗过这些疾病。人类从经验中学习是效果最好的，而治疗罕见病的经验不可多得。此外，许多罕见病最近才被发现和描述，医生不知道某些罕见病的存在是完全有可能的。医学上一个悬而未决的问题是，如何帮助这些训练有素、经验丰富的医生识别这些罕见病以及他们每天看到和管理的常见病？

人工智能在罕见病诊断和管理中的潜力

平均而言，罕见病患者会有数十年的时间诊断不出真正病因 [2,3]。人工智能提供了一种帮助医生找到未确诊的罕见病患者，并为他们提供所需护理的方法。在数字化健康数据时代，可以建立一种技术，通过电子病历、医保、实验室检查等海量患者数据仓库进行筛选，找出罕见病患者。这样的系统可以帮助受过确诊常见病训练的医生区分出罕见病。这篇评论讨论的是人工智能和自然语言处理的突破如何彻底改变罕见病的诊断和管理。

为什么说自然语言处理是应对罕见病的关键技术

假设有一个与美国人口规模相当的数据存储库，如果搜索一种患病率为百万分之一的疾病的病例，将有望找到大约 350 名该病患者。尽管电子病历的广泛应用提高了利用数据科学发现罕见病患者的可能性，但实际的电子病历数据往往杂乱无章，难以处理，绝大多数数据存在于没有固定形式的临床文本中。虽然分析起来有困难，但这些记录非常有价值，它们包含了在电子病历中没有的信息，包括无固定形式的病史、观察结果、症状、护理记录和未计费的诊断。

自然语言处理是使用电子病历数据的关键人工智能技术之一。自然语言处理包含处理、分析和理解自然语言的人工智能方法。使用自然语言处理可以解读临床文本的巨大存储库，并提取症状、病情和病史等医学概念，从而得出数据表示，这些数据可以被输入到能检测患有尚未诊断的罕见病患者队列的算法中去。这可以通过在有足量信息的庞大数据集上搜索临床概念之间的模式和联系来实现，甚至可以揭示隐藏的罕见病模式。

大数据和自然语言处理相结合的威力可以通过一个简单的玩具示例来说明。假设有一种罕见病，我们称之为罕见病1。由于是罕见病，罕见病1所有可能的主诉和疾病表型都是未知的。然而，有几个潜在因素和相关症状被认为是罕见病1的标志物。

1. 慢性溶血（主要标志物，出现在约100%的病例中），溶血症状包括疲劳、心跳加快、头痛、胸痛、劳力性呼吸困难、血栓和肾功能损害；

2. 血凝块造成的静脉血栓形成（发生在约30%的病例中）：

（1）肝脏：黄疸、腹痛、布加综合征；

（2）肺部：呼吸困难、心悸；

（3）……

现在假设一个BMI值为32的患者出现静脉血栓形成，然而医生没有判断血栓形成的原因是慢性溶血，而是将其归因为患者的肥胖，因为这是一种更常见的情况。在这种情况下，人工智能算法可以将该患者的电子病历与从类似患者（即患有肥胖和静脉血栓的患者）中提取的医学概念进行比较，并标记该患者是否存在（1）肥胖静脉血栓患者的非典型模式或（2）与报告的罕见病病例相似的模式。

这种模式匹配本身不是决定性的，也不能作为罕见病1的诊断标准。但是训练有素的医疗人员可以参考这一信息，选择适当的检查来确认患者是否患有罕见病1。

展望罕见病诊断未来

有了足够的数据访问，就可以使用跨越系统、提供商、电子病历、条件和地理位置的大量数据来计算罕见病模式。为了让其成为现实，医院、付费者和政府机构必须联合起来，建立一个能够负责任地引起对罕见病关注的系统[4]。单是某一种罕见病可能只会影响美国数十或数百名患者。但据估计，7000种罕见病加起来将影响2500万~3000万美国公民。笔者坚信，在有关当局的支持下，人工智能和自然语言处理的结合可以改变全球罕见病护理的分配方式[4]。

参考文献

[1] Rare diseases act of 2002.

[2] Black N, Martineau F, Manacorda T. Diagnostic odyssey for rare diseases: exploration of potential indicators. London: Policy Innovation Research Unit, LSHTM; 2015.

[3] Muir E. The rare reality - an insight into the patient and family experience of rare disease. In: Rare disease UK; 2016.

[4] The Pharmaceutical Research and Manufacturers of America (PhRMA). Progress in fighting rare diseases, <https://www.phrma.org/media/progress-in-fighting-rare-diseases>; 2019 [accessed 19.03.30].

数据和数据库

为了让上述所有先进的人工智能工具有效地实现医学范式转变，我们仍然需要改进医疗数据和数据库。

第一，卫生保健数据库可以利用上述映射到自主数据库网络的图数据库管理系统，作为联合或虚拟元数据库管理系统，提高互操作性和集体智能[17,18]。许多子专业缺乏一个协调利益相关者的网络，这种合作一旦形成会从中受益匪浅。该网络的优点在于将支持 Web 的语义搜索和全局查询功能与数据发现结合在一起，是生物医学特别是罕见病和复杂成像数据的理想选择[19-21]。此外，这种基于互联网技术的联合方法可以为流行病学和公共卫生领域带来出色的合作研究，甚至在国际层面的合作也可以实现[22]。最后，这个联合系统为物联网网络范式的互联智能物体提供了一个优秀的框架[23]。它的数据发现能力最终会使嵌入数据库的人工智能成为可能。大数据分析的关键未来发展之一是实时分析处理，这是一种利用在线分析处理和复杂机器学习的算法，以"流"的方式采集和处理数据的过程[24]。

第二，生物医学系统中的所有可配置的云基础设施都应保留以下云计算的基本特征：按需自助服务、广泛的网络访问、资源池、快速弹性和计量服务[25]。最适用于每种情况的云基础设施将被按需配置。医疗保健有大数据和数据分析需求，同时要求隐私和安全，可以使用这种灵活的云基础设施来应对挑战。

第三，目前生物医学数据领域几乎没有真正的虚拟化[26]。有一篇关于软件定义网络的报告提到，一家日本医院使用 OpenFlow 作为医院内部局域网（开放网络基金会发表的软件定义网络主要技术规范之一）[27]。简而言之，软件定义网络将控制平面与数据平面解耦，可以更好地监督网络带宽，具有直接的可编程性，能提高资源利用效率。软件定义网络的局限之一在于它对网络架构和设计技能的要求。此外，异质医疗数据源的存储可以被抽象为指定的数据池，这个过程是基于政策的自动化，以应用为中心（软件定义的存储），IBM 的 Big Blue Elastic Storage 就是一个例子。这个策略是生物医学系统的理想选择，它的数据密集型应用需要立即访问和快速分析，还需要将存储能力与数据类型相匹配[28]。例如，迈蒙尼德医疗中心利用 DataCore 的 SANsymphony-V 软件实现了这一策略，节省了硬件和人力成本，提高了应用性能[29]。前面提到的软件定义网络概念已经发展成为软件定义的数据中心架构（具有服务器虚拟化、软件定义的网络和存储管理程序），可以做到完全虚拟化，这样所有的基础设施和管理都可以通过软件自动完成。简而言之，软件定义的数据中心把应用层从硬件层中解放出来。

第四，完全虚拟化的基础设施包括计算、网络、安全和存储抽象，也就是信息技术即服务（ITaaS），它的云基础设施也可以实现自动化管理。这个系统的优点在于它的远程可编程性，这使它敏捷且自动化，并且可以在全球范围连续运行。几乎所有的组件都与硬件脱钩，软件变得无处不在，可在任何给定的时间供各个医院和项目的所有用户使用。另一个优势是它提高了服务交付的速度（需要的时间从几周或几天减少到甚至几个小时）。软件定义的数据中心的动态配置可

以优化资源配置，提高医疗服务的效率。

  未来的软件定义数据系统将是联合系统，网络协议会更加标准化，管理界面的自动化程度也会更高。随着复杂数据库管理系统以及云计算和虚拟计算技术的兴起，医疗数据可以被构建成一个虚拟的智能生物医学数据"生态系统"，能更好地满足医院和卫生系统的需求[30]。此外，还要虚拟化无线传感器网络以及其他病人产生的数据，以提供有效的卫生保健解决方案[31,32]。这种虚拟策略将医疗数据与人工智能方法相融合，在云计算中实现真正的医疗智能化[33]。云计算中的数据安全始终是值得关注的主要领域之一，因为目前的数据显示，有94%的医疗机构曾发生过数据泄露[34]。大量现有生物医学数据与基因组学和生理学数据的融合将使医学数据变得更加庞大、复杂且来源各异。医学数据的爆炸性增长需要更复杂的数据库管理策略以及云计算和虚拟环境来应对，从而加强数据发现，并确保数据安全和隐私。

  总之，由人工智能启发的"数据－信息－知识－智慧"的云计算（"医学智能即服务"）也会是生物医学未来的一部分。首先，未来的医疗数据可以在基于图形的元数据库管理系统中进行管理，该系统具有实时分析处理的存储能力和灵活的查询功能，可以适用于未来几十年的大型复杂医疗数据。其次，定制云基础设施中的未来医疗数据远比简单的公私有二分法复杂，可以根据客户／供应商的控制、所有权和责任以及私有／共享的基础设施和运营，在云基础设施系统中定制；云安全可以通过同态加密和差分隐私等机制进一步保障。再有，因为软件定义的数据中心体系结构可以被完全虚拟化，所以包括计算、网络和存储抽象概念在内的基础架构最终会形成ITaaS。未来的医疗数据系统会与人类进行彻底的虚拟协同，为医疗智能化做出贡献。

  将智能嵌入医疗数据的各个方面，从图形数据库和元数据库管理系统到定制云基础设施，再到软件定义的数据中心和虚拟化，上述策略可以推动生物医学从碎片化和非结构化数据集向充满医学智能的内聚和敏捷信息转变。

参考文献

[1] Kocaba O, et al. Medical data analytics in the cloud using homomorphic encryption. In: Chelliah PR, et al., (Eds.), Handbook of research on cloud infrastructures for big data analytics. ITI Global., Hershey, 2014, pp. 471-488.

[2] Sabour S, Frosst N, Hinton GE. Dynamic routing between capsules. arXiv:1710.09829v2.

[3] Rajeswari KRK, Maheshappa HD. CBIR system using capsule networks and 3D CNN for Alzheimer's disease diagnosis. Inform Med Unlocked 2019;14:59-68.

[4] Banaee H, et al. Data mining for wearable sensors in health monitoring systems: a review of recent trends and challenges. Sensors 2013;13:17472-500.

[5] Cortez NG, et al. FDA regulation of mobile health technologies. N Eng J Med 2014;171(4):372-9.

[6] Gubbi J, et al. Internet of things (IoT): a vision, architectural elements, and future directions. Future Gen Comput Syst 2013;29:1645-60.

[7] Amirkhani A, Papageorgiou EI, Mohseni A, et al. A review of fuzzy cognitive maps in medicine:

taxonomy, methods, and applications. Comput Methods Prog Biomed 2017;142:129-45.

[8] Obiedat M, Samarasinghe SA. Novel semi-quantitative fuzzy cognitive map model for complex systems for addressing challenging participatory real life problems. Appl Soft Comput 2016;48:91-110.

[9] Eslami SMA, Jimenez Rezende D, Besse F, et al. Neural scene representation and rendering. Science 2018;360:1204-10.

[10] Ballinger B. Three challenges for artificial intelligence in medicine. Cardiogram in blog.cardiogr. am, September 19, 2016.

[11] Yarlagadda DVK, Rao P, Rao D, et al. A system for one-shot learning of cervical cancer cell classification in histopathology images. In: Proceedings; 2019. p. 1095611.

[12] Kasabov N, Capecci E. Spiking neural network methodology for modelling, classification, and understanding of EEG spatio-temporal data measuring cognitive processes. Inf Sci 2015;294:565-75.

[13] Lea C., Vidal R., Reiter A. et al. Temporal convolutional networks: A unified approach to action segmentation. arXiv:1608.08242 [cs.CV]. <www.cs.jhu.edu/'areiter/JHU/Publications_files/ColinLea_TCN_CameraReady.pdf>.

[14] Moor M, Horn M, Rieck B, et al. Early recognition of sepsis with Gaussian process temporal convolutional networks and dynamic time warping. Proc Mach Learn Res 2019;106:1-IX.

[15] Kermany DS, Goldbaum M, Cai W, et al. Identifying medical diagnoses and treatable diseases by imagebased deep learning. Cell 2018;172:1122-31.

[16] Wiens J, Guttag J, Horvitz E. A study in transfer learning: leveraging data from multiple hospitals to enhance hospital-specific predictions. J Am Med Inf Assoc 2014;21:699-706.

[17] Sinaci AA, et al. A federated semantic metadata registry framework for enabling interoperability across clinical research and care domains. J Biomed Inf 2013;46(2013):784-94.

[18] Kim M, et al. An informatics framework for testing data integrity and correctness of federated biomedical databases. AMIA Jt Summits Transl Sci Proc 2011;2011:22-8.

[19] Krischer JP, et al. The Rare Diseases Clinical Research Network's organization and approach to observational research and health outcomes research. J Gen Intern Med 2014;29(Suppl 3):739-44.

[20] Forrest CB, et al. PEDSnet: how a prototype pediatric learning health system is being expanded into a national network. Health Aff 2014;7:1171-7.

[21] Ozyurt IB, et al. Federated web-accessible clinical data management within an extensible neuroimaging database. Neuroinformatics 2010;8(4):231-49.

[22] Doiron D, et al. Data harmonization and federated analysis of population-based studies: the BioSHaRE project. Emerg Themes Epidemiol 2013;10:12-20.

[23] Abu-Elkheir M, et al. Data management for the Internet of things: design primitives and solution. Sensors 2013;13(11):15582-612.

[24] Branescu I, et al. Solutions for medical databases optimal exploitation. J Med Life 2014;7(1):109-18.

[25] Barreto D. Lecture for MS&E 238 on July 11, 2014. Adopted from NIST, 10/09.

[26] Personal communication with Dr. Spyro Mousses, July 28, 2014.

[27] Nagase K. Software defined network application in hospital. J Innov Impact 2013;6(1):1-11.

[28] Personal communication with Dr. Marty Kohn (formerly of IBM), July 9, 2014.

[29] How software-defined storage brought Maimonides Medical Center to the forefront of health care IT. In: DataCore.com, July 30, 2014.

[30] Graschew G, et al. New trends in the virtualization of hospitals —— tools for global e-Health. Stud Health Technol Inform 2006;121:168-75.

[31] Islam MM, et al. A survey on virtualization of wireless sensor networks. Sensors 2012;12(2):2175-207.

[32] Howie L, et al. Assessing the value of patient-generated data to comparative effective research. Health Aff 2014;7:1220-8.

[33] Scott DJ, et al. Accessing the public MIMIC-II intensive care relational database for clinical research. BMC Med Inform Decis Mak 2013;13:9.

[34] Perakslis ED. Cybersecurity in health care. N Engl J Med 2014;371(5):395-7.

11

人工智能在
医学领域的未来

在前几章中提到的人工智能应用面临的无数问题，将来可能需要在更大范围内加以解决。

一个问题是在各个领域使用人工智能的伦理问题，这往往伴随着学者、科学家和公众之间的争论。埃隆·马斯克和史蒂芬·霍金都预测了人工智能将带来可怕的后果，但也有硅谷巨头持相反观点。真相很可能介于两个极端的中间：我们需要利用人工智能的力量，但不应该不加思考地使用它。奥伦·埃齐奥尼提出了人工智能三条规则，其灵感来自艾萨克·阿西莫夫的机器人三定律：（1）人工智能系统必须遵守全部人类法律；（2）人工智能系统必须清楚表明它不是人类；（3）未经信息来源方明确批准，人工智能系统不得保留或披露机密信息[1]。

另一个问题是工作和薪酬模式转变带来的经济学影响。因为人工智能是一种预测技术，所以依赖预测（如库存管理和需求预测）的商品和服务成本会下降。但由于所有人类活动不仅依赖于数据和预测，还依赖于判断、行动和结果，随着对后三者的需求增加，它们的价格也会上涨。我们需要讨论的是奇点定理问题（计算机将比全人类更智能并取代人类智能）以及人类如何适应人工智能时代。还需要对这类事件的经济影响加以研究，尤其是对那些没有在人工智能领域大量投资的国家的影响。

所有人工智能形成和应用中的偏差问题也需要仔细研究。将不准确的数据输入机器学习算法会导致人工智能系统有偏倚[2]。偏倚还可能表现为患者群体过于同质，导致模型对于异质性较高的人群不奏效。

数据保护和隐私也是问题之一。新颁布的《欧洲通用数据保护条例》对个人数据使用要求特定知情同意的授权，可能预示着世界各地也会纷纷效仿。此外，《健康保险可及性和责任法案》并未对医疗系统外产生的医疗数据进行监管，因此，我们需要为即将到来的数据海啸制定新的指南。

医学人工智能中的数据隐私和知识产权

加文·伯格尔；詹姆斯·西尔弗

人工智能领域（涉及隐私权和知识产权这类有挑战的话题）的法律顾问加文·伯格尔和詹姆斯·西尔弗撰写了这篇关于医学人工智能问题的评论，重点关注数据隐私权和与所有权有关的知识产权和权利。

人工智能处于医疗的创新和发展的前沿，标志着新发明的信息传递过程以及患者与其医疗服务提供者互动方式出现了范式转变。

从临床角度来看，人工智能的实现是革命性的，因为它有望带来更高的效率、更深入的见解，最终改善患者的预后效果。事实上，尽管监管机构面临很大挑战，但美国食品和药物监督管理局仍站在人工智能的最前沿，努力跟上先进水平[1]。然而，人工智能的其他法律分支目前并未受到强大的法定框架和判例的保护，特别是在数据隐私和知识产权领域，人工智能的开发和使用过程没有被清晰定义和指导；一方面，开创性人工智能技术不完全符合我们当前法律和监管体系模式，另一方面，法律和监管体系必须保障有效管理创新、研究、开发和商业活动以实现公共利益，目前这两者关系紧张。

数据隐私

人工智能在医疗领域有一个重要用途是收集和挖掘大数据。数据的使用和共享是为开发人员和算法提供信息的一个组成部分。人们对人工智能使用健康信息最大的顾虑是数据隐私，也就是《健康保险便携性和责任法案》的隐私规则和其中保护患者信息的保障措施。由于《健康保险便携性和责任法案》不适用于所有实体，还有许多技术公司正在开发人工智能，因此隐私规则不能完全保护健康信息。隐私规则与人工智能本身并不矛盾，但必须把隐私规则作为保护患者匿名的基准，并按照规则进行人工智能领域的自我监管。如果医疗人工智能行业能够建立自己的公约、限制和问责制度来管理敏感信息的公平、合规和保护性使用，那么它可以在一定程度上阻止不太知情的决策者的介入，防止他们不合理地限制对数据的使用。人工智能的成功与否在很大程度上取决于社会对它的信任度高低，而对患者信息的滥用会极大地削弱人工智能在公众心中的地位，并促使相应的限制性法律法规的出台。

知识产权

传统设备和药物的创新者取得的巨大成功，不仅是因为他们的产品拯救了生命，还因为专利保护让发明者垄断了市场。获得专利保护或成为推动医疗创新和发展最重要的商业激励，通过在有限的时间内降低销售竞争的风险，证明将产品推向市场所需的巨大研发成本是合理的。

专利申请

　　人工智能的许多方面无法被套用于传统的专利模式。在梅奥合作服务诉普罗米修斯实验室[2]一案中，美国最高法院认为"自然法则、自然现象和抽象概念不能申请专利"，"该领域内众所周知的，能把之前科学家做过的工作简明地告诉医生的判断方法"也同样不能申请。所以有不少使用更有效的数据聚合、数据结构和生物信息的数据挖掘来指导医疗诊断和治疗的人工智能创新技术，也很难申请专利。

发明人和所有权

　　在美国专利制度中，发明家只能是个人，不可以是机器[3]。这与人工智能系统相矛盾，因为人工智能的目的是让机器了解、适应和克服挑战，无须人工输入，机器就能独立发明创造。当前的专利系统创立时没有考虑到能发明创造的人工智能，并且，人们常说的"人工智能的创建者才是人工智能发明物的发明者"在道理上也讲不通，因为人工智能的发明物显然不是软件开发人员想出来的，这一点不满足专利法中确认发明者身份的基本条件。

　　此外，随着人工智能开始发明创造，所有权问题也随之产生，因为人工智能目前不拥有可定义的产权。立法者必须制定新的法定框架，否则就由法院决定人工智能的责任人中谁有人工智能发明的所有权。在医疗领域人工智能的法律思维和政策上，像美国这样的普通法司法管辖区将成为领导者，因为普通法对创新和商业可以反应迅速、灵活应对，但可预见的是，人工智能法律问题会迎来激烈争论，还会出现更多未定义的领域。

参考文献

　　[1] Bibb Allen, The role of the FDA in ensuring the safety and efficacy of artificial intelligence software and devices, J. Am. Coll. Radiol. 16 (2) (2019) 208-210.

　　[2] Mayo Collaborative Services v. Prometheus Laboratories, Inc. 566 U.S. 66. No. 10-1150 (argued December 7, 2011).

　　[3] Hattenback B, Glucoft J. Patents in an era of infinite monkeys and artificial intelligence. Stan Technol L Rev 2015;19(32).

　　人工智能的医学方法透明度也是个问题。有人认为人工智能技术存在黑盒、缺乏透明度，无论事实如何，这样的怀疑都会让利益相关者之间滋生不信任[3]。对于临床医生、患者和家属来说，人工智能必须能被清楚解释，才可以被推广开来。

医生如何知道他们可以信任人工智能

埃瑞克·里克曼

有编程和数据建模背景的病理学家埃瑞克·里克曼撰写了这篇评论，阐述了医生将寻求对人工智能的内在信任，以及这种信任需要耐心才能培养。

作为医生，我们什么时候会相信人工智能可以胜任医疗领域的重要任务？这个问题的答案不会是纯粹理性的。信任是一种情感驱动的状态。我们凭直觉决定自己能在多大程度上信任一个人，以及在什么情况下能够信任一个人。

医生"信任"人工智能意味着什么？

假使我们相信人工智能的输出可以媲美人类医生咨询。如果初级保健医生将患者转诊到人类心脏病学专家那里，他不会质疑是否应该信任这位专家。这主要是因为专家的意见为初级保健医生提供了心理上和法律上的保护。还有小部分原因是咨询报告本身就包含心脏病学专家的临床推理。

人工智能缺乏对专家临床推理的描述是其难以被"信任"的主要原因之一。许多人工智能算法都是"黑箱"，它们可以告诉我们，基于大量数据，目前的患者情况与某药物成功治疗的患者最为相似，但不会提供任何解释。如果初级保健医生看不到人工智能的"推理过程"，他怎么质疑它？如果他不能质疑人工智能，又何谈去信任它？

如果顾问是人工智能，他多久会被质疑一次？你可能会对某项心脏病学的建议提出质疑或者单纯问一个问题，但人工智能可能不会质疑病理学家的癌症诊断。"哦，你认为这是癌症。真的吗？为什么？"病理学家可以告诉你为什么，给你指出细胞核中深蓝色的部分和不规则的形态，以及它们是如何通过膜侵入的等等。

而人工智能幻灯片阅读器做不到这样的事。它只能提供"这张幻灯片与专家给我的训练集里标记为癌症的模式类似"这样的解释。如果人工智能只是模式匹配，我们如何知道这些模式是否正确？如果没有科学的解释，我们如何肯定过去的模式一定会重复出现呢？

人类病理学家提供的解释是有科学依据的。细胞核深蓝色表示DNA过多，这是癌症的特征。这就是科学解释。DNA过多会导致细胞繁殖过快，侵入周围组织并扩散到身体的其他部位，DNA的功能在此无须赘述。

但这是不对的。DNA过多不是癌细胞形成的原因。看起来像癌细胞的细胞实际上可能是终末分化的癌细胞，也就是说，它们的存在意味着真正危险的、看起来可能更无害的细胞正潜伏在附近。我们科学地证明出了长相怪异的细胞就是驱动细胞了吗？我们科学地证明出了不是癌症驱动细胞就不可能长这副模样了吗？

答案是否定的。恰恰相反，我们依靠的是过去的经验：从某患者身上切下肿块，只要细胞呈现上文描述的形态，那这位患者之后死于癌症的概率接近百分之百。

一直以来，病理诊断都是在进行模式匹配。大多数医学实践都是先进行模式匹配再科学建模，很少有反过来的情况。

心脏病学也是一样。腺苷三磷酸酶会增加细胞内的钠含量，造成钠－钙交换剂的减少，进而导致细胞内钙含量增加，从而加强心肌收缩力，同时延长0期和4期动作电位，最终有效地减慢心率。但我们使用地高辛治疗，并不是因为一开始就认识到它对腺苷三磷酸酶的抑制作用。

用地高辛治疗充血性心力衰竭已经有几百年的历史了。直到20世纪，地高辛效应才有了科学的解释。早在18世纪，威廉·维瑟林就发现毛地黄对治疗充血性心力衰竭引起的水肿有效。他又是怎么发现的呢？女修道院院长赫顿太太是位民间草药医生，毛地黄就在她治疗水肿的二十多种药物当中。威廉·维瑟林对不同的成分进行了实验分析，直到他将有效成分锁定在了毛地黄上。而赫顿太太又是怎么知道毛地黄有治疗效果的呢？她也是从前人那里学习到的……你明白了吗？

经过几个世纪的模式匹配，一位科学家找到了一种有疗效的植物。20世纪30年代，另一位科学家分离出了一种有疗效的化学物质。20世纪后期，其他科学家阐明了其中的机制。

人体是个复杂的系统，从根本上去理解它几乎不可能。我们倾向于先学科学，后学医学，这给人一种错觉，认为医学是从基础科学知识发展而来的。实际上，大多数药物都是以相反的顺序研发的。人们注意到了某些模式的存在，尝试了不同药物，并记录下哪些有效。之后，其他人再去研究基础科学，来为用药习惯做出解释。

在医学上，经验胜过智慧。我们用经验来预测系统中过于复杂而无法明确推理的行为，我们的脑海深处是多年内在化的观察在帮助我们做决定，后来才被合理化和口头化地表达出来。经验表现为根据当前情况中看到的与过去情况的相似之处而得出结论。这和人工智能没有多大区别。

这并不是在说，因为医学基本上就是模式匹配，所以我们应该相信人工智能。我只是想指出一点，我们对人类医学的信心是带点情绪化的。穿着白大褂的人发表声明，我们就信任他。

我们无法克服这种情绪反应。即使写了以上这些文字，我也没有做好信任人工智能的准备。当经历了很多次成功和偶尔几次令人害怕的失败后，信任会慢慢建立起来。

要让医生最大程度上像信任人类同事一样信任人工智能，对此我们应该做些什么？我们对人工智能医学的期望是什么？

最后，医疗中的人工智能和特定伦理问题不仅包括偏见、不公平等问题，还包括患者和机器学习系统的信任关系以及医患二元关系的潜在变化[4]。世界上有超过200家公司在研究临床医学和医疗领域的人工智能，因此这些问题正在逐步扩大（见图11.1）。

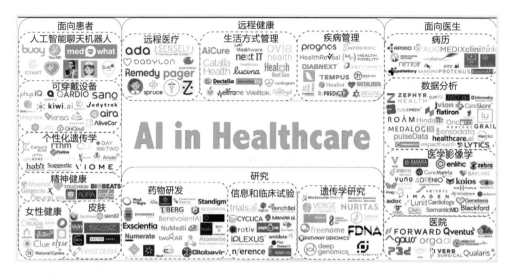

图 11.1 医疗行业的人工智能景观

    人工智能 100 年研究（AI 100）是对人工智能及其对人类和社会影响的长期研究。最突出的八个相关领域中就包括医疗领域（另外七个领域是交通、服务机器人、教育、资源匮乏社区、公共安全和安保、就业和工作场所以及娱乐）[5]。

    人工智能已经被应用于放射学、病理学、基因组医学、心脏病学、门诊服务和重症监护等领域，它将继续在医学领域产生更深远的影响，尽管在利益相关者中存在着对被人工智能"接管"工作的恐惧。

    用尼克·麦基翁的话来说，医疗数据和分析需要从"垂直整合、封闭、专有、缓慢创新"的数据系统转变为"水平整合、开放接口和快速创新"的数据生态系统[6]。要被纳入生物学词典，生物医学数据系统需要从一个基本的肌肉骨骼系统转换为一个智能神经系统。此外，云计算和存储对于促进多机构合作的全方位人工智能技术的发展至关重要，这种技术对人工智能在生物医学和医疗领域的未来非常关键。

    或许临床医生和医学教育工作者可以接受人工智能，并允许人工智能改变教学以及提供医疗服务的方式，特别是在不断变化的医疗环境中，让人工智能转变为按价值收费的系统。一个有效的医学人工智能策略将把临床医生从电子健康记录不断增长的负担中解放出来，让他们回归理想的医患关系。此外，由于计算机在处理数据和做出预测方面表现出色，人类的判断将变得更有价值。在临床医生职业生涯的早期就需要灌输这种适应新兴技术的理念。

临床医生兼数据科学家的教育

李金

李金是一所新医学院的院长，他撰写了这篇关于医学生新课程的评论，该课程将结合创新和工程学，来培养受过双重教育的临床医生兼数据科学家的群体。

如果应用工程和数据科学等技术的方法得当，有可能通过提高质量、降低成本、提高可及性和公平性来彻底改变医疗行业。在理想情况下，工程、技术和数据科学能将医疗提供者从一些能由机器更准确、高效完成的任务中解放出来，促进医学人文的发展。然而，目前在美国，有人指责这项技术会增加成本、降低医疗的人性化程度、加重医生的工作倦怠状态。这样的预期与现实间的差异是由多种因素造成的，部分原因是在医疗行业里缺乏熟悉并能够指导部署工程、技术和数据科学的医生。为了改善这种情况，我们需要从根本上改变医疗专业人员的教育模式。在过去的一个世纪里，传统医学教育深受 1910 年发表的《弗莱克斯纳报告》的影响，该报告主要关注基础科学和临床科学。在当今时代，医疗教育的四大支柱应该是基础科学、临床科学、与医疗相关的人文学科，还有包括数据科学在内的工程和技术。

在伊利诺伊大学卡莱尔伊利诺斯医学院，整个医学院都在以培养医师领袖和医生创新者为目标，讲授这些课程。在这所以工程学为重点的医学院内，所有医学生都必须具备计量科学背景，包括学习高等数学、统计学和计算机科学等学科（见图 11.2）。基于四个基本特征对课程进行选择，即同情心、能力、好奇心和创造力。课程的第一阶段为期约 18 个月，所有课程都由三名课程主管开发，一名来自基础科学，一名来自临床科学，一名来自工程学。医学人文学科和世界各地医疗系统的 360° 视图作为线索贯穿课程所有阶段。第一阶段课程采用基于问题的学习方法，将工程、技术和数据科学整合到基于器官系统的课程中，而不是作为独立课程单列出来。有两个为期三周的发现期，学生可以在全球体验项目、研究、农村或城市服务不足地区的社区卫生以及在行业接触中选择。在为期约 18 个月的第二阶段中，要求学生在必要

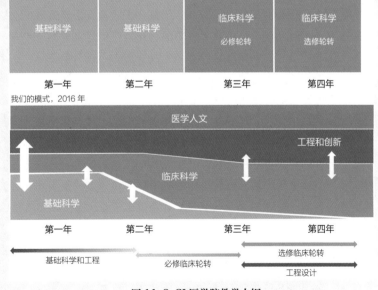

图 11.2 CI 医学院教学大纲

的职员职位上完成一个创新、设计、工程和分析项目（IDEA）。每个学生都需要在 IDEA 项目中提出一个新想法来改善卫生保健状况。为了帮助学生完善他们的想法，每周会举行一次工程巡视。在此期间，工程教师将与临床教师和学生进行临床巡视。这不仅是为了教育学生，也是为了增加工程和临床教师之间的沟通。

在第三阶段，基本上到了最后一年，所有学生都需要从自己的七个 IDEA 项目中选择一个创意作为他们的毕业项目。对于毕业项目，每个学生都要和一名来自校园内不同学科的学生组成团队，一起将创意想法转化为原型。每个学生都会获得财政支持，可以使用由 16 个核心设施组成的健康创客实验室网络，该网络能够以不同规模进行创造，从分子的自动合成、微纳米制造、新基因和细胞合成、3D 打印、超级计算到新架构的设计。在适当的指导和支持下，一些原型可以在研究园的孵化器空间中进一步开发。所有学生还需要完成一个数据科学项目，使用来自医疗系统和其他来源的真实数据，来改进医疗流程。所有医学院毕业生都将接受工程、技术、数据科学和创新方面的培训，他们可以引领复杂医疗生态系统中各部分的变革。

人工智能在医学中的应用：只关乎过程而非结果

汤姆·莫里肯

汤姆·莫里肯是一名高中生，他是同龄人中的杰出榜样，他撰写的这篇评论讲述了他在高中成立俱乐部，专注于医学中的人工智能和医学的未来前景的故事。

我相信不少读到这本书的人都会好奇，为什么他们会从一个 17 岁高中生的角度来看待医学中的人工智能问题。答案就在于安东尼·常博士提出的一个问题："人工智能用于医学的未来已经到来，但我们如何确保子孙后代最合理、最合乎道德地利用它？"当我被要求就这个问题发表自己的看法时，我感到非常恐惧。然而，值得注意的一点是，这本书所涉及的每个人和整个人工智能医学社区都与自我意识无关，因为人们一直坚信，人工智能的下一次重大突破可能来自任何地方、由任何人实现。因此在这里留下我的记录，分享我的一段经历，这只是我在研究医学人工智能的漫长旅程中的一小部分。

从小我就对医学领域着迷。随着年龄的增长，许多生活经历塑造了我对医学领域的兴趣，使我既有不断学习的热情，又有帮助有需要的人的愿望。这一愿望促使我在波莫纳谷医院医疗中心、西达斯西奈医疗中心和一个当地组织担任志愿者，这个组织致力于帮助有特殊需要的儿童，名为"希望之心"。虽然这些对我来说都是美妙的经历和机会，但我知道成为一名医生需要更多的时间。在 2018 年夏天，经申请我被选中参加奥兰治县儿童医院的 MI3 暑期实习项目。实习的主题是人工智能对医学领域的影响，这个项目让我能够见到医学、数据科学、护理和许多其他领域的各种专业人士并听取他们的意见。这彻底改变了我对医学领域以及我想成为的医生的看法。这次实习经历向我的思想里渗透了更多关于整个社会的问题，更具体地说是医学教育体系，是否准备好培养一名不仅会使用人工智能、还要符合道德且有效地使用人工智能的医生。作为这个问题的部分解决方案，我想在高中组建一个医学人工智能俱乐部，旨在让我的同学和他们的家人意识到人工智能日益流行。实习期间的工作结束后，我被正式介绍给该项目的负责人安东尼·常博士，他鼓励我追求自己的目标，尽管我一开始遇到了很大的阻力，但在人工智能医疗社区的大力支持下，我终于在高中成立了人工智能医学俱乐部。最初，我们也遇到了一些质疑。我们学校的俱乐部批准委员会之所以会质疑，是因为他们对医学人工智能缺乏认识，也不确定我能否以高中生可以理解的方式传达这些概念。我的回答是什么呢？他们的质疑正是我建立这个俱乐部的初衷，需要有一个人来向学生们传达未来医学人工智能的大量信息，以便让他们准备好面对受人工智能影响的未来，我相信，我就是这个人。事实上，我知道这件事应该由我来做，因为在 2018 年 12 月，常博士邀请我父亲和我参加达纳点的 2018 北美人工智能医疗论坛，为人工智能医疗社区提供一些独特的见解和观点。为期四天的会议上，来自不同领域的众多客座演讲者专注于促进人工智能在医学上的进步。在这四天里，我从小组讨论中收到了反馈和鼓励，这让我更加大胆地展望了我未来的医学职业生涯。一次偶然的机会，我参加了一个关于人工智能医疗未来的小组讨论，并根据我以前的经历向观众讲述了我对人工智能医疗的看法。我提出了很多问题，其中就有我对高等教育体系（本科和医学院）如何将我培养成一名会使用人工智能的医学专业人员的忧虑。这个想法为人工智能医学界带来了一个新思路，即像我这样的学生很适合作为大使，在全美的高中、大学和医学院建立人工智能医疗俱乐部，培养意识、行动和惯性，让教育系统重新评估如何更好地将统计、编程、数据科学等纳入医学课程。

这是令我兴奋的四个月，因为我能够在我的高中成立人工智能医疗俱乐部，并主持前几个月的会议，在会上我们讨论了许多概念，还迎来了一些优秀的客座演讲者，他们用高中生能够理解的方式讲述了医学人工智能的概念。每次会议都有越来越多的与会者，我希望能保持这种势头。此外，我一直保持与人工智能医疗首席执行官弗瑞迪·怀特的合作，进一步明确我作为学生大使的角色，并准备接触美国各地的机构，帮助他们在校园内成立人工智能医疗俱乐部和组织。我今年的目标是能够在美国各地成立十几个新的高中人工智能医疗俱乐部，并尝试邀请几个医学院项目主管到 2019 年 12 月的北美人工智能医疗论坛上。我希望这些医学院的代表能推动弥合医学院预科课程间的差距，培养未来的医学生掌握更深入的医学知识和对人工智能的理解。在继续努力的过程中，我有一个目标是访问美国所有医学院的院长，并问他们："我是未来的人工智能辅助医生。你们准备好接收我了吗？"如果人工智能能够得到医学界的持续支持，答案将会是响亮的"是"。因此当我看待医学领域的人工智能时，它不是一个目的地，它对这条道路上的每个人来说都是独一无二的旅程，我希望在我的旅程中遇到许多优秀的人，有许多令人兴奋的发现。

综上所述，人工智能在医学领域的未来一片光明，会有大量先进的人工智能技术，如深度强化学习、对抗式生成网络、单样本学习，需要与具有认知思维的临床医生协同工作的认知方法，来让数据成为生物医学和医疗领域新知识和智能的促成者。所有医疗数据都被解放和无障碍地共享，这样人工智能才能在未来的医疗领域无处不在、消失于无形，可以从所有数据和信息来源中发现新知识。简而言之，为了实现对下个世纪精准医学和人口健康的愿景，我们需要将循证医学范式转变为数据科学驱动的智能医学范式（见图 11.3）。

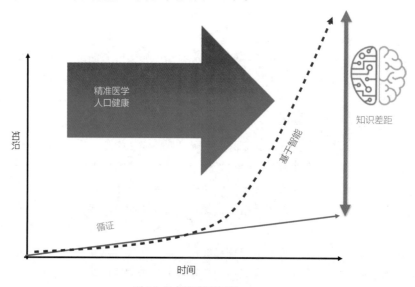

图 11.3 智能基础医学

关键概念

● 人工智能进步的前提是先进计算机技术（如量子计算和神经形态芯片）的快速改进和加速部署，还有人工智能技术（如深度学习及其多种变体）和催生了当前人工智能大爆发的认知影响架构的快速发展和演变。

● 彼得·沃斯将未来的人工智能描述为"第三次浪潮"非常恰当：第一次人工智能浪潮是优秀的老式人工智能，专注于传统编程，然后是当前深度学习的第二次人工智能浪潮，第三次人工智能浪潮将依赖于许多认知架构的改变。

● 改善医疗领域网络安全的区块链等技术的成功部署，能在不久的将来促进利益相关者之间的数据共享。

● 作为与云计算的平衡和耦合，边缘计算技术使设备能够在本地实时收集和分析数据，以便在云数据中心之外进行处理。对于具有连续监测功能的生物医学设备，除非设备内置"上游"智能算法来过滤信号中的所有噪声，否则接收到的生理数据量是超出管理员管理能力的。

- 模糊认知图的优势在于其独特的规格，将人类知识和经验与计算机辅助技术相结合，从而实现最适用于复杂医学的人机协同。
- 为了对更复杂、高度互联的数据进行建模，需要一种被称为"超图"的数据表示新范式。超图是一种图模型，其中的关系（被称为超边）可以连接任意数量的节点。
- 所有不需要大数据的低成本学习方法在临床医学和卫生保健领域有很大用处。
- 随着我们进入到人工智能认知时代，生物医学对计算的需求呈指数级增长，量子计算（以及DNA计算等其他类型的计算）将成为必要的技术工具。
- 递归皮层网络是一种生成模型，更确切地说，是一种结构化概率图形模型。与深度学习的不同之处在于，它从一个支架开始，而不是像深度学习那样从零或从表格开始学习。
- 脉冲神经网络被称为第三代神经网络，与"脉冲"事件一起工作，脉冲是在特定时间点发生的离散事件，因此，脉冲神经网络比机器学习更具生物性，因为神经网络通常依赖于神经元个体动作电位的计时。
- 集群智能是基于自组织群体行为的多个智能群体行为。集体行为表明，统一系统的表现优于大多数个体成员的表现。
- 迁移学习涉及对经过训练的模型进行调整，以预测来自不同数据集的示例。这种现象对于深度学习网络尤其有利，因为深度学习需要大量的时间和资源进行培训。
- 大数据分析的关键未来发展之一是实时分析处理。这是一种利用在线分析处理和复杂机器学习算法，以"流"的方式采集和处理数据的过程。
- 前面提到的 SDN 概念已经发展成为软件定义的数据中心（SDDC）架构（具有服务器虚拟化、软件定义的网络和存储管理程序），可以做到完全虚拟化，这样所有的基础设施和管理都可以通过软件自动完成。
- 将智能嵌入医疗数据的各个方面，从图形数据库和元数据库管理系统到定制云计算基础设施，再到 SDDC 和虚拟化，上述策略可以推动生物医学从碎片化和非结构化数据集向充满医学智能的内聚和敏捷信息转变。
- 医疗数据和分析需要从"垂直整合、封闭、专有、缓慢创新"的数据系统转变为"水平整合、开放接口和快速创新"的数据生态系统。
- 人工智能在医学领域的未来一片光明，会有大量先进的人工智能技术，如深度强化学习、对抗式生成网络、单样本学习，需要与具有认知思维的临床医生协同工作的认知方法，来让数据成为生物医学和医疗领域新知识和智能的促成者。
- 为了实现对精准医学和人口健康的愿景，我们需要将循证医学范式转变为数据科学驱动的智能医学范式。
- 人机关系的最后阶段是卷积，这是描述大脑弯曲脊线的生物学术语，同时也是一个数学术语，指通过积分从两个给定函数导出第三个函数的数学函数。在我们的有生之年，我们可以将人类智能和机器智能和谐地交织在一起，不分彼此。我们甚至不会再称任何东西为"人工智能"。

参考文献

[1] Etzioni O. How to regulate artificial intelligence. New York Times September 1, 2017.

[2] Knight W. Forget killer robots —— bias is the real 人工智能 danger. MIT Technol Rev, October 3, 2017;.

[3] Hsu W, Elmore J. Shining light into the black box of machine learning. JNCI —— J Natl Cancer Inst 2019;111 (9):877-9.

[4] Char DS, Shah NH, Magnus D. Implementing machine learning in health care —— addressing ethical challenges. N Engl J Med 2018;378(11):981-3.

[5] One Hundred Year Study on Artificial Intelligence (人工智能 100). <https:// 人工智能 100.stanford. edu>.

[6] McKewon N. Making SDNs Work. YouTube April 2012.

后记

　　智能医疗是智慧城市战略规划中一项重要的民生领域应用，也是民生经济带动下的产业升级和经济增长点，其建设应用是大势所趋。《中华人民共和国国民经济和社会发展第十四个五年规划》提出"全面推进健康中国建设"的重大任务，鼓励新药研发创新和使用，加快建设分级诊疗体系，促进高端医疗装备制造生产，信息化与制造业深度融合、加速信息技术融入医疗装备产业、推动医学服务模式变革将成为后续五年的重要发展方向。蓬勃发展的数字化技术驱动医疗行业的转型升级不断深入，促使医疗行业创新日新月异。随着"后疫情时代"到来，各地方政府将更加关注当地卫生健康数字化发展，推动和支持医疗联合体将新兴技术应用与医疗健康保障工作深度融合，努力解决好人民群众看病就医问题，助力医疗保障事业高质量发展。

　　生命科学与医疗是德勤重点关注的全球六大行业之一，其医疗行业咨询服务被 Kennedy 评选为全球第一。德勤中国多次就该领域进行探索和前瞻：在新药研发及使用方面，德勤中国持续跟进生物医药行业的发展，对中国的生物医药创新趋势、创新发展所面临的机遇和挑战进行了深度研究；结合医疗健康行业专家和企业高管的访谈，德勤中国提出了未来医疗行业发展的六大趋势和"健康中国 2030"四大场景；新兴技术应用方面，德勤中国与中国协和医科大学出版社通力合作，翻译出版了本部由张世尧博士编写的《智能医疗 – 医学人工智能的未来》。

　　作为新兴技术应用咨询行业领先者，德勤管理咨询中国团队能够结合人工智能、区块链、云、大数据等技术手段，通过现代化、智慧运营、云转型等，提供包括数字化顶层设计规划、数字商业模式梳理与咨询、数字化平台规划与建设等一站式数字化解决方案。基于过往合作案例，我们将和医疗联合体携手共进，遵循"数字化医院、智慧医疗平台、敏捷医疗生态平台、医康养生态平台"四步走发展战略提供端到端的智慧医疗解决方案和全周期项目管理能力，全面赋能客户成为生命科学与医疗行业领先者。"风物长宜放眼量"，德勤管理咨询中国旨在站位全局，着眼长远，全面支撑我国医疗卫生改革纵深发展，促进"健康中国 2030"战略落地，为共筑"人类卫生健康共同体"贡献德勤力量。

　　诚挚感谢由戴耀华、黄伟强、俞超领导的德勤中国策划团队将《智能医疗 – 医学人工智能的未来》一书带到我们眼前；诚挚感谢北京大学医学部齐慧颖老师团队利用其出色的专业知识将该书进行了准确的翻译；诚挚感谢德勤中国审定团队对所有细节的关注；诚挚感谢中国协和医科大学出版社能够让更多中国读者领略医学和人工智能之美。本书对人工智能在医学的应用进行了详细阐述，并对其未来应用展开深度思考。我真诚地希望通过本书的翻译和发布，能让更多临床医生、医学博士、计算机专家、投资机构等各类群体了解生物医学的数据科学、了解人工智能在医学的应用，从而激励所有人对智慧医疗领域进行深入探索，助力健康中国大战略落地，推动中国数字经济快速发展。

　　正如德勤管理咨询中国首席执行官戴耀华先生所说，"智能医疗的应用空间和未来发展不可限量，但这绝非是单一医疗机构或医疗健康企业凭借一己之力能实现的；相反，相关各方应打造、巩固行业内的生态圈，与合作伙伴同心同向、聚智聚力，领驭人工智能在医疗领域的变革与发展，方可为'健康中国2030'的愿景添砖加瓦"。

程中
德勤管理咨询中国
新兴技术和企业应用 领导合伙人
2022 年 7 月于北京

　　我的导师北京协和医院神经科郭玉璞教授已经离开我们一年多了，但我时常回忆起我们的无数次会面、讨论病例的场景，在他九十多岁时还一同准备这本书的写作。他对每一个疑难复杂病例的诊治过程都记忆犹新，并非常享受与他的学生们分享经验和心得的过程。在讨论这本书的写作细节时，郭教授交待说"你写前言"，我回答"嗯"。但是当我真正开始动笔写时却一次次停笔：总觉得落笔不够份量、语句不够恰当，担心我的文笔难以映射出老人家的医学精神、凝练老人家的医者思想——心无旁骛，重病人，轻名利。我们一直期待他能撰写一本教科书式的神经病理学著作——《郭玉璞临床神经病理学》，然而他却告诉我们，不一定要追求宏篇巨著。他深信真正的经验源于实践中的不断积累与反思，因此他将一生心力倾注于疑难复杂病例的总结分析，最终成就了这本珍贵的医学典籍——《协和神经系统疾病临床病理病例解析》。本书不仅凝结了他毕生的智慧与心血，更为后来的医学工作者留下了无比珍贵的经验与财富。

　　这本书通过一个个真实具体的病例写实了他的医学精神：向每一位患者学习，在每一个病例的发生发展过程中认识疾病，做终身学习的医者；把临床观察延伸到显微镜下，为临床诊断和治疗提供更具体的依据。老人家用这样的形式告诉我们：认真对待每一个医疗过程，真实客观地记录医学信息，让更多的医者像他一样，对每一个病例学习后更好地服务患者。例如，他坚持不懈地对一个家系三兄弟长达二十多年的临床病理诊断历程，确诊了国内首个线粒体肌脑病伴高乳酸血症和卒中样发作家系。

　　郭玉璞教授常和学生们分享他的神经病理学习经历。二十世纪五十年代末至六十年代初，作为国人第一届神经科主任在德国接受过规范神经病理培训的许英魁教授，给当时的协和神经科部分医生第一次进行了规范化神经病理培训，郭玉璞教授作为其中一位年轻医生被他深深吸引。从此，郭玉璞教授将临床与病理密切结合，成就了其近七十年的神经病学光辉历程。协和的神经病理检查过程十分规范，对临床神经病理医生的要求非常严格，郭玉璞教授给我们看过当时每个病例不同医生记录的临床过程，许英魁教授带领大家记录的详尽的大体病理、镜下病理所见。字里行间都写下了协和人刻在骨子里的"认真、严谨和一丝不苟"。经过六十多年的努力，郭玉璞教授不仅成为了享誉国内外的神经病理专家，而且作为协和神经病理最重要的传承人，兢兢业业、克服重重困难地把协和神经病理发展壮大。郭玉璞教授一直努力积累尸检脑标本，帮助认识疾病并进行临床病理研究。作为改革开放后第一批出国深造的学者，他归国后带领北京协和医院神经科病理实验室开展多项检查，用于临床病理诊断。在郭玉璞教授的带领下，北京协和医院神经科病理实验室取得了迅速发展，在疑难罕见神经疾病的病理诊断和研究方面取得了重大突破，填补了相关领域的国内空白。

郭玉璞教授一生致力于神经病学和神经病理学的临床、教学和科研工作，深耕神经病理学近七十载，推动了中国神经病理学的不断发展和进步，为我国神经科学临床和研究工作做出了开创性贡献。他始终坚持基础试验与临床研究不分家的严谨治学精神，在线粒体脑病、周围神经病和肌肉病等研究领域取得了多项突破性成就。郭教授治学严谨，笔耕不辍，培养了许多脑病理、周围神经病理、肌肉病理方向的优秀学生，这些学生毕业后奔赴全国各地，成为该领域内的佼佼者和引路人，默默地将郭教授的治学精神发扬光大。郭玉璞教授担任《中华神经科杂志》主编期间也非常重视神经病理与临床的密切结合。

大家总讲病理诊断是金标准。郭教授总是提醒我们："病理只是检查手段从临床延伸到了显微镜下，病理不能反映所有的疾病进展过程，更多的是获取组织那一刻的病理现象。因此，病理能够通过组织细胞的变化见到一些疾病的发展特征，并不是全部。"这本书的多数病例是郭教授带领我们长期随访并最终通过病理确诊的病例。书中客观真实地展示了病理所见，并不是按诊断标准"凑"特征。随着检测技术的提高，对于疾病的认识已经不仅仅是人眼阅读的显微镜下组织细胞的变化，但是大体和显微镜下的神经病理改变是所有检测手段发展进步的基石。这里只是协和神经病理病例的一部分，希望这些经验能够为临床医生、病理医生诊治疾病提供有价值的帮助。

郭玉璞教授的医学精神、医者思想及为人、为师、为医的风范，是我们永远的楷模！这里抄录"北京协和医院名家展示"中对郭玉璞教授的纪念词："我国神经病理临床与研究事业，他是开山铺路架桥人。在他心中，协和为重，家为轻；病人最重，名利最轻。指点学子迷津，培育英才满堂，言既出，行必果，风雨不忍，承让三分。心有良知朴如玉，做言起行兼文章，树青年一代学习楷模"。

谨此，致敬恩师，永远铭记！

特别感谢崔丽英教授、陈琳教授、郭玉璞教授女儿郭重医生对前言的指点修改。同时，也特别感谢崔丽英教授在本书的出版过程中给予的支持和帮助。

高　晶
2024年10月

第一章　脑血管病 **1**

第一节　出血性脑血管病 1

病例1　脑梗死后出血转化 1

病例2　前交通动脉瘤破裂出血 3

病例3　椎动脉动脉瘤破裂出血 5

病例4　脑干血管畸形出血 7

病例5　早产儿脑出血 10

病例6　蕈样肉芽肿浸润大脑和小脑半球引起出血 11

病例7　陈旧性出血性梗死 14

第二节　缺血性脑血管病 16

病例8　后循环多发梗死 16

病例9　基底动脉综合征 18

病例10　左侧大脑后动脉栓塞 20

病例11　左侧小脑梗死 22

病例12　多发腔隙性脑梗死 24

病例13　基底动脉尖综合征 26

病例14　临床下多发微梗死灶 29

第二章　中枢神经系统肿瘤 **31**

病例15　转移性黑色素瘤 31

病例16　胶质母细胞瘤 33

病例17　原发中枢神经系统淋巴瘤 35

病例18　不典型血管母细胞瘤 38

病例19　肺癌脑转移 40

病例20　下丘脂肪瘤 42

病例21　白血病脑部浸润 44

病例22　肺癌多发神经系统转移 46

病例23　脑膜癌 48

病例24　多形性胶质母细胞瘤 51

病例25　胶质母细胞瘤伴脑膜播散 54

病例26　原发中枢神经系统淋巴瘤 56

病例27　松果体瘤治疗后 60

病例28　颅咽管瘤 62

病例29　星形细胞瘤 65

病例30　浆细胞肉芽肿 67

病例31　节细胞胶质瘤 70

病例32　血管内淋巴瘤 73

病例33　副肿瘤综合征 77

病例34　副肿瘤综合征：感觉神经元神经病 80

病例35　皮肤淋巴瘤合并周围神经病 82

第三章　感染和免疫性疾病 85

第一节　感染性疾病 85

病例36　神经梅毒之一 85

病例37　神经梅毒之二 88

病例38　神经梅毒之三 91

病例39　单纯疱疹病毒性脑炎之一 95

病例40　单纯疱疹病毒性脑炎之二 99

病例41　脑囊虫病 101

病例42　播散性结核 104

病例43　脑脓肿 106

病例44　脑裂头蚴病 109

病例45　脑奴卡菌感染 111

病例46　进行性多灶性白质脑病 115

病例47　带状疱疹病毒感染 118

病例48　麻风神经病之一 121

病例49　麻风神经病之二 123

病例50　麻风神经病之三 125

第二节　免疫性疾病 127

病例51　炎性脱髓鞘病 127

病例52　多发性硬化之一 129

病例53　多发性硬化之二 132

病例54　多发性硬化之三 135

病例55　多发性硬化之四 138

病例56　同心圆性硬化之一 140

病例57　同心圆性硬化之二 144

病例58　神经贝赫切特病 147

病例59　原发中枢神经系统血管炎 150

病例60　神经结节病 154

病例61　吉兰-巴雷综合征之一 157

病例62　吉兰-巴雷综合征之二 159

病例63　吉兰-巴雷综合征之三 161

病例64　感觉性神经元神经病 163

病例65　吉兰-巴雷综合征+感觉神经元神经病 166

病例66　急性全自主神经病 169

第四章 遗传、代谢和变性病 171

第一节　遗传、代谢性疾病...171

　　病例67　脊髓性肌萎缩...171

　　病例68　高胱氨酸尿症...175

　　病例69　门克斯病 180

　　病例70　成人巨轴索性脑白质病 184

　　病例71　韦尼克脑病之一 187

　　病例72　韦尼克脑病之二 189

　　病例73　韦尼克脑病之三 191

　　病例74　淀粉样变性神经病之一 193

　　病例75　淀粉样变性神经病之二 195

第二节　神经变性病...197

　　病例76　肌萎缩侧索硬化之一 197

　　病例77　肌萎缩侧索硬化之二 200

　　病例78　肌萎缩侧索硬化之三 202

　　病例79　橄榄核脑桥小脑变性...204

　　病例80　黑质纹状体变性 206

　　病例81　夏-德综合征...209

　　病例82　阿尔茨海默病之一 212

　　病例83　阿尔茨海默病之二 216

　　病例84　阿尔茨海默病之三 218

　　病例85　脑淀粉样血管病...221

　　病例86　阿尔茨海默病+脑淀粉样血管病 226

　　病例87　额颞叶变性 231

　　病例88　帕金森病 235

　　病例89　克-雅病之一 237

病例90　克-雅病之二 ……………………………………………………………… 239

病例91　克-雅病之三 ……………………………………………………………… 241

病例92　克-雅病之四 ……………………………………………………………… 243

第五章　线粒体病 ……………………………………………………… 245

第一节　线粒体脑肌病伴高乳酸血症和卒中样发作（MELAS）…………………………245

病例93　线粒体脑肌病伴高乳酸血症和卒中样发作之一 ………………… 245

病例94　线粒体脑肌病伴高乳酸血症和卒中样发作之二 ………………… 250

病例95　线粒体脑肌病伴高乳酸血症和卒中样发作之三 ………………… 252

病例96　线粒体脑肌病伴高乳酸血症和卒中样发作之四 ………………… 254

病例97　线粒体脑肌病伴高乳酸血症和卒中样发作之五 ………………… 256

病例98　线粒体脑肌病伴高乳酸血症和卒中样发作之六 ………………… 259

病例99　线粒体脑肌病伴高乳酸血症和卒中样发作之七 ………………… 261

病例100　线粒体脑肌病伴高乳酸血症和卒中样发作之八 ………………… 262

第二节　肌阵挛性癫痫伴破碎红纤维（MERRF）……………………………………266

病例101　肌阵挛性癫痫伴破碎红纤维 …………………………………… 266

第三节　其他线粒体病 ………………………………………………………………269

病例102　卡恩斯-塞尔综合征（KSS）…………………………………… 269

病例103　线粒体神经胃肠脑肌病（MNGIE）…………………………… 273

病例104　慢性进行性眼外肌麻痹（CPEO）之一 ……………………… 276

病例105　慢性进行性眼外肌麻痹之二 …………………………………… 277

病例106　慢性进行性眼外肌麻痹之三 …………………………………… 278

病例107　线粒体肌病合并脂质沉积之一 ………………………………… 280

病例108　线粒体肌病合并脂质沉积之二 ………………………………… 282

病例109　线粒体肌病合并糖原蓄积 ……………………………………… 284

病例110　肌营养不良样线粒体肌病之一 ………………………………… 286

病例111　肌营养不良样线粒体肌病之二......................287

病例112　肌营养不良样线粒体肌病之三......................289

病例113　肌炎样线粒体肌病......................291

病例114　线粒体神经肌病之一......................293

病例115　线粒体神经肌病之二......................295

脑血管病

第一节　出血性脑血管病

病例1

脑梗死后出血转化

病史概要

男性，59岁。因"突发言语不能、意识障碍1天"入院。既往高血压病史4年。入院查体：肥胖，全身大汗，昏睡，偶能按指令动作。血压 180/120mmHg，心率 100次/分，心音不规律，瞳孔对光反射正常，左侧肢体肌力0级，肌张力升高，深反射亢进，双侧巴宾斯基征（Babinski）阳性。CT显示右侧额叶广泛低密度影伴外侧裂闭合。随后患者一般情况恶化，两侧瞳孔大小不等（左7mm固定、右3mm正常）。次日，患者情况突然恶化，昏迷，四肢软瘫，双侧瞳孔散大固定，临床死亡。

大体病理

心血管：心脏重500g，心包正常。右侧心房心室正常，三尖瓣及肺动脉瓣正常。左心房正常，左心室增厚，壁厚2.5cm。主动脉瓣、二尖瓣正常。冠脉及肺动脉轻度粥样硬化、通畅，主动脉及分支、上下腔静脉正常。

中枢神经系统：颅骨、硬脑膜未见异常，上矢状窦通畅，脑重1570g，大脑半球中度肿胀，右侧额顶叶区域广泛出血及软化，右侧见海马钩回疝（图1-1），未见小脑扁桃体疝，脑干、小脑未见异常，颅底血管结构正常，轻度粥样硬化。

脑大体切片：大脑发育正常，钩回结构正常。重度广泛脑软化，右侧大脑半球为著。右侧大脑中动脉供血区域皮质示出血性坏死（图1-2）。右侧钩回及海马旁回示海马钩回疝。1cm连续切片发现相应区域出血性坏死，主要累及皮质及皮质下白质。右侧大脑中动脉外侧沟分支内见栓塞物。右侧大脑前动脉部分分支内见相似栓塞物。

右侧扣带回可见镰下疝（图1-2）。钩回及海马旁回疝出明显。基底节区、脑室未见明显异常。中脑及脑桥见多灶继发性Duret出血（图1-3）。小脑切片未见异常。

镜下病理

额叶广泛急性梗死后出血（图1-4）。脑桥见Duret出血。

病理诊断

血栓栓塞性脑梗死伴出血转化
高血压
心脏病

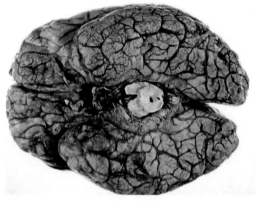

图1-1　右侧额颞叶肿胀，海马钩回疝

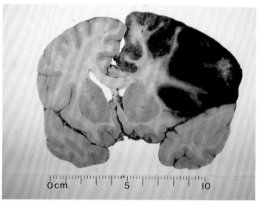

图1-2　右侧额叶大面积梗死后出血转化，脑组织肿胀，大脑镰下疝

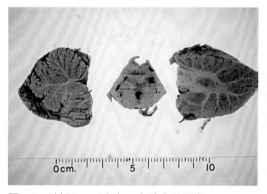

图1-3　脑桥Duret出血，小脑未见异常

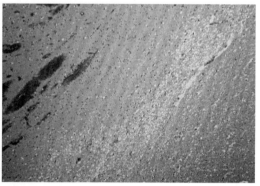

图1-4　脑组织梗死伴出血（HE）

临床病理讨论

本例临床和病理符合栓塞性梗死、继发出血转化的特征。其出血分布于梗死灶内，未形成血肿，脑组织肿胀继发脑疝形成应为其直接死亡原因。

病例2
前交通动脉瘤破裂出血

📋 病史概要

男性，55岁。因"窒息半小时"入院。既往有偏头痛病史，1978年蛛网膜下腔出血，血管造影提示Berry动脉瘤。之后患者逐渐出现意识警觉度下降、少语及尿失禁。影像学检查提示脑积水，行脑室腹腔分流术。1979年2月29日出现痫性发作，后出现易激惹、攻击性。查体见双侧锥体束征及共济失调。CT显示脑积水控制可。1982年2月19日患者进食晚餐时呛咳后出现窒息、发绀，当日死亡。

🔬 大体病理

中枢神经系统：颅骨硬脑膜完整，上矢状窦通畅，见脑室腹腔分流管留置。软脑膜薄、透明。大脑半球对称、正常，右侧顶叶后部开口，右侧额叶见陈旧性瘢痕。脑干及小脑正常。颅底血管结构正常，前交通支见0.5cm直径动脉瘤。

大脑大体观：脑重1420g，发育正常。右额叶有陈旧性梗死灶坍缩，位于额上回旁正中区域呈条带状，前后径3.0cm，宽1.5cm，对应的左侧额叶也存在陈旧梗死灶。

大脑动脉检查：显示大脑前动脉有变异（共干）。左侧大脑前动脉发育不全，右侧大脑前动脉自前交通支供应左侧大脑前动脉部分。胼缘动脉的第一分支处，有双叶囊性动脉瘤，体积1.0cm×0.5cm×0.5cm，被包埋在额叶内侧面靠近胼胝体膝部处。动脉瘤周围蛛网膜下腔见陈旧的含铁血黄素沉积（图2-1）。其余大脑动脉见中度动脉粥样硬化，其他主要动脉未见闭塞。

冠状位连续切片示双侧大脑前动脉供血区广泛梗死——双侧内侧额叶（图2-2）、扣带回、胼胝体，体积3.0cm×2.5cm×2.0cm，梗死区域向顶叶延展。脑室、基底节、丘脑核团未见异常，中脑、脑桥、延髓未见明显异常，小脑上蚓部轻度萎缩，未见其他区域动脉瘤。

🔬 镜下病理

大脑前动脉可见动脉瘤，瘤壁菲薄，瘤腔内可见血栓形成（图2-3）；双侧额叶可见梗死软化灶（图2-4）。

🔬 病理诊断

双侧前额叶陈旧性梗死
大脑前动脉Berry动脉瘤

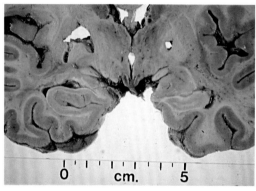

图2-1 环池含铁血黄素沉积

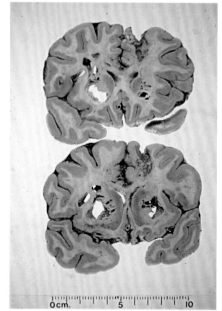

图2-2 右侧额叶大脑前动脉分布区梗死软化灶

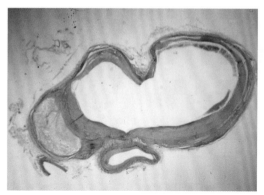

图2-3 动脉瘤，管壁结构异常，伴血栓形成（HE）

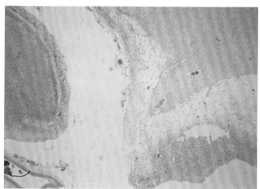

图2-4 额叶梗死软化灶，脑组织完全崩解（HE）

临床病理讨论

　　本例存在两种病理改变，一为动脉瘤和陈旧性蛛网膜下腔出血，二为右侧为主的双侧额叶梗死，两者临床过程非同步出现，临床以蛛网膜下腔出血和继发性脑积水为主要特征，后期出现症状变化和双侧锥体束征应与大脑前动脉闭塞所致脑梗死相关。本例是一个解剖部位病变所致两种病理过程共存的病例。

病例3

椎动脉动脉瘤破裂出血

病史概要

男性，72岁。因"突发意识障碍1小时"于1982年4月14日急诊就诊，体格检查示心率156次/分，血压200/110mmHg。昏迷、无发热，无颈强直，双侧瞳孔针尖样（1mm），对光反射消失，角膜反射消失。四肢肌张力减低，反射存在，巴宾斯基征阴性。2小时后患者情况恶化死亡。既往3年前扔垃圾时突发意识丧失倒地，醒后发现左上肢无力及左手尺侧麻木，伴肩部疼痛，体格检查：心率72次/分，血压160/100mmHg，心肺查体未见异常。神经系统检查：脑神经查体示右侧复视，可疑视野缺损，左侧C_8水平痛觉减退。左侧上肢轮替障碍。左手小肌肉肌力Ⅲ～Ⅳ级。左侧肱二头肌反射正常，肱三头肌反射消失，膝反射正常，踝反射消失。左侧巴宾斯基征阳性。X线检查显示C_4～C_7颈椎病及椎管狭窄。头颅CT和脑电图正常。临床考虑颈椎病（C_8～T_1），脊髓神经根型；冠心病。

大体病理

颅骨完整，硬脑膜、上矢状窦正常。脑重1250g，软膜薄、淤血，蛛网膜下腔见大量血凝块，颅底部为著。大脑半球对称，正常。脑干表面大量血块凝结，尤其是脑桥及延髓上部。小脑示轻度扁桃体下疝。颅底血管结构正常，见一1.5cm×2.0cm破裂囊性动脉瘤，位于左椎动脉及小脑后下动脉分叉处，动脉瘤内包含血栓。大脑半球连续1cm切片示皮质厚度正常，白质未见异常。脑室对称、轻度增大。基底节、丘脑、下丘脑、乳头体正常。左侧脑桥受动脉瘤压迫屈曲。延髓、中脑未见异常。脑桥及小脑切片示表面及沟内新鲜出血（图3-1），第四脑室血液淤积。

镜下病理

延髓：切片示锥体束正常，无其他纤维束异常。双侧脑神经根未见异常。

椎动脉瘤：动脉瘤起源于椎动脉分叉处，瘤壁重度粥样硬化退变，内壁层状机化血栓形成（图3-2），占据瘤体一半体积。壁内可见大量色素沉积，提示陈旧性渗血及出血；动脉瘤表面有新鲜出血覆盖。瘤壁较一般囊性动脉瘤厚，壁内无肌肉及弹性纤维组织。

病理诊断

椎动脉动脉瘤破裂

脑桥、延髓机械性移位

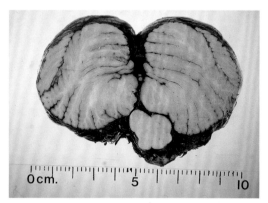

图3-1 小脑脑干表面新鲜出血覆盖，脑干移位

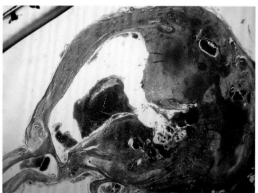

图3-2 动脉瘤腔内机化血栓形成（HE）

病例4
脑干血管畸形出血

病史概要

女性，27岁。因"头痛伴喷射性呕吐3个月，眩晕、眼球活动不灵、进食呛咳十余天"，于1975年2月25日急诊入院。患者于1974年11月20日曾因前额头痛伴喷射性呕吐多次于县医院就诊，按"神经性呕吐"治疗无效。入院前十余天出现眩晕、后枕部头痛，视物成双。入院前五天眼球活动不灵，进食呛咳，双侧耳鸣，说话舌头发僵，急诊入院。患者否认有外伤及结核病史。1岁时患过中耳炎，1年前人工流产一次。

查体：体温37.4℃，血压134/110mmHg，消瘦，神志清楚，慢性病容。右肺呼吸音粗，偶闻啰音。瞳孔等大，对光反应存在，眼底视神经盘边缘清，静脉无充盈。双眼有粗大水平性眼震，向上注视时偶有旋转性眼震，双眼内收受限，左侧较著，双面部痛觉减退，触觉存在，双角膜反射迟钝。咀嚼肌力好，张口下颌不偏，额纹及鼻唇沟对称，示齿力弱。双耳听力佳，音叉试验正常。双软腭活动差，悬雍垂居中，咽反射消失，声音嘶哑。伸舌居中，舌肌稍薄有震颤。转颈耸肩有力。四肢肌力减退，肌张力不高，四肢腱反射偏低，左跟腱反射比右侧活跃，双腹壁反射未引出，左侧偶可引出巴宾斯基征，指鼻试验稳准。颈有轻度抵抗，无其他脑膜刺激征。

辅助检查：胸片示右下肺有片状阴影。心电图不正常，窦性心动过速，T波：Ⅱ、Ⅲ、avF倒置。血白细胞2.08×10^6/L，中性粒细胞0.91，红细胞沉降率第一小时44mm。腰穿（2月22日）：压力160mmH$_2$O，脑脊液淡黄色，细胞总数380/μl，白细胞29/μl，多核细胞24/μl，单核细胞5/μl，糖5.6mmol/L，蛋白710mg/L，氯化物126mmol/L。2月27日重复腰穿：压力170mmH$_2$O，脑脊液淡黄色，细胞总数512×10^6/L，白细胞121×10^6/L，单核细胞19%，多核细胞81%，蛋白700mg/L，糖3.4mmol/L，细菌涂片（－），未见瘤细胞。

入院后低热，曾予以抗结核治疗（链霉素、异烟肼）并采用一般炎症治疗（大剂量青霉素、庆大霉素）及止血、降颅压、多种维生素等支持疗法，但病情进行性加重，陆续出现张口时下颌向左偏，双眼球内收受限更明显，右眼外展受限，左侧鼻唇沟浅，伸舌左偏，双侧踝阵挛及病理征阳性。左侧早期视盘水肿。3月5日重复腰穿：压力220mmH$_2$O，脑脊液浅黄色，细胞总数700/μl，白细胞9/μl，蛋白（＋）。3月18日突然出现呼吸停止、意识朦胧、大汗、双瞳孔大。经加压给氧、吸痰，给予呼吸兴奋剂，高渗糖静脉注射，1小时后恢复自主呼吸，意识恢复。3月19日上午9时15分再次呼吸停止，昏迷至1975年3月20日上午10时，心搏骤停。

大体病理

　　脑重1280g，大脑两半球对称，脑回扁平，脑沟略窄，轻度脑水肿，脑底漏斗区增宽，乳头体后移，中脑和脑桥外形大致正常，延髓变宽质软。小脑膨隆正中孔区堆以血凝块，其附近及两侧孔附近蛛网膜下腔有少量积血，脑底血管未见畸形。双侧中度小脑扁桃体疝（图4-1），未见钩回疝。

　　大脑冠状切面：灰白质界限清楚，两侧侧脑室、第三脑室、导水管均明显扩张，第四脑室内被血凝块占据，该血块上缘达脑桥上部（图4-2），下界至延髓中下1/3处。脑桥上部右侧被盖部和延髓下橄榄核右侧之背外侧均被出血破坏。第四脑室的血凝块向背侧通过正中孔流向蛛网膜下腔。中脑和小脑切面未见重要改变。

镜下病理

　　大脑半球各切片软膜稍显增厚，脑内和蛛网膜下腔血管内有含铁血黄素颗粒。血管外膜可见少许含铁血黄素吞噬细胞，其余未见异常。脑桥感觉主核平面可见右侧被盖部出血并破入第四脑室形成上述血凝块，破坏了同侧被盖部结构，出血灶周围脑实质水肿，血管充血和环状出血，并有大量含铁血黄素颗粒。脑桥面丘平面可见被第四脑室血块挤压变扁，未见出血灶。延髓下橄榄核下部平面右背外侧出血并破向第四脑室和小脑下蚓部结节之间形成血凝块（图4-3），出血灶附近脑实质水肿，血管充血和环状出血，在靠近出血边缘处可见血管畸形增多（图4-4），口径大小不等，血管外膜增厚和胶原纤维增生，有的血管外膜增厚可见少许淋巴细胞浸润，但未见管壁中层坏死和嗜伊红细胞。出血灶破坏了右侧延髓背外侧部分结构。延髓下端平面可见背侧蛛网膜下腔血管外膜增厚，未见坏死和细胞浸润。后正中裂内有积血，中央灰质血管周围淋巴细胞浸润，中脑和小脑切片未见重要改变。

病理诊断

　　脑干血管畸形
　　脑桥、延髓出血破入第四脑室
　　第四脑室积血
　　导水管、第三脑室、侧脑室扩张

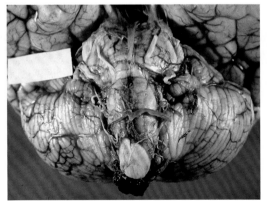

图4-1 双侧小脑扁桃体疝

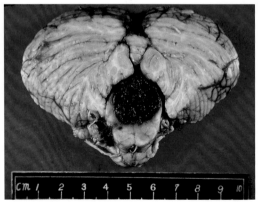

图4-2 脑干血管畸形出血

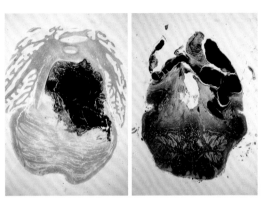

图4-3 脑桥和延髓背侧出血（髓鞘染色）

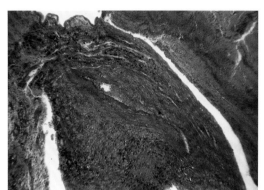

图4-4 出血灶附近畸形血管

临床病理讨论

　　原发性脑桥出血以高血压性出血为多，血管畸形较少见，高血压性脑桥出血好发部位是被盖与基底部之间中线处，出血可破入第四脑室，向上沿神经纤维至中脑，向下达桥延交界处，很少有达到延髓者。延髓出血极为少见。一般起病急骤，病程短，多很快死亡。本例桥延两个出血灶，病灶小，散在多发，病情较轻，病程较长，符合血管畸形所致的脑干出血，是少见病例。延髓出血灶附近血管壁增厚，胶原纤维增多和血管口径大小不等、管壁薄厚不匀的血管，即血管畸形。本例从病程和临床体征可以看出脑桥和延髓出血并非同时发生，而是先有延髓背外侧出血损害了右侧前庭核、绳状体、疑核、内侧纵束和三叉神经脊束核等，出现了眩晕、眼震、吞咽障碍、核间性眼肌麻痹等症状和体征。住院期间症状加重，出现了右眼外肌麻痹、左侧中枢性面舌瘫和张口偏斜等，为脑桥右侧被盖部出血毁坏所致。

病例5
早产儿脑出血

病史概要

患儿母亲26岁，G2P3，24^{+4}周因早产入院。入院后予沙丁胺醇，因母亲心动过速停用。后患儿在无预兆下娩出，医疗人员发现时患儿已娩出，3分钟后开始复苏抢救，5分钟时插管，但患儿持续发绀，后予高压氧缓解。母亲娩出过程有发热，予患儿庆大霉素及青霉素预防感染。患儿情况继续恶化，生后14小时死亡。

大体病理

中枢神经系统：头皮广泛血肿，脑重100g，与孕期相符。大体观：软脑膜薄而通透，大脑半球发育符合22周，脑干、小脑未见异常，颅底血管正常、通畅，大脑半球0.5cm切片示额叶白色条状灶，位于大脑前动脉及中动脉供血区之间。生发基质可见未破裂的出血灶，尤其在右侧室管膜下形成血凝块（图5-1）。脑室示双侧扩大，枕角为著。丘脑、下丘脑、乳头体未见异常。脑桥轻度淤血，小脑、中脑、延髓未见异常。

镜下病理

大脑连续切片见右侧脑室旁生发基质出血灶（图5-2）。Ammon's角重度缺氧性改变（图5-3），不同程度额顶叶缺氧改变，脑桥少量出血。

病理诊断

室管膜下生发基质出血
大脑皮质缺氧性改变

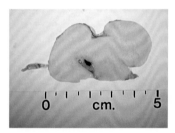

图5-1　大体见室管膜下出血灶

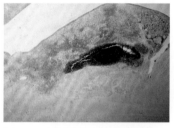

图5-2　右侧脑室旁生发基质出血灶（HE）

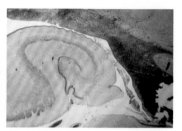

图5-3　海马Ammon's角重度缺氧性改变（HE）

病例6
蕈样肉芽肿浸润大脑和小脑半球引起出血

病史概要

男性，62岁。1981年1月23日，患者因"肢体和躯干皮肤多发蕈样肉芽肿所致溃疡性病变"就诊。当时无肝脾及淋巴结肿大。长期酗酒病史，1971年起患高血压，高尿酸血症，糖尿病，左手雷诺现象（1972年行交感神经切除术）。1982年3月5日，患者再次就诊，查体：血压180/120mmHg，心肺腹及中枢神经系统未见异常。皮肤可见多发溃疡性病变。1982年3月17日再次就诊，主诉头晕，并出现了左侧小脑体征及左右侧视时慢速眼震。3天以后，患者病情加重，出现定向障碍及嗜睡；左侧肌张力轻度增高，反射亢进；眼震加重。1982年3月25日，CT提示梗阻性脑积水，第三脑室和侧脑室扩张，第四脑室大小正常，但轻微向右移位。颅后窝可见两处病变，一处为较大的圆形高密度病灶伴有中心区低密度（图6-1）；另一处为右侧桥小脑角区域模糊影。患者病情恶化并出现潮式呼吸，1982年3月28日早6:00死亡。

大体病理

中枢神经系统：颅骨和硬膜完整。上矢状窦显示清晰。脑重1385g。软脑膜纤薄、透明。左顶叶可见近期出血坏死灶，大脑半球右侧顶枕区域可见两处凹陷的梗死灶，直径分别为1.5cm和2.0cm。脑干正常。左小脑外侧部可见出血坏死（图6-2）。脑基底部血管结构正常，可见中等程度的粥样硬化。

大脑半球按照冠状位1cm厚切片，显示右侧顶枕叶两处陈旧梗死灶（图6-3）。脑室正常。基底节、丘脑、下丘脑和乳头体正常。脑桥和中脑正常。延髓较正常小。小脑左侧半球可见大片状出血，直径4cm。

镜下病理

皮肤：皮肤表面溃疡形成，可见急性炎症反应，以及大量单个核淋巴样细胞聚集。表皮以下附属器周围也可见类似的大淋巴样细胞浸润胶原纤维之间的真皮组织。

肺：类似于皮肤所见形态的肿瘤细胞浸润肺实质。这些细胞超微结构显示存在脑回状核，与Sézary细胞典型表现一致。这些病变符合蕈样肉芽肿的系统受累。

小脑切片可见大范围的出血（图6-4），周边区域被蕈样肉芽肿肿瘤细胞浸润（图6-5）。额叶、顶叶、枕叶和第三脑室旁区域可见血管周围肿瘤细胞浸润（图6-6）。这些细胞形态符合蕈样肉芽肿。顶叶有一个陈旧梗死灶，可见富含脂质的吞噬细胞。

病理诊断

蕈样肉芽肿浸润大脑和小脑半球，引起出血

顶叶陈旧梗死

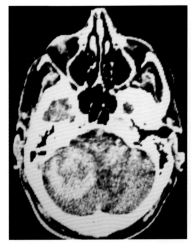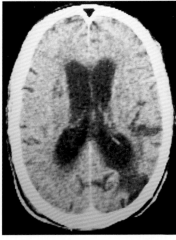

图6-1 头颅CT示左侧小脑出血，右侧顶枕叶软化灶

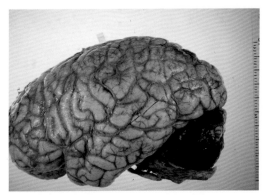

图6-2 左侧小脑半球出血

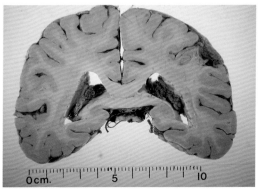

图6-3 右侧顶枕叶梗死软化灶

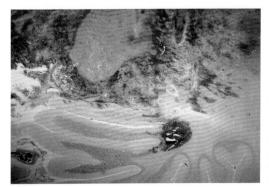

图6-4 小脑出血灶（HE）

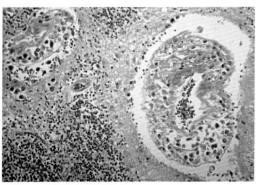

图6-5 出血周边血管周肿瘤细胞浸润（HE）

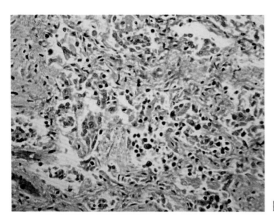

图6-6 大脑内小血管周边肿瘤细胞浸润（HE）

临床病理讨论

这是一例罕见的蕈样肉芽肿系统性累及脑和肺的病例。小脑组织超微结构显示肿瘤细胞脑回状细胞核，符合Sézary细胞的形态特征。临床过程符合小脑肿瘤转移出血，继发脑干和脑室受压。

病例7
陈旧性出血性梗死

病史概要

女性，84岁。1982年8月22日入睡后，于凌晨被发现昏迷，3小时后死亡。既往有多年高血压和饮酒史，卒中病史，10年来逐渐记忆力减退，6年前曾住院诊断为"老年性痴呆"，当时神经检查：腱反射不对称，右侧引出锥体束征，痴呆，生活不能自理，长期住养老院。

大体病理

脑重930g，软脑膜轻度浑浊，大脑半球严重萎缩，脑干和小脑未见异常，脑底动脉血管结构正常，有轻-中度动脉粥样硬化。

冠状切面：左侧额顶叶大脑中动脉供血区大片陈旧性出血性梗死（图7-1）。白质广泛软化，额上回后部和中央前回白质显著，侧脑室扩大，以左侧枕角和颞角较著。丘脑、基底节和下丘脑未见明显异常，乳头体萎缩。脑干左侧小脑中脚色暗陈旧病灶，其他中脑、脑桥、延髓和小脑半球未见明显异常。

镜下病理

左额顶叶皮质和皮质下多发陈旧性出血性梗死，包括左侧扣带回、额上回和额中回后部、中央前回，皮质下白质大片髓鞘退变，但弓状纤维保留（图7-2）。基底节、额叶、海马不同程度的海绵样变，神经元丢失，胶质细胞增生。在海马和颞叶皮质可见少数老年斑和神经原纤维缠结，基本符合正常年龄改变。左侧小脑中脚可见一个陈旧性出血性梗死灶。左侧大脑脚、脑桥和延髓可见皮质脊髓束下行性变性（图7-3）。乳头体神经细胞消失，海绵状变，灶性星形细胞增生，小血管增生。小脑蚓部颗粒细胞和浦肯野细胞轻度减少。

病理诊断

左额顶叶陈旧性出血性梗死

左侧小脑中脚陈旧性出血性梗死

左侧皮质脊髓束下行性变性

乳头体和蚓部病变符合Wernicke脑病

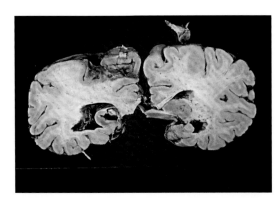

图7-1 左额顶叶陈旧性出血性梗死

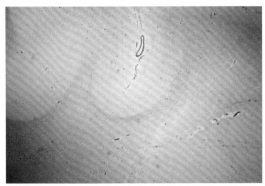

图7-2 皮质下白质大片髓鞘退变,弓状纤维保留(LFB)

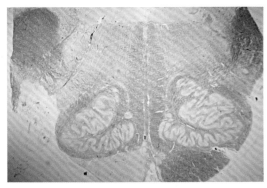

图7-3 左侧皮质脊髓束下行性变性(Weil's)

临床病理讨论

　　本例为老年人尸检脑所见,存在多重病理改变,包括血管性病变、神经退行性变以及营养代谢障碍相关的改变。其中见到了典型的锥体束下行性变性,临床亦存在锥体束征。

第二节 缺血性脑血管病

病例8

后循环多发梗死

📋 病史概要

女性，67岁。1982年1月21日因"突发左侧颞部头痛和右眼失明"入院，1981年12月1日曾出现剧烈头痛、蹒跚步态。查体：患者困倦、意识模糊，血压130/80mmHg，心率 80次/分。颈部血管未闻及杂音。右眼失明（视觉粗测消失），左上肢感觉减退至消失。右侧瞳孔扩张固定，对光反射消失。左侧瞳孔2mm，对光反射灵敏。肌力、肌张力两侧对称。腱反射对称减低，跖反射向下。CT提示"双侧枕叶、左内侧颞叶近期梗死；小脑半球可见大面积低密度影，梗死灶"。入院后第二天，患者昏睡，出现潮式呼吸。1982年1月27日死亡。

🔬 大体病理

中枢神经系统：颅骨、硬脑膜正常。上矢状窦通畅。全脑重1330g。软脑膜薄且透明。大脑半球可见双侧枕叶明显软化，左侧病灶5cm×3cm；右侧顶叶皮质可见局灶性陈旧梗死灶，直径1.0cm。脑干无明显异常。双侧小脑半球广泛软化。颅底血管网结构正常，严重动脉粥样硬化。基底动脉在小脑前下动脉起始处可见1cm血管闭塞。左侧椎动脉在C_6、C_7椎间孔段严重动脉粥样硬化狭窄。

大脑半球以冠状位切片（厚1cm）：大脑后动脉供血区、双侧枕叶灰白质广泛梗死。乳头体无明显异常。中脑、脑桥、延髓未见明显异常。小脑可见两侧半球明显梗死，尤其在左侧直径约3.5cm×2.0cm，梗死区主要为小脑前下动脉供血区，可能是基底动脉狭窄处形成的血栓堵塞开口导致。

✍ 镜下病理

双侧枕叶和小脑切片可见广泛缺血性坏死（图8-1）。Ammon's角可见一些局灶缺血改变。基底动脉严重狭窄（图8-2），双侧颈动脉、椎动脉可见动脉粥样硬化性狭窄（图8-3）。中脑、脑桥、延髓切片未见明显异常。

病理诊断 ···

枕叶和小脑广泛多灶性梗死

椎–基底动脉粥样硬化性狭窄

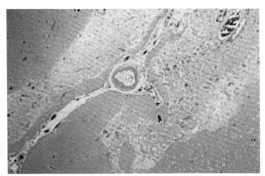

图8-1　枕叶梗死灶（HE）

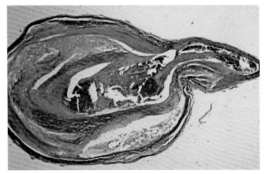

图8-2　基底动脉闭塞（HE）

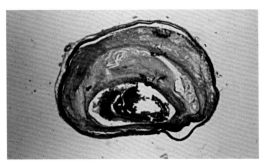

图8-3　椎动脉狭窄闭塞（HE）

临床病理讨论

　　本例为典型的后循环梗死，椎–基底动脉可见严重的动脉粥样硬化斑块形成，斑块破裂，管腔狭窄和血栓形成。临床表现为大脑后动脉、小脑动脉闭塞或栓塞所致的综合征。

病例9

基底动脉综合征

病例摘要

女性，80岁。1982年2月17日患者出现突发右侧偏瘫伴意识障碍，昏迷4小时，第二天收入院。病前无头外伤或头痛、呕吐等症状。1971年患者曾因左乳腺癌行根治性乳腺切除术，无复发。1979年，患者出现平衡障碍、精细活动异常，诊断帕金森病，服用左旋多巴，居住于疗养院。体格检查：血压90/60mmHg，心率96次/分，心脏听诊Ⅱ/Ⅵ收缩期杂音。左肺底呼吸音低钝。患者昏迷，眼底正常，瞳孔对光反射消失，右侧瞳孔增大，角膜反射消失，咽反射阴性。四肢肌张力下降，深反射存在，病理反射阳性，针刺无反应，颈强直阴性。患者于入院第二天死亡。

大体病理

中枢神经系统：颅骨硬脑膜完整，上矢状窦通畅，大脑重1520g，软脑膜薄、透明。大脑半球对称、正常，脑干软化，与大脑半球脱离。小脑软化，颅底血管重度粥样硬化，基底动脉闭塞。大脑半球冠状面1cm厚切片，大脑后动脉供血区域皮质新近梗死，包括海马、扣带回、颞下回。白质、脉胳膜未见异常。脑室扩大，基底节、丘脑、下丘脑、乳头体未见异常。脑桥近乎全部梗死（图9-1），延髓未见异常，小脑示广泛上部梗死（图9-2）。

镜下病理

脑干切片示广泛新近缺血性坏死，脑桥和中脑下部为著（图9-3），无出血或吞噬细胞形成。中脑上端及延髓未见明确缺血改变。中脑切面示纹状体黑质慢性退行性变，黑质神经元减少，色素减退，部分游离色素见于神经元外，可见轻度胶质化。

海马齿状回广泛性坏死，正常结构消失（图9-4）。

小脑切片示上侧小脑广泛缺血性坏死（图9-5）。

基底动脉上、中、下段示重度动脉粥样硬化伴狭窄，上1/3处血栓形成闭塞（图9-6）。双侧枕叶、颞叶、丘脑、Ammon's角示不同程度缺血性坏死，基底节区、丘脑、白质、顶枕区域多发腔隙性脑梗死。

病理诊断

双侧枕叶、丘脑、小脑、中脑、脑桥广泛多发新发梗死

基底动脉重度粥样硬化伴血栓形成

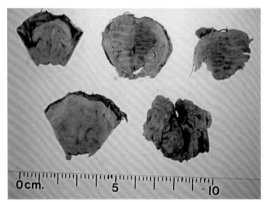

图9-1 脑干广泛性梗死

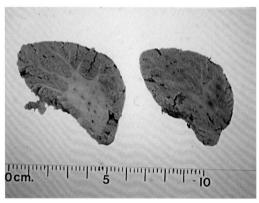

图9-2 小脑上部广泛性梗死

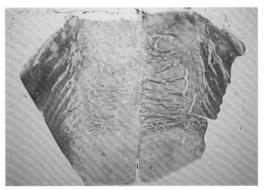

图9-3 脑桥梗死（髓鞘染色）

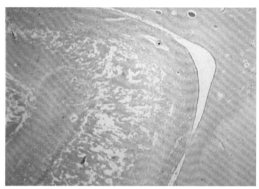

图9-4 海马齿状回广泛性梗死（HE）

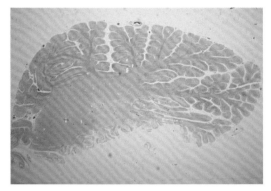

图9-5 小脑部分性梗死（HE）

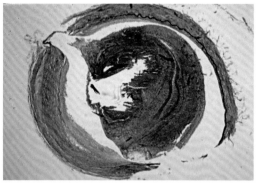

图9-6 基底动脉血栓形成，管腔闭塞（HE）

临床病理讨论

  本例为基底动脉主干闭塞导致的远端梗死，包括小脑上动脉、大脑后动脉及脑桥穿支动脉等供血区的全面性梗死。此外，尽管残留的黑质和蓝斑神经元内未见路易体，但证据提示黑质神经元的丢失早于脑干广泛梗死存在，符合帕金森病表现。

病例10

左侧大脑后动脉栓塞

病史概要

男性，79岁。1982年2月2日因"突发右侧偏瘫"来院。既往有缺血性心脏病、充血性心力衰竭和胰岛素依赖型糖尿病的病史。查体：血压135/70mmHg，心率90次/分。双眼向右侧凝视，右侧中枢性面瘫，伸舌向右歪斜。右侧肢体肌力减退，右侧肢体张力增高。右侧腱反射比左侧更活跃，病理反射阳性。2月9日，CT扫描提示多个梗死区域，主要病变在左侧大脑后动脉区域。3月8日，患者病情恶化，出现呼吸困难、发绀和呼吸急促。心率150次/分，而且不规律，右侧偏瘫和肺水肿加重，于1982年3月8日19时死亡。

大体病理

心血管系统：心脏重550g。心包膜部分附着于心脏。心包内有正常量的草绿色液体。右心耳附壁血栓形成。右心室、肺动脉瓣、三尖瓣正常。左、右肺动脉主干被栓子阻塞。左心房二尖瓣和主动脉瓣正常。左心室肥厚，厚度2.0cm。冠状动脉轻度动脉粥样硬化，分支通畅。主动脉及其分支（包括颈动脉）通畅。左、右髂动脉有两个梭形动脉瘤，动脉瘤内可见血栓。动脉瘤6.0cm×4.0cm×4.0cm。上、下腔静脉通畅。

中枢神经系统：颅骨无明显异常。近两侧矢状窦的硬脑膜上有一些小的灰色结节，直径0.8cm。大脑重1170g。软脑膜薄而透明。大脑半球全面轻度萎缩。左颞枕叶下侧广泛的陈旧性凹陷性梗死，直径6cm×4cm。脑干和小脑正常。脑底部的血管显示轻度的动脉粥样硬化，而两侧后交通动脉非常细长。左侧大脑后动脉近端管腔闭塞。

脑冠状1cm切面，大脑皮质左大脑后动脉供血区包括海马、舌回、颞下回等广泛陈旧性梗死（图10-1、图10-2）。白质无异常，脑室不大。左侧丘脑可见小灶性陈旧性梗死。基底节、下丘脑和乳头体未见异常。脑桥、延髓和小脑未见异常。中脑左侧顶盖和大脑脚包括黑质可见灶性陈旧性梗死。

镜下病理

左侧大脑后动脉显示血栓栓塞，枕叶、颞下回、海马和Ammon's角显示近期有梗死（约4周）。中脑、丘脑和小脑未见梗死或坏死。颞叶及以上皮质可见淀粉样斑块。

垂体上斜旁区及垂体窝可见结节状脑膜瘤。

病理诊断 ···

　　左大脑后动脉区广泛陈旧性梗死

　　左侧大脑后动脉闭塞

　　伴附壁血栓形成的陈旧性心肌梗死

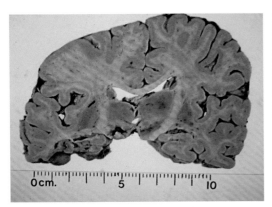 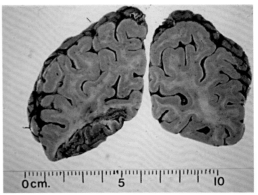

图10-1　左侧海马及内侧颞叶陈旧性梗死　　　图10-2　左侧枕叶陈旧性梗死

临床病理讨论

　　本例起病迅速，快速达峰，有既往心脏病史，临床符合栓塞性病因。病理解剖可见陈旧性心肌梗死的附壁血栓和栓塞闭塞的左侧大脑后动脉，支持此病理生理机制。此外，病理所见左半球梗死约4周，与临床病史相符。

病例11
左侧小脑梗死

病史概要

男性，76岁。因"共济失调、向右侧摔倒2天"入院。体格检查：心率90次/分，律齐，血压160/80mmHg，胸腹未见异常。未见明显眼震、复视。视野正常，脑神经正常，肌力、肌张力正常。深反射正常对称，病理征阴性。共济运动右侧明显差于左侧，感觉正常。后患者突然病情恶化，心跳呼吸暂停，血压90/70mmHg，瞳孔对光反射消失，治疗无效死亡。

大体病理

颅骨、硬脑膜未见异常，上矢状窦通畅，脑重1250g，软脑膜薄而透明，大脑半球对称、质地正常。脑干未见异常，左侧小脑上侧面示局灶性新近梗死灶。颅底血管结构正常，中度粥样硬化。大脑半球1cm连续切片未见明显异常，脑室正常，基底节、丘脑、下丘脑未见异常。乳头体萎缩，右侧显著，脑桥、延髓、中脑未见异常，小脑上侧面示2.0cm×1.5cm梗死灶（图11-1）。

镜下病理

小脑左半球切片可见多灶缺血性坏死，累及小脑多叶皮质和白质（图11-2、图11-3）。在部分小血管内发现血栓样物质（图11-4）。大脑额叶皮质、Ammon's角切片除小血管壁略增厚，未发现明显异常。乳头体无缺血改变。

病理诊断

左侧小脑广泛多灶缺血性梗死
大脑血管动脉粥样硬化伴小脑血管血栓形成

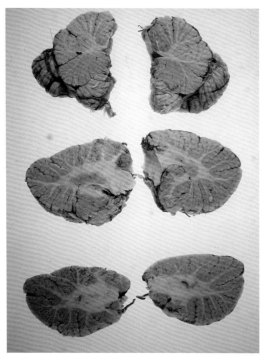

图11-1　小脑上部梗死灶

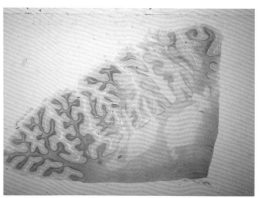

图11-2　小脑皮质和白质多灶性梗死（HE）

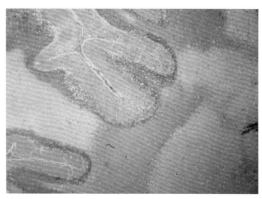

图11-3　小脑梗死，累及皮质和皮质下白质，灶性分布（HE）

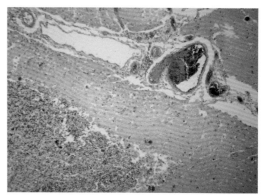

图11-4　小脑脑沟内血管腔可见血栓形成（HE）

病例12
多发腔隙性脑梗死

📋 病史概要

男性，72岁。因"反复偏瘫6年，发热、意识障碍1天"入院。6年前某日头晕，血压高，左侧肢体无力，不能自己活动，外院诊断为"脑血栓形成"，用低分子右旋糖酐等治疗，3个月后恢复到扶拐行走。3年前在行走中突然右侧肢体力弱，治疗同上，恢复到扶持可缓行。入院前1个月，右侧肢体又渐无力，呆坐，重复简单语言，构音含糊，词不达意。入院前一天发热，体温38℃，嗜睡，喉有痰鸣音，进食呛咳，构音不清明显加重。入院当天出现两眼向右侧凝视。既往史：高血压、糖尿病20多年，近年来控制饮食，未做其他治疗。急诊时查体：嗜睡，呼吸急促，双侧巴宾斯基征阳性，心电图提示心房纤颤，T波：Ⅱ、Ⅲ、aVF倒置，Ⅰ低平。胸片：双肺纹理增多，主动脉弓钙化，右侧横膈抬高。以"脑梗死，肺部感染"收入院，入院后予抗生素静脉滴注，常规胰岛素治疗，体温渐升高，血压平稳，意识障碍渐加重。1987年1月9日早8时呼吸35次/分，血压170/80mmHg，深昏迷，压眶无反应，皮肤发绀，血气分析显示：呼吸性碱中毒、失代偿（pH7.516）、低氧血症，上午10时14分死亡。

➕ 大体病理

脑重1130g，前后径15cm，左右径10.8cm，大脑半球外形普遍性轻度萎缩，脑干和小脑未见明显异常，脑底动脉示基底动脉节段性硬化斑。

冠状切面：灰白质界限清楚，主要病变在两侧基底节，内囊、丘脑和脑桥等可见直径0.5～1.5cm的腔隙性梗死灶，中脑、延脑和小脑则未见明显改变。

🔬 镜下病理

大脑皮质各叶神经细胞轻度缺血性改变，除海马和颞叶某些区域见神经细胞急性缺氧性改变（细胞肿大和间隙扩大）外，未见其他异常；蛛网膜下腔和脑实质内，中小动脉未见硬化斑，苍白球区可见小动脉中膜钙化，脑实质可见小动脉玻璃样变和腔隙软化（图12-1），颞叶软膜下和室管膜下可见散在淀粉样颗粒。两侧内囊、壳核、苍白球、丘脑和脑室附近白质0.2～0.5cm新鲜、陈旧不同的腔隙性梗死软化灶（图12-2），较新鲜者可见灶内格子细胞（图12-3），较陈旧者可见边缘胶质增生和腔内新生血管，最小病灶直径为0.04～0.05cm，灶内可见玻璃样变性的小动脉。脑桥中段右侧基底部可见较新鲜梗死软化灶，直径为0.5cm，同侧被盖部外展神经核附近亦示新鲜小软化灶。

病例15
转移性黑色素瘤

📋 病史概要

男性，79岁。因"渐进性记忆减退、行走困难、小便失禁4年"住院。近4年出现记忆减退、定向力异常，并缓慢加重，近3~4个月出现间断发热、呕吐、谵妄，对症治疗后热退，但谵妄未见好转；同期出现行走、沟通困难，小便失禁，大便可。既往史：背部恶性黑色素瘤切除术后+腋窝切除，1979年发现左肾结石，前列腺癌，十二指肠溃疡，疟疾，前胸壁基底细胞癌，酗酒。查体：体形健壮，脉搏正常，血压170/80mmHg。一般查体正常。患者自发语言少，偶有对答。时间、空间定向异常，不能回忆儿子姓名。左手强握反射（+），吸吮反射可疑，余原始反射（−）。步态异常，运动困难，上肢肌张力增高，但无其他局灶神经系统体征。1981年12月22日死亡。

✚ 大体病理

颅骨及硬脑膜正常，上矢状窦通畅。软脑膜薄而透明。大脑半球轻度肿胀。小脑下部可见陈旧蛛网膜下腔出血。颅底血管正常，脑重1510g。大脑半球冠状切片（厚1cm），大脑皮质宽度正常。白质无明显异常。左室管膜下尾状核可见边界清楚、2.5cm×2.0cm含黑色素肿块，突向侧脑室（图15-1）。脑室前后角对称扩大，内含血液。第三脑室扩大。丘脑、下丘脑、乳头体无明显异常。中脑、脑桥、延髓无明显异常。小脑上蚓部轻度萎缩。颈、胸、腰段蛛网膜下腔可见锈褐色陈旧血液成分。

✂ 镜下病理

侧脑室壁的转移瘤切片可见瘤内出血（图15-2），肿瘤由无色素细胞组成（图15-3）。

Ammon's角无明显异常，蛛网膜下腔存在血液成分。

脑桥、延髓无明显异常。小脑上蚓部浦肯野细胞数量减少（图15-4），伴反应性星形胶质细胞。

病理诊断

右侧脑室壁转移瘤（黑色素瘤）

脑室内、蛛网膜下腔陈旧性出血

酒精导致的小脑蚓部萎缩

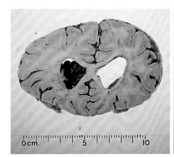
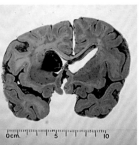

图15-1　右侧脑室壁转移瘤

图15-2　肿瘤细胞致密，瘤内新鲜出血（HE）

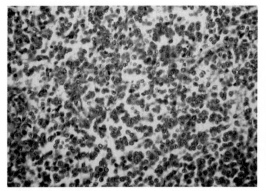
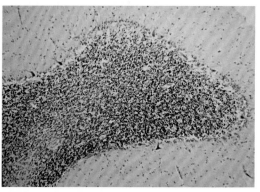

图15-3　肿瘤细胞小圆形，不含色素（HE）

图15-4　小脑浦肯野细胞明显丢失（HE）

临床病理讨论

本例临床上表现为进行性加重的认知障碍、步态障碍和尿失禁，解剖可见脑室增大，存在肿瘤影响脑脊液循环导致的脑积水，可解释临床过程。黑色素瘤转移到脑室内相对少见，与广泛脑膜转移者相比，其临床过程进展更慢。

病例16
胶质母细胞瘤

病史概要

男性，73岁。因"语言障碍、右侧肢体无力3天"入院。3天前活动时突发语言障碍，命名性失语，并右侧肢体无力，尚能独立行走。3天后突然晕倒，出现右侧偏瘫。入院查体：血压150/90mmHg，心率55次/分。胸部包括心脏查体无异常。腹软，无腹痛。左结肠造口。既往史：2年前因"直肠出血"，检查提示结肠癌，行腹会阴联合直肠切除术，左髂窝乙状结肠造口术，术后恢复可。3年前因"胆囊脓肿"行手术治疗。3年前行左侧腹股沟疝术。神经专科查体：获得性失语，右侧中枢性面瘫。右上肢肌张力轻度增高，左侧肢体肌力Ⅳ+/Ⅴ级。右侧腱反射亢进，跖反射向下（巴宾斯基征阴性）。CT扫描提示额叶病变，内含液体，周围明显强化。入院后患者逐渐出现呕吐、意识水平下降，巴宾斯基征阳性，瞳孔散大，死亡。

大体病理

颅骨、硬脑膜正常。全脑重1620g。软脑膜薄而透明。大脑半球左额顶叶广泛凹陷，左侧扣带回向对侧移位。脑干、小脑无明显异常。颅底血管结构正常，中度粥样硬化。大脑半球以冠状位切片（厚1cm）：左额叶白质可见边界不清灰黄色肿块，中央空洞（图16-1），直径3.5cm×6.5cm，凸向左侧脑室。基底节未受累。丘脑、下丘脑、乳头体无明显异常。脑桥、延髓、小脑、中脑未见明显异常。

镜下病理

左额叶切片可见胶质母细胞瘤，中央大面积坏死（图16-2）。肿瘤大部分由未分化细胞组成，周围可见星形细胞分化。部分星形细胞呈原浆型（肥胖型）（图16-3）。周围白质可见瘤细胞浸润。

右侧顶叶切面提示近期出血性梗死，位于分水岭区。

病理诊断

左额叶胶质母细胞瘤

右顶叶出血性梗死

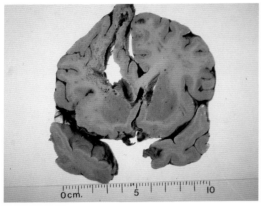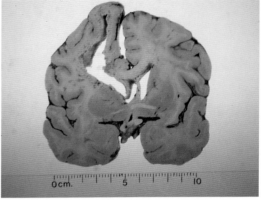

图16-1 左额叶肿瘤伴坏死空洞

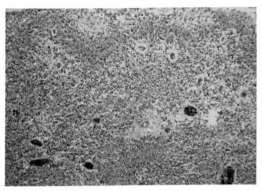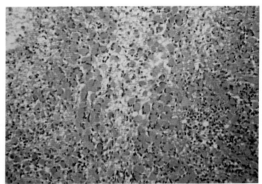

图16-2 肿瘤组织中心大量坏死组织伴微血管 增生（HE）

图16-3 肿瘤组织周边可见肥胖型胶质瘤细胞 （HE）

临床病理讨论

肿瘤多为临床进展性加重病程，本例临床起病突发，类似卒中样表现，病理所见肿瘤大量坏死和空洞形成，可能发生了肿瘤卒中或肿瘤占位所致快速失代偿。因此，临床卒中样症状的鉴别诊断谱应该包括肿瘤的特殊表现。

病例17
原发中枢神经系统淋巴瘤

病史概要

男性，66岁。因"食欲缺乏、恶心、呕吐3周"入院。既往存在长期精神异常，食欲缺乏，持续性呕吐，疲乏，抑郁，对日常活动丧失兴趣，孤僻、易怒，精神差，夜间间断入睡，日间精神状态不佳，一直予以精神类药物治疗。体重在3个月内下降约12kg。患1型糖尿病10年。查体：血压120/80mmHg，心率80次/分，律齐。胸腹部查体未见异常。中枢神经系统查体：中度颈强直，存在潮式呼吸。左侧上下肢肌张力轻度升高。反射减低，跖反射向下；原始反射存在，尿失禁。骨间肌萎缩。眼底镜见增生性视网膜病变。胸片：心影正常，肺野透亮清晰。腹平片正常。钡餐、低张造影显示无异常。考虑精神相关综合征可能。患者病情进展至昏睡。CT平扫提示无明确异常。神经系统查体：昏睡，偶尔可回答提问或遵从指令。轻度颈强直，克氏征阳性。左眼眼底无明确视盘水肿，右眼因白内障难以探查。瞳孔等大，对光反射灵敏。眼球活动各向充分，存在头眼反射及自发活动。四肢自主活动，肌张力增高。腱反射减低，跖反射屈曲。病情快速恶化，意识混乱，呼吸困难，死亡。

大体病理

颅骨、硬脑膜正常。上矢状窦通畅，全脑重1260g。软脑膜增厚、浑浊，尤其左侧大脑半球凸面。双侧大脑半球对称、硬度正常。脑干、小脑无明显异常。颅底血管结构正常，中度粥样硬化。大脑半球冠状位切片（厚1cm），大脑皮质宽度正常。大脑底部、大脑半球凸面可见一些白色物质填充蛛网膜下腔及脑沟。白质无明显异常。侧脑室、第三脑室、脉络膜丛可见肿瘤覆盖（图17-1），厚约5mm。穹隆存在相似的增厚组织。基底节、丘脑、下丘脑、乳头体无明显异常。脑桥、延髓、小脑及中脑未见明显异常。

镜下病理

大脑皮质、脑室周围组织、小脑及脑干、脑膜、脑室组织可见小圆形细胞浸润（图17-2）。圆形细胞与血管有密切关系，并沿着脑血管周围间隙扩散到大脑、小脑组织。该肿瘤细胞的细胞核大、胞质少，存在黏附聚集的趋势，存在中等程度的异型性，细胞核内染色质呈斑点状，分布相对均匀（图17-3）。除了脑室周围和软脑膜扩散外，基底节部可见孤立肿瘤细胞灶；高倍镜下在许多深部灰质结构发现了肿瘤细胞灶（图17-4），最为明显受累的为中脑水平、侧脑室、第三脑室旁，弥漫至双侧大脑脚。导水管几乎因增生的细胞和伴随的胶质增生闭塞。乳头体可见充血，提示毛细血管增生。脉络膜丛被肿瘤浸润包绕。脑桥右侧小脑中脚存在小面积梗死病灶。第四脑室底部被浸润的肿瘤细胞闭塞。小脑脑沟内广泛肿瘤组织浸润（图17-5）。脑神经也可见瘤细胞浸润。特殊染色显示在肿瘤细胞周围网状蛋白包绕，免疫组化染色抗IgG、IgM抗体阳性，特别是IgM强阳性，支持淋巴瘤诊断。

病理诊断

原发中枢神经系统淋巴瘤

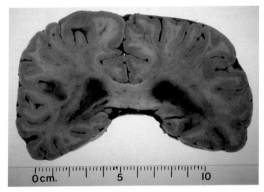

图17-1 脑室内及脉络膜丛肿瘤组织浸润

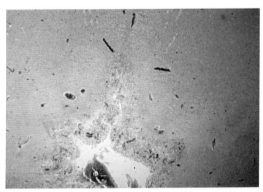

图17-2 脑膜肿瘤浸润播散（HE）

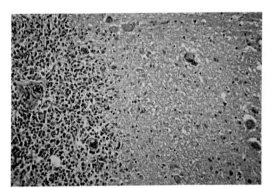

图17-3 肿瘤细胞小圆形，核大，存在黏附聚集趋势和异型性（HE）

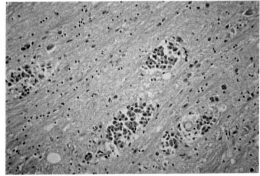

图17-4 脑实质内多发灶性分布的肿瘤细胞团（HE）

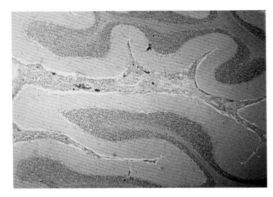

图17-5　小脑脑沟内弥漫性肿瘤细胞浸润（HE）

临床病理讨论

　　本例病理所见肿瘤细胞累及脑室系统，脑膜表面及脑血管周围间隙突出，可解释患者临床出现的明显的脑膜刺激征和症状，而局灶神经功能缺损的症状不明显，但病理解剖也见到了实质内多发的肿瘤细胞灶。

病例18
不典型血管母细胞瘤

病史概要

女性，52岁。1971年出现右侧面部痫性运动。1973年检查头部影像、脑电图、颈动脉血管造影、气脑造影均阴性。1977年10月，再次痫性发作，伴剧烈头痛，右手无力。1977年10月27日，行额颞颅骨切除术，发现肿瘤并行部分切除，病理诊断为胶质母细胞瘤伴血管肉瘤样变。后进行放疗，但神经系统症状仍缓慢进展，右侧肢体无力加重，言语困难。1981年9月，患者收入院，同年12月病情继续恶化，于1982年3月3日死亡。

大体病理

脑重1160g，大脑半球左额叶区域示陈旧性手术瘢痕，大脑半球侧软脑膜轻度增厚，在左侧额顶叶区坍缩。上矢状窦通畅，颅底血管结构正常，轻度粥样硬化，大脑半球冠状位切片（厚1cm），左侧额叶半卵圆中心示广泛黄灰色肿瘤，肿瘤内主体为血凝块，周围为血管样肿瘤（图18-1）。脑室扩大，基底节、丘脑、下丘脑、乳头体未见异常，脑桥、延髓、小脑、中脑未见异常。

镜下病理

左额叶肿瘤，组织学显示与前手术病理不同。本次肿瘤细胞较前黏附性下降，未形成明显血管样模式，向四周浸润。肿瘤周围无包膜，但肿瘤细胞在同一区域扩展，可见大量增殖的微血管（图18-2）。分裂象罕见，个别巨细胞形成，见反应性星形胶质细胞增生（图18-3）。周围包裹外观正常皮质组织。大脑皮质及血管可见放射性改变。左侧大脑脚、脑桥、延髓可见继发性锥体束退变（图18-4）。

病理诊断

不典型血管母细胞瘤
大脑放射性改变

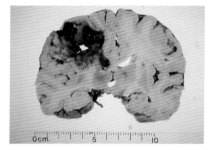

图18-1　左侧额叶肿瘤性病变伴出血

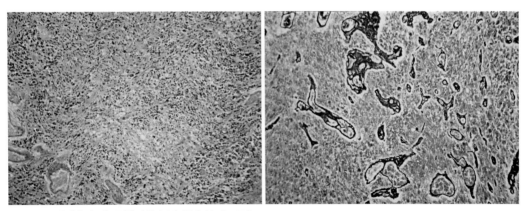

图18-2 肿瘤组织大量增殖的新生微血管（HE）

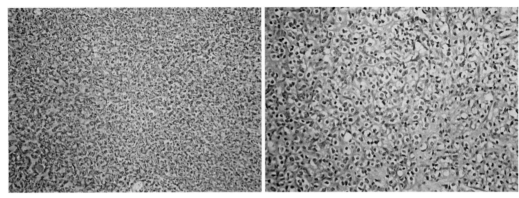

图18-3 肿瘤细胞核异型，未见分裂象，伴星形胶质细胞增生（HE）

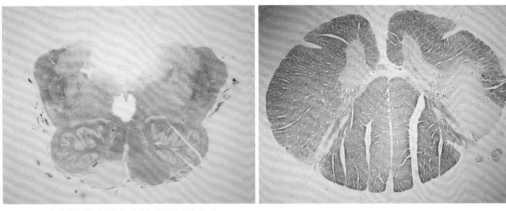

图18-4 左侧锥体束继发变性（髓鞘染色）

临床病理讨论

　　本例临床进展相对较慢，不符合常见的胶质母细胞瘤，后病情加重，考虑肿瘤恶性变可能性大。肿瘤内有胶质细胞化，考虑混合型肿瘤。

病例19
肺癌脑转移

📋 病史概要

男性，78岁。因"突发定向力障碍，行走不稳加重1天"入院，同时有后仰，只能吞咽流食。既往记忆下降5年，近几个月出现记忆能力快速下降，言语和吞咽困难，呕吐，行为异常，怀疑妻子偷盗，症状波动性明显。有慢性阻塞性肺疾病病史。入院后症状持续性恶化，卧床，不能言语和吞咽，死亡。

🦠 大体病理

颅骨和脑膜正常，矢状窦通畅。脑重1360g。软脑膜薄而透明。大脑半球对称，轻度萎缩。脑干和小脑正常，脑底血管网结构正常，中度动脉硬化。大脑半球冠状位切片（厚1cm），皮质厚度正常。白质可见陈旧梗死灶，左额叶和右顶叶均可见，直径1cm左右。左额叶表面可见直径0.4cm转移灶（图19-1）。脑室正常，左壳核可见陈旧性出血灶，直径1.5cm×0.5cm。丘脑内侧核可见两处转移灶（直径0.6cm）。乳头体正常。脑桥、中脑、延髓未见异常。小脑左下叶可见陈旧梗死，蚓部轻度萎缩。

🔬 镜下病理

腺癌多发转移，位于皮质和皮质下（图19-2），累及额叶、顶叶、颞叶、基底节、中脑、脑桥、延髓和小脑。小脑左下叶陈旧梗死灶。左侧额顶叶白质可见髓鞘脱失。左侧壳核陈旧出血囊。下丘脑和乳头体皱缩，小血管增生，小脑上蚓部萎缩，浦肯野细胞丢失（图19-3）。脑桥部分脱髓鞘，上基底部可见轻度胶质增生。Ammon's角银染可见少量老年斑和神经原纤维缠结。肺部病理可见肺腺癌多发肺内转移。

🔬 病理诊断

大脑、脑干、小脑多发腺癌转移

左下脑半球陈旧梗死

左壳核陈旧出血囊

Wernicke脑病

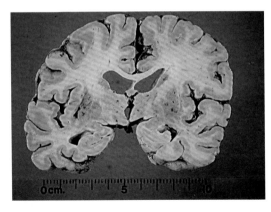

图19-1 左侧额叶转移灶，左壳核陈旧出血灶

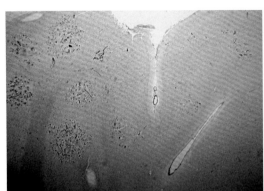 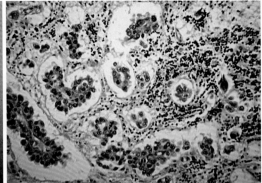

图19-2 脑内转移癌灶，位于皮质和皮质下，符合腺癌（HE）

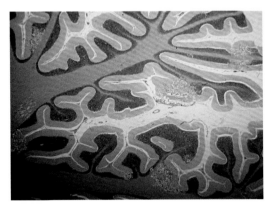

图19-3 小脑萎缩伴多发转移灶（HE）

临床病理讨论

　　本例未见可解释其临床的变性病病理，而是见到多发的肿瘤转移。患者近几个月出现的脑病症状可由多发广泛皮质和皮质下肿瘤转移所致，但不能完全除外副肿瘤综合征的可能。后期的进食不良是导致其Wernicke脑病的病因。

病例20

下丘脂肪瘤

病史概要

女性，21岁。妊娠14周。1982年4月3日患者因"干咳，发热，乏力1周"入院。血涂片显示单核细胞增多及不典型淋巴细胞，诊断考虑传染性单核细胞增多症。1982年4月7日早晨，患者出现大量消化道出血及低血压。急查血常规显示血小板计数减少。予输血小板、全血并转诊至上级医院，收入重症医学科。入院情况：血小板减少，免疫相关可能；发热，传染性单核细胞增多症检测阳性；低血压；肾衰竭；妊娠14周。入院后，患者出现肝损伤进展为肝衰竭，呼吸道梗阻及弥散性血管内凝血。肾功能减低予腹膜透析维持。心输出量缓慢下降，逐渐进展的外周水肿。病程后期，患者出现黑便、低体温、室性心律失常及代谢性酸中毒，死亡。

大体病理

半球外观未见明显异常，大脑重1340g。软脑膜薄而透明，双侧大脑对称未见异常，脑干及小脑未见异常，颅底血管结构正常。大脑冠状位切片（厚1cm），皮质厚度正常，白质未见明显异常。脑室正常，基底节区、丘脑、下丘脑及乳头体未见明显异常，右侧小脑白质见多个血管畸形（图20-1），中脑延髓未见异常，下丘位置见1cm脂肪瘤（图20-2），脑桥底侧见多个点状出血。

镜下病理

小脑右侧局灶白质内血管畸形（图20-3），右侧小脑半球可见广泛新鲜出血灶；脑桥右侧下丘见脂肪瘤（图20-4）；额叶、顶叶及Ammon's角未见明显异常，乳头体及基底节未见异常。

病理诊断

右侧下丘脂肪瘤
小脑血管畸形
右侧小脑半球出血性梗死

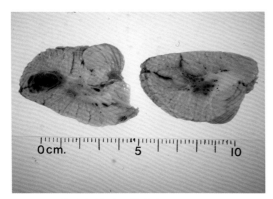

图20-1　小脑血管畸形伴出血

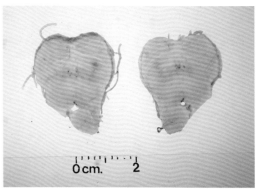

图20-2　脑桥右侧下丘脂肪瘤

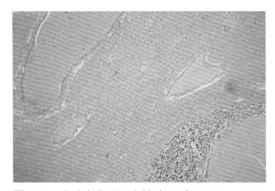

图20-3　小脑多发畸形血管（HE）

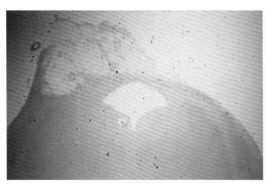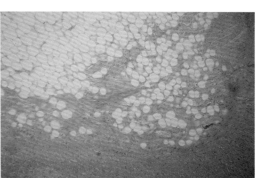

图20-4　脂肪瘤镜下所见（HE）

临床病理讨论

　　本例神经病理所见均无临床症状，符合脂肪瘤的特征，一般不产生临床症状。

病例21
白血病脑部浸润

📋 病史概要

女性，21岁。1981年8月急性白血病发病，当时临床表现及腰椎穿刺均未发现脑膜受累的证据。鞘内给予氨甲蝶呤15mg预防治疗，在此期间经常头痛。1982年2月头痛，恶心1周。根据脑脊液细胞学诊断脑膜白血病。这些细胞与骨髓中的白血病细胞并不完全相似，当时考虑过其他诊断：病毒性疾病，机会性感染。神经外科在侧脑室置入储液囊以便于化疗和监测脑脊液。间断氨甲蝶呤鞘内注射改善症状。3月22日患者情绪波动时出现呕吐，妊娠试验阴性，并逐渐出现行为障碍、记忆力减退、呕吐。诊断考虑白血病脑膜复发。CT扫描显示大脑异常病灶。之后病情恶化，直到1982年6月死亡。

➕ 大体病理

颅骨有两个钻孔，一个在左前额区，另一个在右中额区。左侧有一个Rickham储液囊。大脑重1300g。脑肿胀，特别是在左大脑半球、额叶，左侧的小脑幕疝明显，双侧海马旁回和钩回被小脑幕边缘严重地压迫，左侧疝更明显。双侧动眼神经受压。软脑膜薄而透明。蛛网膜下腔无明显渗出物或出血。大脑底部的皮质血管和动脉无异常。脑膜和脑神经没有明显肿瘤浸润的迹象。连续脑冠状切片显示左侧胼胝体有一个大的坏死性肿瘤，并延伸至邻近的半卵圆中心白质。肿瘤沿胼胝体左侧向后扩散，胼胝体压部中央浸润，右侧亦可见病灶浸润。肿瘤约3cm×2cm，但周围白质呈弥漫性浸润。脑室受压，导水管通畅。脑干和小脑未见异常。

🔬 镜下病理

恶性肿瘤浸润额叶、白质，大部分肿瘤坏死，伴出血，细胞具有白血病细胞的外观（图21-1）。沿着血管周围间隙发现更广泛的脑组织浸润，有些血管含有纤维蛋白血栓（图21-2）。

🔬 病理诊断

脑组织大面积白血病细胞浸润

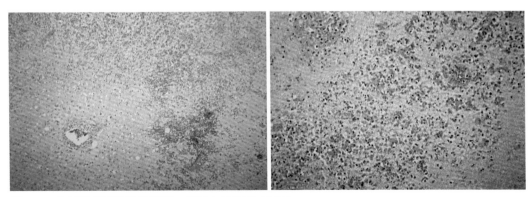

图21-1 弥漫性浸润的肿瘤组织，伴出血和坏死（HE）

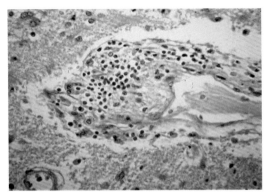

图21-2 肿瘤细胞沿血管周围间隙浸润血管周围，伴纤维蛋白血栓形成（HE）

临床病理讨论

　　白血病累及中枢神经系统容易先累及脑膜，后沿血管周围间隙深入脑实质，可形成实质内灶性病变。在白血病治疗过程中出现的中枢神经系统症状需要鉴别肿瘤累及和继发性感染的病因。

病例22

肺癌多发神经系统转移

病史概要

男性，62岁。1981年6月诊断燕麦细胞肺癌，应用化疗联合治疗3周。1982年4月病情进展出现声音嘶哑、喉返神经麻痹。胸部CT扫描显示纵隔淋巴结增大，提示肿瘤进行性生长。住院后很快出现左侧上下肢无力，同侧腱反射减弱。头颅CT未见异常，腰穿脑脊液清亮，颅内压正常，蛋白定量高出正常上限的4倍，糖定量减低。另外，病理可见瘤细胞，提示癌细胞浸润脑膜，病情进展迅速，患者于1982年6月28日死亡。

大体病理

颅骨和硬脑膜完好无损。上矢状窦正常。大脑重1220g。额叶表面靠近软脑膜处有多个肿瘤结节。脑干和小脑表面正常。大脑底部的动脉显示轻度动脉粥样硬化。脊柱显示颈椎和腰椎正常弯曲。未见脊柱后凸或脊柱侧凸。椎骨的外部和纵向切口表面没有明显的肿瘤浸润。脊髓硬脊膜和软脊膜转移瘤浸润，呈灰黄色，累及T_4节段左侧和马尾神经根。

镜下病理

石蜡切片显示右肺主支气管为原发性燕麦细胞癌，双肺急性支气管肺炎。

额叶、Ammon's角、乳头体、中脑、脑桥、延髓、小脑切片可见转移性癌细胞浸润软脑膜、蛛网膜下腔血管及脑室脉络膜丛。肿瘤还侵入额叶实质和小脑皮质（图22-1）。基底节和顶叶未见转移瘤细胞。

脊髓C_5、T_4、T_{11}和L_5切片可见燕麦细胞癌细胞侵入硬膜外和硬膜下隙（图22-2），脊髓实质见L_5侧索和马尾神经根广泛瘤细胞浸润（图22-3）。

病理诊断

转移性燕麦细胞癌

浸润脑膜、脉络膜丛、小脑和额叶

浸润颈、胸、腰椎节段的硬膜腔和神经根，以及马尾

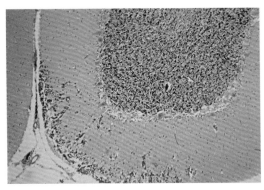

图22-1 小脑表面肿瘤浸润，经脑膜沿血管周围间隙侵入实质（HE）

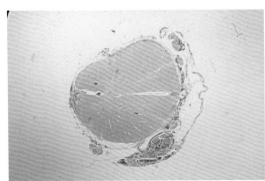 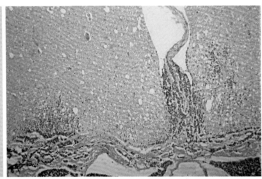

图22-2 脊髓表面蛛网膜下腔肿瘤播散浸润并侵入脊髓实质（HE）

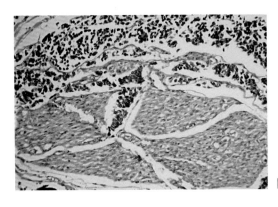

图22-3 神经根表面肿瘤浸润（HE）

临床病理讨论

　　本例为肺癌神经系统内广泛播散转移，累及大脑、小脑、脑脊膜、脊髓、神经根，临床脑脊液检查发现了肿瘤细胞。其临床应考虑脊髓神经根广泛受累导致的下运动神经元症状。

病例23

脑膜癌

病史概要

女性，55岁。因"呕吐，头痛半年余，突然昏迷10小时"于1971年9月21日急诊入院。1971年2月开始出现呕吐、头晕伴轻度头痛，2个月后出现发作性两眼上翻，呼之不应、出大汗，每次历时约10分钟，8月下旬发作频繁，每日均发作3~4次。1971年8月25日门诊检查神志清楚，右睑下垂，右眼球固定不能动，左眼向上向内注视力弱，双瞳孔中度大，双侧视盘水肿，双目失明，头颅侧位相示鞍背骨质稀疏模糊，脑电图轻度异常。经给予口服甘油盐水等对症处理，病情有好转。9月20日上午11时，家人发现呼之不应，伴呕吐、发热而来急诊。神经系统检查：昏迷较深，双眼球浮动，常向右侧注视，瞳孔时大时小，右侧大于左侧，右睑下垂，对光反射消失，双侧视盘水肿，颈无抵抗，双侧引出Babinski及Chaddock征。当日晚11时右侧颈动脉造影大脑前、中动脉未见肯定移位，收入院进一步确诊及治疗。入院查体：深昏迷，消瘦，血压150/70mmHg，体温36.5℃，呼吸14~16次/分，呼吸浅，心肺听诊大致正常，腹软，肝肋下可触及，瞳孔右侧大于左侧，右侧不等圆，对光反射消失，右睑下垂，双侧视盘水肿，全身对针刺无反应，四肢未见瘫痪体征，腱反射低，引出双侧Chaddock征，颈稍有抵抗，直腿抬高试验（−）。入院后经吸氧吸痰、降颅压、抗感染、鼻饲混合奶等对症治疗一日后病情稍有好转，已能睁眼。9月25日（入院第四天）晨6时突然病情恶化，血压测不到，抢救无效，于晨8时3分呼吸心跳停止。

大体病理

脑重1340g，软脑膜轻度浑浊、增厚，脑回扁平，中度脑水肿（图23-1），双侧轻度钩回疝和扁桃体疝，未见扣带回疝，颅底血管未见重要改变，冠状切面示灰白质界限清楚，脑沟深处可见灰褐色组织浸润，以半球后部中央沟、扣带沟、距状裂为著（图23-2）。其附近皮质灰质有大小不等暗褐色斑点，大者约1cm，小者针尖大小。脑室轻度扩大，脉络膜丛轻度充血。丘脑、底节、小脑和脑干各切面均未见重要改变。

镜下病理

软膜和蛛网膜下腔大量腺癌组织浸润，瘤细胞核呈卵圆或圆形，核质致密，有的胞质丰富淡染，胞体呈立方形短柱状，排列呈腺样管腔，间质为成纤维细胞和胶原纤维（图23-3）。瘤细胞分化较好，偶见丝状核分裂，瘤组织内可见泡沫样细胞。瘤细胞以血管为中心或沿软膜生长，重者呈团块状，轻者呈单层扩展。脑沟深处浸润严重，可见到瘤细胞沿血管外膜间隙进入脑实质。血管内未见到瘤细胞栓塞。在蛛网膜下腔瘤组织浸润严重处的附近，脑实质可见到局部组织水肿，血管充血，软化和片状出血。在软化出血区神经细胞有缺血性改变，也可见到格子细胞。瘤组织浸润广泛，以顶叶、枕叶最重，岛回、海马最轻。小脑蛛网膜下腔，大脑脚间窝，颅底神经根包括视神经、三叉神经等均可见到瘤组织浸润。脉络膜丛血管扩张，胶原纤维增多，亦可见瘤组织浸润。室管膜细胞完整。

病理诊断

转移性脑膜癌，原发腺癌可能来自肺

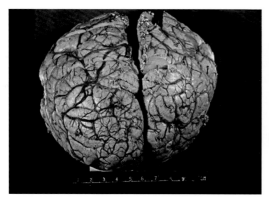

图23-1 脑组织明显肿胀，脑表面静脉淤血

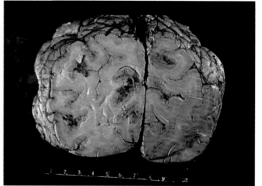

图23-2 顶枕叶脑沟内灰褐色组织浸润，为肿瘤组织转移

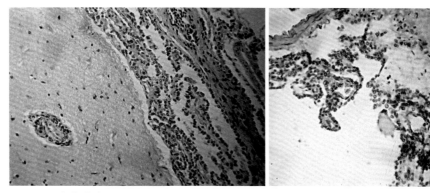

图23-3 脑膜肿瘤细胞浸润，肿瘤细胞呈立方短柱状，形成腺管样结构，沿血管周围间隙深入脑实质（HE）

临床病理讨论

脑膜癌组织病理学特点是软脑膜肉眼无异常所见或仅见轻度浑浊、增厚；镜下可见大量瘤细胞在蛛网膜下腔广泛浸润，可见沿血管外膜间隙进入脑实质，脑神经、脊神经广泛受累。本例病理所见符合这些特点。本例临床表现有三组症状：①发作性头晕、头痛、呕吐伴有意识障碍，可能为癫痫发作。病理所见为广泛脑膜转移癌浸润，大脑皮质有水肿、软化和小片状出血，临床表现有上述症状或癫痫发作是可以理解的。②右侧第Ⅲ脑神经麻痹，视盘水肿，视神经萎缩，而病理可见到大脑脚间窝、视交叉和三叉神经根之瘤组织浸润，可以说明第Ⅲ脑神经麻痹亦为瘤组织浸润的结果，但可惜切片未取到动眼神经。③最后患者因脑膜癌广泛浸润造成颅内压增高和广泛的脑损害而死亡。以上临床体征和病理所见都是符合的。

病例24
多形性胶质母细胞瘤

病史概要

男性，79岁。因"健忘，说话让人难理解1个多月"于1978年8月4日首次来门诊。患者于1978年6月下旬某日进午餐时突然神志不清，晕倒，不伴抽搐、呕吐及二便失禁，3~5分钟苏醒，感头部不适。自此以后家人发现患者健忘，叫不出亲人名字，说话颠三倒四，易说错话，有时说话让人难以理解。既往血压偏高，无卒中发作史，1972年曾行前列腺摘除术。检查：神清，血压130/80mmHg。有近事遗忘，无虚构，有明显命名性失语，无失读。颈动脉搏动对称，未闻及杂音。心肺（－）。眼底动脉细，对光反射强，双侧视盘正常。神经系统除双掌颌反射（＋），余未见局灶体征。脑电图：左半球颞额区尤以左额区经常出现短程4C/S波形不整的中波幅活动，结果为中度不正常，左半球病变，左额尤著。放射性核素脑扫描：左颞顶额（以颞为主）有大片放射浓集区。8月22日来门诊复查，除命名性失语外，又出现右侧肢体深浅感觉差，右鼻唇沟浅，未引出病理反射，眼科会诊未见视盘水肿。10月4日上午来院急诊，主诉为右侧偏瘫3周，神志欠清、呼吸困难半天。检查：血压100/80mmHg，脉搏120次/分，呼吸急促，四肢末梢轻度发绀，失语，问话可点头示意，瞳孔等大、对光反射存在，左侧肢体有自主活动，右侧肢体瘫痪，腱反射低下，未引出病理反射。脑超声中线波向右偏0.5cm，胸片示左上支气管肺炎。予以抗感染、葡萄糖静脉滴注，患者于10月5日上午9时50分突然呼吸停止，抢救无效死亡。

大体病理

脑重1554g，两侧半球不对称，左半球较右侧明显肿大，左侧脑回扁平，脑沟变窄，以左额颞叶为著，两半球顶部蛛网膜增厚呈灰白色，表面血管轻度充血，左颞叶局部表面有4.5cm×5.0cm与硬膜粘连，左侧钩回疝，左颞叶底面较右侧增宽，轻度小脑扁桃体疝，脑桥、延髓轻度萎缩，脑底动脉有明显动脉粥样硬化斑。冠状切面左半球额下回、颞叶深部白质和基底节被大块烂豆腐状肿瘤组织所占据（图24-1）。前起于胼胝体膝部前方1cm处，后至胼胝体压部水平的颞叶白质中，肿瘤块最宽处8.5cm，高约3.5cm，侵及左颞叶白质大部，向外达颞叶表面与硬膜粘连。在前连合水平，肿瘤主要占据左额下回深部白质、尾核头部，向上达左侧脑室前角下缘，将其向上、向右推移，将左侧脑室挤成一条横窄缝。切面形态多样化，额叶白质中肿瘤呈乳白色胶冻状，质软，肿瘤与周围脑组织界限不清，肿瘤周围的灰白质分界不清。额叶部分的瘤中心有大片黄色坏死，基底节处瘤组织部分有点状出血，呈暗红色。胼胝体未见肿瘤侵犯。

镜下病理

脑膜略厚，脑膜血管扩张充血。肿瘤与周围脑组织界限不清，肿瘤细胞呈多形性、异型性，疏密分布各异（图24-2）。细胞呈星网状排列或围绕血管呈放射状排列，额颞叶白质区瘤组织坏死（图24-3），其周围有的肿瘤细胞排列成假栅栏状，不同区域可见胶质母细胞，胞体大小不等，染色质致密，丝状核分裂较多，有的呈多核巨细胞，也有较成熟的星形细胞和肥胖型星形细胞，有的地方呈蜂窝状结构颇似少突胶质瘤。肿瘤组织内血管丰富，边缘可见到很多小血管内皮细胞和毛细血管增生（图24-4），有的形成血管球，在肿瘤坏死区中血管内血栓形成，呈完全阻塞。

病理诊断

多形性胶质母细胞瘤（左额、颞叶、基底节）

左侧钩回疝和双侧小脑扁桃体疝

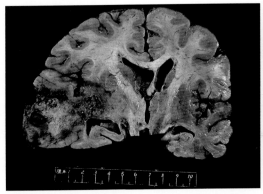
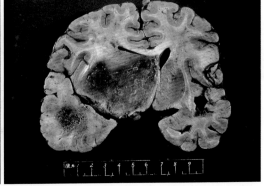

图24-1 左额颞叶肿瘤伴中心坏死，侵犯基底节区，中线移位

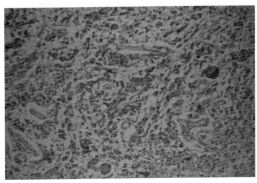
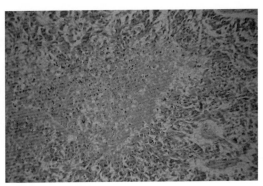

图24-2 肿瘤细胞呈多形性、异型性，可见多核巨细胞（HE）

图24-3 肿瘤中心伴大量坏死（HE）

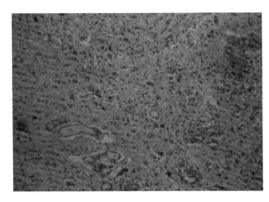

图24-4　肿瘤组织内大量微血管增生伴血管内血栓（HE）

临床病理讨论

　　本例临床呈现进展性加重的神经功能缺损，早期为颞叶症状，逐渐出现额叶、基底节区受累的症状，并在起病4个月左右死亡，临床过程符合胶质母细胞瘤的表现。病理可见到多形性、异型性突出的肿瘤细胞，伴有瘤内坏死、微血管增生等特征，符合胶质母细胞瘤的组织学特点。

病例25

胶质母细胞瘤伴脑膜播散

病史概要

男性，60岁。6个月前开始头痛，当时查头颅CT未见异常，诊断偏头痛。此后逐渐出现工作能力下降、精神状态改变，且头痛加剧，伴有恶心，并出现尿失禁。3个月后头颅CT提示脑积水，入院治疗。既往有高血压病史。入院查体：血压150/130mmHg，心率120次/分，言语含糊，颈抵抗阳性，右侧更明显的视盘水肿。肌力、肌张力、感觉和腱反射未见异常。腰穿压力350mmH$_2$O，入院后复查增强CT提示左侧脑室旁病灶强化伴有中心低密度。临床高度疑诊坏死性脑炎合并脑脓肿形成。2天后进行了左后顶入路脑活检。活检病理提示慢性炎性改变。患者病情进一步恶化，死亡。

大体病理

大脑半球轻度肿胀。左顶叶活检伤口处可见局灶性坏死，直径2cm。枕叶和双侧小脑半球上表面脑膜增厚，符合肿瘤浸润脑膜和蛛网膜下腔。脑干无异常。脑底面血管轻度结节状硬化斑块，主要血管完好，脑神经正常。大脑半球连续切片可见左侧顶枕叶白质巨大的坏死性肿瘤病灶。肿瘤环绕左侧脑室后角（图25-1），向外延伸到脑表面（图25-2）。颞枕叶内侧未见肿瘤。肿瘤直径3cm×4cm，与周边脑组织界限不清，中心坏死。侧脑室、第三脑室和第四脑室内未见出血。除了左侧脑室后角轻微扩张，其他脑室未见明显增大。小脑半球上表面脑膜增厚，考虑肿瘤浸润蛛网膜下腔和脑膜。小脑半球矢状位切片未见肿瘤浸润实质。延髓上部不能除外肿瘤浸润。

镜下病理

左顶枕叶胶质母细胞瘤。肿瘤主要位于侧脑室后角旁白质，向外延伸到蛛网膜下腔。小脑、大脑底部、延髓及颈髓蛛网膜下腔均可见到肿瘤细胞浸润。

病理诊断

左顶枕叶胶质母细胞瘤并脑膜播散

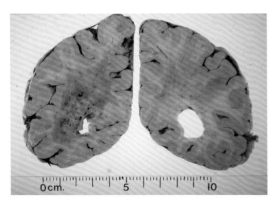

图25-1　左侧顶枕叶白质肿瘤灶，边界不清，
　　　　向内侵犯脑室

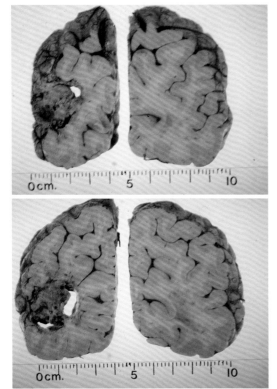

图25-2　肿瘤向外沿伸至脑表面，脑膜肿瘤
　　　　播散增厚

临床病理讨论

　　本例临床上存在脑膜受累的症状和体征，病程短，需要与特殊感染、脑膜癌等相鉴别，尤其是活检病理未发现肿瘤，增加了临床诊断的难度。部分原发中枢神经系统肿瘤可发生脑膜播散，如胶质母细胞瘤、髓母细胞瘤、原始神经外胚层肿瘤等。此外，需要认识肿瘤病理中继发性炎症的存在，临床疑诊肿瘤进行活检时部位的选择需要考虑到此问题。

病例26

原发中枢神经系统淋巴瘤

病史概要

　　女性，47岁。因"进行性记忆力减退、认知障碍、大小便失禁1月余"入院。2001年4月27日晨，患者丈夫发现患者不起床，忘记要上班，工作尚可胜任，但下班后总睡觉，不做饭，不知道碗筷、牙刷放在哪里，经常问卫生间在哪，不知如何服药，别人再三指点后方可完成。同时自觉头痛，以顶部为著，能忍受，为阵发性，服用镇痛药可缓解。5月8日于外院就诊，查体记忆力、计算力下降，理解力、定向力尚可。5月10日已叫不出爱人姓名，多次便溺在床上。曾突然出现双眼发直，口吐白沫，呼之不应。数分钟后自行缓解。外院行头颅CT提示脑内多发低密度影。头MRI：大脑后半部颞顶枕叶白质（脑室周围、半卵圆中心）可见融合成片、左右对称的长T1长T2信号。MRA：右侧颈内动脉、大脑中动脉、大脑后动脉狭窄、闭塞，小脑后下动脉远端异常信号（图26-1、图26-2）。入院前半月经常出现大喊大叫，四肢乱动或反复诉说头痛，入院前10天已不认得家人，拒绝吃药、进食。入院前1天在我院神经科门诊查体：神志欠清，查体不合作，双侧未引出病理征。以"颅内多发病灶原因待诊"收入院进一步诊治。发病以来，精神差，无发热、呕吐及四肢抽搐。1991年、1999年两次突发"头痛"，头颅CT均提示右枕叶、右颞叶脑出血，已痊愈。有经期头痛史。子女体健。父亲死于肺结核。查体：嗜睡，有时大声喊叫，可发出"嗯"的声音，存在睡眠-觉醒周期，对外界无应答（包括声、光刺激等），对疼痛刺激有躲避现象。四肢可活动，肌张力无明显增高，无不自主运动及强握、摸索现象，双侧腱反射（++），左侧Babinski征阳性，Chaddock征可疑，右侧Babinski征阴性。颈部稍抵抗，大小便失禁。患者入院后予补液、补能量，以及甘露醇脱水、激素等治疗。6月6日腰椎穿刺：压力大于350mmH$_2$O，脑脊液无色透明，细胞总数$10×10^6$/L；糖4.3mmol/L，蛋白19.2mg/L，氯化物33.6mmol/L，细胞学未见明显异常；OB（+）；IgG含量55mg/L，IgG24小时合成量13.169mg。脑电图：不正常。6月13日患者突然出现潮式呼吸，节律不齐，呼吸浅慢，心率30次/分，血压0。抢救后血压恢复，处于深昏迷状态。6月15日临床死亡。

大体病理

　　脑重1450g，双侧小脑扁桃体疝，左右半球略不对称，脑沟变窄，脑回增宽。颅底动脉环血管呈结节状（图26-3）。冠状切面：在乳头体向后的4个平面均见到右侧基底节、颞叶、胼胝体、侧脑室旁白质的软化坏死组织（图26-4）。右侧颞叶见到了卒中囊，其内侧的囊壁已经被基底节病变融合。

镜下病理

额叶、顶叶的脑组织基本正常，基底节、颞叶、枕叶及海马均可见到程度不等的瘤组织，其中颞叶、胼胝体、基底节的大部分组织已经被瘤组织替代，海马、枕叶、脑干的部分区域可见瘤组织浸润。瘤细胞为圆形或类圆形细胞，核大，胞质少，多数以血管为中心生发（图26-5），免疫组化显示为淋巴组织（LCA强阳性）B型（CD20强阳性，CD3偶有阳性）（图26-6）。瘤细胞在脑组织中主要沿脑血管周围间隙蔓延，结构尚正常的脑组织中即有血管周围间隙的瘤细胞浸润。有沿着脑膜、室管膜浸润的趋势（图26-7）。基底动脉内也有瘤细胞浸润。枕叶的切片镜下可见出血后的瘢痕组织，并有含铁血黄素沉积。左侧的额叶和顶叶皮质和皮质下白质有微小血管周围的含铁血黄素沉积（图26-8）。刚果红染色显示：枕叶小血管有淀粉样变性（图26-9），同时有血管结构的改变，内膜外管壁增厚，左侧额叶、顶叶的蛛网膜下腔有外膜刚果红阳性的静脉。小脑的颗粒细胞显著消失，浦肯野细胞明显减少，中脑有瘤细胞浸润，其他部位脑干结构未见异常，颅底动脉环虽多结节状，结节多为管壁中的钙化结构（图26-10），管壁没有动脉粥样硬化，为畸形血管。

病理诊断

原发性中枢神经系统淋巴瘤（非霍奇金淋巴瘤）
多发性脑叶出血，卒中囊形成
颅底脑血管畸形
淀粉样血管病
小脑扁桃体疝

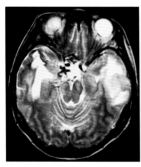
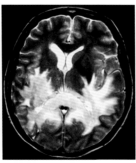

图26-1 MRI双侧半球弥漫性白质异常信号，伴肿胀占位效应

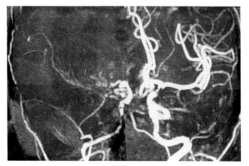

图26-2 MRA示右侧颈内动脉、大脑中动脉、狭窄、闭塞

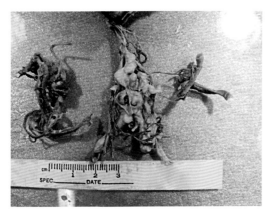

图26-3 颅底动脉呈结节状畸形

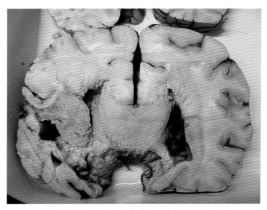

图26-4 侧脑室旁白质病变，有占位效应，伴坏死，累及胼胝体

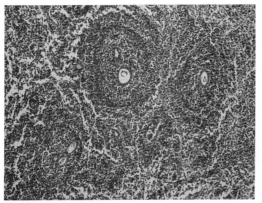

图26-5 肿瘤细胞圆形或类圆形细胞，核大，胞质少，以血管为中心生发（HE）

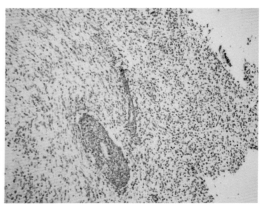

图26-6 肿瘤细胞CD20阳性（CD20）

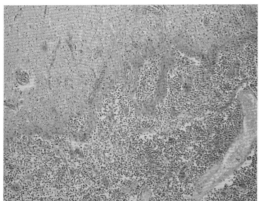

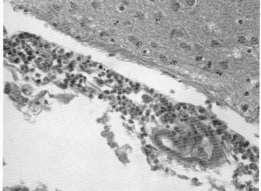

图26-7 肿瘤细胞沿脑膜播散，以脑膜小血管为中心，并沿着血管周围间隙深入皮质（HE）

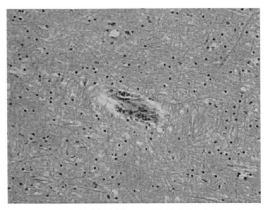

图26-8 小血管管壁增厚，管周含铁血黄素细胞聚集（HE）

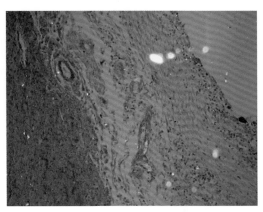

图26-9 刚果红染色见小血管管壁淀粉样物质阳性（刚果红）

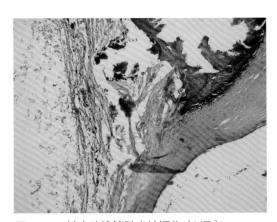

图26-10 基底动脉管壁大片钙化（HE）

临床病理讨论

　　本例临床和病理难以用一元论解释。临床上表现为亚急性进展性脑病，影像学可见白质为主的大片病变，既往有多次脑叶出血，临床上需要将脑淀粉样血管病及相关炎症纳入鉴别诊断，但影像上见到的胼胝体明显的肿胀和占位不符合炎性病变的改变。病理上可见明确的微血管病变和淀粉样血管病，淋巴瘤可继发出现淀粉样血管病，但淋巴瘤病程短，不能解释之前的脑出血病史，因此，考虑该患者的血管病变与淋巴瘤是合并存在的。

病例27

松果体瘤治疗后

病史概要

男性，25岁。因"癫痫4年，持续反复抽搐伴意识不清20小时"于1978年12月入院。患者于1973年6月出现头痛，伴恶心、呕吐，门诊检查发现双侧视盘水肿伴火焰状出血，诊断颅内压增高，予以脱水治疗，在外院手术治疗，诊断为"松果体瘤"，术后进行放疗1个月。术后遗留左颞侧偏盲，精神反应迟钝，情感淡漠。1975年6月突然出现癫痫发作，每次均从左上肢开始，之后左半身抽搐，最后进展为全身大发作。1975年脑电图检查提示右侧半球额颞区棘慢波综合及阵发性棘波。经抗癫痫药物治疗后发作减少。近1~2年发作次数又增多，1978年10月癫痫发作跌倒，右侧顶枕部头皮裂伤，清创缝合后愈合。此后癫痫发作频繁，大发作每2~3天1次。患者于12月23日无明显诱因出现持续性癫痫大发作，10分钟到半小时一次，意识不清，伴有呕吐和大小便失禁。体格检查：神志不清，压眶有反应，体温39℃，心率86次/分，呼吸22次/分，血压150/80mmHg，心肺正常。无明显脑膜刺激征。双瞳孔等大，对光反射存在，肌张力和腱反射低下，腹壁反射消失。针刺无反应，未引出病理征。患者入院后予以抗癫痫和降颅压治疗，癫痫连续状态仍不能完全控制，昏迷加深，体温高达41℃，呼吸衰竭，死亡。

大体病理

右侧硬膜紧张，切开可见右中央运动区新鲜出血200ml，形成血肿，清除积血后皮质轻度凹陷。左侧半球较右侧半球膨隆，两侧额叶软脑膜充血，蛛网膜下腔渗血，两侧额叶轻度脑萎缩。右侧顶枕颞交界处有5cm×3cm×4cm手术瘢痕，周围脑组织萎缩。表浅静脉淤血，左侧顶叶明显。脑底动脉未见异常，未见脑疝。脑冠状切面：白质轻度充血，灰白质界限清楚，脑室和导水管扩大，松果体区未见肿瘤，局部偏右侧黄褐色松软组织（图27-1），附近脑组织包括胼胝体压部、舌回、丘脑枕等色暗，灰白质界限不清。

镜下病理

软脑膜轻度增厚，蛛网膜下腔血管充血，单核细胞浸润。皮质结构混乱，神经节细胞缺血性和急性肿胀。缺血性改变以海马Sommer弧、小脑浦肯野细胞和皮质锥体细胞为著（图27-2）。胶质细胞轻度增生。松果体区可见结缔组织瘢痕并钙化，附近脑组织包括丘脑、胼胝体压部、枕叶舌回和第三脑室后部可见放射性坏死，可见神经细胞脱失，星形细胞增生，大量格子细胞和成纤维细胞增生（图27-3）。坏死区可见到小血管内膜增厚呈玻璃样变，管腔闭塞。脑桥、延髓未见异常。

病理诊断

松果体区附近脑组织放射性坏死

右侧额顶部硬膜下血肿

神经元缺血缺氧改变

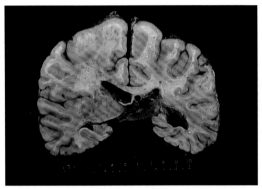

图27-1　松果体区右侧坏死组织，白质片状充血出血

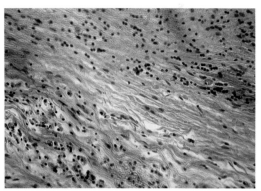

图27-3　坏死区组织可见纤维结缔组织增生，淋巴细胞和吞噬细胞反应（HE）

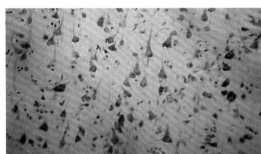

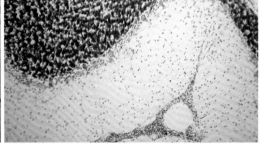

图27-2　皮质神经元和小脑浦肯野细胞缺血缺氧损伤（Nissl）

临床病理讨论

本例为松果体瘤放疗后的神经病理所见，包括放疗中心部位的坏死、慢性纤维化和炎症，白质的较广泛病变，包括水肿、充血、出血和坏死等。长期反复癫痫发作可导致缺血缺氧性脑病，一般来说，皮质锥体细胞（Ⅲ和Ⅴ层）、小脑浦肯野细胞、海马Sommer弧CA1区神经元均为缺氧敏感性细胞。

颅咽管瘤

病史概要

男性，32岁。因"头痛、体重增加2年，嗜睡、性欲减退1年，发热、昏迷4天"，于1980年3月8日住院。住院前2年开始逐渐发胖，体重由69kg增至93kg，同时感后枕部痛，伴恶心。住院前1年出现嗜睡，性欲减退。同年10月出现话多，旁人说话时爱搭话，且颠三倒四。11月出现走路不稳，左右摇晃。12月出现尿急，并随地排尿。入院前3个月开始说话显著减少，渐变缄默，卧床不起，住院前4天始有发热、咳嗽、痰多、意识不清、尿失禁，家属发现患者左侧肢体活动不灵，转来本院急诊。检查：体温39.3℃，血压90/60mmHg。昏迷，瞳孔等大3mm，对光反射存在，眼球浮动，双眼底视盘鼻侧边缘欠清，四肢无自主运动，左上下肢肌张力偏高。左侧腱反射似较高。双侧Babinski征阳性，左侧明显，无脑膜刺激征。检查腰穿：脑脊液初压220mmH$_2$O，第一管稍浑，以后又清亮，共放出3ml，终压170mmH$_2$O，细胞7个。给静脉滴注20%甘露醇250ml，然后续滴10%葡萄糖溶液1000ml，予以青霉素及庆大霉素抗感染，同日下午收入病房。入院查体：体温39.5℃，呼吸40次/分，脉搏130次/分，血压98/84mmHg，深昏迷，四肢厥冷，头颅五官未见异常。双肺弥漫粗大水泡音，心音听不清，腹（－），四肢脊柱无畸形。神经系统检查：双瞳孔不等，左3mm，右2.5mm，对光反射（－），双侧视盘边界清，网膜静脉充盈，四肢无自主运动，对刺激无反应，深浅反射均消失，病理征（－）。入院后，患者血压下降至0，行静脉切开术，多巴胺、阿拉明+10%葡萄糖溶液静脉滴注，20%甘露醇静脉滴注，血压仍不升，脉细弱数不清，由莫菲管滴入西地兰+5%葡萄糖，但病情急剧恶化，于当天21时20分呼吸心跳停止死亡。

大体病理

脑重1620g，大脑两半球基本对称，除显示脑水肿外，未见重要改变，主要病变位于脑底。相当于第三脑室底部，视交叉后部，大脑脚前方和两额叶之间，被4cm×4cm×4cm球形囊肿占据，向上挤压第三脑室，向后挤压大脑脚和脑桥上部（图28-1），囊壁甚薄，为纸样，呈灰色半透明，内有透明稍浑囊液，囊壁破后，可见囊壁后上方有一个1.5cm×1.8cm×0.6cm花生米大小的壁瘤，与囊壁连在一起，表面颗粒状，不太整齐，色灰白微黄色，未见明显的海马钩回疝，有重度的小脑扁桃体疝。冠状切面：皮质灰白质界限尚清楚，侧脑室中度扩张，第三脑室被囊肿占据，切

面可见包膜完整，壁瘤清楚可见，囊壁内面大部分光滑，部分稍粗糙，其他各切面无
特殊，大脑脚间窝被肿瘤挤压分开，大脑脚变窄，脑桥上部及腹侧轻度受压，延髓、
第四脑室和小脑未见重要改变。

镜下病理

瘤组织显示为成团鳞状上皮细胞，核呈卵圆形，细胞排列疏松（图28-2），大小
不等，胞质融合，偶见核分裂。肿瘤细胞多围绕小血管分布，部分有角化，部分呈乳
头状（图28-3），未见到大片角化与钙化，亦未见到胆固醇结晶，有的血管周围有较
多淋巴细胞浸润。

病理诊断

颅咽管瘤

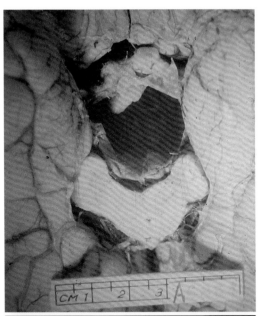

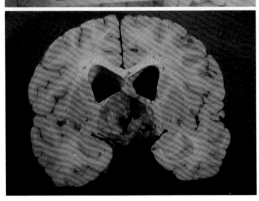

图28-1 大脑脚前方囊性占位，挤压大脑脚、第三
脑室、视交叉

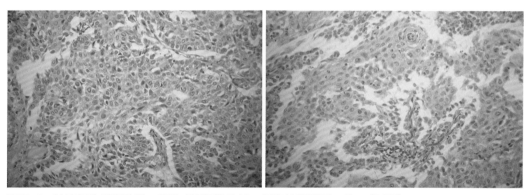

图28-2　肿瘤细胞排列疏松，部分成团和乳头状，细胞核卵圆形，均一（HE）

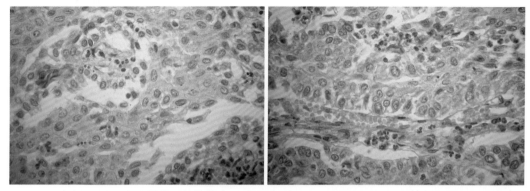

图28-3　肿瘤细胞有围绕血管排列的趋势（HE）

临床病理讨论

　　通常诊断颅咽管瘤的依据如下：①年龄，一般儿童、青年多见，有50%起病在15岁以前。②影像学表现见钙化。对于没有钙化的病例往往在术前不易作出颅咽管瘤的诊断。本病临床表现主要有四组症状：视力视野障碍较常见；下丘脑内分泌功能低下；精神认知症状，如记忆力减退，精神错乱，抑郁，痴呆；颅内压增高症状，如头痛、呕吐，以及视盘水肿。颅咽管瘤从生长部位分鞍内、鞍上、第三脑室内三型。本例属于第三脑室内型，因位于视交叉的后部，主要向上发展，占据第三脑室，因此首先出现下丘脑内分泌功能障碍，由于肿瘤没有侵及视交叉及视束，故临床上没有视力、视野改变。

病例29
星形细胞瘤

病史概要

女性，24岁。因"反复发作性头痛、呕吐3年，加重伴持续头晕、耳聋、走路不稳1年半"于1979年6月11日入院。1976年5月突发头痛、呕吐、嗜睡，检查血压正常，可疑视盘水肿，腰穿压力250mmH$_2$O，脑脊液无色透明，细胞总数670×10^6/L，蛋白126mg/L，糖和氯化物正常。神经系统查体有垂直和水平眼震，未见其他异常。1周后头痛、呕吐加重，伴有头晕及右侧耳鸣，静脉滴注甘露醇后症状消失。1个月后再发头痛伴走路不稳，对症治疗，此后间断发作头痛。1978年1月右侧耳鸣和听力下降逐渐加重，左耳耳鸣。同年4月和12月两次头痛、呕吐发作，伴意识障碍和全身抽搐，静脉滴注甘露醇好转，但听力丧失。1979年2月又头痛发作，外院腰穿压力40mmH$_2$O，脑脊液检查正常，经鞘内注射地塞米松后症状有所缓解。6月头晕、耳聋和走路不稳症状加重入住我院。体格检查：神清，高度近视，眼底未见视盘水肿，瞳孔对光反射存在，右眼上下活动受限，双眼外展受限，右侧三叉神经分布区痛触觉减退，右角膜反射减低，张口稍偏左。右侧鼻唇沟及额纹浅。左侧舌前2/3味觉减退，左耳气导和骨导均消失。双侧有粗大水平、垂直、旋转型眼震，余脑神经未及异常。行走步基宽，蹒跚步态，右侧轮替笨拙，双侧跟膝胫试验不准，Romberg征阳性，右侧倾倒，右侧肢体肌张力稍低，未引出病理征。辅助检查：血常规、尿常规、肝肾功能、电解质正常。血囊虫补体结合试验阴性，脑脊液压力240～250mmH$_2$O，常规、生化正常。头颅侧位相显示蝶鞍呈球形扩大。脑电图低波幅活动。电测听双侧高度神经性耳聋。1979年7月14日转入神经外科手术治疗。

手术所见：切开硬膜见小脑半球、蚓部至枕大孔区有一三角形肿物，上宽下窄，下端深入枕大孔内，界限清楚，有膜，左侧与小脑表面相连，肿物上面有较大动脉通过，不易分开，肿物灰白色，质韧。

镜下病理

大部分为瘤组织，少部分为肿瘤浸润的小脑组织，肿瘤细胞核圆形或卵圆形，核染色质中等量的星形细胞（图29-1），有的地方可见肥胖型星形细胞，偶见核大深染、生长活跃、异型性明显的肿瘤细胞（图29-2），血管不多，未见坏死和栅栏状分布，核分裂不多。

病理诊断

星形细胞瘤

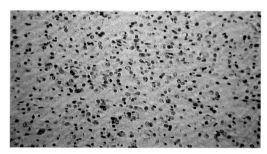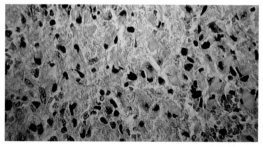

图29-1 肿瘤细胞密度中等，核圆形或卵圆形，染色质中等量，部分为胞质丰富的肥胖型星形细胞（HE）

图29-2 部分肿瘤细胞核大深染、异型性明显（HE）

临床病理讨论

　　本例为小脑星形细胞瘤，肿瘤为低级别向间变发展的过程。临床早期表现为发作性头痛、恶心、呕吐，可能为肿瘤对脑室循环系统一过性阻塞所致，临床需要鉴别脑室型囊虫病。随肿瘤增大进展，逐渐出现桥小脑角区脑神经受累的症状、体征及小脑功能障碍的体征，临床未见脑干受累的症状及体征。

病例30

浆细胞肉芽肿

病史概要

男性，37岁。因"头痛18个月，四肢游走性肌痛、胸痛6个月"于2004年11月收入院。患者于2003年5月中旬无明显诱因出现左枕叶搏动性疼痛，间断发作，多在下午和晚间，每周2～3次，持续30～60分钟，休息或服布洛芬（芬必得）可缓解。无头晕、耳鸣，无恶心、呕吐，无发热。10月头痛加重，严重时伴有恶心、呕吐，常于下午发作，持续数小时，有时夜间痛醒，服镇痛药效果不佳。当地医院查头MRI：左枕叶及脑膜病变，右侧上颌窦、筛窦长T1长T2信号。腰穿：脑脊液无色透明（未见压力记录），细胞数4×10^6/L，蛋白0.80g/L，糖和氯化物含量正常，予"菌必治（头孢曲松）"静脉滴注，症状无缓解。2004年1月复查MRI：左枕叶片状长T1长T2信号，增强后左枕部脑膜、左侧小脑幕增厚强化（图30-1）。血常规：WBC 11.56×10^9/L，N 0.784，L 0.171，E 0.004，血红蛋白106g/L，血小板468×10^9/L，红细胞沉降率70mm/h。予青霉素、甘露醇等治疗，症状无缓解。3月11日于外院开颅探查，病理诊断为"硬脑膜硬化、纤维化"，术后继续抗生素治疗，头痛无缓解。4月20日开始静脉甲泼尼龙冲击治疗，1周后头痛缓解，遂改口服甲泼尼龙，逐渐减量。2004年5月9日患者感觉右大腿肌肉胀痛，拒按，活动时明显。自行停用激素。此后疼痛转至腘窝、小腿、足踝，无关节肿痛。6月患者感胸痛、喘憋，无咳嗽、咳痰。胸部CT：右肺上叶前段一结节状高密度影，与胸膜相连。PPD试验（－），反复痰找抗酸杆菌（－）。腹部超声：右下腹少量积液。对肺部病变经皮穿刺活检：镜下见大量中性粒细胞，未见癌细胞。骨穿骨髓涂片：中性粒细胞增生明显，考虑感染骨髓象。予万古霉素，症状无缓解。8月中旬右下肢肌痛自然缓解，但出现左下肢肌痛。9月初患者午后低热，并感右上肢近端肌痛伴有皮下结节，肿痛拒按，活动时加重。10月2日出现持续高热，予泼尼松（80mg×6d→40mg×6d→20mg/d），约2周后热退，皮下结节消失，肌痛缓解。10月底出现左上肢内侧肌痛伴痛性皮下结节。遂来我院。发病以来无脱发、光过敏、雷诺现象、口腔溃疡、腮腺肿痛、口眼干，体重减轻20kg，二便正常。既往史、家族史无特殊，吸烟15年，约20支/天，偶饮白酒。入院查体：生命体征平稳，慢性病容，右上肢近端内侧萎缩，左上肢内侧肌肉触痛明显，触痛处有3个3cm×3cm的皮下结节，表面无红肿。左侧腓肠肌压痛明显。神经系统检查：神清、语利，高级智力活动正常，视力、视野和眼底未见异常，其他脑神经检查未见异常，四肢肌力、肌张力正常，腱反射对称引出，病理征（－），肢体深、浅感觉正常。指鼻及轮替动作正常。颈无抵抗，克氏征及布氏征（-）。入院后完善检查：血常规血红蛋白93g/L；红细胞沉降率95mm/h；血蛋白电泳，白蛋白45%（正常值54.0%~65.7%）、γ球蛋白25%（正常值10.6%~23.5%），未见单克隆；血、尿轻链检查未见异常。补体CH50 70.4U/ml和C3 166mg/dl，C4 31.0U/ml。类风湿因子、抗ENA、ANA、抗dsDNA、ANCA和ACL等均阴性。肌酶谱正常。肌电图：未见神经源性或肌源性损害。腰穿压力120mmH$_2$O，脑脊液无色透明，蛋白（+），糖5管（+），白细胞2×10^6/L；生化：蛋白474mg/L，糖4.2mmol/L，氯化物121mmol/L，脑脊液细胞学未见异常，抗酸染色和墨汁染色阴性。头颅MRI：左侧枕叶病变明显好转，左侧上颌窦炎。

镜下病理

（外院切片）硬脑膜增厚，纤维化，胶原纤维和成纤维细胞明显增多，胶原纤维平行、交织分布，部分软脑膜和蛛网膜破坏，多灶性炎细胞浸润，以浆细胞为主，间有单核细胞、淋巴细胞、中性粒细胞等，形成肉芽肿样结构。肉芽肿组织沿着脑膜血管伸入血管周围间隙、软脑膜下和皮质浅层，结节状或片状分布（图30-2）。浆细胞分化成熟，无异型性，未见核分裂象。未见多核巨细胞和干酪样坏死（图30-3）。小血管明显增多，未见坏死性血管炎。灰质神经元无减少，未见嗜神经现象，胶质细胞轻度增生。

病理诊断

脑膜浆细胞肉芽肿

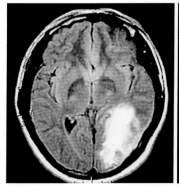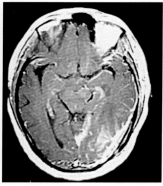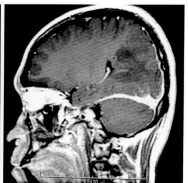

图30-1　左枕叶片状长T1长T2信号，增强后左枕部脑膜、左侧小脑幕增厚强化

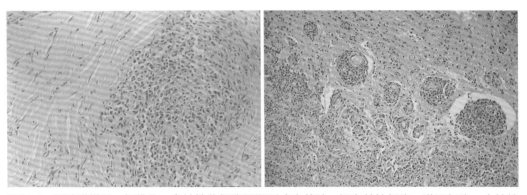

图30-2 硬脑膜增厚，纤维化，多灶性浆细胞浸润形成肉芽肿，间有单核细胞、淋巴细胞、中性粒细胞等，肉芽肿组织沿着脑膜血管伸入血管周围间隙（HE）

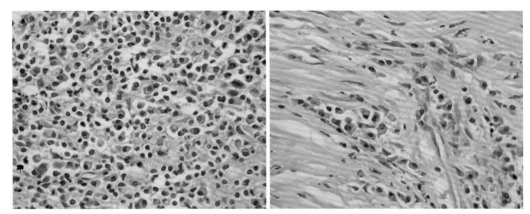

图30-3 肉芽肿内浆细胞分化成熟，无异型性，未见核分裂象，未见多核巨细胞和干酪样坏死（HE）

临床病理讨论

浆细胞肉芽肿是一种慢性炎性增殖性疾病，但需要与肿瘤性疾病鉴别。本例临床上多系统器官受累，包括中枢神经系统、皮肤、肌肉、肺部等，中枢神经系统以硬脑膜受累为基础，波及邻近脑组织。病理提示浆细胞为主的肉芽肿形成。临床上需要鉴别抗中性粒细胞胞质抗体（ANCA）相关血管炎、结节病、特殊感染（如结核等）、IgG4相关疾病、组织细胞增生症、脑膜瘤等。病理上还需要鉴别浆细胞瘤、多发性骨髓瘤等血液系统肿瘤。本例病理未见血管炎、干酪样或非干酪样坏死、组织细胞增殖性的表现，临床无血液系统单克隆增殖的证据，没有多发性腺体及系统性纤维化的表现。

病例31

节细胞胶质瘤

📋 病史概要

　　男性，33岁。因"发作性失神、咂嘴13年"于2012年4月17日入院。患者20岁起反复发作性失神，咂嘴，双手摸索动作，呼之不应，每次持续1分钟左右可自行缓解，平均1～2天发作1次，多时1天发作2次。发作前有心悸、上腹部不适的先兆。发作后感觉周围环境改变，类似梦境。偶尔于劳累或停服抗癫痫药物时出现全身强直阵挛发作。先后服用多种抗癫痫药物（2003年之前服用药物具体不详，无明显疗效），2003—2011年服用丙戊酸钠600mg/d，卡马西平（得理多）700mg/d，氯硝西泮2mg/d，无明显疗效。2011年11月24日至我院门诊就诊，诊断颞叶内侧癫痫，换用奥卡西平（曲莱）0.6 bid，托吡酯（妥泰）25mg bid→8周后加量为100mg bid，仍无明显好转，于2012年4月17日收入神经内科病房行术前评估。既往史：10岁行腹外疝手术。15岁患甲型肝炎，治愈。偏头痛20年。个人史、婚育史：无特殊。家族史：母亲患心脏病。母亲、姐姐均患偏头痛。入院查体：内科查体无异常。神经系统查体：神清语利，情绪低落，记忆力下降，余神经系统查体无异常。辅助检查：头颅MRI示左侧颞叶底部可疑异常信号。海马像：左侧海马略小（图31-1）；左侧顶叶可疑局部皮质增厚；右侧半卵圆中心小片FLAIR高信号影；左上颌窦黏膜下囊肿，左侧筛窦炎。长程视频脑电监测：发作间期，右颞慢波多于左侧，双前颞为著频繁可见中高波幅尖波及尖慢复合波，右侧较左侧多。发作期，记录到7次临床发作，表现为失神、咂嘴、自动症，每次持续半分钟至1分钟，有一次继发头眼向左偏转、全身强直阵挛发作。发作同步脑电图：发作起始被肌电伪差掩盖，不易判断，发作过程中示右前颞为著的慢波节律及尖波节律。PET：左颞体积较对侧小，代谢较对侧颞叶减低。2012年5月17日在全麻下行左侧前颞叶切除术。术后一直口服奥卡西平0.6g bid，托吡酯100mg bid，未再有癫痫发作，复查脑电图为轻度异常，较前明显好转。

⚕ 大体病理

　　颞叶6.0cm×5.0cm×2.5cm，从前向后以3mm厚度切片，距前方2.4cm切面可见一直径约1.5cm病灶，灰白质界限消失，白质色深质韧（图31-1）。

🔬 镜下病理

　　局部细胞密度增高，与周围界限欠清，皮质和白质结构完全消失（图31-2），血管增生明显，肿瘤细胞遍及脑膜、皮质及部分白质。胶质样细胞：纤维性星形细胞和少突细胞样为主，少量神经元参差分布其中，肿瘤细胞核异型性不显著，未见明确核分裂象，Neun（+），GFAP（++），CD34（+++），Ki-67<1%（图31-3）；病灶前后约1cm的切面、病灶内侧1～2cm处皮质或白质可见数个大体未见异常的小簇状的卫星肿瘤灶（图31-4）。皮质可见巨大神经元，白质有条带分布的异位神经元。

病理诊断

节细胞胶质瘤

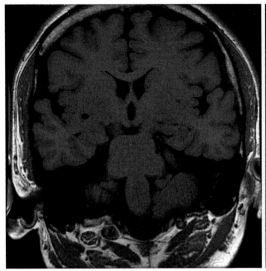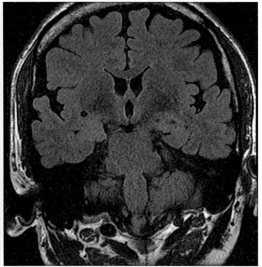

图31-1 左侧海马略小，未见异常信号

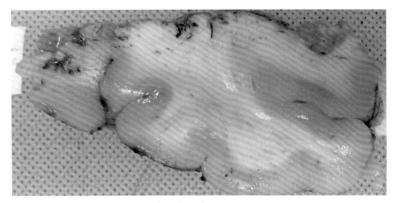

图31-2 局部灰白质界限不清，白质色深

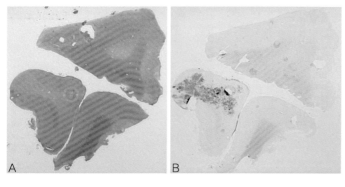

图31-3　肿瘤遍布皮质和白质，正常结构破坏，与周边界限不清

注：A. HE；B. CD34。

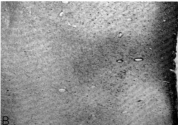
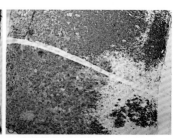

图31-4　肿瘤细胞为胶质神经元混合

注：A. Neun（＋）；B. GFAP（＋＋）；C. CD34（＋＋＋）。

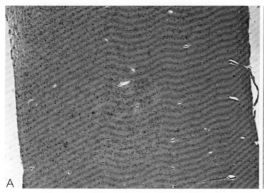
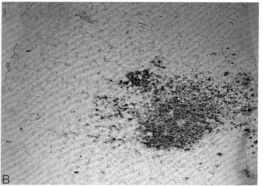

图31-5　肿瘤周边的卫星灶

注：A. HE；B. CD34。

临床病理讨论

　　节细胞胶质瘤是难治性癫痫相关肿瘤中最常见的类型，大部分为WHO Ⅰ级或Ⅱ级，外科手术可治愈，最常见于颞叶，由发育不良的神经元和肿瘤性胶质成分组成，组织学形态多样，可为结节状占位性病变，也可沿皮质和皮质下弥散性浸润。80% CD34阳性，神经元成分可有Neun、MAP2阳性，胶质成分GFAP阳性，卫星肿瘤灶形成是其特征，少数可合并钙化和血管周围淋巴细胞袖套。多数情况下节细胞胶质瘤在MRI上可表现为局灶性占位，本例病理为弥散性分布，影像学上未见占位可以理解。

病例32

血管内淋巴瘤

病史概要

男性，56岁。因"性格改变、认知功能下降5个月，发作性症状3个月"入院。2019年8月下旬患者无明显诱因出现性格改变、认知下降，表现为淡漠、偏执、健忘、不会看钟表、不能辨别方向等，伴睡眠增多、走路不稳、行走直线困难，无发热、头痛、肢体抽搐、肢体无力麻木等。2019年9月7日于当地医院就诊，头颅MRI示"左侧小脑、右侧大脑脚DWI高信号"，考虑"脑梗死"，予"丁苯酞、阿加曲班"等治疗后，症状无改善。于9月15日腰穿，压力不详，常规白细胞9×10⁶/L，生化蛋白0.61g/L、葡萄糖3.3mmol/L，细胞学未见异常，EBV–DNA 1440copies/ml；视频脑电图（VEEG）示边缘状态脑电图。考虑"自免脑炎？病脑？"予阿昔洛韦抗病毒、丙种球蛋白0.4g/（kg·d）×5d、甲泼尼龙冲击（1000mg×3d→750mg×2d）序贯口服甲泼尼龙40mg qd（每周减量1片）等治疗，症状无明显改善。10月下旬出现发作性症状，表现为发作性双手指僵直、发作性左侧肢体及肩部抖动，持续数秒钟缓解，每周发作数次。2019年12月18日复查头颅MRI：左侧颞叶颞上回白质、右外侧颞叶皮质下、左侧内囊后肢、胼胝体压部多发异常Flair高信号，增强未见明显强化，双额顶颞、左岛叶、双小脑较广泛含铁血黄素沉积。此后，患者意识状态、认知功能进一步下降，表现为嗜睡、定向力障碍、言语含糊、答非所问等；反复出现发作性眩晕，持续时间数分钟至数小时不等，伴恶心、呕吐、面色苍白、大汗淋漓等；行走不稳进一步加重，无法独自行走。2020年1月19日头颅MRI：左侧颞叶颞上回白质、双侧内囊后肢、胼胝体压部异常信号，原右外侧颞叶皮质下病灶此次未见，右侧内囊后肢病变较前明显，双额顶颞、左岛叶、双小脑广泛含铁血黄素沉积大致同前。为求进一步诊治收入病房。患者否认口眼干、关节痛、皮疹、口腔及外生殖器溃疡等。发病以来睡眠增多，食欲明显减退、进食减少，尿管留置，便秘，体重下降2kg。既往体健；吸烟3支/日×40年，不饮酒。否认牛羊接触史。入院查体：生命体征平稳。嗜睡、言语含糊，对答不切题，时间、空间、人物定向力差，高级智力明显减退，指令活动大部分不配合；眼位居中，眼球活动可，未见眼震，双侧瞳孔等大等圆，直径3mm，对光反射存在，鼻唇沟对称；四肢可见自主活动，肌张力不高；腱反射对称减低，双侧掌颌反射（＋）、双侧Babinski征、Chaddock征（＋），颈软；余NSPE不配合。辅助检查：血LDH 279U/L，余正常。红细胞沉降率30mm/h，hsCRP 24.18mg/L，IL–6 14.8pg/ml，IL–8 80pg/ml，IL–10 6.0pg/ml。免疫球蛋白+补体正常；ANA、ENA、

ANCA均（－）。NSE 19.1ng/ml，PSA-T 4.31ng/ml、FPSA/TPSA 0.14，余肿瘤标志物（－）。腰穿：压力170mmH$_2$O；脑脊液常规，白细胞10×10^6/L，均为单核；脑脊液生化，蛋白 1.14g/L，糖3.0mmol/L，氯化物121mmol/L；细胞学未见明显异常；血及脑脊液抗神经抗原抗体检测（Ri+Hu+Yo）及（NMDA+GAD+VGKC）均（－）；细菌/真菌涂片、培养（－），墨汁染色（－）；TORCH、RPR、TPPA、CMV/EBV/JCV-DNA（－）。IL-6 5.2pg/ml，IL-8 50pg/ml，IL-10 60pg/ml；淋巴瘤免疫分型（－）。脑脊液病原学二代测序（－）。头颅增强MRI+SWI与2020年1月19日比较，脑内新见多发DWI高信号，较前明显增多；左侧岛叶斑片状Flair高信号较前增大；双侧额顶颞、左岛叶、双小脑较广泛皮质含铁血黄素沉积，较前无明显变化（图32-1）。头MRA：右侧大脑后动脉P2段狭窄。颈动脉、椎动脉超声：未见明显异常。头MRV：未见明显异常。PET-CT：双侧顶叶、颞叶、枕叶及右侧额叶大脑皮质多发片状代谢稍增高灶，不除外脑炎；双肺部结节，代谢不高，考虑良性；前列腺增生伴钙化灶，中央带代谢稍增高，建议结合PSA及MRI检查；肝脏代谢欠均匀，肝左叶代谢增高灶，结合增强CT检查。余（－）。2020年2月18日行颅内病灶立体定向活检术。

镜下病理

左额叶立体定向活检三条组织：分别为硬脑膜、皮质和深部病灶。

硬脑膜：纤维性组织，少许玻璃样变性。

皮质：皮质组织基本结构完整，部分水肿，神经元红色变性，部分小血管内可见成堆核异型性大细胞（图32-2）；未见明显血管周含铁血黄素细胞沉积。

深部病灶：白质组织基本结构大部分破坏，空泡样变，可见小片状出血和梗死区（图32-3），少数小血管内可见核异型大细胞；未见明显血管周含铁血黄素细胞沉积。

免疫组化：肿瘤细胞CD20+，CD79a+（图32-4），BCL2+，LCA+，Ki-67+，CD3-，CD30-，PAX-5-，AE1/AE3-；血管CD34+（图32-4）。

病理诊断

血管内大B细胞淋巴瘤

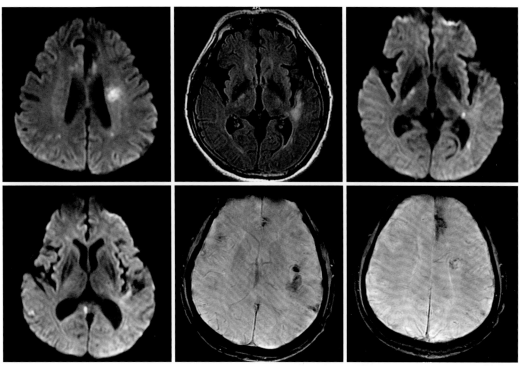

图32-1 脑内多发新发点灶状DWI高信号病灶，左侧岛叶斑片状Flair高信号，多发皮质含铁血黄素沉积

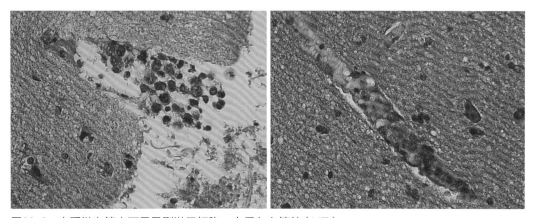

图32-2 皮质微血管内可见异型淋巴细胞，未侵入血管外（HE）

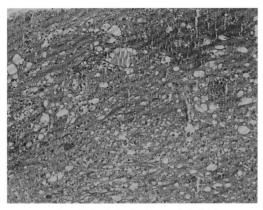

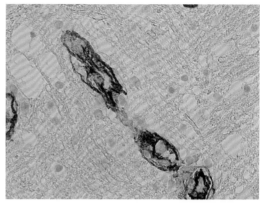

图32-3　白质结构大部分破坏，空泡样变，可见　图32-5　异型的肿瘤细胞完全位于血管内（CD34）
　　　　片状出血（HE）

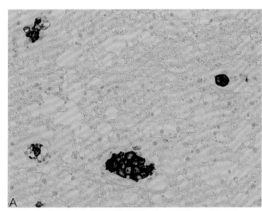

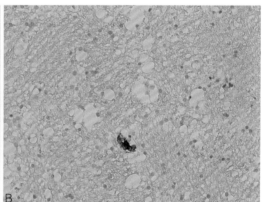

图32-4　肿瘤细胞CD20、CD79a免疫组化阳性
　　　　注：A. CD20；B. CD79a。

临床病理讨论

　　本例临床表现为进行性加重的器质性脑病，包括快速进展性痴呆、小脑性共济失调、癫痫等，经验性抗感染和免疫治疗效果欠佳，影像学可见到多发点灶状的DWI高信号，同时见到较广泛的皮质SWI低信号，但临床脑病仍难以用影像所见的局灶性病灶解释，考虑存在影像未见到的全脑损害。结合其影像学特征需要考虑血管机制参与发病，因此需要鉴别原发中枢性血管炎、脑淀粉样血管病及其相关炎症、血管内淋巴瘤等，从治疗反应和影像分布模式临床高度疑诊血管内淋巴瘤，活检病理支持诊断。此外，影像学可见的皮质大片SWI低信号，病理上未见对应皮质有陈旧出血改变，可能是活检取材未见到，也可能是淋巴瘤导致的血液成分和黏滞性改变造成的影像学反应，而非肯定的出血。

病例33

副肿瘤综合征

病史概要

男性，64岁。因"走路不稳5个月，言语不清2个月"于1997年7月3日入院。患者于1997年2月6日无明显诱因出现头晕、走路不稳，不伴视物旋转，3天后症状加重，恶心、呕吐，头颅MRI提示左侧丘脑腔隙性梗死。2月17日外院住院，予以扩张血管、改善脑代谢等治疗，症状有所好转，住院期间患者一度发热，胸片及CT提示双肺下叶斑片病灶，经抗感染后体温正常出院。5月中旬起患者出现记忆下降、烦躁、视物成双、饮水呛咳、构音不清，查体发现双侧水平眼震，Romberg征阳性，共济运动不准。脑脊液常规生化正常，可见寡克隆区带，考虑小脑炎性病变可能大。6月初患者四肢肌力弱，肌张力低，反射减低，右侧肢体共济失调加重，右侧偏身痛觉减退。6月11日起患者发热，体温38℃，症状逐渐加重。近10天不能进食，精神差，烦躁，近1周二便失禁，于7月3日入院。既往慢性支气管炎病史10年，高血压病史10年，吸烟40年，3包/天。家族史：母亲宫颈癌，兄肺癌。入院查体：体温36.2℃，心率96次/分，呼吸20次/分，血压190/120mmHg。双肺可闻及干湿啰音。神经系统：神志不清，烦躁，查体不合作，左眼外展不到边，双软腭上抬无力，咽反射消失，四肢痛觉似有减退，双下肢音叉震动觉消失，四肢肌张力低，肌力Ⅳ级，四肢腱反射、腹壁反射、提睾反射未引出。共济运动差，未引出病理征，脑膜刺激征阴性。辅助检查：红细胞沉降率74～96mm/h，PSA 1.0ng/ml，尿本周蛋白阴性，血清单纯疱疹病毒抗体IgG 1∶512，IgM阴性，巨细胞病毒IgG 1∶16，IgM阴性。肌电图：上下肢周围神经损害，轴索损害为主。重复频率刺激可见低频波幅递减，高频波幅递增。脑干听觉诱发电位（BAEP）：双侧周围性损害。头颅MRI未见异常。颈椎X线片：椎间隙狭窄，椎间孔小。患者入院后予以控制血压、抗感染、神经营养和镇静治疗，一般情况继续恶化，木僵状态，不能进食，呼吸困难。1997年7月15日下午呼吸浅慢，皮肤发绀，血氧饱和度下降，予以积极抢救治疗无效，死亡。

大体病理

脑重1460g，外形两侧对称，脑膜无渗出，脑沟稍宽，脑底血管结构正常，有轻度动脉硬化，脑神经未见异常，未见脑疝。小脑未见明显萎缩（图33-1）。肺门主支气管及其分叉处可见几个肿大的淋巴结，最大者4.0cm×2.5cm×2.5cm，质硬，切面灰褐色斑片样。

镜下病理

脑额顶叶和小脑蛛网膜下腔血管周围可见轻度淋巴细胞浸润，随血管进入皮质（图33-2）。大脑皮质细胞构造未见异常，部分神经元轻度缺血性改变，以海马锥体细胞最明显，有较多淀粉蛋白颗粒沉积，伴星形细胞增生。在额叶、顶叶、海马、基底节、丘脑、小脑、下丘脑、延髓均可见小血管周围淋巴细胞浸润，形成血管袖套（图33-3）。小脑浦肯野细胞缺失（图33-4），齿状核神经细胞减少伴小胶质细胞增生，延髓被盖部及第四脑室底部有局灶性小血管周围淋巴细胞浸润，橄榄核神经细胞减少伴小胶质细胞增生和小血管周围淋巴细胞浸润。脑实质、蛛网膜下腔未见癌细胞转移。

肺门气管旁淋巴结见小细胞肺癌（图33-5）。

病理诊断

肺门小细胞癌

副肿瘤性神经综合征

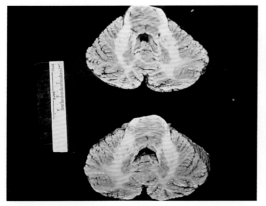

图33-1 小脑脑干未见明显萎缩

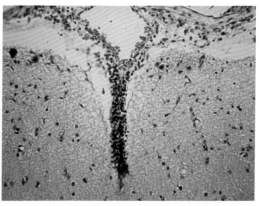

图33-2 软脑膜轻度淋巴细胞浸润并伸入皮质（HE）

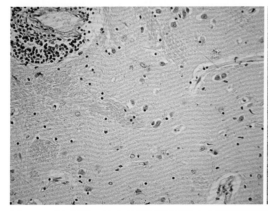

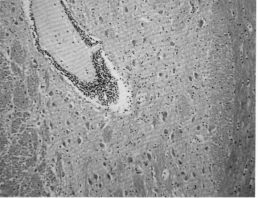

图33-3 脑实质、基底节等部位可见小血管淋巴细胞袖套形成（HE）

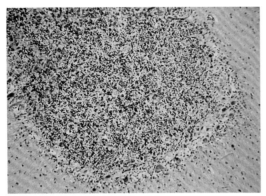

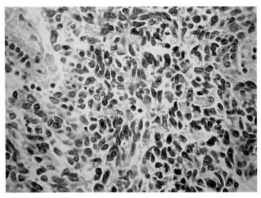

图33-4　小脑浦肯野细胞大量丢失（HE）　　　图33-5　肺门淋巴结可见转移性燕麦细胞癌（HE）

临床病理讨论

　　本例病理结果符合典型的副肿瘤综合征，以血管周围淋巴细胞袖套为表现，神经元减少，未见到细胞侵入，累及全脑，主要影响小脑和脑干，与临床症状相符。但临床还有兰伯特-伊顿（Lambert-Eaton）综合征及周围神经损害的表现，因未能做脊髓、后根神经节的病理而未能证实。

病例34

副肿瘤综合征：感觉神经元神经病

病史概要

女性，56岁。因"四肢麻木疼痛无力4年，加重1个月"于1989年11月入院，患者于1985年3月无明显诱因出现四肢远端麻木、疼痛，3个月后出现四肢无力，站立不稳，1985年7月来诊。检查发现右上肢桡侧和左上肢尺侧痛觉减退，右下肢大腿下1/3以远痛触觉减退，双手小肌群欠丰满。右下肢较左下肢细，行走步态不稳，蹲下不能站起，Romberg征阳性，四肢腱反射极低，未引出病理征，肌电图提示神经源性损害，予以大剂量B族维生素等治疗，症状缓慢进展，出现胸背部、左侧臀部及大腿后侧疼痛。起病以来无二便障碍，未服用特殊药物，平素不饮酒，家族史无特殊。查体：生命体征平稳，消瘦，内科系统未及异常，神清语利，高级智力正常，脑神经未及异常，右手桡侧和左手尺侧痛觉减退，双下肢远端袜套样痛觉减退，双髋部以下关节位置觉和音叉震动觉减退，双手大小鱼际肌和骨间肌萎缩，右下肢较左下肢细，四肢近端肌力Ⅴ级，远端Ⅳ级，左手握力15kg，右手20kg，指鼻试验和轮替动作正常，双侧跟膝胫试验不稳准，扶拐行走，步态不稳，Romberg征阳性，四肢腱反射未引出，未引出病理征，左侧Laseque征阳性。辅助检查：血红蛋白98g/L，红细胞沉降率60mm/h，ANA、SSA、SSB阴性，蛋白电泳正常，脑脊液压力50mmH$_2$O，细胞数0，蛋白410mg/L，糖2.5mmol/L，氯化物正常，未见寡克隆区带。肌电图：神经源性损害，左胫后神经和右正中神经感觉传导速度减慢，左胫后神经和左正中神经SEP周围损害。胸片：右上肺尖团块状阴影。行腓肠神经活检。胸外科行右肺上叶切除，诊断支气管肺泡癌（图34-1），气管和淋巴结转移。2个月后发现腰椎和骨盆转移，行局部放疗。

镜下病理

腓肠神经活检：有髓纤维重度减少、脱失，只见残留几条纤维（图34-2），未见到再生纤维和再生丛。电镜观察：有髓纤维脱失，无髓纤维相对保留，胶原纤维增多。重度轴索性周围神经病。

病理诊断

副肿瘤性周围神经病

感觉神经元神经病

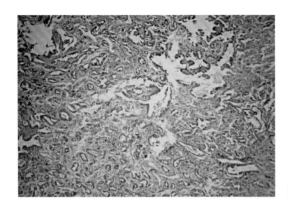

图34-1　肺支气管肺泡癌（HE）

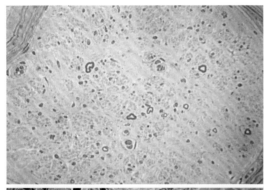

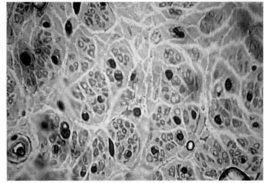

图34-2　神经活检显示有髓纤维重度丢失
　　　　（髓鞘染色）

病例35
皮肤淋巴瘤合并周围神经病

病史概要

　　男性，53岁。因"全身皮疹、瘙痒3个月，水肿、少尿1个月"于1985年9月10日入院。患者于1985年6月胸背部红色皮疹，继而遍布全身，奇痒；7月感冒发热，最高体温40℃，伴头痛、流涕、咽痛，退热治疗好转。检查发现颈部淋巴结肿大，8月初晨起发现双下肢水肿疼痛，逐渐蔓延至双上肢、眼睑和面部。尿量减少，全身皮疹融合增大，予以抗感染、利尿等治疗，症状减轻。自发病以来持续低热，食欲缺乏，睡眠欠佳。入院体检：体温37.2℃，呼吸20次/分，心率80次/分，血压130/70mmHg。神清合作，全身皮肤明显充血，可凹性水肿以双小腿为主，全身红色斑丘疹，大小不一，胸腹部及四肢内侧面明显，颌下及颈部可触及蚕豆大淋巴结，有压痛。心律齐，腹部膨隆，腹水征可疑，未扪及包块，肝脾未触及，四肢肌肉有压痛，无明显肌萎缩。实验室检查：血红蛋白139g/L，白细胞12.2×10⁹/L，红细胞沉降率28mm/h，电解质、肝肾功能正常，心肌酶谱正常，ANA、SSA、SSB抗体阴性，类风湿因子1∶16，超声心动图正常，腹部超声肝稍大。入院后5天出现双侧周围性面神经麻痹，伴双下肢无力，逐渐加重。神经科会诊检查：双侧周围性面瘫，左侧重，其余脑神经未见异常。双上肢肌力Ⅴ级，双下肢肌力弱，近端为主，屈髋肌力Ⅰ、Ⅱ级，伸膝肌力Ⅳ级，双足趾背屈、跖屈肌力Ⅴ级，膝反射消失，跟腱反射减低。全身多处红斑性皮下结节，质韧，活动差，轻度压痛。9月24日出现复视，检查左眼外展运动受限，未引出病理征。脑脊液压力205mmH₂O，白细胞2×10⁶/L，蛋白3600mg/L，糖4.2mmol/L，氯化物117mmol/L，可见寡克隆区带。肌电图两次分别可见肌源性损害和神经源性损害。脑电图轻度不正常。骨髓穿刺：未见明显异常。行左侧腓肠神经、股四头肌和皮肤活检。

镜下病理

　　皮肤活检：表皮和真皮结构无特殊所见，皮下可见小细胞型淋巴瘤（图35-1）。
　　腓肠神经活检：石蜡切片示神经束间小血管偶见单核细胞，未见肿瘤细胞；半薄切片示有髓纤维中重度减少，残留神经纤维可见少数轴索变性和薄髓鞘（图35-2）；单纤维检查示多数郎飞结距变宽，偶见节段性脱髓鞘和轴索变性髓球形成（图35-3）。电镜：神经束内可见单核细胞和吞噬细胞，吞噬物为破碎髓鞘和髓样结构（图35-4）。

病理诊断

皮肤T细胞淋巴瘤

吉兰-巴雷综合征

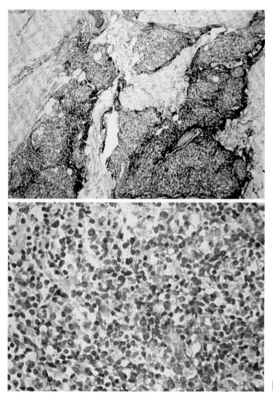

图35-1 皮肤活检可见小细胞淋巴瘤浸润（HE）

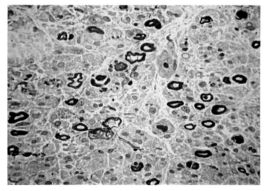

图35-2 有髓纤维减少，可见薄髓鞘（髓鞘染色）

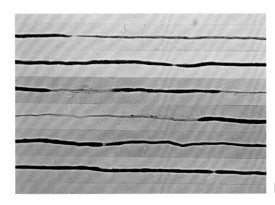

图35-3 多数郎飞结距变宽，节段性脱髓鞘（单纤维）

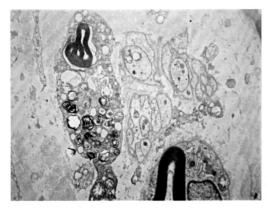

图35-4 电镜示单核吞噬细胞浸润和吞噬破碎髓鞘

临床病理讨论

　　本例临床表现为四肢近端运动功能减退伴有双侧面神经麻痹和四肢远端感觉减退，3周后脑脊液蛋白细胞分离，符合吉兰-巴雷综合征。神经活检未见肿瘤浸润，见到有髓纤维密度减少，单纤维检查证实既有节段性脱髓鞘，又有轴索变性，考虑活动性脱髓鞘和轴索变性的周围神经病，符合重型吉兰-巴雷综合征。结合其肿瘤发病后3个多月出现免疫介导的吉兰-巴雷综合征，考虑为副肿瘤相关免疫机制介导。

感染和免疫性疾病

第一节　感染性疾病

病例36

神经梅毒之一

📋 **病史概要** ···

　　男性，50岁。因"行走不稳，右侧肢体活动不灵10个月，精神失常2个月"于1953年6月11日入院。患者于1952年8月开始发现在工作时站立不稳与跌倒，并有右侧上下肢活动不灵活，到10月行走不稳，夜间尤甚。1953年2月受到精神刺激，在3月至4月间出现无故骂人，不认识熟人等精神行为症状，至5月底精神症状加重，有打人、毁物、拒食、兴奋、冲动，无法照顾故收住精神科病房。既往史和个人史不详，仅知于20余年前有过冶游性病史，具体不详。查体：身材矮小（147cm），营养欠佳，头颅大致正常，心脏略向左扩大，左侧胸骨缘第三肋间及心尖部均有收缩及舒张期杂音，有毛细血管搏动征，股动脉枪击音，血压132/60mmHg，未见明显周围动脉硬化。呼吸音清。肝于肋下3～4cm可触及，脾未触及，左侧腹股沟有2cm×5cm的色素沉着瘢痕，两侧腹股沟可触及肿大的淋巴结，脊柱四肢无重要发现。神经系统检查：眼底视盘边缘清楚，颜色稍浅，血管正常。瞳孔较小，对光反射正常，边缘整齐，其他脑神经无异常发现。四肢肌力、运动尚好，肌张力明显增高，双手随意运动时有不规则的震颤，以右手为著。感觉大致正常。四肢腱反射普遍亢进，腹壁、提睾、足跖反射均可引出。未引出肯定的病理征。精神状态：接触不好，礼节过度，言语增多，思维不连贯，有意念飘忽，思维内容为夸大伴有迷信封建色彩，情感不稳，时哭时笑，自知力缺如，判断力和定向力均差。实验室检查：红细胞沉降率50～90mm/h，血瓦氏反应阳性（1:36），康氏反应阳性（1:32），脑脊液瓦氏反应阳性（1:16+）。腰穿压力110mmH$_2$O，脑脊液无色透明，Pandy试验（+++），细胞总数82×10^6/L，白细胞27×10^6/L，蛋白定量760mg/L，糖定量

1.4mmol/L，脑脊液梅毒补体结合试验（1∶16）阳性。初步临床诊断麻痹性痴呆，进行青霉素治疗，在住院期间临床症状略见好转，1953年11月7日死于休养所中。

大体病理

脑的形状、大小、硬度和对称性正常。除左侧后中央沟上部的软膜发暗且稍厚外，其余的软膜光泽，无出血或渗出物。表面的和脑底的血管正常。右侧额中回之下部和额下回的大部脑沟较为显著，右侧前中央沟之上部稍深且其相应的前中央回部分轻度下陷，其余的沟回正常。冠状切面示白质内血管轻度至中度充血，以顶叶和颞叶的后部较著。同样的充血也见于两侧的尾状核与壳核，以后者较著，未见出血和软化。脑室未扩大，对称，室管膜光泽，只在其下面的血管充血。脉络丛无明显改变。

镜下病理

前额叶皮质萎缩，以脑沟变宽和脑回缩小为特点。蛛网膜和软膜均增厚，并有明显淋巴细胞、浆细胞和间皮细胞的浸润（图36-1），以脑沟开口处、脑沟深处和血管附近更甚；蛛网膜下的血管大多充血，其外膜也有相似的浸润但较轻，管壁未见到明显改变。皮质的层次不清，神经节细胞的排列混乱（图36-2），边缘层胶质细胞普遍增加，包括杆状细胞、边界不整的星形细胞和少突胶质细胞，以杆状细胞为主。皮质神经节细胞变性，以细胞体轻度肿胀，核浓染、偏居和破碎，以及细胞质的细颗粒状为特点，其中部分呈细胞影改变。所有胶质细胞成分也都有所增加和形态上的改变，特别是小胶质细胞的增多和变为杆状细胞（图36-3），后者有排列成行垂直于脑表面的趋势。皮质内的血管充血且在其周围示显著的淋巴细胞和浆细胞浸润（图36-4）。中央前后回、海马回、枕叶见到类似改变，但程度较轻。小脑浦肯野细胞脱落。

Cajal银染法：前额叶切片示星形细胞普遍增多，以灰质深部为最多（图36-5）。

Hortega染法：前额叶皮质特别是边缘层显示有大量杆状细胞或近于正常小胶质细胞（图36-6）。

病理诊断

　　神经梅毒

　　脑膜脑炎

　　麻痹性痴呆

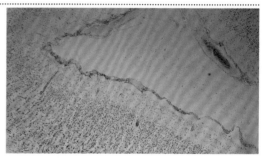

图36-1　皮质软脑膜炎细胞浸润增厚，皮质萎缩变薄（Nissl）

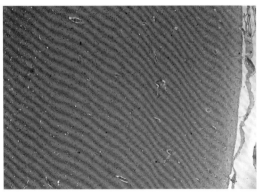

图36-2 额叶皮质神经元密度减少，分层不清，皮质神经构造学异常（HE）

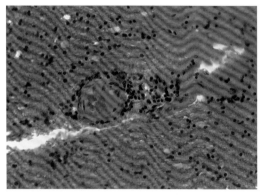

图36-4 脑实质内小血管淋巴细胞围绕，伴有充血和陈旧性含铁血黄素细胞（HE）

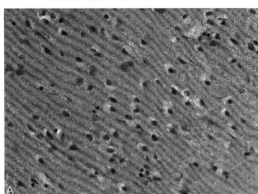

图36-3 皮质神经元变性皱缩，核浓染，伴有小胶质细胞激活和杆状小胶质细胞增多

注：A. HE；B. Nissl。

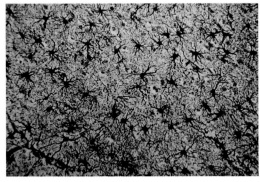

图36-5 皮质大量增生的星形胶质细胞（Cajal银染）

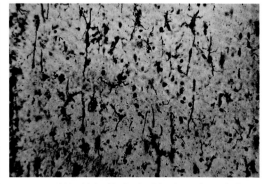

图36-6 激活的杆状小胶质细胞垂直于脑表面排列（Hortega）

临床病理讨论

　　本例临床表现符合麻痹性痴呆，病理可见额叶突出，累及全脑的皮质神经元丢失、变性，皮质神经构造学样式异常，小血管炎症及充血，大量激活的星形胶质细胞和杆状小胶质细胞。病理上以小胶质细胞异常激活和杆状变为突出特征的炎症需要着重鉴别神经梅毒。

病例37

神经梅毒之二

病史概要

男性，56岁。因"发作性眩晕、吞咽困难1周余"入院。患者于8天前开始头晕，伴视物旋转，6天前头晕加重，伴右半身麻木无力，卧床休息时能有好转。4天前出现吞咽困难，遂就诊我院急诊，后入院。既往18年前曾患过梅毒，注射过青霉素治疗，其他无殊。高血压病史。查体：血压200/100mmHg，心脏向左扩大，心尖区收缩期杂音，主动脉瓣区可闻及收缩期和舒张期杂音。眼底视盘清楚，瞳孔双侧均缩小，边缘整齐，对光反射存在，眼球活动自如，无复视，角膜反射存在。左侧鼻唇沟浅，示齿口角右偏，悬雍垂右偏，咽反射消失，伸舌稍左偏，四肢肌力、肌张力正常，右上肢痛觉减退，腹壁反射、提睾反射右侧消失，右侧上下肢腱反射均减低。未引出病理征。入院后按照脑血管病治疗，予以鼻饲等，次日凌晨突发呼吸心跳停止，死亡。

镜下病理

脑叶蛛网膜轻度增厚，轻度淋巴细胞和浆细胞浸润，趋向血管周围集中，以脑沟中明显，局部血管增殖充血（图37-1）。皮质构造学紊乱，细胞排列不整，或二三相聚或倾斜倒置，边缘层内细胞数增多，尤其以脑回谷部为主，其中多为星形细胞及少突细胞，也常见小胶质细胞（图37-2）。除散在局灶性的神经细胞脱失和小的苍白区外，其余神经节细胞有各种形式的改变，如细胞皱缩、缺血性改变、细胞影及染色质溶解等。较大的病变神经细胞可见卫星细胞增多，胶质细胞增多，以少突胶质细胞为主（图37-3）。小血管周围轻度水肿，偶有淋巴细胞浸润。白质胶质细胞弥漫增生，星形细胞和少突细胞为主，一些髓鞘肿胀，血管充血，室管膜少数脱落且隆起，相应的室管膜下有胶质增生，有淋巴细胞和少许浆细胞（图37-4），室管膜下血管周围明显淋巴细胞浸润。延髓切片左侧可见软化灶（图37-5），灶内可见坏变的神经节细胞残余，散在或增大的星形细胞和小胶质细胞，未见明显的格子细胞。灶内血管未见细胞浸润或组织细胞增生，软化灶周边血管有显著的淋巴细胞浸润，血管周水肿明显。小脑分子层细胞增多，有杆状细胞，浦肯野细胞有的染色质溶解，有的核偏居（图37-6）。视交叉软脑膜有明显的细胞浸润，以淋巴细胞为主，血管周围突出，部分类似结节状或树胶样，延伸至神经组织，软膜血管可见血管内膜炎，中度淋巴细胞浸润，视神经髓鞘肿胀，杆状细胞弥漫增生。

病理诊断

神经梅毒

脑膜血管炎

麻痹性痴呆

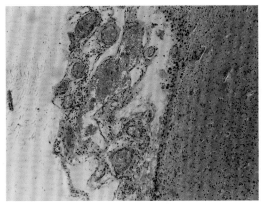

图37-1 脑膜淋巴细胞浸润，血管增生充血（HE）

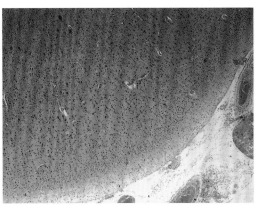

图37-2 皮质构造学紊乱，细胞排列不整，边缘层（分子层）细胞增多（HE）

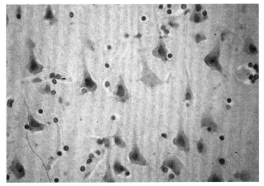

图37-3 神经元缺血性改变，卫星细胞增多（Nissl）

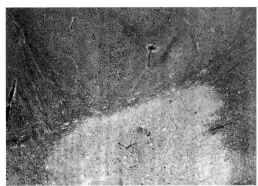

图37-4 延髓可见梗死灶（Weil's）

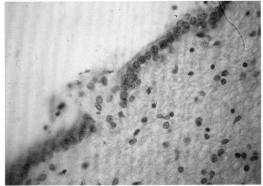

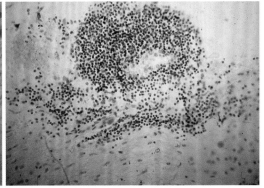

图37-5 室管膜少数脱落且隆起，室管膜下有胶质增生和淋巴细胞反应（Nissl）

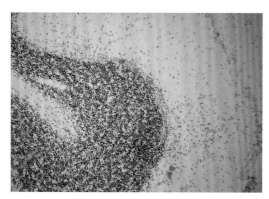

图37-6 小脑浦肯野细胞减少，分子层细胞增多
（Nissl）

临床病理讨论

　　本例临床以脑膜炎和脑膜血管炎为主，无痴呆症状，但病理除脑膜炎和脑膜血管炎之外，可见明确的神经节细胞弥漫性改变、皮质构造学紊乱、杆状细胞浸润、室管膜炎等改变提示皮质广泛受累，以枕叶为重。因此，麻痹性痴呆相关的病理改变早于临床症状出现，虽然临床麻痹性痴呆常晚于脑膜血管炎出现，但两者的病理生理过程是同时存在的。

病例38

神经梅毒之三

病史概要

男性，42岁。因"右侧肢体无力1.5个月，加重15天"入院。患者于1个多月前搬重物时突然感到右侧肢体无力，后家人发现其走路时右腿拖曳，反应较前迟钝，但日常生活尚能自理，就诊于当地医院，静脉输液1个月（自述用活血药）无明显好转。半个月前患者出现复视，就诊于外院眼科，具体治疗方案不详，次日患者晨起时突然出现右侧肢体无力加重，上肢不能抬起，行走费力，复视症状消失。饮水偶有呛咳，无肢体麻木，无意识障碍。在外院行CT检查未见明显异常。就诊于我院门诊，查体：神清，语利，反应迟钝，计算力差，记忆力下降，右侧鼻唇沟浅，伸舌居中，右上肢肌力0级，右下肢肌力Ⅱ⁻级，病理征（＋）。行头部MRI平扫：左侧大脑脚及丘脑见片状长T2信号，DWI呈稍高信号，ADC值略高，中脑可见斑片状长T2信号，ADC值升高，诊断为左侧大脑脚及丘脑亚急性至慢性期梗死，中脑慢性期缺血灶。同时就诊我院门诊皮肤科，查体未见皮疹。查血RPR（＋），滴度>1∶32，TPPA（＋），梅毒荧光抗体IgM吸附试验（FTA-IgM）（－）。考虑诊断为"脑梗死，梅毒性血管炎？"为进一步诊治收入病房。据患者父亲反映，患者近两年来情绪不稳定，易暴躁。否认病程中出现发热、咳嗽、胸闷，无皮疹、口腔或外阴溃疡、光过敏及脱发，否认关节肿胀及变形。进食量正常，体重无明显变化，二便正常，睡眠可。既往史：20年前体检时发现梅毒感染，当时曾经静脉使用青霉素治疗1月余，后自行停止用药，未再复查。否认冶游史。适龄结婚，育有一子，两年后离异，前妻及孩子情况不详。查体：神志清楚，构音不清，反应迟钝，应答基本切题。计算力差，记忆力差。双眼各向运动正常，无复视，无眼震。双瞳孔等大正圆，直径2.5mm，直接、间接对光反射灵敏，辐辏反射内聚不良。额纹对称，右鼻唇沟浅，示齿口角左偏，伸舌右偏。左肢肌力Ⅴ级，右上肢肌力0级，右下肢肌力近端Ⅳ级，远端Ⅲ级。肌张力正常，左侧肢体腱反射正常，右侧肱二头肌腱反射、桡骨膜反射、膝腱反射增强。右侧Babinski征、Chaddock征（＋），左侧病理征（－）。痛温觉及深感觉检查无异常。左侧指鼻及跟膝胫检查稳准，Romberg征不能合作完成。颈无抵抗，克氏征及布氏征（－）。MMSE25分，MoCA22分。入院后检查血尿便常规、红细胞沉降率正常。血抗核抗体谱3项（－），ANCA（－），抗ENA抗体（－）。血狼疮抗凝物正常，凝血功能基本正常范围。HIV-Ab阳性。淋巴细胞表型分析：B细胞计数正常，T细胞计数正常，NK细胞计数正常。肝胆胰脾超声（－），超声心动描记术检查正常。经颅多普勒超声：各血管血流频谱未见明显异常。复查头部MRI：左侧丘脑、左侧大脑脚、脑桥异常信号，后颅窝硬脑膜增厚、强化。头部MRA：左侧椎动脉远段及基底动脉远端狭窄。脑电图：普遍轻度异常。腰穿：压力140mmH$_2$O，脑脊液外观无色透明。脑脊液细胞总数30×10^6/L，白细胞总数16×10^6/L，糖2.4mmol/L、氯化物117mmol/L、蛋白1660mg/L。脑脊液定量细胞学：白细胞1000/0.5ml，淋巴细胞90%，单核细胞6%，中性粒细胞4%，符合以淋巴细胞为主的炎症。脑脊液TORCH8项均阴性，脑脊液蛋白电泳可见寡克隆区带。脑脊液RPR（+），效价1∶8；TPPA（+）。予青霉素钠及改善循环治疗，右侧偏瘫渐好转，后患者出现气短、咳嗽，无痰，体温最高40.2℃，听诊双肺呼吸音粗，无啰音。复查胸片双肺纹理增多，右肺可见片状密度增高影，急请感染科会诊不除外肺孢子菌肺炎，行胸部CT检查示弥漫性肺间质改变，少量胸腔积液。予以激素及抗感染治疗，当晚出现胸闷、喘憋，神志不清，问话不答。双肺听诊大量湿啰音。家属签字拒绝一切抢救措施（包括用药），此后血氧逐渐下降，继之血压、心率逐渐下降，于22时49分患者呼吸心跳停止。

大体病理

脑重2390g，右额腱膜下颅骨可见出血，颅内及椎管硬脊膜外广泛出血，右额蛛网膜及蛛网膜下血液浸润。右侧有轻度海马钩回疝，无中脑受压。无小脑扁桃体疝。脑干小脑周围及颅底动脉环周围可见脑膜增厚、纤维素样变。切面：左侧丘脑黑褐色（图38-1），中脑可见坏死。

镜下病理

广泛的脑脊髓膜炎，以及广泛的淋巴细胞为主的炎性血管袖套，以动脉的外膜及静脉周围为著，脑膜血管增生充血（图38-2）。皮质、基底节及脑干都可以见到神经细胞不同程度的变性：尼氏体溶解，细胞坏死，细胞影，以及神经元的减少（图38-3）。个别部位神经细胞构造学异常，以额颞叶为著。可见杆状小胶质细胞，显著的星形细胞增生。外颗粒细胞层可见空泡样变。脑实质内小血管周围淋巴细胞袖套形成（图38-4）。中脑有明确的梗死（图38-5），伴有较重的脑干炎症，较多的浆细胞。脑神经根及脊神经根可见少量的神经坏变。未见树胶肿及脊髓痨相关的后索改变。基底动脉尖端有明确的血管炎，伴有血栓形成（图38-6）。免疫组化CD3+T细胞少见，CD8+小胶质细胞较多（图38-7）。

免疫荧光病理：脑组织中及基底动脉管壁均见梅毒螺旋体。

Warthin-Starry染色：脑组织及动脉管壁可见梅毒螺旋体（图38-8）。

病理诊断

神经梅毒
脑膜血管型
麻痹性痴呆

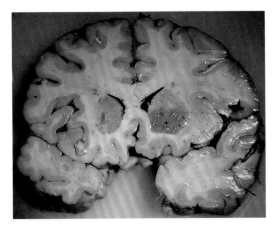

图38-1　左侧丘脑坏死肿胀

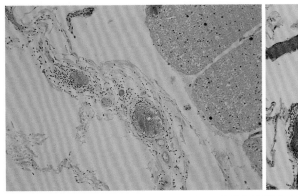 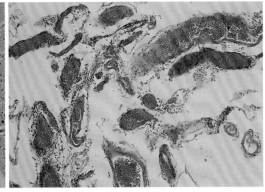

图38-2　脑膜增厚炎症，淋巴细胞浸润，脑膜血管增生充血和炎症反应（HE）

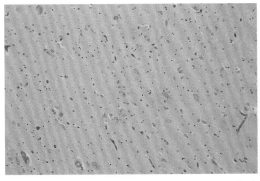 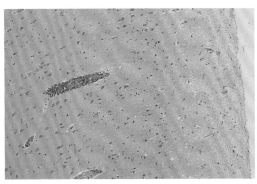

图38-3　皮质神经元减少，变性坏死，尼氏体溶解，细胞影形成（HE）　　图38-4　皮质小血管淋巴细胞袖套形成伴有充血（HE）

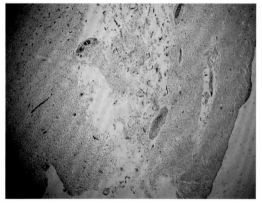

图38-5 中脑大脑脚梗死灶（LFB）

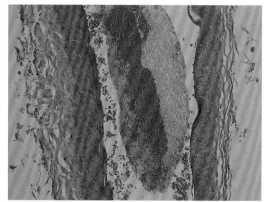

图38-6 基底动脉血栓形成（HE）

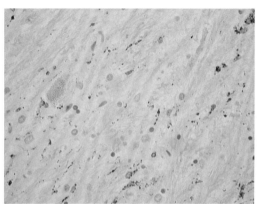

图38-7 脑组织内小胶质细胞增生（CD68）

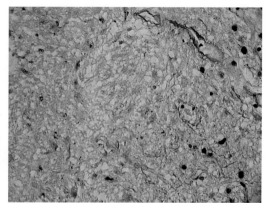

图38-8 脑组织内可见梅毒螺旋体（Warthin-Starry）

临床病理讨论

　　本例临床上主要为梅毒性血管炎造成的脑梗死，同时存在认知减退、精神行为异常等麻痹性痴呆的症状，与病理所见相符合。青年以后循环为主的卒中病因筛查需要充分考虑到神经梅毒。一般认为脑膜血管型是神经梅毒的较早期表现，而麻痹性痴呆是晚期神经梅毒。麻痹性痴呆的病理生理机制可能包含小胶质细胞炎症、皮质神经构造学异常、神经元突触功能异常、神经元变性脱失和胶质细胞增生等，因此多种神经梅毒亚型共存是可以理解的。此外，本例合并HIV感染，也是目前神经梅毒的好发人群，需要考虑HIV患者中神经梅毒自然史的差异。

病例39
单纯疱疹病毒性脑炎之一

病史概要

女性，53岁。因"头痛1月余，间断四肢抽搐伴意识丧失12天"于2001年8月10日第四次入院。第一次入院情况（1998年5月6日至1998年6月12日）：1998年5月6日因发作性头晕1月余，言语不清、幻视、右侧肢体力弱20天，抽搐发作10天入院。患者于1998年3月底无明显诱因突发眩晕，测血压150/110mmHg，数天后又有类似发作一次，两次发作前均有周身不适、胸闷、面色苍白、心悸。1998年4月5日患者又发作眩晕一次，当地医院给予活血治疗好转。4月18日出现幻视，言语不清，表达困难，但可听懂问话，做头颅CT报告"多发性脑梗塞"，给予静脉滴注"丹参、胞二磷胆碱、甘露醇"治疗无明显好转。4月22日发现右手、脚麻木，右侧肢体力弱，右手握力差，右腿不能抬离床面。同时头痛加重，持续性，无呕吐。复查头颅CT示病灶扩大。4月27日突发意识丧失，右口角、右侧肢体抽搐，持续1分钟后意识清醒，此后每日类似发作17～18次，当地医院给予"苯妥英钠0.1g tid，卡马西平（得理多）0.2g tid"治疗后肢体无抽搐，仍有口角抽搐。4月30日我院头颅MRI示双额颞叶多发病变（图39-1）。5月6日收入我院，入院查体：神清，混合性失语，感觉性为主，可疑右侧中枢性面舌瘫，右侧肢体肌力Ⅴ¯级，四肢腱反射均低，双下肢病理征阴性，感觉检查不合作。入院后给予"无环鸟苷0.5g静脉滴注bid，苯妥英钠0.1g tid及卡马西平"治疗。5月12日复查头颅MRI示双额颞叶长T1长T2信号，增强不明显，考虑炎症可能性大。肌电图、颈部彩超及胸片均正常。血风疹IgG（+，1∶160），单疱IgG（+，1∶512），CMV IgG（+，1∶128），余（-）。脑脊液IgG24小时合成率19.363mg，OB（-）。风疹抗体IgG原液（+），1∶20（+）；单疱IgG原液（+），1∶20（-）。生化及常规均正常。经抗病毒、抗癫痫治疗1个月后，病情明显好转。出院诊断：多灶性病毒性脑炎，单纯疱疹病毒性脑炎可能性大，混合性失语（感觉性为主）。第二次入院情况（1999年7月1日至1999年8月2日）：患者上次出院后一直口服卡马西平控制良好。1999年6月6日晨突然双眼发直，不说话，右手无意识摸索，问话不答。外院予甘露醇静脉滴注1小时后好转。能说话，卡马西平0.2g tid，加头孢曲松钠1周。6月26日查CT较6月6日左额叶病灶扩大。病前半个月流鼻涕，头胀痛，右侧为著。查体：右侧肢体肌力稍差，四肢腱反射均低。双侧Babinski征（+），四肢袜套样、手套样针刺觉减退。1999年6月头颅CT检查示原病灶消失，左额叶低密度灶，DSA示左侧MCA狭窄。经全科会诊，认为病毒性脑炎可能性大，予无环鸟苷治疗2周后临床症状明显改善，并予抗癫痫治疗。出院时一般情况好。出院诊断：疱疹病毒性脑炎，高血压病，左侧MCA狭窄。第三次入院情况（2000年11月3日至2000年12月9日）：2000年11月3日患者因头痛伴呕吐10天，精神异常及发作性双上肢抽搐5天入院。入院前半个月出现鼻塞，流涕，当时无发热，咽痛及咳嗽，给予对症治疗后缓解。缓解3天后无明显诱因出现头胀，位于右前额及眼眶部，呈持续性，咳嗽后加重，当时无呕吐。10月26日下午无明显诱因出现频繁呕吐，非喷射性，为胃内容物。呕吐后头痛缓解。当日下午就诊于当地医院，测血压160/110mmHg，头痛，呕吐加重，次日发展至无法进食。29日中午，患者开始语无伦次，近事遗忘，下午出现双上肢抽搐，每次持续2～3分钟自行缓解，无意识不清、舌咬伤及二便失禁，每小时发作5～6次。当日来我院急诊，头颅PET示右颞下内侧、左颞后内侧放射性摄取明显增高（图39-2），左侧额叶、部分顶叶、颞叶放射性摄取减低。入院查体：反应迟钝，颈强直，右上肢肌力Ⅳ⁺级，余无异常。给予阿昔洛韦抗病毒及脱水治疗，症状、体征完全恢复正常，住院期间曾做血乳酸运动试验及肌活检均正常。本次入院情况（2001年8月10日）：患者2001年7月初无明显诱因出现头痛，以前额及双颞为主，胀痛，持续性，无恶心、呕吐及肢体不利、无发热、咽痛及腹泻。7月28日住当地医院，入院当天间断性四肢抽搐，意识丧失约2小时，头颅CT示双侧脑室及第三脑室轻度扩张，外侧裂增宽，左颞极密度稍低。予以静脉滴注甘露醇、脑复康，口服阿昔洛韦、卡马西平、硝基安定等治疗。3天后无抽搐发作。8月8日下午1点30分再发抽搐，四肢屈曲抖动，意识丧失，每次持续10余分钟，反复发作3～4小时，期间意识有恢复，由当地医院转来我院急诊。给予20%甘露醇125ml每8小时1次、头孢曲松钠（罗氏芬）及抗癫痫治疗，平稳后转入病房。既往高血压病史20余年，规律服药，血压维持在150/110mmHg左右。冠心病10余年。入院查体：神志清醒，感觉性失语，记忆力、定向力、计算力、理解力均下降。右侧鼻唇沟稍浅，右面部痛觉减退。四肢肌力Ⅴ级，肌张力正常，腱反射减低，病理征未引出。脑膜刺激征阴性。辅助检查：头颅MRI（2001年8月9日）：双颞叶、右岛叶、左顶叶近纵裂处多发长T1长T2信号，与2000年11月20日检查比较，病变明显增大、增多。血风疹IgG（1：80）、CMV IgG（1：128）、单纯疱疹病毒IgG（1：128）。予以阿昔洛韦等抗病毒及抗癫痫、降血压等治疗，并联系脑活检以明确诊断。继续给予更昔洛韦抗病毒及抗癫痫治疗，病情缓解。复查脑脊液常规、生化、细胞学、GM1及TORCH均为正常，头颅MRI与2001年8月9日比较，右侧颞叶及右侧脑室后角旁病变范围有所增大，左颞叶病变有所吸收，左顶叶近纵裂处病变有明显吸收。双侧脑室及第三、第四脑室扩大，考虑为轻度交通性脑积水。出院情况：神志清楚，对答流利，理解力、记忆力、定向力、计算力均有所好转，四肢肌力有所恢复，均为Ⅳ⁺，病理征（－）。

镜下病理

活检组织为右侧颞叶脑组织，显微镜下有神经元变性坏死，神经元的卫星现象和噬神经节现象（图39-3），血管周围有炎细胞浸润（图39-4），胶质细胞增殖，小胶质结节形成（图39-5）；Cowdry-1型的包涵体，单纯疱疹病毒1型的免疫组化染色（＋）。髓鞘染色显示髓鞘未见明显破坏。

病理诊断

单纯疱疹病毒性脑炎

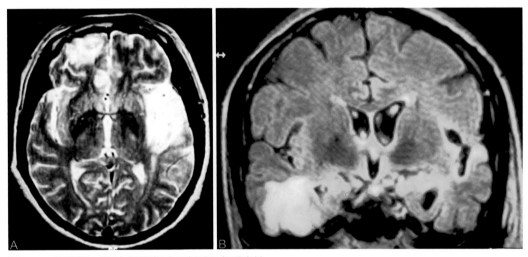

图39-1 双侧额、颞叶多发皮质和皮质下白质病灶
注：A. 1998年；B. 1999年。

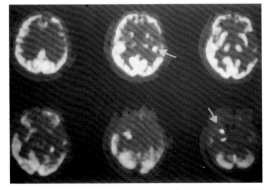

图39-2 头颅PET示右颞下内侧、左颞后内侧放射性摄取明显增高

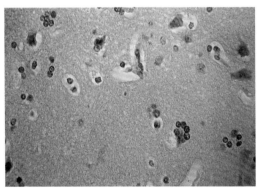

图39-3 神经元的卫星现象和噬神经节现象（HE）

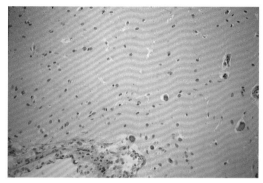

图39-4　小血管周围淋巴细胞炎症（HE）

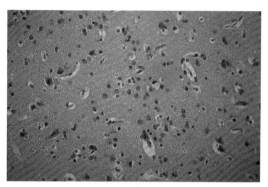

图39-5　胶质细胞增殖和小胶质结节（HE）

临床病理讨论

　　本例临床上表现为复发性脑炎，多次累及额颞叶不同部位皮质和皮质下白质，伴有相应的皮质功能缺损症状，经治疗后好转，病灶消退伴局部脑萎缩，其受累部位和临床表现符合典型的单纯疱疹病毒性脑炎。但病毒性脑炎一般为自限性过程，少数情况下可出现复发，本例患者无明确免疫抑制状态和其他基础疾病，因此反复复发需要警惕其他疾病，如血管炎、线粒体脑肌病等，此时需要脑活检进一步证实诊断。

病例40

单纯疱疹病毒性脑炎之二

病史概要

男性，14岁。因"左侧肢体力弱、高热、间断嗜睡3个月"于1997年10月8日入院。患者于7月初受凉后感左手偶尔力弱，持物不稳，走路向左侧偏。2周后出现高热，体温在39～40℃，左侧肢体无力加重，伴嗜睡、说胡话。7月23日在外院检查：体温39～40℃，昏睡，颈轻度抵抗，脑颅神经无异常。左上肢肌力Ⅰ级，左下肢肌力Ⅱ级，肌张力低，四肢腱反射活跃，未引出病理征。头颅CT（7月23日）示右侧额颞部大片低密度灶，部分有增强。头颅MRI 8月12日示右额颞大片长T1长T2信号。8月26日曾行全脑血管造影未见异常。下肢血管超声示股浅静脉中度栓塞。脑脊液检查（7月25日）：压力85mmH$_2$O，无色透明，细胞总数70×10^6/L，白细胞20×10^6/L，蛋白300mg/L，氯化物129mmol/L；给予抗生素、激素及抗病毒药物治疗，为明确诊断曾行脑活检。经治疗左侧肢体力弱有恢复，但嗜睡仍明显，发热持续不退，并出现两足肿胀。病程中无抽搐，间断有谵语、幻听、幻视，偶有二便失禁。发病前1个月患者曾接种卡介苗，出现局部皮肤溃烂，后结痂而愈。既往史无特殊。入院查体：体温38.8℃，心率108次/分，血压120/60mmHg。内科检查无特殊。神经系统检查：间断嗜睡明显，近事记忆及计算力差，颈部软，克氏征（±），双侧瞳孔等大等圆，眼底正常，左侧口角低，左侧鼻唇沟浅，针刺觉不配合，均见四肢躲避。四肢肌力均Ⅳ级，左侧略差。双下肢肌张力高，四肢腱反射活跃，左侧高于右侧。左侧Babinski征（＋），右侧Babinski征（±），全身皮肤不出汗，共济运动正常。入院后，体温波动在38～40℃，精神状况尚可，周身皮肤不出汗，双足背肿，记忆力和计算力仍差，阿司匹林发汗试验未见出汗增多。腰穿（10月9日）：压力90mmH$_2$O，无色透明，细胞总数96×10^6/L，白细胞4×10^6/L；糖2.8mmol/L，蛋白710mg/L，氯化物121mmol/L，墨汁染色（－），细菌培养（－），抗酸染色（－），真菌培养（－），寡克隆区带（－）。抗单纯疱疹病毒抗体：血IgG 1∶256（＋），IgM（－）；脑脊液IgG原液（＋），1∶16（－），IgM（－）。抗巨细胞病毒抗体（－），抗风疹病毒抗体（－），血抗结核抗体（－），皮肤结核菌素纯蛋白衍生物（PPD）（＋＋＋）。脑电图：右侧顶枕大量慢波，中度异常。红细胞沉降率：2mm/h。复查头颅MRI提示右侧额颞叶陈旧性病灶伴萎缩（图40-1）。住院期间继续予以抗病毒和抗感染治疗，病情渐稳定，于11月15日转当地医院继续治疗。

镜下病理

外院脑活检石蜡包埋HE切片：皮质组织可见神经细胞坏死、减少、脱失，小片状和灶性圆形细胞浸润，以淋巴细胞为主，伴小胶质细胞增生（图40-2），血管周围淋巴细胞浸润明显（图40-3），未见到出血和核内嗜伊红包涵体。

病理诊断

病毒性脑炎

结合临床、病程和实验室所见，以单纯疱疹病毒性脑炎可能性大

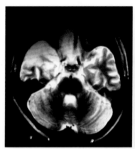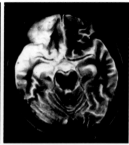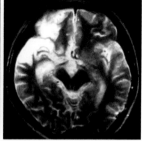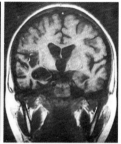

图40-1　右额颞叶陈旧性病灶伴脑萎缩

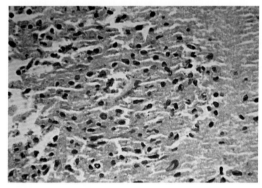

图40-2　片状淋巴细胞和小胶质细胞浸润（HE）

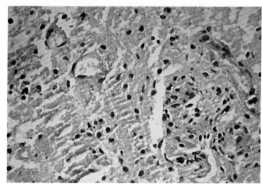

图40-3　小血管周围淋巴细胞反应（HE）

临床病理讨论

单纯疱疹病毒主要累及颞叶、额叶、扣带回，其病理本质为出血性脑炎，表现为神经元脱失，炎细胞浸润而严重破坏脑实质。头颅MRI有以下改变：①累及两侧颞叶、额叶的全部，大部或颞叶深部。②累及单侧或双侧额叶、扣带回。③病变T2为长信号可持续数月之久，受累脑区萎缩。④病变部位大多数不强化，可有强化。以意识障碍起病者预后差，常留有后遗症。

病例41

脑囊虫病

病史概要

女性，56岁。因"不规则发热3个月，反应迟钝、智力衰退、生活不能自理2周"于1978年8月18日住院。患者3个月来不规则发热，体温一般在38~39℃，伴有全身不适，肢体酸痛。住院前2周患者外出未归，一天后被人发现并送回，此后出现步态不稳，反应迟钝，生活不能自理。患病前后无抽搐、头痛、呕吐病史。既往曾在大便中发现绦虫节片，3次驱绦虫均未见绦虫节片。查体：慢性病容，意识尚清楚但反应迟钝，一般检查正常，腹软肝肋缘下可及，脾未触及，脊柱四肢无异常，无脑膜刺激征。视盘无水肿，脑神经正常，四肢肌力肌张力对称、正常，腱反射存在、对称，偶可引出双侧Chaddock征，未引出其他病理征。步态蹒跚，构音尚清。精神状态：不能自述病史，反应迟钝，定向力、计算力及自知力均差，但未发现幻觉、妄想。实验室检查：血嗜酸性粒细胞3%，大便寄生虫及虫卵3次检查均阴性。肝肾功能、血糖、电解质、红细胞沉降率均正常。心电图、胸片无异常。脑电图各导联呈少量低至高波幅慢波，蝶骨电极双前颞均有形相倒置的慢波。两侧小腿X线片软组织未见钙化影。头颅平片未见异常。脑超声无中线移位。脑脊液检查：压力190mmH$_2$O，细胞总数582×10^6/L，白细胞52×10^6/L，多核细胞6×10^6/L，单核细胞46×10^6/L，糖五管（＋），定量2.2mmol/L，蛋白定性（＋＋），定量1800mg/L，氯化物138mmol/L。华氏反应（－），血和脑脊液囊虫补体结合试验分别为1：4和1：8阳性，脑脊液抗酸杆菌和新隐球菌涂片均阴性。住院后，痴呆加重，终日卧床无主动动作，住院第6天出现视盘水肿，第9天高热，全身荨麻疹合并肺部感染，经抗菌素、甘露醇、地塞米松及多种维生素等治疗症状持续加重，第10天高热40℃，出现昏迷，住院第12天血压持续下降，体温41℃，最终心跳呼吸停止，死亡。

大体病理

脑重1417g，两侧大脑半球对称，软脑膜轻度充血稍浊，半球表面有数个0.3~0.5cm大小不等水泡样囊虫结节，有轻度脑水肿（图41-1）。脑底动脉轻度硬化，轻度扁桃体疝，未见钩回疝，脑底诸池未见囊虫结节。冠状切面示脑沟变窄，脑回变平，脑室变小。各切面灰白质界限清楚，灰质处有多个直径0.2~0.3cm和0.4~0.6cm大小不等囊虫小泡（图41-2），以枕叶切面最多，额叶次之，顶叶最少。底节区尾状核最多，丘脑次之，苍白球最少，中脑和小脑均有囊虫结节，脑桥、延髓以及脑室脉络丛未见到囊虫结节。第三脑室无移位，脊髓未检查。肠内未见绦虫，皮下、肌肉、肺、肝等均未见到囊虫结节。

镜下病理

　　各切片均可见到不等的蚴虫包囊和头节。囊泡内可见到1～10个幼虫包囊和头节（图41-3）。虫头呈方形，周边有4个吸盘，中央有额嘴，嘴上有小钩和与头相连的虫胚，有皱折排列的上皮细胞，外包以薄纤维膜为内壁，外壁为胶原纤维和新生血管，其间有淋巴和浆细胞浸润。附近神经细胞受压变性消失，星形细胞呈进行性改变，可见到肥胖型星形细胞，在靠近虫头嘴部的外壁脑组织由于排泄物刺激可见团块状胶原纤维增生。远隔部位改变可见蛛网膜下腔血管充血，淋巴细胞和浆细胞浸润（图41-4），偶见嗜酸性粒细胞，远隔部位皮质构造稍紊乱，少数神经细胞示卫星细胞增多，星形细胞增生（图41-5），尤以枕叶边缘层为著。白质未见重要改变，室管膜细胞、脉络丛充血，未见到囊虫结节。

病理诊断

　　实质性囊肿型脑囊虫病

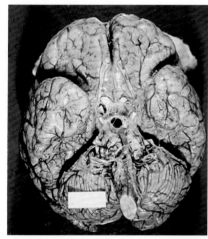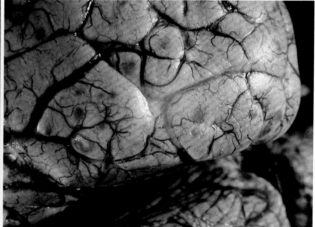

图41-1　脑组织肿胀，可见大量水泡样囊虫结节

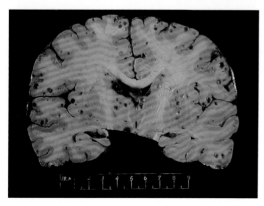

图41-2　灰质和灰白质交界处多发囊虫结节

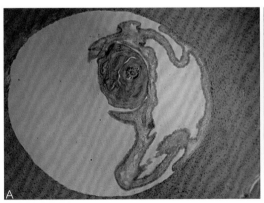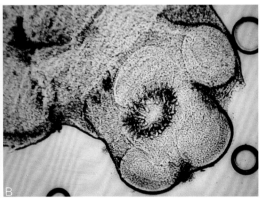

图41-3 囊虫头节
注：A. HE；B. 压片。

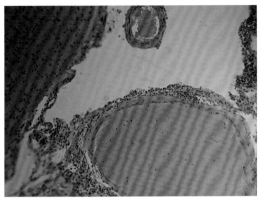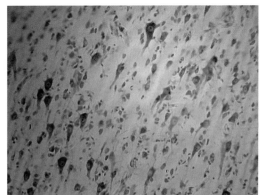

图41-4 脑膜炎细胞浸润，脑膜血管充血（HE） 　图41-5 皮质神经元变性，卫星现象增多，胶质
　　　　　　　　　　　　　　　　　　　　　　　　　　　　　细胞增生（Nissl）

临床病理讨论

　　脑囊虫病理所见可分为三型：①多发性实质性囊肿型，囊虫结节多位于皮质灰质内，多由颈动脉血行播散所致。②脑底葡萄状脑囊虫病多见于脑底、视交叉，也可见于外侧裂及脑室脉络丛等处，呈葡萄状密集成团，多为椎动脉系统播散所致。③两者兼有者为混合型。本例属多发性实质性囊肿型脑囊虫病。从临床方面又分为：①癫痫型。②颅内压增高型。③精神认知障碍型，表现为健忘、痴呆、虚构等。④混合型。⑤脊髓型（少见）。本例临床所见属精神认知障碍型。本例可见两类病理改变，一是囊虫局部物理性刺激造成脑组织的损害，如囊虫壁外的神经细胞坏变、脱失，血管增生，炎细胞浸润和胶质细胞增生等；二是远隔部位在光镜观察虽然神经细胞和胶质细胞改变不明显，但脑膜血管反应很突出，电镜下树突和轴突的突触改变广泛而明显，突触遭破坏而减少，这些改变是产生精神障碍、痴呆的基础。

病例42

播散性结核

病史概要

女性，42岁。因"诊断系统性红斑狼疮1年余，反复头痛半年"入院。患者于1年前因为全身多关节肿痛，诊断为系统性红斑狼疮，予以激素、羟氯喹和来氟米特治疗，此后激素减量至2片/日，大约半年前病情反复，出现关节肌肉肿痛、头痛、记忆减退，腰穿检查提示颅压增高，280mmH$_2$O，脑脊液检测未发现感染性因素，结合影像学诊断颅内静脉窦血栓形成，加用华法林抗凝后病情平稳。3个月前出现发热、咳嗽，肺CT提示间质性改变，加用环磷酰胺治疗。2个月前患者出现间断发热，伴有咳嗽、肩背部疼痛、头痛，检查提示双肺弥漫性分布粟粒样病灶（图42-1），考虑粟粒性肺结核不除外，于结核病医院就诊，予以抗结核治疗1个月，患者体温正常，但仍间断头痛，神经系统体格检查未及阳性体征。完善头颅MRI提示颅内多发强化结节，感染？转移瘤？（图42-2）完善腰穿检查，脑脊液常规、生化正常，找瘤细胞阴性，病原学培养阴性。囊虫抗体阴性。PET提示双肺多发小结节，感染性病变不除外，左侧脑室后角病灶，无代谢增高，考虑良性病变。行病灶活检。

镜下病理

所见大部分为病灶，基本未见正常结构脑组织。病灶核心可见多个中心坏死灶，大量中性粒细胞和淋巴细胞聚集，周边包围大量吞噬细胞，外周可见增生的纤维组织、小血管和反应性增生的星形胶质细胞（图42-3），偶见嗜酸性粒细胞，未见干酪样坏死和多核巨细胞。特殊染色：抗酸染色（＋）（图42-4），弱抗酸染色（＋），黏液卡红染色（－），PAS（－）。

病理诊断

脑脓肿，结合抗酸染色，考虑结核性脑脓肿

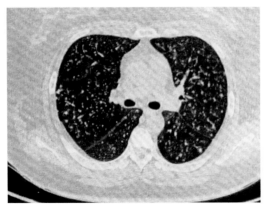

图42-1 双肺弥漫性分布粟粒样病灶

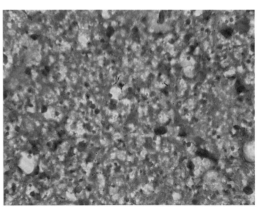

图42-4 抗酸染色可见阳性杆菌

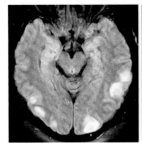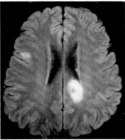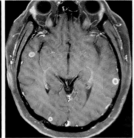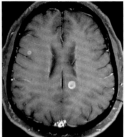

图42-2 脑内多发类圆形病灶，伴环形强化

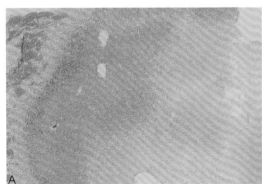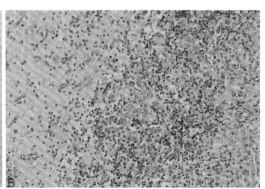

图42-3 坏死组织及周边肉芽组织增生，可见大量类上皮细胞、小血管、淋巴细胞和胶质细胞增生，未见干酪样坏死（HE）

临床病理讨论

　　本例为较典型的播散性结核感染，既往有结缔组织病免疫治疗的病史，同时出现了肺部的粟粒型结核播散和颅内病灶，抗结核治疗有效。其颅内影像学特征符合血行播散性结核感染，分布于灰白质交界区，伴有均匀的环形强化。病理改变符合脓肿结构，中心坏死，周边肉芽组织增生伴有星形细胞反应，符合免疫低下状态结核感染的特征。

病例43

脑脓肿

病史概要

　　女性，28岁。因"头痛、恶心、呕吐20天，左侧肢体无力11天"入院。患者半年前颈部淋巴结肿大，活检诊断外周T细胞淋巴瘤，予以规律化疗。20余天前在服用某化疗药物过程中出现头痛，并有恶心、呕吐，伴有低热，体温37.5℃。11天前起先后出现左下肢及左上肢无力，就诊于我院急诊。头颅CT提示右额病灶；MRI增强+平扫提示右侧额叶大脑镰旁可见一团块样异常信号，等T1等T2为主，内见片状稍长T1稍长T2信号，DWI高信号，灶周大片水肿信号，花环样增强（图43-1）。灶周及右侧颞叶皮质下见数个环形增强小病灶。复查PET-CT（与2个月前PET-CT比较）：全身多处淋巴结新出现高代谢，脑内新出现受累病灶，整体病程进展。予甘露醇脱水治疗，头痛稍好转，肢体无力继续加重，完全无法活动。为进一步诊治收入病房。起病后精神、体力、睡眠较差，食欲可。二便基本正常，自觉憋尿困难。体重较上次出院时减轻1kg。既往史、个人史、家族史均无特殊。入院查体：生命体征平稳，全身皮肤呈棕褐色，伴大面积脱屑，双侧颈部、腋下、腹股沟多发淋巴结肿大，融合成片，质硬，活动度差，表面无红肿。意识清楚，对答准确，双侧瞳孔等大等圆，直径3mm，直接间接对光反射灵敏。左侧肢体腱反射略亢进，左侧上、下肢肌力0级，右侧肢体肌力Ⅴ级。左侧Babinski征（+）。入院后完善脑脊液检查回报：常规外观无色透明，细胞总数0，白细胞总数0，蛋白0.30g/L，氯化物125mmol/L，糖4.1mmol/L。因颅内病变性质不明，于全麻下行颅内占位探查活检术。

镜下病理

　　脑组织皮质及皮质下结构破坏，坏死，可见有脓肿结构，脓肿中心有大量的中性粒细胞（图43-2）。残留的脑组织与病变组织交界处多数部位有突出的星形胶质细胞增生，血管增生，有较突出的肉芽肿样结构（图43-3）。可见较多的继发性血管炎（图43-4）。脑组织出血较多的部位偶见革兰阳性杆菌（图43-5）。脓液及脑组织培养均有李斯特菌生长。

病理诊断

　　李斯特菌脑脓肿

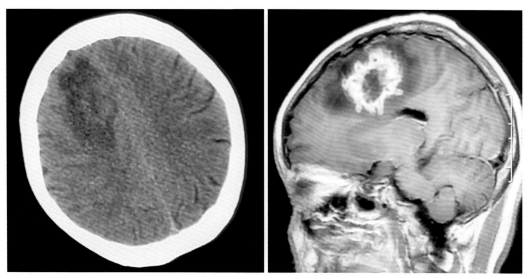

图43-1 右额占位性病变，伴周边大片水肿，呈不规则环形强化

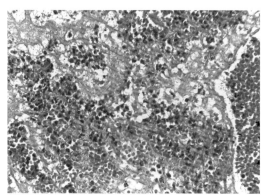

图43-2 脓肿中心坏死组织，大量中性粒细胞（HE）

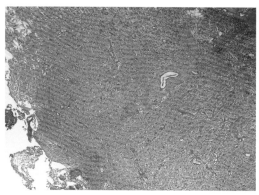

图43-3 脓肿周边可见肉芽肿形成，大量血管增生，淋巴细胞和星形胶质细胞反应（HE）

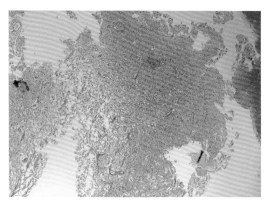

图43-4 周边脑组织继发性血管炎（HE）

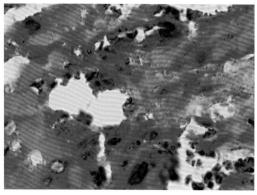

图43-5 出血较多部位可见革兰阳性杆菌（Gram）

临床病理讨论

本例为恶性肿瘤化疗患者新发中枢神经系统病变，临床需要鉴别原发病进展累及中枢及继发性病变，尤其是感染。最终病理符合典型的脑脓肿，并明确了致病菌。对于类似明确诊断后治疗方向相反的情况，临床应及时积极活检明确，疑诊感染性疾病时，应送新鲜脑组织的病原学培养。

病例44

脑裂头蚴病

📋 病史概要

女性，28岁。因"右手无力、麻木1个半月，头痛伴失语半个月"入院。1个半月前无明显诱因出现右手无力、麻木，以中指和环指为主，无头痛、恶心、呕吐及抽搐等症状，患者未就医。半个月前突发头痛伴失语，持续1小时缓解，后患者自觉记忆力、计算力减退，否认肢体无力，就诊于外院，查头颅MRI提示颅内占位性病变伴强化（图44-1），为进一步诊治就诊外院。既往体健，平时喜欢食用生鱼片及田螺等。体格检查：除右上肢远端肌力Ⅴ⁻级，其余未及神经系统阳性体征。完善脑脊液检查常规、生化未见异常，病原学检查阴性。血液病原学、寄生虫抗体检测均阴性。完善相关检查后行左侧额叶占位切除术，术中见病灶灰白色，质地坚韧，包膜完整，沿周边水肿带完整分离切除病灶。病理考虑寄生虫感染，予以吡喹酮驱虫治疗，治疗过程中反复送检抗体，裂头蚴抗体IgG阳性。

🔬 镜下病理

坏死性肉芽肿性炎症，中心可见隧道样坏死组织（图44-2），周边大量嗜酸性粒细胞反应（图44-3）、类上皮细胞和肉芽肿形成。免疫组化：CD3、CD20、CD5、CD138、CD68均阳性。病原：抗酸、PAS、六胺银及Warthin-Starry染色阴性。

🧬 病理诊断

嗜酸性粒细胞肉芽肿性炎症，结合临床符合裂头蚴感染

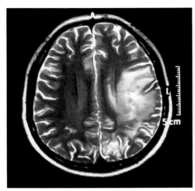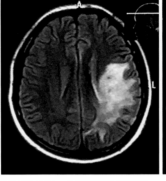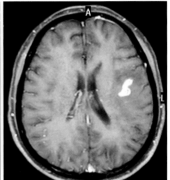

图44-1 左侧脑室旁多发病灶伴周边大面积水肿，可见隧道样强化

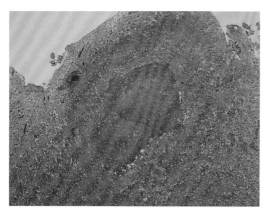

图44-2 中心隧道样坏死组织，周边肉芽肿性炎症（HE）

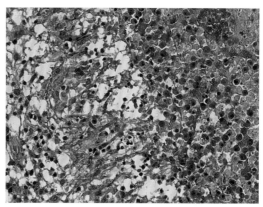

图44-3 肉芽肿组织内大量嗜酸性粒细胞（HE）

临床病理讨论

　　脑裂头蚴病为幼虫在脑内移行，造成脑组织破坏和周边组织炎性反应，其特征性的影像学改变为虫体移行后留下的隧道样结构，伴有周边强化。病理学几乎难以见到虫体组织，多为嗜酸性粒细胞肉芽肿性炎症，伴有中心隧道样坏死组织。从病理学特征就能够理解影像学改变的机制。

病例45

脑奴卡菌感染

病史概要

女性，40岁。因"左侧肢体麻木无力10个月，左侧面部麻木9月余"于2013年5月24日入院。患者于2012年7月29日晨起时发现左手麻木，手指不能划圈，晚饭时端碗费力，上臂尚可抬举。7月30日查头颅MRI提示颅内多发病变，考虑淋巴瘤可能性大（图45-1）。8月1日于外院行PET检查提示右侧额顶叶及双侧小脑多发FDG异常高信号，行腰穿压力不详，脑脊液常规生化未见明显异常，脱落细胞涂片可见散在淋巴细胞。8月3日左侧足部亦出现麻木，8月9日出现手指僵直，持物不能，精细动作完成差，不能用手抹眼霜，上臂抬举不能；左下肢抬腿费力，尚可行走、上楼，行走100m后走路姿势改变，重心位于右下肢，行走500m感费力。后无力症状逐渐加重。8月10日行颅内病灶活检，活检病理提示脑组织水肿、变性，组织细胞反应。住院期间出现左侧面部麻木，8月20日发现左上肢呈屈曲旋前，左腿无力继续加重，行走200m感费力。8月21日转诊上级医院，考虑"炎性脱髓鞘可能性大"，8月22日给予甲泼尼龙冲击治疗（500mg×5天→250mg×3天→120mg×3天），后改50mg口服并逐渐减量（1周减10mg）至5mg维持。激素治疗7天后，患者左手手指活动改善，可伸直屈曲，抓握桃子等较大件物品。入院完善VEP提示左侧视觉传导通路障碍，激素治疗后复查头颅MRI可见病灶范围较前缩小。10月18日完善腰穿，压力不详，脑脊液常规、生化、细胞学、血+脑脊液MBP、GM1、AQP4（－），血+脑脊液OB（＋）。MCV：左右正中神经受损。SEP：左右胫神经P40潜伏期略延长；VEP：左右P100潜伏期均延长。眼科会诊提示左眼视力下降，左眼视野鼻上象限缺损。给予环磷酰胺0.4g治疗，2次/周。出院后停用激素，继续环磷酰胺治疗。无力症状继续进展，左手手指活动范围减小至激素治疗前水平，行走200m后左下肢发软，上公交车及爬楼梯困难。2013年1月4日复查头颅MRI，右侧脑室前角旁发现新病灶，遂停用环磷酰胺，总量7.8g。1月15日行MRI平扫+增强+MRS提示病灶较前无明显变化；MRS可见NAA峰下降，CHO峰上升。1月22日行第二次脑活检，术后病理报告提示部分细胞有异型性，GFAP（＋），不除外神经上皮源性肿瘤。5月13日行第三次脑活检，术后病理提示未见明显异型细胞，髓鞘染色未见脱失，抗酸染色阴性。今为求进一步诊治收入我科病房。患者病前3年出现蹲下起来费力；病前3个月出现全身乏力，行走1000m及上4层楼梯感费力。起病以来，精神、食欲尚可，大小便正常，体重无明显变化。既往史：1996年因葡萄胎行刮宫治疗，后治愈；2001年顺产后大出血，输血400ml，无输血后不良反应。查体：体温

36.8℃，呼吸16次/分，脉搏84次/分，血压112/65mmHg。神清语利，对答切题，高级智力粗测正常，左眼视力下降，左侧面部针刺觉较右侧稍减弱，余脑神经未见明显异常。左上肢肌肉欠丰满。左上肢肌张力增高，余肢体肌张力正常。左上肢近端肌力Ⅲ级，远端0~Ⅰ级，左下肢伸膝肌力Ⅳ级，余肌力Ⅲ级，右侧肢体肌力Ⅴ⁻级。左上肢腱反射亢进，右上肢腱反射活跃，左下肢膝腱反射亢进，跟腱反射未引出，右下肢腱反射未引出。双侧掌颌反射（+），左侧Hoffmann征、Rossolimo征（+）。左侧Babinski征（±）、左侧Chaddock征（+），右侧Babinski征（±）。左侧指鼻、轮替试验不能完成，跟膝胫试验（-），Romberg征（+）。肢体及躯干深浅感觉、复合觉未见明显异常。脑膜刺激征（-）。偏瘫痉挛步态，行走直线不能。双足高足弓。入院后给予营养神经治疗。血常规（5月27日）：白细胞3.68×10⁹/L，嗜酸性粒细胞8.7%。血常规（6月5日）：白细胞3.49×10⁹/L，嗜酸性粒细胞6.4%。TB细胞亚群：B细胞比例和计数均正常，T细胞计数降低，CD4/CD8比值正常。同型半胱氨酸（HCY）16.1μmol/L。肝肾功能、乳酸（LA）、肌酸激酶（CK）、甲状腺功能、肝肾功能、感染4项、红细胞沉降率、尿常规、大便常规、dsDNA、ANCA、ENA、ACE、TBSPOT、抗结核分枝杆菌抗体、血清IgG亚类测定、血细胞形态学+图像病理分析、寄生虫全套抗体均（-）。腰穿（5月28日/6月6日）：压力100mmH₂O/110mmH₂O，脑脊液IgG 0.051g/L，余常规、生化、细胞学、TPPA、RPR、奴卡菌PCR检测、Hu-Yo-Ri、NMO-IgG、AQP-4、OB未见明显异常。肌电图：肌源性损害。脑电图：不正常脑电图；各导较多的低波幅18~24CPS β节律及活动，前部导联稍多散在低-中波幅4~7cps θ活动，右中额、中央尤著，有时呈低-中波幅5~6CPS θ节律及活动。胸部CT：右肺散在小结节影；双肺下叶胸膜下线，坠积效应可能；右肺散在索条影。超声心动图：左室松弛功能减低。借外院病理片阅后考虑奴卡菌感染可能，感染科会诊予患者口服复方磺胺甲噁唑片，服药至少1年。患者6月21日开始口服复方磺胺甲噁唑片后定期复查血常规、肝肾功能未见明显异常。出院时患者自觉左上肢无力较前明显好转。1年后随诊颅内病变陈旧化（图45-2），未见新发病灶，继续康复锻炼。

🔍 镜下病理

外院切片1号为坏死以及坏死周边组织。坏死为梗死样坏死（图45-3），周边组织见轴索及髓鞘肿胀。血管壁坏死。中性粒细胞和/或嗜酸性粒细胞散布或小簇状分布（图45-4）。组织边缘有多核巨细胞。CD68染色较多（+）。CD20以及CD3染色均偶见（+），且血管壁稍多。CD34染色显示血管壁增厚而且染色不均，内皮细胞改变突出。髓鞘染色无异常，轴索染色严重。2号见大量急性坏死，组织中及血管周围大量的吞噬细胞。3号见多个小的坏死性脓肿样结构。坏死—吞噬细胞—纤维组织，以及胶质细胞增殖—血管增生等结构诸层分布，胶原纤维形成厚壁（图45-5）。未见中性粒细胞及嗜酸性粒细胞。HE染色的坏死结构中见蓝染的曲线样结构，弱抗酸染色（＋），经细菌室鉴定符合奴卡菌（图45-6）。

病理诊断

坏死性炎症伴脓肿形成

奴卡菌感染

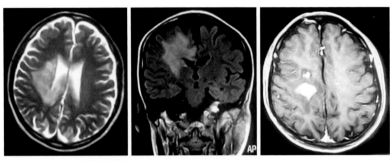

图45-1　右侧侧脑室旁病灶伴周边水肿，团块状强化

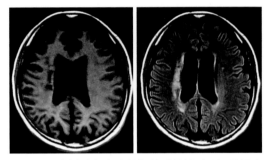

图45-2　右侧脑室旁病灶经抗感染治疗1年后复查
　　　　陈旧化

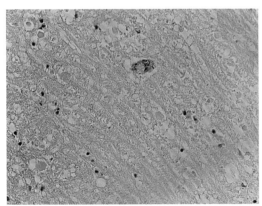

图45-3　坏死灶，呈梗死样改变（HE）

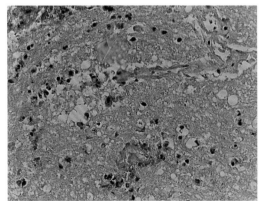

图45-4　小片状或簇状分布的中性粒细胞和嗜酸
　　　　性粒细胞（HE）

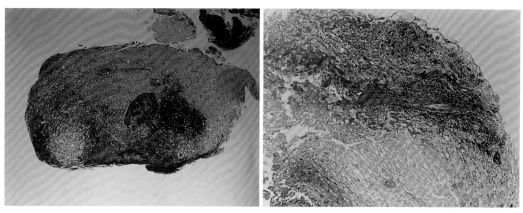

图45-5 小脓肿结构，中心坏死，伴周边肉芽肿形成，大量血管增生，出血，淋巴吞噬细胞反应和胶质细胞增生（HE）

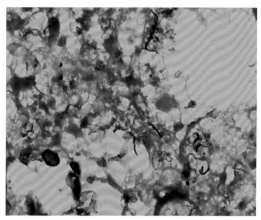

图45-6 弱抗酸染色见曲线状阳性菌丝，符合奴卡菌（弱抗酸）

临床病理讨论

  本例临床诊治过程复杂，多次脑活检未得到明确诊断，最终在第一次活检切片中发现诊断线索，其基本病理改变符合炎性坏死性病变，伴周边组织小脓肿形成，此外，病灶周边可见片状或簇状分布的中性粒细胞和嗜酸性粒细胞，以上均提示其为感染性病因，经病原学染色和鉴定提示奴卡菌。奴卡菌为环境中正常生长的菌群，一般免疫低下人群易感，多经肺部吸入，肺部感染后经菌血症播散到全身其他脏器。随机体免疫状态不同可呈现不同的生长状态，病情迁延波动，极易误诊。

病例46

进行性多灶性白质脑病

病史概要

女性，46岁。因"言语不利、吞咽困难、右上肢活动障碍20天"于2006年3月入院。患者入院20天前无明显诱因逐渐出现发音困难、反应减慢，并逐渐进展出现构音障碍、饮水呛咳、吞咽困难，伴有右上肢无力，无意识障碍，无视物成双、头晕、头痛以及下肢无力、尿便障碍等，无肢体麻木、疼痛或感觉障碍，无发热、咳嗽等其他症状，在当地医院查头颅CT发现颅内多发病灶，转来我院诊治。患者自2005年9月起间断发热，体温在37~38℃波动，无咳嗽、咳痰、流涕等其他症状，在外院诊断为"免疫力低下"，曾予以胸腺肽治疗2个月左右。起病以来患者饮食少、睡眠差、情绪低落，近2个月消瘦明显。既往2001年有3次带状疱疹病史，均经治疗后好转。2003年出现面部痤疮，接受中药治疗。否认高血压、糖尿病等慢性病史及结核、肝炎等传染病史；否认特殊用药及毒品接触史；患者丈夫曾有冶游史及性病史（具体不详），2000年曾患带状疱疹，常有口腔感染。查体：体温正常，心肺腹查体无特殊。神志淡漠，反应迟钝，不全运动性失语，双侧对光反射灵敏，眼球运动正常，鼻唇沟对称，示齿不偏，构音不清，双侧对软腭抬举力弱，咽反射消失，张口困难。右上肢肌力Ⅳ级，肌张力增高，余肢体肌力、肌张力正常。右侧肢体腱反射较左侧活跃，双侧踝阵挛及Babinski征阴性，双侧Chaddock征、Hoffmann征、掌颌反射阳性。双侧指鼻及轮替试验不能配合，双侧深浅感觉对称。脑膜刺激征阴性。实验室检查：血红蛋白96g/L，余白细胞、血小板计数正常，白蛋白28g/L，C反应蛋白1.09mg/dl，红细胞沉降率117mm/h，PPD试验阴性。脑脊液：压力95mmH$_2$O，氯化物正常，蛋白475mg/L，糖2.7mmol/L正常，脑脊液细胞学、TORCH、ANA阴性，抗酸染色、细菌培养、墨汁染色阴性，MBP 1.46nmol/L，寡克隆区带（OB）阳性。血人类免疫缺陷病毒（HIV）抗体确证试验阳性。血淋巴细胞表型分析：CD4$^+$细胞89/μl（8.7%），CD8$^+$细胞639/μl（62.7%），T细胞免疫功能明显降低，CD8$^+$T细胞比例显著增高并伴有异常激活，CD4/CD8比例倒置，符合艾滋病免疫学改变。头MRI：左侧岛叶、基底节区、双侧额叶、左侧顶叶皮质下白质内大小不等片状长T1长T2信号，增强后未见强化（图46-1）。治疗：予以鼻饲、营养支持、补液、改善脑代谢等治疗，确证HIV阳性后予以奈韦拉平200mg每12小时1次，拉米夫定150mg每12小时1次和司他夫定20mg每12小时1次抗病毒治疗，同时予氟康唑100mg 1次/日，复方磺胺甲噁唑1片（磺胺甲噁唑0.4g+甲氧苄啶0.08g）1次/日预防性治疗。治疗约2个月，患者神经系统症状仍缓慢进展，遂行脑组织活检明确诊断。治疗3个月时患者CD4$^+$T细胞增加至277/μl，但神经系统症状改善不明显，自动出院。

镜下病理

所检脑组织灰白质均受累，呈坏死性炎性反应，血管周围较多炎细胞浸润；白质可见灶性分布的髓鞘脱失和坏死区（图46-2），部分融合成片；髓鞘破坏严重的部位可见到大量泡沫细胞，以及增生的星形胶质细胞，部分为肥胖型，部分核型异常（图46-3）；可见含有核包涵体的少突胶质细胞（图46-4）。

病理诊断

进行性多灶性白质脑病

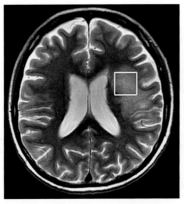

图46-1　左侧脑室旁白质片状异常信号，不累及U形纤维

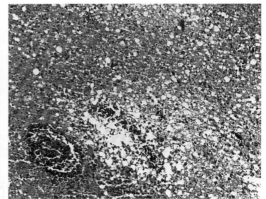

图46-2　脑组织结构破坏，灶性分布的髓鞘脱失及坏死区（HE）

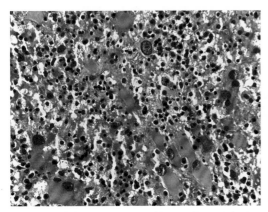

图46-3　增生的肥胖型以及核型异常星形胶质细胞（HE）

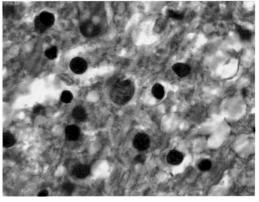

图46-4　异常增大的少突胶质细胞及包涵体（HE）

临床病理讨论

　　本例为以神经系统症状起病的艾滋病，临床表现为亚急性进展性神经功能缺损症状，影像学表现为灶性白质内病变，呈长T1、长T2、液体抑制反转恢复（FLAIR）高信号，边界不清，没有占位效应、水肿以及强化，入院检测诊断艾滋病。本例临床符合进行性多灶性白质脑病的典型表现。进行性多灶性白质脑病的组织学改变表现为白质内多发灶性髓鞘脱失及坏死区，可以相互融合成片；病灶内及周边可见大量吞噬细胞和胶质细胞反应；巨大异型核的星形细胞，以及核内含有嗜酸性包涵体的肿胀的少突胶质细胞是进行性多灶性白质脑病特征性的病理学改变。通过原位杂交技术检测JC病毒DNA及进一步电镜检查包涵体内的病毒颗粒有助于进一步的确诊。

病例47

带状疱疹病毒感染

病史概要

女性，42岁。1982年8月24日因"困倦、言语含糊"入院，有4年Hodgkin病病史并接受化疗。约2周前出现发热、恶心、食欲缺乏及不适。1周后，眼周出现带状疱疹并出现头痛。来院后有明显的颈强直及间歇呼吸暂停。体温37.3℃，脉搏140次/分，律齐，血压160/100mmHg。心脏、呼吸系统及腹部查体正常。神经系统查体：言语含糊，嗜睡、畏光，并有明显的颈强直。右侧额头及眼周皮肤有带状疱疹。其余肌力、肌张力、感觉及反射正常。腰穿压力33mmH$_2$O。脑脊液淡黄色，蛋白400mg/L，糖、氯化物正常。头颅CT未见局灶颅内病变。患者的情况不断恶化，于1982年9月24日死亡。

大体病理

颅骨及硬脑膜完整，上矢状窦正常。脑重1325g。软脑膜透明。软脑膜及大脑皮质中度充血，无渗出。脑干及小脑正常。脑基底部血管结构正常，有轻度动脉粥样硬化。冠状位以1cm厚度切片，皮质未见异常。白质正常。双侧侧脑室及第三脑室明显增大，提示存在脑积水。左侧基底节、丘脑、下丘脑及乳头体未见异常。除脑桥可见部分小的棕色病灶外，延髓、小脑及中脑未见异常。脊髓除软脊膜小血管存在轻度充血外，脊髓外观正常。C$_2$、C$_5$、T$_5$、T$_{11}$、L$_3$及L$_5$脊髓切片可见充血，灰质及白质界限不清。

镜下病理

额叶、顶叶及颞叶和Ammon's角切片提示存在软脑膜中度增厚，血管存在充血和炎症（图47-1）。皮质及白质未见明显改变。

中脑、脑桥、延髓及下丘脑切片提示软脑膜增厚，伴有蛛网膜下腔可见大量单个核细胞，血管周围尤其明显。部分情况可见管壁纤维样坏死提示血管炎。脑桥及延髓边缘存在一些局灶梗死灶，提示和软脑膜炎性反应直接相关，而中央区域（病变）可能和穿通动脉的栓塞相关（图47-2）。

视神经变粗充血，尤以视神经周边血管充血明显，神经纤维结构紊乱并有散在和小灶性的淋巴细胞浸润（图47-3）。在视神经近端区域炎症反应明显更轻，提示炎症反应是从外侧开始的（外周）。外展神经血管淋巴细胞浸润，有的形成血管套。三叉神经结构紊乱，髓鞘轴索坏变明显，淋巴细胞浸润和血管套形成。

C₃、C₅、T₅及L₅脊髓及神经根切片可见软脊膜增厚，伴有轻度到中度淋巴细胞浸润。在C₂、C₅及T₁的白质软膜下区域存在局灶性坏死，伴有吞噬细胞及淋巴细胞（图47-4），血管周围明显。未见栓塞。部分脊髓神经根及神经节可见轻度局灶性坏死，伴有淋巴细胞浸润（图47-5）。前角及后角细胞未见明显改变。

病理诊断

带状疱疹病毒感染

脑脊膜神经根神经炎

继发性血管炎

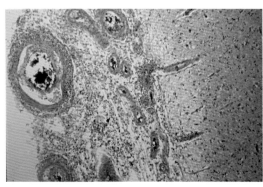
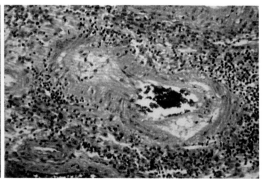

图47-1 脑膜炎及脑膜血管炎（HE）

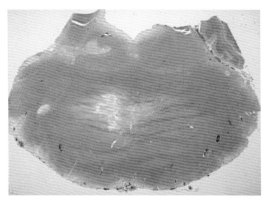

图47-2 脑桥中部梗死灶（HE）

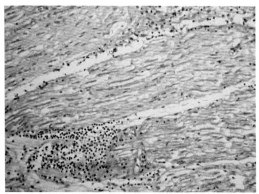

图47-3 视神经结构紊乱，小灶性淋巴细胞浸润（HE）

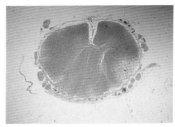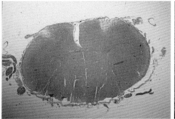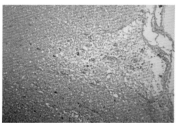

图47-4 脊髓白质软膜下多发坏死灶，周边淋巴细胞和吞噬细胞反应（HE）

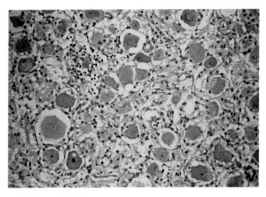

图47-5 脊神经节局灶性坏死伴淋巴细胞浸润（HE）

临床病理讨论

带状疱疹病毒多潜伏在神经节，在机体免疫低下时逆行感染导致中枢神经系统受累，本例为肿瘤化疗患者，病理可见广泛的脑脊髓膜炎及神经根神经炎，同时有继发性的脑脊膜血管炎，以及临床下的多发脑干脊髓小梗死灶。理解带状疱疹病毒感染造成的神经病理改变对于掌握其临床过程非常重要。

病例48
麻风神经病之一

病史概要

男性，32岁。因"肢体麻木4年"入院。近4年来左手尺侧小指和环指麻木感，相继出现无力和手小肌肉萎缩，近半年来右手尺侧亦感发麻和指无力，2~3个月前发现两膝关节区局部感觉减退。检查脑神经未见异常，左手骨间肌萎缩，手指屈曲呈爪状。两前臂和手尺侧痛触觉减退，双侧尺神经触之肥大，肱二、三头肌反射均减低，左侧明显，右侧膝关节和小腿外侧区痛觉减退，两下肢肌力对称正常。膝腱、跟腱反射均可引出，腓浅神经触之不肥大，病理征（-）。肌电图为神经源性损害。皮肤活检（-），腓肠神经活检为间质性神经炎。

镜下病理

石蜡包埋HE、TB和Masson三色切片均示神经束间小血管增生和血管外膜单核细胞浸润，神经束膜内可见类上皮细胞和淋巴细胞浸润（图48-1），有髓纤维遭到破坏。单纤维则示继发性节段性脱髓鞘和轴索坏变，髓球形成等。不仅神经束间大量淋巴细胞浸润，在神经内膜也有毛细血管增生和大量细胞浸润。抗酸染色可见麻风杆菌（图48-2）。

电镜所见：有髓纤维崩解坏变形成髓球（图48-3），神经内膜毛细血管增生，内皮细胞肿胀，管腔变窄，施万细胞肿胀，无髓纤维结构紊乱并有麻风菌侵入，多数吞噬细胞内可见麻风杆菌（图48-4）。神经内膜胶原纤维和成纤维细胞增多。

病理诊断

麻风性神经炎

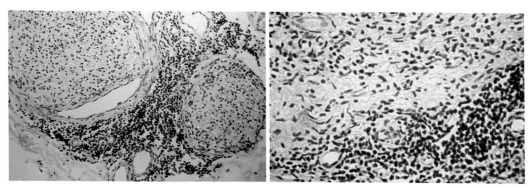

图48-1　神经束膜大量淋巴细胞和类上皮细胞浸润（HE）

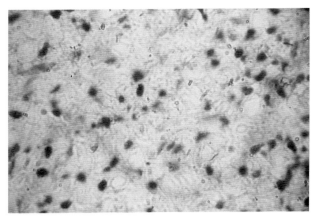

图48-2　抗酸染色阳性的麻风杆菌（抗酸）

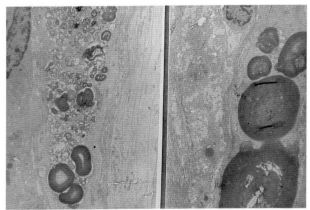

图48-3　有髓纤维崩解坏变及髓球形成（电镜）

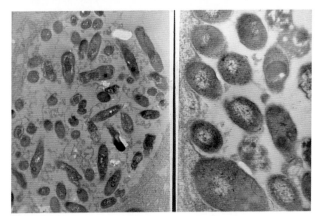

图48-4　吞噬细胞内可见麻风杆菌（电镜）

病例49
麻风神经病之二

病史概要

男性，21岁。进行性双眼闭合不全、流泪，手足麻木5年。患者父亲由山东迁至黑龙江，患者母亲和姐姐患上肢和手肌肉萎缩，面部皮肤结节病变。神经系统检查：双眼闭合不全，Bell征（＋）。左鼻唇沟变浅，右鼻唇沟消失。示齿不能，双侧三叉神经痛觉减退。四肢肌力均Ⅴ级，四肢均呈远端型痛觉减退，上下肢腱反射均减低，足跖反射正常，未引出病理征。双尺神经触诊稍粗，右侧大于左侧。

镜下病理

左侧腓肠神经活检HE切片见神经束间、束膜与束膜内小血管明显增生和血管为中心单个核细胞浸润（图49-1）。FL和TB切片可见束内部分单个核细胞浸润，严重程度不同（图49-2）。有髓纤维不同程度崩解和脱失，重者轴索变性和几乎完全脱失，轻则轴索变性和脱髓性改变（图49-3）。抗酸染色可见少数抗酸菌。

病理诊断

麻风性间质性神经炎

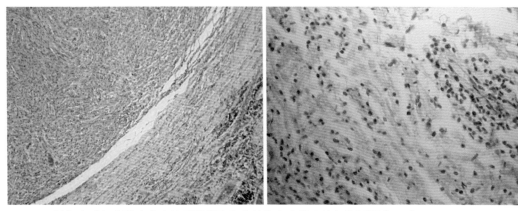

图49-1　神经束膜与束膜内小血管明显增生和血管为中心单个核细胞浸润（HE）

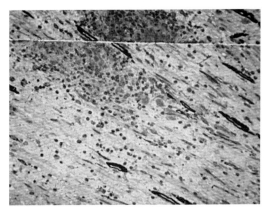

图49-2 神经束内可见灶性单个核细胞浸润

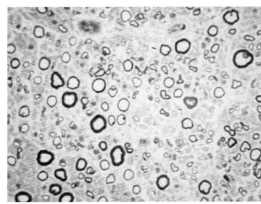

图49-3 有髓纤维髓鞘部分脱失

病例50
麻风神经病之三

病史概要

女性，40岁。进行性四肢感觉异常11年，加重伴无力6年。表现为进行性加重的四肢末端麻木感、发凉感，远端无力及肌肉萎缩，由远端向近端进展，无缓解过程。查体：左手大小鱼际肌及骨间肌萎缩，以大鱼际明显，右手肌肉欠丰满，双上肢近端肌力Ⅴ级，左上肢远端肌力Ⅳ级，右上肢近端肌力Ⅴ⁻级，双下肢近端肌力Ⅴ级，远端肌力Ⅴ⁻级，四肢肌张力正常，双侧肱二头肌反射减低，余反射活跃。双侧肘关节下6cm以远痛温觉减退，双膝关节以下痛温觉减退，远端明显，左侧腕关节上10cm，右侧腕关节上8cm及双膝关节以下触觉减退，双下肢膝关节以下震动觉减退，关节位置觉减退。双膝关节以下实体觉、图形觉消失。

镜下病理

HE和Masson三色染色：神经束膜和束内弥漫性单核淋巴细胞浸润，小血管明显增多，个别小动脉局部内膜下增厚，部分小血管周围炎细胞浸润（图50-1）。神经束膜增厚、疏松，神经内膜均质性改变，小血管增生，大量空泡样结构，部分空泡内少量细碎略嗜碱性物质。

髓鞘染色见6个神经束，各神经束形态学改变基本一致，有髓神经纤维全部丢失，未见明确急性轴索变性。

刚果红染色：（-）。

抗酸染色：极个别细胞胞质内可见紫红色细小颗粒聚集。

病理诊断

慢性轴索性神经病，伴弥漫间质性炎症
麻风杆菌感染性神经病可能大

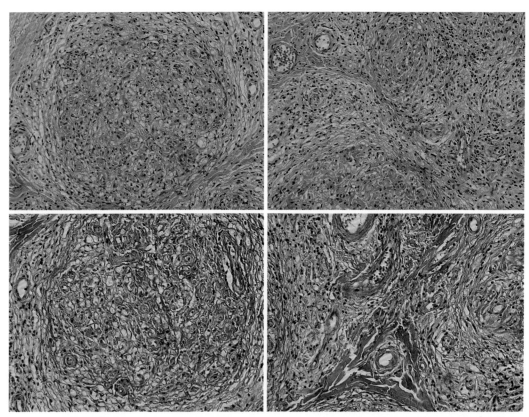

图50-1 神经束膜和神经束内弥漫性单核淋巴细胞浸润，小血管明显增多，部分小血管周围炎细胞浸润，神经束完全破坏丢失

临床病理讨论

以上三例麻风性神经病反映了不同病程麻风感染的临床和病理特征。麻风性神经病临床表现多为远端起病的感觉性周围神经病，以痛温觉受累突出，逐渐进展出现运动神经受累，可累及双侧脑神经。临床有诊断提示性的体征包括皮疹和神经显著增粗。其病理学机制为间质性神经炎，以神经外膜、束膜的炎症为特征，可伴血管炎和肉芽肿性炎，早期可有髓鞘脱失和轴索变性，晚期常可导致神经纤维的完全脱失。

第二节　免疫性疾病

病例51

炎性脱髓鞘病

📋 病史概要

女性，52岁。因"左手麻木无力10天，恶心、呕吐3天"入院。查体：体温、呼吸、脉搏均正常，血压180/120mmHg，心肺未见异常，神志清楚。左侧面部和右侧颈部以下痛觉丧失，触觉减退。左侧轻偏瘫，四肢腱反射减低，双侧引出病理征。实验室检查：血常规正常，红细胞沉降率20mm/h，尿蛋白微量。腰穿压力100mmH$_2$O，压颈试验正常。脑脊液细胞总数30×10^6/L，白细胞26×10^6/L，均为单核细胞，蛋白640mg/L，糖和氯化物均正常。血和脑脊液梅毒血清反应阴性。颈部X线片示颈椎轻度骨质增生，脊髓碘油造影未见椎管阻塞征象。住院后经维生素、抗菌素和输液等治疗，呕吐停止，但病情加重，1周后出现右侧轻偏瘫，呈四肢瘫，并有尿潴留，曾静脉滴注ACTH3次，因胃出血，停止治疗。住院10天呼吸力弱，排痰困难，体温40℃，气管切开，使用人工呼吸器辅助，病情加重，住院12天因呼吸循环衰竭死亡，全病程22天。

🫁 大体病理

脑重1280g，大脑半球、中脑和脑桥未见异常，轻度小脑扁桃体疝。脑底轻度动脉硬化。主要病变延髓下段和颈段脊髓各切面均显示不规则软化和血管充血。延髓锥体交叉和丘系交叉区，以及颈髓上中段后索，侧索和前索不规则软化病灶。

🔬 镜下病理

延髓和颈髓上、中段均可见以白质为主片状软化髓鞘脱失区（图51-1、图51-2），可见吞噬细胞（格子细胞），散在单核细胞和星形细胞，病灶区与周边界限清（图51-3）。灰质受累较轻可见保留完好的神经细胞，未见到神经元被噬状态和胶质结节（图51-4）。病灶区内和周围可见血管充血和血管周围淋巴细胞浸润（图51-5）。

🧬 病理诊断

炎性脱髓鞘病

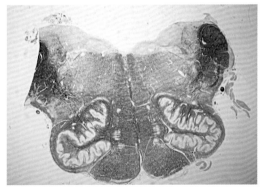

图51-1　延髓背侧片状髓鞘脱失区域（LFB）

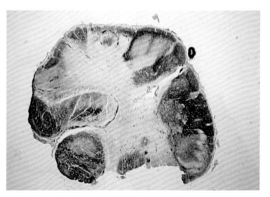

图51-2　颈髓可见片状分布的髓鞘脱失区域（Weil's）

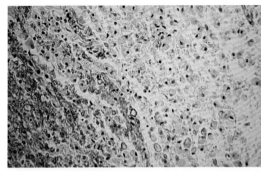

图51-3　病灶区与周边界限清楚，内部大量格子细胞和淋巴细胞（HE）

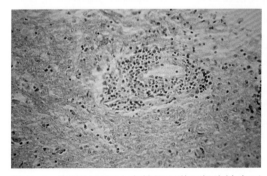

图51-4　病灶区周围小血管周围淋巴细胞袖套形成（HE）

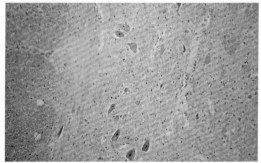

图51-5　灰质不受累，神经元形态正常，未见噬神经现象（HE）

临床病理讨论

　　本例临床表现为高颈段和延髓受累的急性神经功能缺损症状，后累及呼吸循环中枢而死亡。所见病变部位为延髓下段和颈髓上中段白质为主软化、髓鞘病变，灰质受累较轻，属急性脱髓鞘性病变。以白质病变为主，灰质受累较轻，未见到神经元被噬状态和胶质结节，因此非病毒感染性病变。病变区不符合脊髓血管供血区分布，呈播散性白质病变，病灶非全面梗死，非血管缺血性软化坏死。病理所见结合临床属免疫性脑脊髓炎急性型，除外其他疾病后符合炎性脱髓鞘病，但具体分型不好确定。

病例52

多发性硬化之一

病史概要

女性，37岁。因"右眼球疼痛半个月、视力减退1周"于1959年2月23日在眼科第一次住院。检查：右眼失明，眼底正常。经激素、抗菌素等治疗视力好转出院。1个月以后因"患感冒左眼视力丧失2天"，于5月29日第二次眼科住院。检查左眼无光感，右眼视力0.05，眼底视盘苍白，下肢腱反射亢进。红细胞沉降率60mm/h，上颌窦X线片示下半部密度增高，经激素、抗菌素和上颌窦开放手术治疗，视力好转出院。患者出院后，视力稳定，但"因胸部痒感1个月，双下肢麻木1周"，于1959年11月5日第一次在神经科住院。查体：左眼视力0.6，右眼1m能见指数，视盘苍白，T_4以下痛触觉减退，右侧明显，两下肢肌力弱，下肢反射亢进，腹壁反射消失，双侧引出Hoffman征和Babinski征。化验：红细胞沉降率36mm/h，脑脊液无色透明，压力110mmH$_2$O，白细胞22×10^6/L（多核2×10^6/L、单核20×10^6/L），蛋白465mg/L，糖五管（＋），血和脑脊液梅毒反应（－）。住院后服泼尼松症状好转，至12月15日出院时肌力基本恢复，仅T_4以下感觉稍减退。患者出院20天后，下肢瘫痪复发，于1960年6月14日神经科第二次住院。检查：左眼视力0.6，右眼可见指动，两侧视盘苍白，T_4以下感觉消失，两下肢屈曲性截瘫，有病理征和二便潴留。化验：红细胞沉降率55mm/h，脑脊液压力150mmH$_2$O，细胞总数24×10^6/L，白细胞1×10^6/L，糖五管（＋），蛋白（－）。住院期间曾于8月22日发生右上肢无力，语言不清，1周后好转。10月4日发生运动性失语，右侧颜面和上肢瘫痪，伴有感觉减退，服泼尼松后症状好转，于1961年2月12日出院疗养。1961年7月22日患者因"颈部肌肉无力，左手瘫痪，呼吸吞咽困难1周"，第三次神经科住院。检查：右眼失明，左眼能见指数，双侧视神经萎缩，右口角稍低；伸舌偏右，C_1以下感觉消失，四肢瘫痪，肌张力高，腱反射亢进，双侧Hoffman征和Babinski征阳性。住院后经激素等治疗，症状好转但时有波动。1962年1月3日，突然高热40.7℃，神志不清，周身出冷汗，血压不能测出，大便有黏液和多数红细胞，培养有杆菌，经静脉注射皮质醇、去甲肾上腺素、四环素等病情稍好转，但1月9日发生呼吸困难，下午4时心搏骤停。病程2年11个月。

大体病理

脑的外形、脑膜和血管包括Willi's环等均未见异常。冠状切面：右额中、上回后部近中央沟处皮质下白质可见片状软化，质软呈暗灰色，间有点状出血，软化界限不清,主要侵犯白质。右顶皮质下白质有较大的软化灶,质软色暗,灰白质界限不清。两侧额下回、左顶上小叶和左枕皮质下白质有条索状、小片状和海绵状软化灶。脑室周围、底节、内囊等均未见明显病变。左侧大脑脚中1/3处,脑桥基底部近中线处均可见到色灰暗的条状或点状散在的软化灶。延髓、小脑各切面肉眼未见明显病变。颈髓下段和胸髓外形变细。脊膜充血和增厚。脊髓各切面在中胸段以上的脊髓灰白质界限不清,边缘白质变薄,脊膜增厚,中央部松软,以下颈和上胸段为最重。上颈和腰骶段切面未见明显病变。

镜下病理

大脑半球额、顶、枕的皮质下白质,大脑脚和脑桥的基底部以及中小脑脚,视神经和小脑齿状核附近白质均见有大小不等软化脱髓鞘病灶。脊髓以上胸段为著的中央软化病变。所有这些病变均累及白质。按不同类型分述如下。

1. 左额、左顶及右顶皮质下白质大片脱髓鞘软化灶(图52-1),灶内有大量格子细胞,多集中于血管附近,小血管充血和少量环状出血,有些血管周围淋巴细胞浸润,偶见中性粒细胞,灶内未见增生的星形细胞,少突胶质均已坏死而看不见,周边可见肥胖型星形细胞和水肿,U形纤维则保存尚完整,此为严重早期损害病变。

2. 左额、右枕皮质下白质较陈旧的软化脱髓鞘灶(图52-2),皮质U形纤维基本保存,灶内可见少量格子细胞和星形细胞,血管周围轻度淋巴细胞浸润,周边大量肥胖型星形细胞和胶质纤维增多,坏死区与正常组织之间界限分明,周边未见水肿,神经细胞改变较轻。

3. 小脑中脚、大脑脚、小脑齿状核和视神经等,均可见到小斑片状脱髓鞘软化病灶(图52-3),脱髓鞘程度轻,灶内可见到格子细胞和星形细胞增多,血管反应不明显,可见少许淋巴细胞浸润。视神经星形细胞增多,此组病变多属过渡类型。

4. 脊髓病变以下颈和上胸段为著,陈旧性脊髓中央部分软化(图52-4),血管充血,小血管增多和血管周围淋巴细胞浸润,中央管清晰可见,其他均失去正常结构,充以格子细胞和星形细胞,前、后角细胞大部已脱落消失,残留者无几,脊髓周边部分髓鞘保存,脊膜增厚,下胸髓和腰骶髓除可见锥体束轻度脱髓鞘和部分前角细胞逆行性改变外,大致完整。

病理诊断

多发性硬化

病例54

多发性硬化之三

病史概要

女性，25岁。反复视力减退、肢体无力4年。1962年5月突然出现左眼视力减退，外院诊断球后视神经炎，11天后相继双下肢无力，3个月后右眼视力减退，经激素治疗好转。1963年12月和1964年3月先后两次视力减退复发，无下肢症状，激素治疗1~2个月后好转。入院前1周出现双下肢无力，两天前不能站立，1966年2月入院。查体：一般内科检查未见异常。神经系统：视力右侧1.5、左侧0.4，双眼底视盘界清，色苍白，右睑裂小，眼球活动不受限，正视及两侧注视可见水平眼震，向右明显，瞳孔等大，对光反射灵敏，右侧咀嚼无力，张口下颌右偏，右侧面纹浅，示齿口角左偏。左侧肢体肌力稍差，下肢肌张力增高，T_4~T_6以下深浅感觉减退。跟腱反射减低，双侧引出病理征。入院第5天出现言语不清，饮水呛咳，右侧肢体瘫痪，眼球外展受限，大剂量激素治疗后好转，四肢活动可，于6月出院。出院后1个月因双下肢无力加重，小便费力，下半身发麻，于1966年7月再次入院。查体：左睑裂小，眼球活动好，轻度水平眼震，左侧面部痛觉过敏，双咬肌力弱，下颌右偏，示齿右偏，四肢肌力差，肌张力稍低，双侧共济差，右著，T_6以下痛觉减退，左侧踝反射消失，余腱反射亢进，双侧病理征阳性。经静脉激素治疗，能独立行走出院。此后患者先后多次复发入院，表现为下肢力弱、尿潴留、视力下降等，至1980年11月查视力0.1，上肢肌力Ⅴ级，下肢肌力Ⅳ级，能行走，继续予激素、硫唑嘌呤等治疗。1986年死亡。

大体病理

脑重1190g，大脑半球对称，额顶叶脑回轻度萎缩，脑底动脉正常，未见脑疝。冠状切面：双侧脑室轻度扩大，中线结构未见移位，皮质灰白质界限清楚，双侧额上回、右额下回、右额叶和两侧顶枕叶白质均可见颜色灰暗片状改变（图54-1），最大0.3cm×1.0cm。基底节、丘脑未见异常，中脑、脑桥、延髓、小脑未见异常。脊髓35cm，变细，下颈段和上胸段为著，切面示颈膨大和上胸段灰白质界限不清。

镜下病理

皮质神经细胞除了少数轻度缺血性改变外未见异常（图54-2）。额叶、中央前后回、顶枕叶等白质均可见大片髓鞘脱失、星形细胞增生（图54-3），偶见小血管周围单核细胞。脑桥被盖部左侧可见片状脱髓鞘（图54-4），星形细胞增殖不明显。小脑齿状核附近白质可见片状脱髓鞘，小血管周围可见少许单个核细胞浸润（图54-5）。脊髓下颈段和上胸段、左侧前索和后索均可见局灶性脱髓鞘。神经根未见脱髓鞘。

病理诊断

多发性硬化

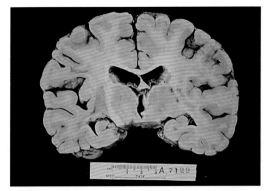

图54-1 额叶皮质下白质可见多发片状灰暗病灶

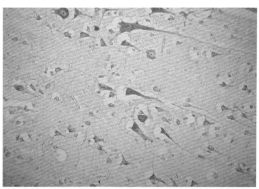

图54-2 皮质神经元轻度缺血性变性（Nissl）

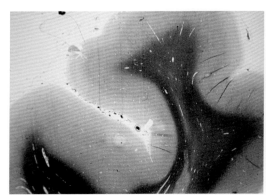

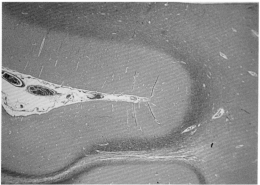

图54-3 皮质下白质可见多发片状髓鞘脱失区域，边界清楚，U形纤维不受累（LFB）

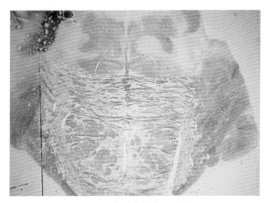

图54-4 脑桥被盖部左侧片状脱髓鞘

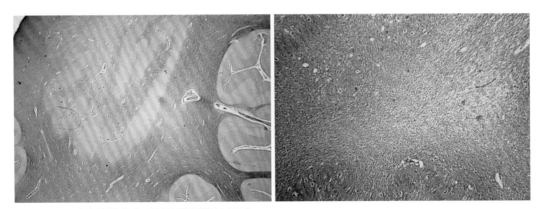

图54-5 小脑齿状核旁白质片状脱髓鞘（LFB）

病例55

多发性硬化之四

病史概要

男性，73岁。1971年右下肢无力，查体双侧病理征（＋），治疗后好转；1987年前眼球震颤，上、下肢共济失调，行走困难，双侧病理征（＋），后长期卧床，1996年死于肺炎。

大体病理

两侧额叶白质多发斑片状灰褐色病灶，累及皮质下、侧脑室旁和胼胝体周围（图55-1），顶枕叶白质和脑干、小脑均见脱髓鞘斑片状病变。

镜下病理

全脑多发斑片状脱髓鞘病灶，分布于白质，以侧脑室旁为重，融合成片（图55-2）。病灶陈旧，与周边界限清晰，形状不规则，不累及U形纤维（图55-3）。病灶内髓鞘染色显示髓鞘完全脱失（图55-4），周边胶质细胞增生，未见淋巴细胞炎症。

病理诊断

多发性硬化

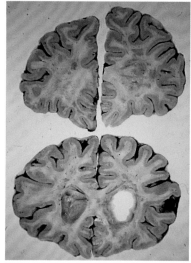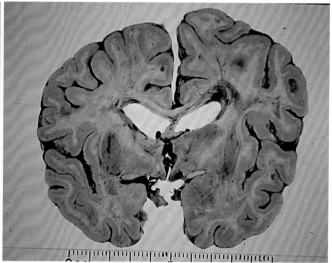

图55-1 双侧白质多发斑片状灰褐色病灶，累及皮质下、侧脑室旁和胼胝体周

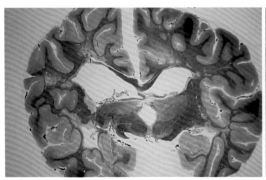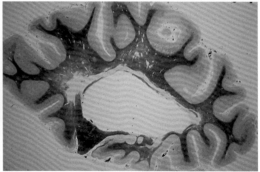

图55-2 白质多发灶状或片状髓鞘脱失区，脑室旁病灶融合成片（髓鞘染色）

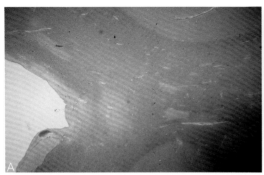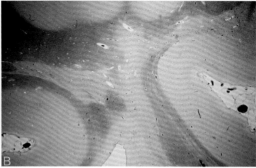

图55-3 脱髓鞘病灶与周边界限清楚，不累及U形纤维
　　　注：A. HE；B. Weil's。

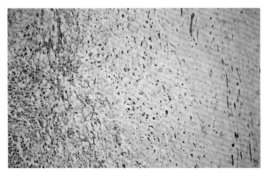

图55-4 病灶内髓鞘完全脱失，伴周边胶质细胞
　　　增生（髓鞘染色）

临床病理讨论

　　以上四例为临床和病理典型的多发性硬化，临床多次复发，符合时间和空间多发性，病理可见不同程度、累及不同部位的脱髓鞘斑块。早期急性期病灶以髓鞘脱失、淋巴细胞炎症为主，伴有病灶核心吞噬细胞聚集和髓鞘吞噬，可伴有轻度周边胶质细胞增生；稳定期炎症减轻，血管周围吞噬细胞聚集，周边胶质细胞增生，髓鞘脱失完全；陈旧性斑块则表现为胶质纤维和胶质细胞增生，伴或不伴轴索变性。脱髓鞘病灶多界限清楚，以白质受累为主，不累及U形纤维。

病例56
同心圆性硬化之一

病史概要

女性，40岁。1980年3月1日因"肢体无力、精神症状"急诊住院。患者于1980年2月初出现嗜睡、精神失常，无故争吵。2月20日以后发现右侧上下肢无力，有时说话不切题，常有言语重复。几天后发现二便失禁，不自主发笑、头痛、呕吐，相继出现说话构音不清，右侧上下肢无力加重。曾两次摔倒，但无外伤。病前无感冒、发热等病史。发病后曾3次做脑电图检查，第1次（2月25日）为边缘状态，第2次（2月26日）为左颞前慢波病灶，广泛中度异常。脑超声检查2次均未见中线偏移。2月26日腰穿压力160mmH$_2$O，脑脊液检查无异常。头MRI示双侧额叶白质病灶（图56-1）。既往史：六七岁时曾患过"脑炎"，但未留后遗症，有时血压偏高，其他无特殊。入院查体：体温36.8℃，脉搏88次/分，血压110/70mmHg。神经系统检查：嗜睡，有混合性失语，不自主发笑和重复语言。双眼底正常，双眼球外展受限，无眼震，双瞳孔等大（3mm），对光反射存在，右侧鼻唇沟稍浅，悬雍垂偏左，右侧偏瘫，上肢肌力0级，下肢1级，左侧肢体正常，右侧半身痛觉减退，腹壁反射未引出，四肢腱反射表现为右侧活跃，右侧病理反射阳性，左侧阴性。颈无抵抗，Kernig征阴性。住院后患者表现意识模糊，阵发性烦躁不安，左侧肢体有不自主活动，曾呕吐2次，经吸氧、脱水治疗后较安静，凌晨2时体温37.5℃，神态似有好转，能点头示意，晨6时突然呼吸心跳停止，经抢救无效死亡，共住院15小时。

大体病理

脑重1332g，两半球对称，脑沟变浅，脑回扁平，软脑膜稍充血，两侧钩回疝，左侧为重，中脑受挤压。脑神经和脑底血管未见异常，小脑、脑干未见异常。无扁桃体疝。冠状切面：灰、白质界限清楚，主要病变在不同水平的白质，可见多处灰白相间条状影纹的病灶，呈同心圆形排列（图56-2）。两侧额叶白质可见病灶，左3.0cm×2.5cm×2.0cm，右3.0cm×2.0cm×2.0cm，左侧上额回后部白质病灶为3.5cm×2.5cm×4.0cm，左侧颞叶白质病灶为2.0cm×1.5cm×2.0cm。有明显脑肿胀，胼胝体压部变厚，侧脑室变小，第三脑室呈窄缝，中线向右移位0.3～0.5cm。同心圆病变区触之发软，但未见充血和出血。小脑、脑干各切面均未见类似病变。

镜下病理

　　软脑膜和蛛网膜下腔小血管周围可见少数淋巴细胞和浆细胞浸润。皮质结构大致正常，神经节细胞未见明显病变。白质同心圆病灶可见髓鞘脱失和部分髓鞘保存相间存在（图56-3）。髓鞘脱失区少突胶质细胞明显减少脱失，髓鞘崩解，充以大量吞噬细胞和散在的肥胖型星形细胞。小血管周围淋巴细胞浸润（图56-4）。Cajal染色可见原浆型星形细胞，Holzer染色未见胶质细胞增多。银浸润染色示除部分轴突迂曲变粗、断裂外，部分尚完整保存（图56-5）。在部分髓鞘保留区，少突胶质细胞也明显减少；部分髓鞘肿胀、变形、脱失，星形细胞变大、增多，未见吞噬细胞。血管周围可见淋巴细胞浸润。无同心圆病灶的白质区髓鞘和少突胶质细胞均未见重要改变，但可见小血管周围淋巴细胞浸润，有的形成血管袖套。皮质神经细胞，白质病变区和无同心圆病变白质区的少突胶质细胞均未见到包涵体。小脑、中脑、脑桥和延髓除可见小血管周围淋巴细胞浸润外，未见脱髓鞘性病变，海马Sommer区有轻度神经细胞缺血性改变。导水管、脉络丛和室管膜细胞等未见重要改变。

　　电镜观察：无病变白质区可见髓鞘板层结构完整，有些轴索微丝、微管尚保存，有的呈块状不均，有的呈空泡状，将轴索推挤到一侧。少突胶质细胞的核膜完整、清楚，异染色质多，胞质发空，微细结构部分丢失不清，但其周围髓鞘有的可见变性萎缩，个别甚至呈囊膜样结构。白质同心圆病变区改变明显，可见：①髓鞘坏变，板层不清，变厚、变形、结构紊乱，形态奇异，轴索内有空泡（图56-6）。②少突胶质细胞坏死，其周围的髓鞘均见明显萎缩减少等改变。③吞噬细胞的胞质内可见大量吞噬物，其中可见成段被吞噬的坏变髓鞘（图56-7），有的可见吞噬细胞胞质伸入髓鞘内使髓鞘变粗变大内有包涵物。④小血管内皮细胞肥大，管腔小，基膜增厚。

病理诊断

同心圆性硬化（Balo氏病）

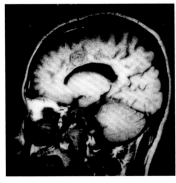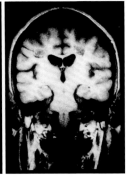

图56-1　双侧额叶白质可见同心圆样病灶

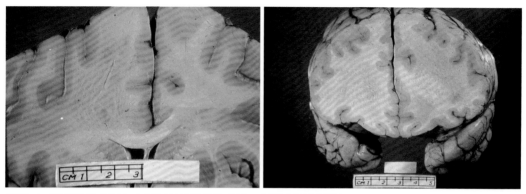

图56-2 双侧额叶白质灰白相间条状影纹的病灶，呈同心圆形排列

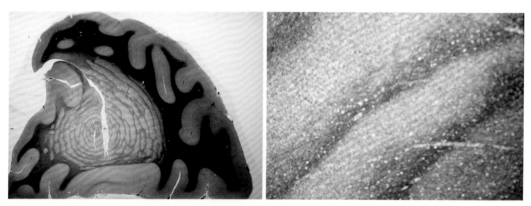

图56-3 白质病灶可见脱髓鞘区域和髓鞘保留区域相间存在，呈同心圆（髓鞘染色）

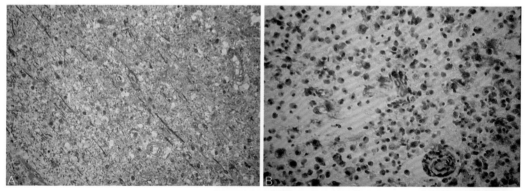

图56-4 脱髓鞘区域髓鞘崩解，充以大量吞噬细胞和散在的肥胖型星形细胞，小血管周围淋巴细胞浸润
注：A. 髓鞘染色；B. HE。

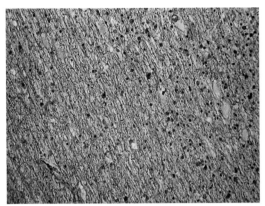

图56-5　脱髓鞘区轴索相对保留（银染轴索）

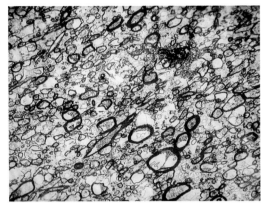

图56-6　脱髓鞘病灶内髓鞘坏变、变形、形态不规则（电镜）

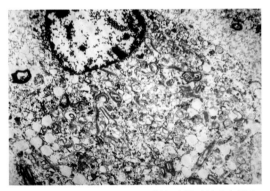

图56-7　吞噬细胞内可见吞噬的髓鞘碎片（电镜）

病例57

同心圆性硬化之二

病史概要

女性，38岁。因"反应迟钝，言语不清、渐缄默1个月"入院。2001年11月24日患者中午外出吃饭，下午6时出现恶心、呕吐，同时进食者无呕吐，24小时内呕吐4次，均为胃内容物。11月26日测血压时发现患者反应迟钝，言语不清，不能正常交流，立即送往当地医院，头颅CT未见异常。27日复查CT疑诊为脑梗死。11月30日再查头颅CT考虑脱髓鞘病，多发性硬化可能性大。给予地塞米松20mg每日1次静脉滴注。当时腰椎穿刺脑脊液除蛋白510mg/L外余均正常。患者偶能回答简单问题，多数时间缄默。12月11日地塞米松改为15mg每日1次静脉滴注，12月14日因病情无好转，转院行头MRI检查仍怀疑多发性硬化（图57-1）。继续予地塞米松15mg。至12月20日病情无好转转入我院。继续地塞米松15mg静脉滴注。既往史：无特殊。神经系统查体：缄默，口语、行为语言均无反应。查体不配合，偶有个别听指令正确执行。智力评定不能完成。视盘正常，瞳孔光反射正常。偶伸舌偏右。余脑神经无确切异常，饮水偶呛。四肢偶有自主活动，肌力Ⅲ级以上，肌张力正常，反射正常。左侧肢体力稍差。二便失禁。左侧轮替差。无脑膜刺激征。辅助检查：入院时脑脊液OB阴性、TORCH阴性、MBP3.4、细胞学淋巴单核细胞为主，个别细胞激活。脑脊液GM1阴性。血免疫球蛋白正常，血ANA、ENA正常。红细胞沉降率正常。肌电和瞬目反射正常。血常规、血生化检查均正常。为明确诊断行立体定向脑活检。继续激素治疗后患者症状好转。2002年1月10日定向力渐正常，问话能少量回答，语音低微，内容准确。计算检查不配合。听指令部分执行。复述有时正确执行。瞬时记忆可。左下肢轻瘫试验阳性，腱反射对称存在，无病理反射。指鼻稳准。1月18日可在病房内散步，偶与家人交谈。自发言语多，切题，正确。1月24日行走明显好转，蹲下站起费力。1月27日蹲下站起需扶助已明显好转，可单足站立2~3秒。1月30日言语内容多，正确，有逻辑，有时不能完成复杂指令，计算力仍差，复述正常，有正常的情感反应。2月2日病房内自由走动，自己去厕所大便，但是仍有尿失禁。2月8日小便自知，自己去卫生间，MMSE17分，肌力均正常。2月20日复查MRI病灶明显减少。可复述7个语言单位7个数字，三四个单词，小便自知，四肢肌力Ⅴ级，计算力仍差。2月20日头颅MRI病灶明显减少（图57-1）。

镜下病理

　　右侧顶叶部分皮质及皮质下组织HE和LFB染色显示皮质神经元结构基本正常。皮质下白质大片脱髓鞘，有水肿，脱髓鞘区与髓鞘保留区呈条带样分布（图57-2），大量的炎细胞浸润，血管周围淋巴细胞袖套形成（图57-3）。非脱髓鞘区少突胶质细胞结构尚好。髓鞘染色显示有的血管周围（静脉）有髓鞘脱失（图57-4）。可见星形细胞增生（图57-5）。

　　免疫组化染色：脱髓鞘区大量CD68阳性的吞噬细胞（图57-6），有GFAP阳性的星形细胞增生，CD3阳性的T细胞散在，CD20阳性的B细胞偶见。

病理诊断

　　炎性脱髓鞘

　　结合临床符合同心圆性硬化

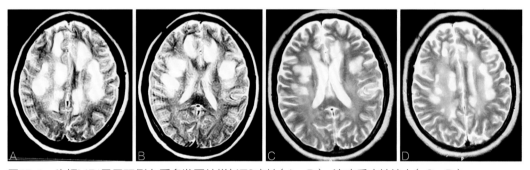

图57-1　头颅MRI显示双侧白质多发团片样长T2病灶（A、B），治疗后病灶缩小（C、D）

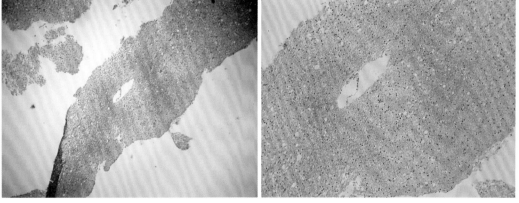

图57-2　脱髓鞘区和髓鞘保留区呈条带样分布（LFB）

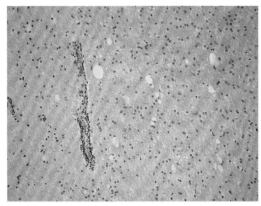

图57-3　小血管周围淋巴细胞袖套形成（HE）

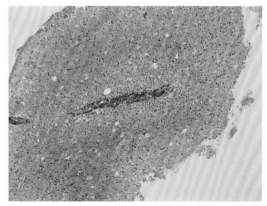

图57-4　炎性小血管周围脱髓鞘（LFB）

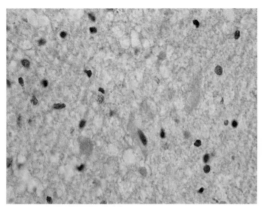

图57-5　脱髓鞘区大量星形胶质细胞增生（HE）

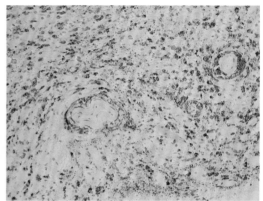

图57-6　大量吞噬细胞反应，血管周吞噬细胞聚集（CD68）

临床病理讨论

　　以上两例为特殊类型的炎性脱髓鞘-Balo氏病，临床均表现为急性或亚急性起病的脱髓鞘，影像学均见到白质为主的多发团片状病灶，伴周边水肿，部分可见到同心圆样结构。激素和免疫调节治疗有效，通常预后较好。病理学可见特征性的条带样或同心圆样髓鞘脱失区域，脱髓鞘区的病理改变与其他炎性脱髓鞘急性期病灶类似。本病临床单发病灶时容易误诊为肿瘤，行病理学检查时一定要进行髓鞘染色辅助鉴别诊断。

病例58

神经贝赫切特病

病史概要

女性，41岁。因"低热、反复皮肤红斑及黏膜溃疡1年余，头晕、视物成双3个月，加重20天"于1983年3月1日入院。患者自1981年10月开始，无明显诱因经常低热，伴皮肤红斑，有压痛的皮下结节及鼻腔黏膜溃疡，在当地按"风湿热"给予激素治疗，病情明显好转。1982年7月以上症状复发，并在口腔和软腭黏膜上发现小的溃疡，仍给予激素治疗。12月在激素减量的过程中，患者觉左眼视物模糊、头晕、复视，在外院检查发现左眼底视网膜有瘀血斑，玻璃体浑浊，诊为"葡萄膜炎"，激素治疗效果不显。1983年2月12日（入院前20天）突然头晕加重，伴恶心、呕吐、耳鸣、复视，继之饮水呛，吞咽困难，声音嘶哑，四肢麻木无力，为进一步诊治收入院。既往于1958年患"左颈部淋巴结核"并经手术治疗。1960年行"阑尾切除术"。此外有偏头痛10余年。入院查体：体温37℃、脉搏84次/分、呼吸16次/分。发育正常，营养中等。满月脸，全身皮肤黏膜未见黄染及出血点，右下肢外侧有散的黄豆大小色素沉着斑，未触及皮下结节，口腔及外阴黏膜未见溃疡。神经系统检查：神志清楚，左眼球略突出，左晶体浑浊，视力右眼0.3m内可看清5号铅字，左眼1m内数指。双瞳孔等大，左侧直接和间接对光反射迟钝，辐辏试验不能，右上睑下垂，内收不能，左眼内收、外展、上下注视均受限，向右注视可见水平眼震。左侧角膜反射迟钝。左鼻唇沟浅，额纹消失。声音嘶哑，饮水呛咳，吞咽困难，右侧软腭活动差，双侧咽反射存在。全身深浅感觉及皮质感觉对称存在。双腓肠肌轻度萎缩、压痛，左上下肢肌力Ⅳ级，肌张力低，反射均低于右侧。左侧可引出Hoffmann征，Babinski征及Chaddock征。Kernig征（－）。实验室检查：血红蛋白142g/L，白细胞9×10^9/L，中性0.75，淋巴0.25，血小板 103×10^9/L。尿常规检查蛋白（＋），ALT85（7–23mmol/L），红细胞沉降率、免疫球蛋白、补体，以及周围血T淋巴细胞、B淋巴细胞均正常。自身抗体（－），类风湿因子（－），CPK1972U/L，LDH1582U/L。脑脊液初压130mmH$_2$O，细胞总数19×10^6/L，白细胞11×10^6/L，多核细胞1×10^6/L，单核细胞10×10^6/L，糖、蛋白、氯化物正常。入院后体温波动在37～39℃，因有肺部感染给予抗生素治疗，同时应用氢化可的松输液，鼻饲。入院第8天从胃管抽出咖啡样液体，隐血（＋＋＋）。胃镜检查为"出血糜烂性胃炎""食管炎"，给予甲氨蝶呤治疗，同时激素减量，应用环磷酰胺治疗。入院后第5天出现呼吸不规律，低氧血症，给予吸氧2天后突然昏迷，间歇性呼吸，双瞳孔一过性散大，四肢无自主活动，即行气管切开，用呼吸机辅助呼吸，同时用兴奋呼吸药、甘露醇等，意识略见好转。入院第10天病情恶化，双下肢、胸腹部出现新鲜的结节性红斑，双额纹消失。入院后1个半月出现去皮质状态，以后深昏迷，左侧瞳孔较右侧大，入院后50天死亡。

大体病理

脑重1438g，两侧半球对称，除轻度萎缩外，未见其他重要改变，未见脑疝。冠状切面：灰白质界限清楚，右侧内囊、壳核区和左侧尾状核头部呈褐色病变（图58-1），范围1.0cm×1.5cm×1.5cm。右侧海马和脑桥中央部等处均可见到直径0.5cm以下同类性质的病变，在皮质下白质亦可见到大的出血或充血点，延髓和小脑未见特殊。

镜下病理

软脑膜和蛛网膜下腔小血管周围有轻度单个核细胞浸润（图58-2），以额枕叶较明显。皮质边缘层可见胶质增生，皮质神经细胞构造学基本正常，局部组织水肿和附近神经细胞示轻度缺血性改变（图58-3），皮质下白质可见小血管周围单个核细胞浸润（图58-4）。在海马Sommer弧见到一个酷似胶质结节的小血管周围细胞浸润。左侧尾状核头部、右侧壳核、海马的病变区可见小血管充血，红细胞渗出和毛细血管增生，较大血管周围有轻至中等度单个核细胞浸润，小血管呈血管炎性改变（图58-5），局部神经细胞减少和缺血性改变，星形细胞稍增多，可见到格子细胞。小脑和脑干有轻型脑膜炎改变，以大脑脚间窝较著，脑底神经根如三叉神经和舌下神经均是小血管充血和血管周围细胞浸润，神经纤维减少，施万细胞和成纤维细胞增生。脑干实质内可见到大脑脚、脑桥和延髓内大血管周围单个核细胞浸润。小脑未见特殊改变。

病理诊断

神经贝赫切特病

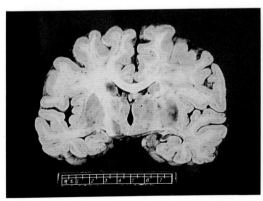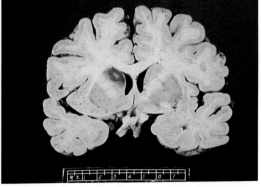

图58-1　左侧尾状核头、右侧内囊、壳核多发黑褐色病灶

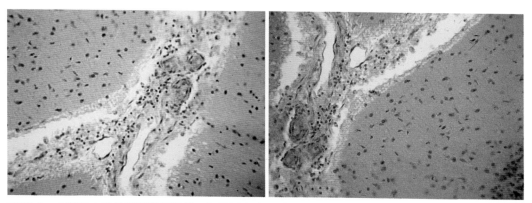

图58-2 大脑和小脑软脑膜增厚伴淋巴细胞浸润（HE）

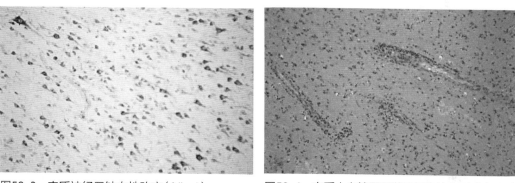

图58-3 皮质神经元缺血性改变（Nissl）　　　图58-4 皮质小血管周围淋巴细胞袖套形成（HE）

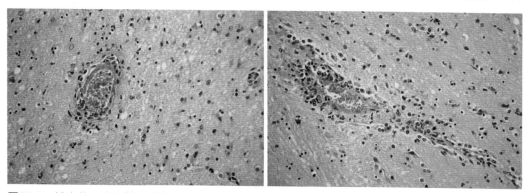

图58-5 基底节区小血管炎改变，淋巴细胞浸润伴血管充血，胶质细胞增生（HE）

临床病理讨论

　　本例临床上符合典型的贝赫切特病，有皮肤改变、黏膜溃疡、葡萄膜炎等全身表现，神经系统主要为基底节区、脑干受累的症状体征，伴有脑膜轻度炎症。病理所见能够解释其临床特点，广泛的软脑膜炎症，深部核团和脑干为主的小血管炎，均符合贝赫切特病的神经系统受累病理特征。此外，贝赫切特病容易受累的静脉窦系统，在本例未有所见。

病例59

原发中枢神经系统血管炎

📋 病史概要

男性，31岁。因"复视、言语障碍、反复发作性肢体麻木、抽搐2年，言语不利2周"于2007年9月27日收入院。患者于2005年10月无明显诱因出现视物成双，上下视时明显，伴有全头胀痛，无发热、恶心、呕吐。于外院腰穿"压力高"（具体不详），头颅MRI及DSA诊断"静脉窦血栓"，给予华法林4.5mg qd×20天，患者病情无明显好转出院。出院继续华法林治疗约1个月，视物成双缓解，遗留双手持物时抖动。2005年底，患者突发言语不能，听理解正常，吞咽费力，右手抖动，数分钟后自行好转。再次至外院，华法林加量至6mg qd。2006年1月患者夜间入睡时出现左手指麻木，逐渐发展至左肩、左上肢，伴头痛，数分钟后突发双上肢屈曲，双下肢伸直抽动，数秒钟后意识丧失，呼之不应，伴舌咬伤，数分钟后自行缓解，无尿便失禁。至外院，行EEG未见明显异常，头颅MRI提示颅内多发病灶，诊断为"癫痫，肿瘤？炎症？"，给予卡马西平、丙戊酸钠治疗约1个月，无再次抽搐发作出院。患者出院后自行停药，反复发作右侧肢体麻木，右手指至右肩部或右足趾至右大腿麻木，数秒后自行缓解，从数日1次至1日数次，无肢体无力、意识丧失；伴有后枕部持续性头痛，平卧位缓解，坐位加重，时伴恶心、呕吐，为胃内容物，非喷射性。自行服用卡马西平200mg bid，麻木发作减少。2006年3月夜间睡眠时出现心悸、恶心，左上腹痉挛感，持续半小时缓解。3月19日再次突发四肢强直抽动，意识丧失，数分钟后缓解。2006年3月20日至外院，入院查体未见明显异常，头颅MRI增强：双枕顶叶异常信号，炎性病变可能（图59-1），给予脱水、抗癫痫及激素（地塞米松 20mg×5d→15mg×6d→10mg×14d→5mg×1d→泼尼松15mg qd）治疗，4月18日进行定向右枕叶脑活检术，术后病理报告胶质细胞轻度增生。入院1个月后患者肢体麻木未再发作，4月28日出院，出院诊断"颅内病灶，炎症，症状性癫痫"，出院后长期口服卡马西平0.15g tid→0.1g tid并泼尼松15mg qd，每周减量5mg，直至停药，无类似发作。2006年6月和2006年9月复查头颅MRI，病灶较前明显缩小。2007年1月5日患者感冒，3日后夜间睡眠中突发意识丧失、肢体抽搐，5分钟后缓解，查卡马西平血药浓度正常，将卡马西平加量至0.15g tid。1月22日晚10时1小时内3次发作性意识丧失伴双上肢屈曲、双下肢强直抽动，头上仰，双眼上视，每次均持续5分钟左右缓解。2007年1月23日于外院住院，头颅MRI提示双枕叶病灶范围较前明显扩大，右额顶叶、双额叶内侧可见片状异常信号；腰穿细胞总数25×10⁶/L，WBC 4×10⁶/L，蛋白 890mg/L，糖、氯化物（−），细胞学见散在红细胞、淋巴细胞，乳酸丙酮酸试验正常，诊断为"颅内炎症，症状性癫痫（部分发作，继发全面强直阵挛发作）"，给予地塞米松20mg×14d→15mg×15d→10mg×15d→泼尼松60mg qd→每两周减量5mg，并卡马西平0.15g tid，3周后出院，之后患者未再发作。2007年4月复查头颅MRI，病灶明显缩小。2007年7月起再次出现右手桡侧三指麻木，逐渐发展至右肩，伴言语不能、吞咽费力、烦躁，自觉脑子里响，听不清别人说话，无下肢麻木、肢体无力，持续2~10分钟缓解，至今共发作7~8次，最频繁时2周发作3次，晚上发作多，无肢体抽搐、意识丧失、尿便失禁，8月2日我院门诊查体未见明显异常，头颅MRI病灶较前增多（图59-2），考虑"MS不除外"，建议使用IVIG，患者拒绝，9月2日外院住院，将卡马西平加量至0.55g qd，未再发作，9月14日出院。出院后出现言语不利、吞咽、咀嚼费力，无饮水呛咳，有时左侧口角流涎。2007年9月20日晚7点出现便意，随即右侧肢体麻木、烦躁，脑子里响，2分钟后好转，之后出现枕部疼痛、困倦，为进一步诊治，门诊以"颅内复发性多发病灶"收入我科。自发病以来，无皮疹、口干、光过敏、雷诺现象。患者妻子述近2年患者听力有下降，食欲精神欠佳，大小便正常。睡眠正常，体重2年来下降10kg。记忆力明显下降，否认精神行为异常。既往史：近2年易感冒，经常鼻塞、流涕，无发热。个人史及家族史：无特殊。入院查体：内科系统（-）。神清，构音欠清，时间定向力、计算力欠佳，空间定向力、人物定向力尚可，记忆力下降（不记得自己病史）。双眼水平视可见不持续细小水平眼震，上视可见3~4次垂直眼震，左侧鼻唇沟浅，示齿口角右偏，余脑神经（-）。四肢肌力Ⅴ级，肌张力适中，双上肢腱反射减低，双下肢腱反射未引出，双侧病理征（-）。深浅感觉正常。双指鼻试验、跟膝胫试验稳准。脑膜刺激征（-），自主神经系统（-）。入院后辅助检查：血、尿、便常规，红细胞沉降率、凝血1+D-二聚体、肝肾功能基本正常，血脂稍高。感染七项、TORCH、ANA、dsDNA、ANCA、ENA（-）。总皮质醇、ACTH正常，血轻链正常。颈部血管彩超、心电图、TCD、EMG+NCV未见异常。腰穿压力190mmH$_2$O，常规正常，氯化物118mmol/L、蛋白、糖正常，乳酸1.6mmol/L、乳胶凝集试验、抗酸、墨汁染色、细菌涂片、细胞学、OB、MBP、24h-IgG、抗Hu-Ri-Yo（-）。双眼视力1.0、1.2，眼压、眼底正常，右眼鼻下视野缺损，左眼正常。为进一步明确诊断重阅外院脑活检切片，考虑血管炎。转免疫科住院治疗，加强免疫抑制剂治疗，由环磷酰胺100mg qd，改为静脉注射0.2g qod，鞘注地塞米松、氨甲蝶呤2次，出院后泼尼松35mg（逐渐减量），环磷酰胺0.2g qod，继续卡马西平0.2g bid。药物逐渐减停，2009年、2010年、2015年随访，认知功能好转，未再有癫痫发作，影像学病灶缩小，遗留右侧枕顶叶软化灶（图59-3）。

镜下病理

外院右侧枕叶取材切片：所检脑组织为白质，可见以血管为中心的炎症，炎细胞透壁样浸润（图59-4），个别血管炎细胞较多，呈现肉芽肿样。除血管为中心的炎症外，其他部位脑组织炎症不明显（图59-5）。白质以水肿疏松为主，未见坏死或梗死。髓鞘间大量的增生的肥胖型星形细胞，少数部位有炎细胞浸润继发的髓鞘破坏。淋巴细胞染色显示T细胞优势，个别血管周围可见B细胞（图59-6）。未见吞噬细胞，有大量的增生的小胶质细胞。未见浆细胞。λ和κ染色都有大量的星形胶质细胞的非特异染色。λ染色个别血管的内膜、外膜外阳性显色。

🔬 病理诊断

血管炎为主的改变

结合临床符合中枢神经系统血管炎

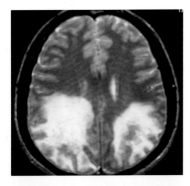

图59-1 头颅MRI示双侧顶枕叶为主的病灶，累及皮质和皮质下白质

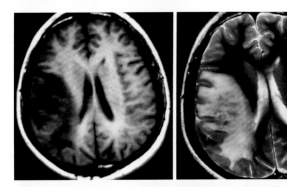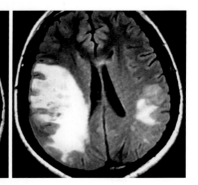

图59-2 脑内病灶复发，累及双侧额顶叶皮质及白质

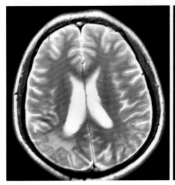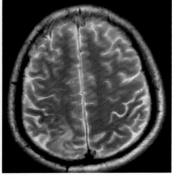

图59-3 治疗稳定后随访病灶，遗留软化灶

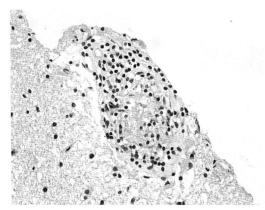

图59-4 小血管透壁性炎症伴管腔闭塞（HE）

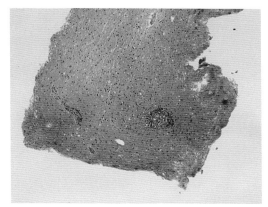

图59-5 除以血管为中心的炎症外，其他部位脑组织炎症不明显，白质水肿（HE）

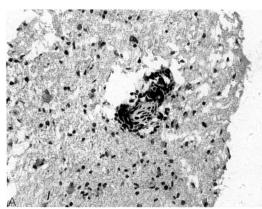

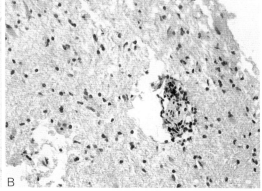

图59-6 血管周围T细胞为主的炎症，白质内散在T细胞浸润
注：A. CD3；B. CD20。

临床病理讨论

　　本例临床过程反复，免疫治疗有效，但激素减量后颅内病灶迁延复发，最终经较长时间的免疫抑制治疗后趋于稳定，符合原发中枢神经系统血管炎的病程演变经过。本病临床诊断困难，常需要病理诊断，但病理诊断原发中枢神经系统血管炎的过程中首先要鉴别血管周围炎，其次仍需要除外大量继发性血管炎的疾病，包括感染性疾病、免疫性疾病、肿瘤性疾病甚至遗传代谢病，尤其是活检病理诊断本病尤其需要慎重。本例病理所见为突出的血管中心性炎症，而其他脑组织未见严重病理改变，因此血管炎非继发性，系统性检查亦未发现导致中枢症状的疾病，临床病理考虑符合原发中枢神经系统血管炎，治疗随访过程支持本病。

病例60

神经结节病

病史概要

男性，69岁。因"行走不稳4个月，双下肢麻木无力、抖动3个月"入院。4个月前患者无明显诱因出现行走不稳，不自主左偏，3个月前出现双下肢麻木无力，行走前冲，身体前屈前倾，伴有静止时双下肢发作性抖动，幅度较大，持续数分钟，每日2~3次。就诊于外院，行头颅MRI增强示左侧侧脑室后角内及周围异常病变，伴大面积水肿（图60-1），考虑转移瘤可能性大，不除外分化不良室管膜瘤等可能，慢性硬膜下积液，脑白质变性。予以对症治疗。1个月前患者出现反应迟钝、睡眠增多，不能言语、不识家人，不能持筷，行走不稳加重，生活不能自理，外院急诊行头颅CT可见左侧颞枕叶片状低密度影，水肿可能，予甲泼尼龙、甘油果糖氯化钠注射液治疗，患者逐渐恢复，言语思维有逻辑，可认识家人，第二日恢复如前。就诊于我科门诊，查体：脑神经阴性，腱反射活跃，双侧Babinski征（+），指鼻正常，步态可，直线行走可，予氯硝安定口服1mg qn，患者双下肢不自主抖动明显缓解，为进一步治疗收入院。既往史、个人史、家族史：前列腺增生3年，青光眼10余年，表现为视野缩小、视物模糊，右侧眼压最高40mmHg，手术治疗。入院查体：生命体征平稳，神清语利，定向力、记忆力、理解力可；粗测双侧视力减退，双侧管状视野，右侧大于左侧，右瞳孔不规则圆形（术后改变），直径2mm，右侧直接、间接对光反射减弱，左侧瞳孔3mm，对光反射灵敏，眼球居中，双眼运动好，无复视及眼震，闭目、鼓腮有力，伸舌右偏，软腭抬举可，咽反射存在，双上肢肌力Ⅴ级，右下肢肌力Ⅳ$^+$级，左下肢肌力Ⅳ级，双足背屈、跖屈5级，蹲下起立、足尖足跟行走不能完成，双上肢腱反射对称正常，双下肢腱反射活跃；双侧Babinski征、Chaddock征（+），右侧T_6以下针刺觉可疑减退，余深浅感觉正常，共济完成可，一字步行走不能，Romberg征阴性；颈软，不自主运动；双下肢静止时偶有阵挛样抖动，幅度较大。辅助检查：血常规、尿常规、肝肾功能、凝血正常；HbA1c、叶酸、维生素B_{12}正常，甲状腺功能：TSH 4.36μIU/ml；ASO RF、Ig+补体大致正常，ANA18项、ANCA4项正常，ACE阴性；布氏杆菌凝集试验阴性，TB-SPOT、结核抗体、红细胞沉降率、反应蛋白均正常；NMDA/VGKC、Hu-Yo-Ri、NMO/AQP4正常。脑脊液常规压力为150mmH$_2$O，WBC 4×10^6/L，蛋白670mg/L，细菌、真菌、淋球菌、奴卡菌涂片阴性，抗酸、墨汁染色阴性，EBV-DNA、CMV-DNA正常。TORCH-IgM正常，奴卡菌培养阴性。脑脊液 IgG 70.7mg/L，血12.9g/L，SOB（CSF）可疑，OB（S）阴性（-），MBP正常。胸增强CT：双肺下叶胸膜下少许小索条影；左肺门及纵隔多发稍大淋巴结；双侧胸膜增厚，未见明显强化。胸椎MRI增强：$T_4 \sim T_8$椎体水平胸髓内异常信号伴强化，$T_{11} \sim T_{12}$间盘退行性变；余胸椎MRI平扫未见异常（图60-2）。为明确诊断行颅内病灶立体定向活检术。

镜下病理

多条白质组织，可见片状或灶性分布的病灶区，其余白质组织轻度出血、水肿。病灶区可见白质结构完全破坏，大量淋巴细胞、吞噬细胞和小胶质细胞浸润，胶质细胞增生，可见多发结节状分布的病变结构（图60-3）。结节由大量的上皮样细胞、淋巴细胞、吞噬细胞构成，周围大量淋巴细胞反应，未见中心坏死区，未见多核巨细胞（图60-4）。病灶内小血管增生，部分小血管周围淋巴细胞袖套形成（图60-5）。免疫组化：CD3（病灶内及结节内大量+），CD20（血管周+），CD68（病灶内及结节内大量+），GFAP（病灶内大量+），CD34（血管+，结节内−），NF（结节−）。特殊染色：PAS（−），六胺银（−），抗酸（−）（图252），弱抗酸（−）。

病理诊断

炎性肉芽肿性病变

结合临床符合结节病

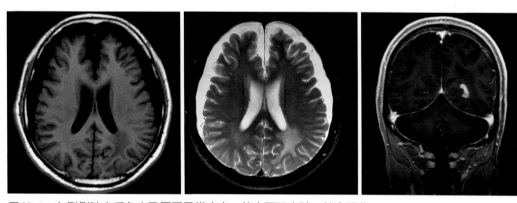

图60-1 左侧侧脑室后角内及周围异常病变，伴大面积水肿，核心强化

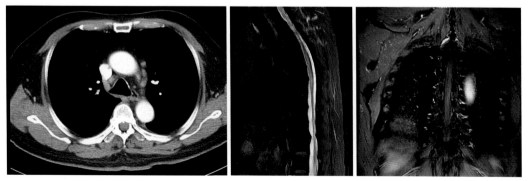

图60-2 纵隔多发稍大淋巴结；$T_4 \sim T_8$椎体水平胸髓内异常信号伴强化

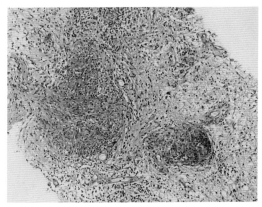

图60-3 白质结构完全破坏，大量淋巴细胞、吞噬细胞和小胶质细胞浸润，可见多发结节状分布的病变结构（HE）

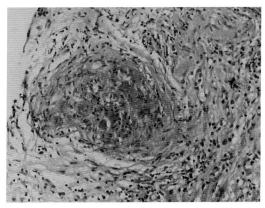

图60-4 结节由大量的上皮样细胞、淋巴细胞、吞噬细胞构成，未见坏死（HE）

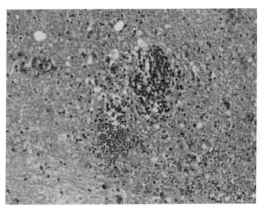

图60-5 病灶内小血管周围淋巴细胞袖套（HE）

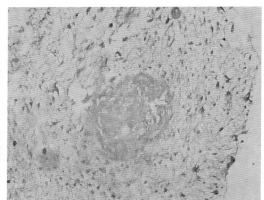

图60-6 抗酸染色阴性（抗酸）

临床病理讨论

　　本例临床上脑和脊髓同时受累，脊髓受累全面，包括脊髓丘脑束、锥体束和后索，无脑神经和脑膜受累的表现，具有一定的激素依赖性，临床上充分鉴别炎性脱髓鞘病、血管炎。病理所见为炎性肉芽肿性病变，未发现致病菌和肿瘤等病因，考虑免疫介导。同时患者有纵隔淋巴结肿大，整体考虑符合结节病。结节病可累及中枢和周围神经系统，临床表现多样，中枢受累可出现脑神经麻痹、颅底脑膜炎、鞍区病变及脑脊髓实质病灶等。病理上需充分鉴别肉芽肿性血管炎、慢性感染性肉芽肿、组织细胞增生症及淋巴瘤等。

病例61

吉兰-巴雷综合征之一

病史概要

男性，15岁。因"肢体无力、吞咽困难2天"就诊急诊。患者起病前1周有流涕、咳嗽等感冒症状，后出现双手及左下肢无力，继之右下肢无力，次日四肢无力加重，出现吞咽困难。查体：血压110/70mmHg，体温36.8℃，呼吸32次/分，意识清楚，呼吸困难，咳嗽无力，未闻及啰音，心率60次/分，未闻及杂音。神经系统：双眼闭合不全，鼻唇沟浅，吞咽差，四肢肌力弱，左上肢能略活动，未查及感觉障碍，四肢肌肉有压痛，两侧腓肠肌为著。四肢腱反射消失，未引出病理征和脑膜刺激征。实验室检查：脑脊液压力150mmH$_2$O，细胞数2×10^6/L，蛋白203mg/L，糖3.7mmol/L。住院后积极治疗，患者呼吸困难加重，发绀，呼吸机辅助呼吸，入院第3天发热，因呼吸不能维持死亡。

大体病理

脑和脊髓外形和各切面脑回扁平，脑沟变浅，轻度水肿，软脑膜和脊膜轻度充血，余未见异常。

镜下病理

主要病变见于脊神经根、神经节及周围神经。脊神经前后根轻到中度脱髓鞘（图61-1），小血管充血和轻度水肿，前根更重，轴索变性轻。神经内膜小血管充血，脊神经节内可见部分神经节细胞染色质溶解，周围可见淋巴细胞浸润（图61-2）。坐骨神经束膜血管明显充血，轻中度脱髓鞘（图61-3），未见施万细胞增殖。脊髓前角细胞可见胞体增大，中心性染色质溶解，核偏位等逆行性改变。脑干第Ⅶ、Ⅻ对脑神经根脱髓鞘、水肿和充血。第Ⅳ、Ⅶ、Ⅻ对脑神经核内可见神经细胞逆行性退变。脑干和皮质下白质可见小静脉周围淋巴细胞增多，部分形成血管袖套。皮质神经节细胞和小脑浦肯野细胞缺血性改变，未见胶质增生。海马神经细胞缺血性改变。

病理诊断

吉兰-巴雷综合征

缺血缺氧性脑病

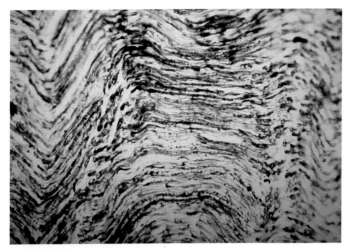

图61-1　脊神经轻中度脱髓鞘

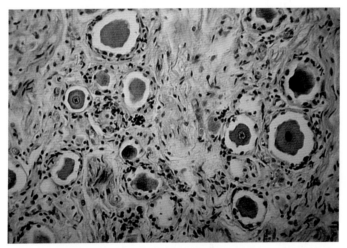

图61-2　脊神经节神经元染色质溶解，周围可见淋巴细胞浸润
　　　　（HE）

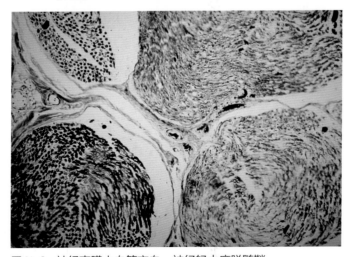

图61-3　神经束膜小血管充血，神经轻中度脱髓鞘

病例62

吉兰-巴雷综合征之二

📋 病史概要

男性，36岁。因"肢体无力疼痛3天，呼吸困难1天"转入我院。患者出差工作患腹泻1周，大便无脓血，回京后持续性腹痛，在外院住院，当日出现双下肢无力、疼痛，逐渐加重。次日四肢瘫痪，呼吸困难，第三天上午感憋气加重，相继出现自主呼吸消失，紧急气管插管转入我院。入院查体：血压110/70mmHg，体温38.3℃，心率116次/分，未闻及杂音，意识清楚，两眼外展轻度受限，未见明显面瘫，四肢弛缓性瘫痪，肋间肌无活动，痛觉存在，全部腱反射消失，未引出病理征。实验室检查：血白细胞（19.2～41.2）×10^9/L，中性粒0.91，红细胞沉降率52mm/h。血气分析显示呼吸性碱中毒，失代偿性缺氧。痰培养出金黄色葡萄球菌和甲型链球菌。脑脊液细胞总数2450×10^6/L，白细胞数640×10^6/L，全部为单核细胞，蛋白10 160mg/L。入院后呼吸机辅助呼吸，抗感染及激素治疗，症状无好转，出现意识障碍，癫痫发作，肺部感染持续加重，体温39.4℃，入院第五天死亡。

🩺 大体病理

大脑半球脑回扁平，脑沟变浅，脑水肿，双侧轻度钩回疝和小脑扁桃疝。软脑膜轻度充血，脊髓外形正常。冠状切面可见脑室变小，白质有点状充血，脑干、小脑未见异常。

🔬 镜下病理

主要病变位于脊神经根、神经节和周围神经。脊髓各切面脊神经根均可见血管充血，以小静脉淤血为主，小血管周围可见淋巴细胞浸润和少数吞噬细胞。脊神经根神经纤维髓鞘结构消失，中重度脱髓鞘，轴突改变相对较轻。脊神经节神经细胞有些染色质溶解，脂褐素增加，并有吞噬细胞和淋巴细胞浸润。周围神经纵切面可见正常髓鞘结构消失，呈重度髓鞘脱失，轴突可见肿胀，小血管充血和周围淋巴细胞、吞噬细胞浸润（图62-1），施万细胞增殖不明显，神经内膜纤维细胞增殖明显。脊髓前角细胞呈尼氏体中心性溶解，胞体变大，突起变长，核偏位等典型沃勒变性改变（图62-2）。脊髓内小血管充血，未见胶质增生，各传导束髓鞘轴索正常。脑干脑神经可见第Ⅲ、Ⅵ、Ⅶ、Ⅹ对脑神经根小血管充血，少许淋巴细胞浸润和轻中度脱髓鞘，轴突轻度肿胀。脑干内运动神经核可见轻度轴索反应。大脑各切片和脑干、小脑白质可见小静脉周围散在或成堆淋巴细胞增多和浸润，未见脱髓鞘。大脑皮质毛细血管充血明显，神经细胞不同程度缺血改变，小脑浦肯野细胞缺血显著，大部分浦肯野细胞脱失。海马Sommer弧神经元缺血改变，神经细胞成段脱失（图62-3）。

病理诊断

吉兰-巴雷综合征

缺血缺氧性脑病

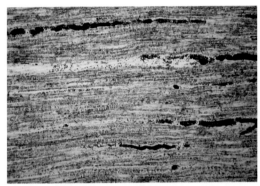

图62-1　重度髓鞘脱失，轴索肿胀，淋巴细胞浸润

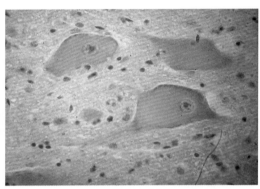

图62-2　脊髓前角细胞尼氏体中心性溶解，胞体变大，突起变长，核偏位（Nissl）

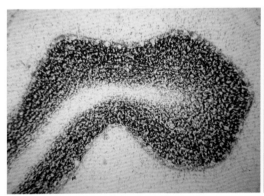

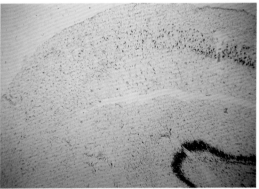

图62-3　小脑浦肯野细胞及海马CA1区神经元缺氧脱失（Nissl）

病例63
吉兰-巴雷综合征之三

病史概要

女性，20岁。因"肢体无力2天，吞咽困难1天"入院。患者入院前5~6天出现头晕、鼻塞等感冒症状，入院前2天出现双上肢抬举无力，逐渐加重，相继出现双下肢无力，入院前一天出现吞咽困难，在外院腰穿脑脊液细胞数0，蛋白正常，急诊入我院。查体：血压100/80mmHg，呼吸34次/分，体温36.9℃，意识清楚，呼吸肌力弱，心率76次/分，眼底视盘无水肿，左侧鼻唇沟略浅，其余脑神经未见异常。四肢肌张力低，弛缓性瘫痪，腓肠肌压痛明显，感觉存在，四肢腱反射消失，未引出病理征，无括约肌障碍。实验室检查：血白细胞5.4×10^9/L，中性0.87，电解质正常。予以激素、抗生素等药物治疗和呼吸机辅助呼吸等支持治疗，患者病情一度平稳，肌力有所恢复，但突发发绀、意识不清，周围循环衰竭，血压下降后死亡。

大体病理

脑脊膜轻度充血，脑和脊髓外形轻度水肿，皮质下白质有小充血点。

镜下病理

脊神经根、周围神经及肌纤维间有髓神经均可见轻中度髓鞘脱失（图63-1），血管充血和轻度水肿。坐骨神经和马尾神经髓鞘脱失明显（图63-2），并可见散在淋巴细胞增多（图63-3），轴索可见肿胀、扭曲和增粗（图63-4）。脊髓神经节可见明显淋巴细胞浸润，有些神经节细胞脱失，淋巴细胞浸润（图63-5）。神经节附近的神经根脱髓鞘明显，小血管周围及附近可见吞噬细胞和淋巴细胞浸润，成纤维细胞和施万细胞增生明显。脑干面神经核、舌下神经核和疑核神经细胞轻度逆行性改变，脊髓各节段前角细胞减少和逆行性改变，中心性染色质溶解，核偏位，突起变长，轴突变粗不规则肿胀。大脑皮质下白质和小脑白质可见小静脉周围少量淋巴细胞浸润，皮质下白质可见血管充血和少数血管内堆积大量多核细胞，未见穿破入脑实质。灰质毛细血管充血和神经细胞轻度缺血改变，小脑浦肯野细胞缺血不明显。

病理诊断

吉兰-巴雷综合征

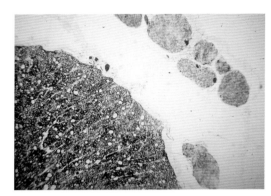

图63-1　脊神经根髓鞘脱失明显

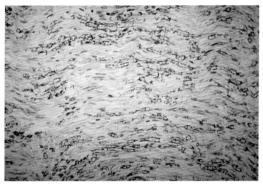

图63-2　神经髓鞘脱失明显

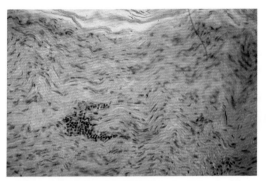

图63-3　散在片状淋巴细胞浸润（HE）

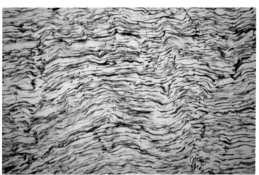

图63-4　轴索可见肿胀、扭曲和增粗

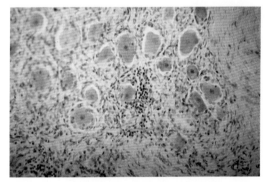

图63-5　脊神经节可见明显淋巴细胞浸润，有些
　　　　神经节细胞脱失（Nissl）

临床病理讨论

　　以上三例均为吉兰-巴雷综合征，临床表现为感染诱因后急性周围神经感觉、运动受损症状，最终累及呼吸肌致呼吸循环衰竭而死亡。病理所见为神经根、神经节和周围神经不同程度脱髓鞘改变，伴淋巴细胞浸润和血管充血，伴或不伴不同程度的轴索变性。同时可见到脊髓前角细胞及脑干核团神经元的逆行性退变。此外，中枢还可见缺血缺氧性脑病的表现，符合其临床呼吸衰竭死亡的过程。

病例64
感觉性神经元神经病

病史概要

男性，56岁。因"腹痛、腹泻"于1986年7月26日入院。患者于入院前1天不洁饮食后左下腹隐痛，伴有下坠感和里急后重，排黄色稀便，无黏液和脓血，伴恶心、呕吐，呕吐物为胃内容物，不发热，次日急诊入院。查体：腹平软，左下腹压痛，肝脾未及，肠鸣音亢进，神经系统检查无阳性发现。入院后予以禁食、输液。入院后第5天（7月31日）夜开始体温38.5℃，心率120次/分，呼吸急促不能平卧，双下肺可闻及干啰音，腹胀，肠鸣音减弱，给予呋塞米、西地兰等药物，应用氨卡霉素、氧哌嗪青霉素和庆大霉素等抗感染治疗，体温持续39℃，呼吸窘迫加重，口唇发绀，神志淡漠，转入重症监护病房（ICU）。8月6日患者四肢发麻无力，查体全身痛触觉、震动觉和位置觉均消失，四肢肌张力低，肌力稍弱，肢体共济失调，闭目尤重，四肢腱反射极低，病理反射阴性，腰穿压力200mmH$_2$O，糖五管（＋），细胞数6×10^6/L，蛋白定性（±）、定量61.6mmol/L，脑电图为轻度异常，血、粪、痰培养为铜绿假单胞菌，病情逐渐加重，四肢抬举无力，指鼻和持物均不准，瞳孔左侧大于右侧，角膜反射消失，四肢肌力Ⅲ～Ⅳ级，全身触觉及关节位置觉均丧失，腱反射消失，未引出病理征。电生理感觉传导速度未测出，运动传导速度正常，F波未测出，头颅CT脑干密度稍低，大脑未发现病变。继续抗感染，静脉高营养，全身感染未能控制，10月8日心搏骤停。

大体病理

脊髓大体观察所见下胸、腰骶段脊髓和马尾神经未见明显异常，切面示后索色暗外，前角和前侧索等灰白质界限清楚。

镜下病理

下胸腰段脊髓示软脊膜稍增厚，后根变细，轴索和髓鞘脱失变性，施万细胞和成纤维细胞增殖，未见明显炎细胞浸润。后角神经细胞稍见减少，星形细胞稍多（图64-1）。后索严重坏变呈髓鞘结构不清，形成大小不等空泡（图64-2），胶质增生较轻。后根神经节细胞坏死、脱失（图64-3）。前角细胞、前索和侧索未见明显改变。马尾神经未见明显异常。肋间神经可见呈岛状分布的有髓纤维脱失，保留部分有髓纤维形态正常（图64-4）。剥离的单神经纤维可见有髓纤维轴索变性，髓球形成。坐骨神经与肋间神经病变相似，可见片状有髓纤维脱失，其余有髓纤维结构尚完整，病变严重区则有髓纤维全部脱失，施万细胞增殖，可见轴索空泡样变性和含脂肪的空泡样吞噬细胞，未见再生丛和炎细胞浸润。腓肠神经病变最严重，有髓纤维全部脱失，可见脂质空泡细胞、轴索坏死、空泡样变（图64-5），施万细胞和毛细血管均见增生，但未见再生纤维。电镜所见：有髓纤维坏变，轴索变性，髓球形成和空泡样坏死，无髓纤维变性萎缩，施万细胞增殖，未见再生纤维，可见含脂质空泡的吞噬细胞。

病理诊断

感觉性神经元神经病

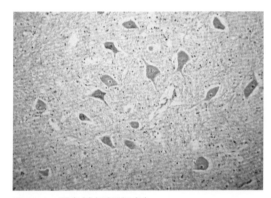

图64-1 后角神经细胞减少

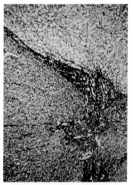

图64-2 后索严重坏死，空泡样变

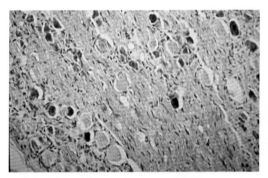

图64-3 后根神经节神经细胞坏死脱失

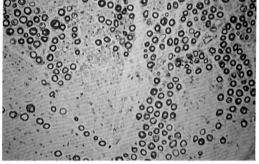

图64-4 岛状分布的有髓纤维脱失，保留的有髓纤维结构尚好

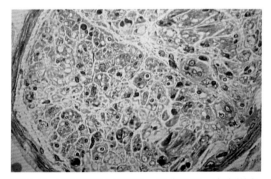

图64-5 有髓纤维大量脱失，轴索坏死，空泡样变

临床病理讨论

本例由生食引起腹泻，肠道感染为首发症状，五六天后出现高热、呼吸窘迫、肠麻痹和感觉性共济失调等神经症状，电生理检查以感觉神经损害为主，病理所见选择性后根和后根神经节为主要病变。电镜下可见无髓纤维即自主神经纤维亦遭损害，而运动系统的前角、前根和前索均未见病变。病理联系临床不仅可以解释感觉性共济失调的症状，对其呼吸窘迫和持续性肠麻痹可以用自主神经损害加以解释，故本例符合感觉性神经元神经病。关于鉴别诊断，从临床所见本例以全身感觉丧失为主，腱反射消失，伴有轻度肌无力，脑脊液蛋白细胞轻度分离，临床诊断感觉型吉兰-巴雷综合征，似有一定根据，但运动传导速度正常，病理改变为选择性感觉神经损害，运动神经未见损害，特别是病理改变是以轴索变性为主，未见脱髓性病变，也未见再生纤维，是不支持炎性脱髓鞘神经根神经病的。

病例65

吉兰-巴雷综合征+感觉神经元神经病

病史概要

女性，22岁。因"发热、腹胀、四肢麻木无力2个月"入院。患者于2003年6月4日进食西红柿后出现呕吐、腹痛、腹泻，排黄色稀水便，伴发热。4天后胃镜发现浅表性胃炎，胃潴留，腹部透视发现肠梗阻。病后5天出现右下肢自下而上的麻木感，行走不稳，仅1天时间麻木发展至大腿，并出现左下肢麻木无力，很快麻木上升至腹部，并出现尿潴留和大便失禁。当时查体T_4以下触觉减退，远端更重，双踝以下感觉消失，腱反射消失，病理征阴性。之后上肢也自远端向近端出现麻木无力，颈椎MRI正常。腰穿脑脊液常规与生化正常，细胞学未见异常；革兰染色、抗酸染色、墨汁染色阴性；风疹病毒、EB病毒、CMV病毒、HSV病毒IgM阴性，腺病毒IgM阳性。此时（病后10天）查体双侧瞳孔直径6mm，对光反射消失，全身痛触觉减退，上肢肌力Ⅳ级、下肢Ⅲ级，肌张力低，腱反射消失，病理征阴性。予营养神经治疗，症状仍加重。6月17日出现2次全身抽搐，伴意识障碍持续存在。2天后意识逐渐恢复，发现四肢基本无活动。复查腰穿脑脊液蛋白高1070mg/L，白细胞正常，革兰染色、抗酸染色、墨汁染色阴性；风疹病毒、EB病毒、CMV病毒、腺病毒IgM阴性。因排痰困难，行气管切开。7月初肠梗阻好转，肢体活动也逐渐恢复，但仍发热。7月中旬再次出现腹胀、呕吐，四肢无力又加重。肌电图检查发现上下肢神经源性损害。头颅MRI、颈椎MRI未见明显异常。予IVIG静脉滴注5天。病后持续发热，吞咽困难，全身不出汗。入院查体：神清，反应淡漠。双侧瞳孔直径6mm，对光反射消失，视力视野粗测正常。双眼各方向运动充分。双侧额纹、鼻唇沟浅。面部针刺觉对称减退，颈部以下痛触觉、音叉震动觉和关节位置觉消失。左上肢近端肌力Ⅱ$^+$级、远端肌力Ⅲ$^-$级，右上肢近端肌力Ⅰ$^+$级、远端肌力Ⅲ$^-$级，左下肢近端肌力Ⅱ$^+$级、远端肌力Ⅰ级，右下肢近端肌力Ⅱ$^-$级、远端肌力Ⅰ级。四肢肌张力低，四肢腱反射对称未引出。双侧病理征阴性。颈软，脑膜刺激征阴性。血压半坐位80/50mmHg，卧位100/70mmHg。皮肤划痕试验反应过度。辅助检查：红细胞沉降率86mm/h，肌酶谱正常；血RV-IgG（+）1∶320，CMV-IgG（+）1∶64，HSV-IgG（+）1∶512；EBV IgG1∶40，IgM1∶20；HIV、HCV（-），乙肝五项，HBsAb（+），HBcAb（+），HBeAb（+）；ENA（-），dsDNA，ANA（-），ANCA（-）；血GM1抗体IgG 1∶800，IgM 1∶1600；叶酸、维生素B_{12}正常。脑电图：不正常，嗜睡。肌电图：上下肢周围神经源性损害，感觉神经包括左正中神经、左尺神经、左胫后神经、左腓总神经均未见肯定波形。节段神经传导测定未见传导阻滞现象。入院后持续发热，物理降温有效。仍存在胃潴留，持续胃液引流。用IVIG后双上肢肌力略有改善。患者仍腹胀，外科会诊支持为神经源性肠道动力障碍。经营养支持、抗感染、持续胃肠减压等对症治疗后，麻痹性肠梗阻似有部分缓解，可少量进食，但感觉与运动障碍无明显好转。出院时除上肢远端肌力可达Ⅲ$^+$级，似略有好转外，神经系统体征较入院时无明显变化。出院后随访，患者因继发感染，多器官功能衰竭而死亡。

镜下病理

腓肠神经HE和Masson三色染色：束间结缔组织中小血管增多，部分血管管腔内有较多中性粒细胞，血管壁稍增厚，个别小血管周围有数个淋巴细胞（图65-1）。神经束膜未见异常，内膜小血管扩张，未见炎细胞浸润。

髓鞘染色：可见11个神经束，各束病理改变大致相同，有髓神经纤维严重丢失（图65-2），仅存个别完整的中等大小的有髓纤维，可见一些轴索变性，未见再生丛。纵切面也可见许多轴索变性形成卵圆体和髓球呈串排列。

刚果红染色，偏光显微镜观察：束间结缔组织中有少量绿色折光物质。

尸检脊髓可见后索变性，髓鞘脱失（图65-3）。后根神经节轴索变性，脱失，神经元丢失（图65-4），前索和侧索未见明显病变。

病理诊断

重度轴索性神经病
感觉神经元神经病

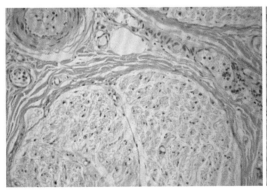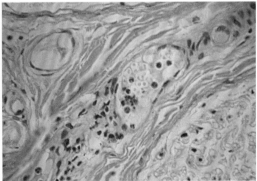

图65-1 神经束间结缔组织中小血管增多，血管壁稍增厚，小血管周围淋巴细胞反应（HE）

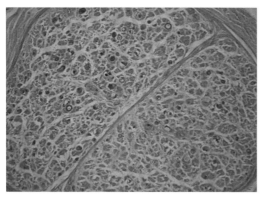

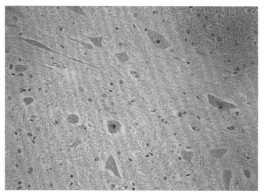

图65-2　有髓神经纤维重度丢失（髓鞘染色）　　　图65-4　后根神经节神经元丢失（HE）

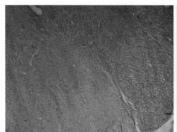
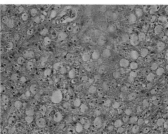
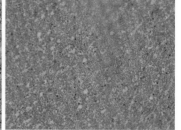

图65-3　后索变性，髓鞘脱失，空泡样变（LFB）

临床病理讨论

　　本例临床定位诊断如下：①四肢自远端向近端发展的麻木、无力，查体发现四肢肌张力低，全身深浅感觉减退，以远端为著，感觉神经与运动神经均受累，腱反射一直不能引出，肌电图提示周围神经源性损害，定位于周围神经。但感觉神经受累比运动神经受累出现更早，程度更重。而且腓肠神经活检可见感觉神经受累很重，轴索变性，有髓纤维明显减少，未见再生丛，考虑后根神经节受累。②双侧面瘫定位于双侧面神经。③吞咽困难定位于第Ⅸ、Ⅹ对脑神经受累。④瞳孔对光反射消失，但眼动充分，定位于动眼神经副交感神经纤维。⑤尿潴留，大便失禁，直立性低血压，全身不出汗，麻痹性肠梗阻等定位于自主神经系统。定性诊断：青年患者以发热、腹泻起病，6天后逐渐出现肢体对称性麻木、无力，并出现肠梗阻、尿便障碍等自主神经受累表现，约10天后症状达高峰。四肢麻木自远端向近端发展，四肢无力双侧基本对称，腱反射消失，肌张力低，肌电图也提示为周围神经损害。病后3周出现脑脊液蛋白细胞分离现象。综合以上特点符合急性吉兰-巴雷综合征的诊断，感觉、运动、自主神经均受累。患者感觉神经比运动神经先受累，而且感觉障碍非常突出，全身深浅感觉均明显减退，且一直无减轻恢复，不符合经典的吉兰-巴雷综合征，结合病理所见同时存在感觉神经元神经病。患者GM1抗体阳性，临床轴索损害突出，考虑空肠弯曲菌感染诱发可能。

病例66
急性全自主神经病

病史概要

男性，18岁。因"恶心、呕吐、腹胀"入院，病前一周感冒，后出现全身大汗，相继出现恶心、呕吐、视物模糊，皮肤口咽干燥，腹胀不能进食，二便困难，四肢无力。查体：皮肤、口眼黏膜干燥，瞳孔大，直径8mm，对光反射消失，肌张力低，腱反射消失，心电图正常。胃肠造影显示麻痹性肠梗阻，脑脊液蛋白980mg/L，寡克隆区带阳性。出汗试验提示周围性无汗，运动型无张力膀胱。神经活检提示脱髓鞘改变伴无髓和小髓纤维变性，临床诊断急性全自主神经病，吉兰-巴雷综合征变异型，治疗后好转出院。

镜下病理

HE染色未见异常。

半薄切片和髓鞘染色显示大髓纤维未见异常，小髓纤维可见薄髓鞘，轴索变性和减少（图66-1）。

电镜所见：大髓纤维正常，小髓纤维轴索内结构紊乱，施万细胞萎缩，无髓纤维减少（图66-2），未见吞噬细胞。

病理诊断

小髓纤维和无髓纤维坏变

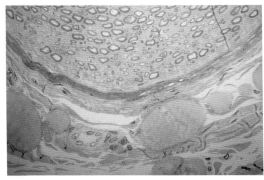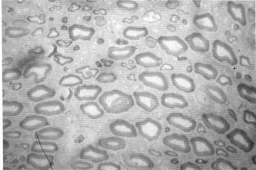

图66-1 大髓纤维未见异常，小髓纤维可见薄髓鞘（髓鞘染色）

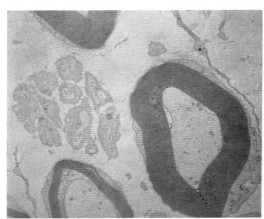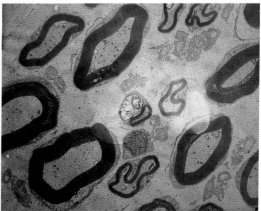

图66-2 大髓纤维正常，小髓纤维轴索内结构紊乱，无髓纤维减少（电镜）

临床病理讨论

急性全自主神经病表现为急性起病的广泛交感和副交感神经受损，病程具有自限性，属于吉兰-巴雷综合征的特殊亚型。临床上以自主神经功能不全为突出表现的疾病包括家族性自主神经功能障碍（Riley-Day综合征）、代谢性周围神经病合并自主神经功能不全（如糖尿病）、淀粉样变性周围神经病等。本例急性起病，肌力正常，但肌张力低、腱反射减低，并存在脑脊液蛋白增高、寡克隆区带阳性等免疫反应表现，符合急性全自主神经病。

遗传、代谢和变性病

第一节　遗传、代谢性疾病

病例67

脊髓性肌萎缩

病史概要

男婴，14天。因"四肢活动减少、不能吸吮"于生后14天收入我院儿科病房。患儿系第二胎，足月过期顺产。生后不哭，周身青紫，经拍打及"人工呼吸"，半小时后出声，但声音低微，不会吸吮，四肢活动少。生后3天因哭声弱，吸吮差，不能吞咽，在当地医院拟诊为"新生儿肺炎""败血症"，予以抗感染治疗10天，无明显效果。患儿父母为近亲结婚，上溯第三代有近亲血缘关系。该患儿姐姐4岁，健在。母妊娠期无特殊病史。妊娠4个月开始感胎动，但较第一胎明显少。家族史：其姨母曾生下两男婴有类似表现，未经诊断死亡。入院检查：体重2700g，呼吸34次/分，心率100次/分，营养一般，反应差，皮肤无黄染。骨无明显畸形。双肺呼吸音粗，心脏未闻及杂音，肝肋下1.5cm，脾未及。指趾末端发绀，双睑无下垂，双瞳孔等大，对光反射存在。眼底：视盘边界清楚，视网膜静脉充盈扩张，视网膜色素缺乏。鼻唇沟对称。哭声低微，吸吮、吞咽动作差。侧视可见水平眼震样动作，四肢自主活动少，双上肢近端肌力Ⅱ级，肘关节肌力Ⅲ级，双腕下垂，手指屈曲无力，静止时可见细小震颤。手骨间肌似欠丰满。平卧时髋关节外展，膝关节屈曲，四肢肌张力低，坠落试验阳性，腱反射普遍低，足趾反射中性，全身对针刺激反应差。检查：肝肾功能，血钙、磷、电解质正常，$FeCl_3$试验（－），抗乙酰胆碱受体抗体正常范围。腰穿压力正常，糖3mmol/L，蛋白120mg/L，氯化物118mmol/L。心电图大致正常。入院5天做肌电图（右三角肌、胫前肌）示神经源性损害。入院后经支持疗法和抗感染治疗，病情仍有持续进展，四肢软瘫加重，近远端肌力0级，腱反射消失，呼吸困难，发绀，心率减慢。入院第8天开始面罩加压给氧及呼吸机维持。第10天出现液气胸，家属表示放弃治疗后死亡。

大体病理

脑重480g，前后径10.9cm，左右径9.4cm，大脑半球、脑干和小脑外形和切面未见出血和畸型。脊髓外形和切面亦未见明显异常（下颈上胸段脊髓尸检时牵拉变形）。

镜下病理

额叶、中央回、颞叶、海马和枕叶皮质均示神经细胞及周围水肿（缺氧性神经细胞改变）。除额叶边缘层神经细胞胚胎剩余外，未见其他病理改变。小脑、脑干亦均示不同程度的神经细胞缺氧性改变。

颈、中胸、下胸和腰段的脊髓前角细胞明显减少（图67-1），可见到萎缩、变性的前角细胞，但仍可见到散在正常前角细胞。相应区可见小血管充血，但星形细胞增生不明显（图67-2）。各段脊髓前根明显变细，有髓神经纤维减少，而后根和后根神经节均未见明显异常。坐骨神经和腓肠神经均示不同程度的有髓纤维减少（图67-3）。

肌肉活检（股四头肌、腓肠肌）可见肌纤维明显大小不等，肥大、正常和萎缩纤维镶嵌存在（图67-4），最大纤维直径为60～80μm，而萎缩纤维直径可达5μm以下，ATP酶染色示肥大纤维以Ⅰ型为主，而萎缩纤维以Ⅱ型为主，但Ⅰ型纤维亦有萎缩。

电镜所见：颈髓内可见有髓纤维病变，髓鞘变薄，轴索发空和髓球形成，神经细胞核染色质裂解早期凋亡（图67-5），星形细胞增生，少突细胞无明显改变，小胶质细胞线粒体肿大发空。颈、胸、腰脊神经前根可见有髓纤维减少和薄髓鞘（图67-6），轴索内容减少，变浅发空，施万细胞内可见大圆形空泡（图67-7），此为轴索消失空化所致，此改变尤以颈段前根为著。未见吞噬细胞。坐骨神经亦可见薄髓鞘空轴索纤维，有的只是大圆形空泡，施万细胞未见增殖和肥大性改变。胶原纤维增生不明显。

病理诊断

婴儿型脊髓性肌萎缩

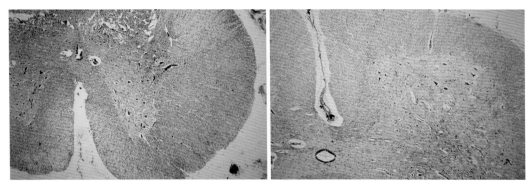

图67-1　脊髓前角细胞明显减少（银染）

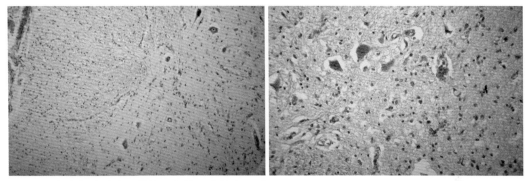

图67-2　前角细胞减少，萎缩、变性，水肿（HE）

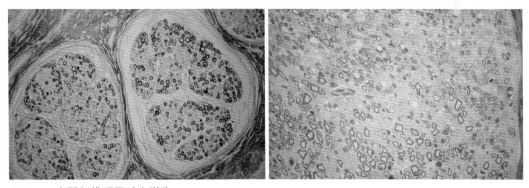

图67-3　有髓纤维明显减少脱失

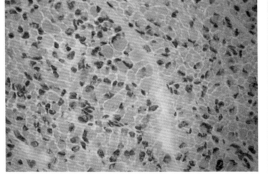

图67-4　肌纤维大小不等，可见肥大、萎缩肌
　　　　纤维（HE）

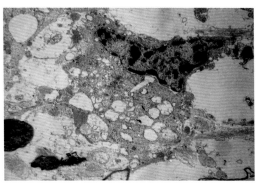

图67-5　神经细胞核染色质裂解，凋亡，细胞质
　　　　空泡（电镜）

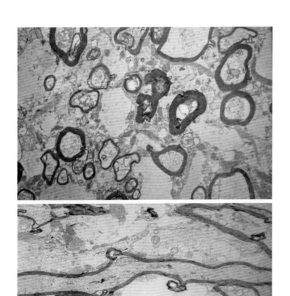

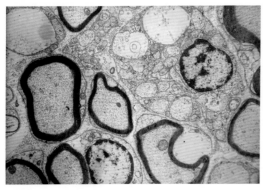

图67-6 有髓纤维明显丢失，伴薄髓鞘纤维，髓球形成（电镜）

图67-7 施万细胞内大圆形空泡（电镜）

临床病理讨论

　　本例临床表现为出生后肢体无力和萎缩，病理可见脊髓前角细胞丢失为主要特征，伴有轴索变性发空、有髓纤维减少，只累及前角、前根，不累及后角和后根，提示其为运动系统选择性受累的疾病，结合起病年龄和临床表现，符合婴儿型脊髓性肌萎缩（Werdnig-Hoffmann病）。本病一般出生后3~6个月内发病，18个月内死亡，预后极差。

病例68

高胱氨酸尿症

病史概要

9岁女性，第三胎足月顺产。4岁前生长发育与同年龄儿童相同。4岁时曾发热38~39℃ 2周，外院诊断"病毒感染"。此后发现拿东西手抖，走路左腿跛行。5岁时又因感冒发热当时检查发现心律不齐，疑有"心肌炎"。以后多次心电图检查示心肌劳损，房性期前收缩，左心肥厚。6岁时因游玩劳累，曾呕吐一次，当夜左侧肢体抽搐。此后每隔数月即有抽搐发作一次，或为全身性抽搐伴有尿失禁，或为左半身抽搐，多自下肢开始，并常伴有右侧头痛。7岁时（1976年3月）高热40℃伴有抽搐，当时诊断"扁桃体炎"，但退热后精神不振，不愿说话，烦躁爱哭，并诉右枕部头痛。1个月后（1976年4月）在某一次抽搐发作后曾出现一过性视物不清，持续约1天后好转。几天后又有类似发作，视力减退持续3~4天恢复。2周后又有抽搐发作伴有右侧头痛，视力明显下降并出现左侧肢体无力、不能行走、嗜睡、淡漠等。当时在外院神经科检查，发现双侧瞳孔等大（直径5mm），对光反射差，双视盘苍白，双眼向右凝视时有粗大水平性眼震。左上、下肢肌力Ⅰ~Ⅱ级，未引出病理征。脑超声和头颅X线平片均无异常。腰穿压力190mmH$_2$O，脑脊液常规正常，蛋白定量510mg/L。经应用ATP、泼尼松、地西泮、维生素B$_{12}$等治疗。1周后左侧肌力恢复到Ⅲ~Ⅳ级。1976年11月中旬，在一次抽搐发作后双目完全失明。复查头颅X线平片及脑脊液均未见异常。经再用泼尼松、多种维生素等治疗3周后视力恢复到有光感。但患儿抽搐发作未能控制。发病以来智力逐渐减退。1978年10月14日第一次住院，家族中无类似患者。查体：智力差（患儿9岁相当3岁智力），神志清，不合作，满月脸，头发黑且多，腭弓高，指/趾长，皮肤细腻。心界向左扩大，心律不齐，有频发期前收缩，肝脾未触及。双眼视力有光感。双视盘苍白，边缘清楚，双眼向右注视时仍有粗大水平眼震，双眼外展受限，其余脑神经无异常。左上下肢肌力稍弱，感觉存在，腱反射对称正常，未引出病理征。脑电图示高度不正常，各导联示爆发性短及中程2~3/s慢波和棘慢波综合。心电图不正常，窦性心律，预激综合征，频发性房性期前收缩，曾有一次心电图示心房纤颤。头颅平片和脑扫描均未见异常。双手X线片示轻度骨质疏松。血、尿常规正常。血铜氧化酶、CPK、SGPT、血氨、血糖、尿素氮等均无异常。尿硝普钠试验和苯丙酮试验均（－）。眼科会诊双视神经萎缩。住院后应用多种药物治疗，抽搐发作减少，可单独行走，住院2周出院，继续在门诊随诊。1979年2月24日因癫痫连续发作，呕吐，不能进食，第二次住院。检查：昏睡，唤之能睁眼，体温36.5℃，血压110/70mmHg，呼吸20

次/分，颈静脉无怒张，心左界锁骨中线外1.0cm，心率100次/分，心律不齐，可闻频发期前收缩，各瓣膜听诊区未闻及杂音，肝脾未触及。双眼视力有光感，眼底双视神经萎缩，瞳孔等大（直径5mm），对光反射弱，有粗大水平性眼震。左半身感觉减退，左上肢肌力减弱，四肢肌张力和腱反射均减低，未引出病理征。住院后经用抗癫痫药及输液等治疗一般状况有改善，3日后抽搐停止，仍嗜睡。1周后病情好转但患儿仍食欲差，不能进食，鼻饲呕吐。曾有过3次胃出血，于1979年6月25日呕吐大量咖啡样液体后血压骤降，双肺啰音、昏迷，呼吸先停止后心跳停止死亡。

🏥 大体病理

脑重784g，较同年龄者为小，脑表面颜色苍白，软脑膜增厚、浑浊、普遍性脑萎缩，脑回小，脑沟变深、增宽，以枕叶为最著，呈凹陷萎缩，颞叶其次，额顶叶最轻（图68-1）。由于大脑半球萎缩而使大脑纵裂变宽，尤以枕部变宽明显，最宽达4.0cm。小脑半球亦呈萎缩，蚓部显露于外。脑干包括中脑、脑桥和延髓普遍变小，脑底面沟裂亦增宽，视交叉稍变细外，脑底动脉和脑神经未见异常。未见钩回疝和小脑扁桃体疝。冠状切面：两半球基本对称。额、颞和顶叶前部灰白质界限清楚，顶叶后部和枕叶皮质萎缩内陷，灰白质界限不清，可见大小不等，形状各异的陈旧性软化灶，触之质较韧。脑室呈对称性扩大。右侧岛回灰白质、壳核前部、尾状核均可见到大小不等虫蛀状病灶，有的形成空洞，直径为0.5cm×0.6cm×0.7cm，左侧壳核上方靠近内囊处亦可见到同类病变，空洞直径为0.5cm×0.4cm×0.3cm。小脑半球皮质变薄，左侧下半叶萎缩明显（图68-2）。中脑导水管扩大，黑质颜色变浅，界限不清。脑桥和延髓体积变小，但各切面未见明显病变。

🔬 镜下病理

脑膜改变包括软膜增厚，血管增生，尤以小动脉增生明显，蛛网膜下腔有大量网状纤维和大量胶原纤维（图68-3）。蛛网膜亦增厚，未见炎细胞浸润。软脑膜和大脑皮质灰质边缘区较突出小动脉增厚，血管内膜玻璃样变和内皮细胞增生，管腔变窄（图68-4），有的几乎完全闭塞。脑沟蛛网膜下腔的中等和较大口径的血管改变较轻，仅见局灶性内皮细胞增殖。内皮下层增厚，有的纤维化，弹力纤维变细或增粗和断裂（图68-5）。有些中、小静脉外膜增生，有的血管外膜和胶原纤维与蛛网膜下腔增生的胶原纤维融合在一起，脑实质仅见边缘层小血管较多，丘脑与尾状核交界区有几条中、小动脉中层钙化，白质血管未见明显改变。大脑皮质灰质或白质区内有大小不等、新旧不一的缺血软化病灶，以陈旧性病灶为主，可见神经细胞脱落之苍白区（图68-6）；有的坏死灶附近神经细胞呈缺血性改变，胶质细胞增生，毛细血管亦增生；有的较大病灶形成海绵状神经细胞缺血性改变伴有瘢痕形成，星形细胞增生，胶质纤维增多和新生的毛细血管。上述病灶见于全脑，而以枕叶和小脑较明显。在岛回和底节可见新鲜软化病灶，神经细胞脱失代以大量格子细胞。中脑、脑桥、延髓仅见软膜和靠近脑膜附近脑实质边缘的血管稍增多外，未见其他主要改变。

电镜所见：神经细胞核膜、核仁清楚，核染色质凝聚。胞质线粒体变大，嵴不清，空化，粗面内质网较少，结构尚清楚。少突胶质细胞核膜清楚，染色质凝聚，线粒体变大、空化，并有稠密小体（图68-7）。白质：少树突胶质细胞基本正常，多数神经纤维的轴突和髓鞘尚完整，个别髓鞘松散（人工产物），毛细血管内皮细胞肿胀，管腔甚小，基底膜明显增厚，神经纤维网可看到几个完整的突触。

病理诊断

普遍性脑萎缩，以枕叶最著，小血管内皮增生及玻璃样变。中等口径血管局灶性内皮增生纤维化，脑皮质、白质有大小不等新旧不同缺血软化病灶，这些所见基本符合高胱氨酸尿症（高同型半胱氨酸血症）的病理所见。

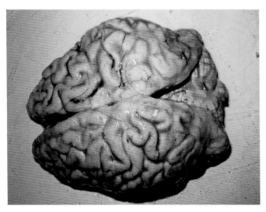

图68-1 脑表面颜色苍白，软脑膜浑浊，普遍性脑萎缩，以枕叶为最著，呈凹陷萎缩

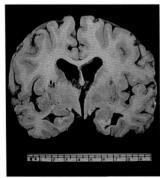
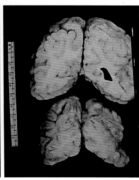
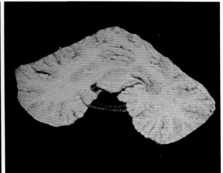

图68-2 基底节区可见到大小不等虫蚀状病灶，顶叶后部、枕叶皮质、小脑萎缩明显

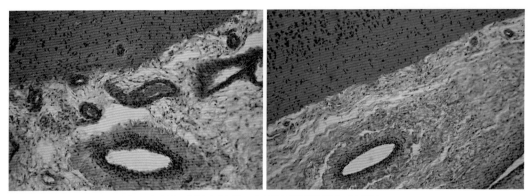

图68-3 脑膜小血管增多，血管外膜增生增厚，大量胶原纤维增生（HE）

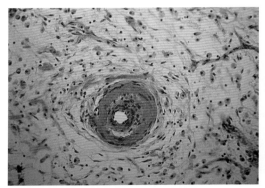

图68-4 皮质小血管增厚，内皮细胞增生，管腔狭窄（HE）

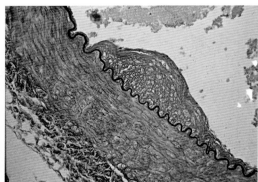

图68-5 大血管局灶性内皮细胞增生，内皮下层纤维化，弹力纤维变细（HE）

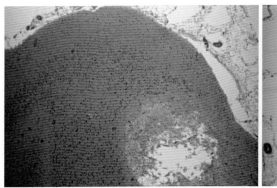

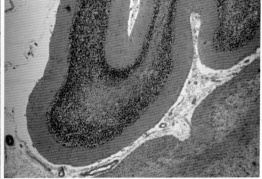

图68-6 大脑皮质及小脑均见新旧不一的缺血软化病灶（HE）

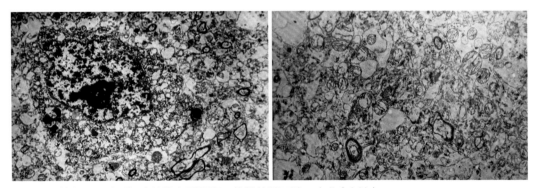

图68-7 神经元及胶质细胞核染色质凝聚，线粒体嵴不清，空化（电镜）

临床病理讨论

高胱氨酸尿症是一种多见于儿童常染色体隐性遗传疾病，系含硫氨基酸代谢障碍，主要是由于胱硫醚合成酶和甲基四氢叶酸盐甲基转化酶的缺乏，使含硫氨基酸代谢过程中高胱氨酸和高半胱氨酸在血中增高而引起的一系列代谢紊乱造成的严重后果。其临床表现有五大特征：①精神智力发育迟缓。②癫痫发作。③晶体异位。④骨骼发育异常。⑤血栓栓塞性血管病变。尿高胱氨酸试验为阳性。本例4岁发病，有癫痫发作、智力低下、反复发作失明、肢体无力等血管病。皮肤细腻，尿高胱氨酸试验两次阳性。病理学见到各级血管不同程度的增生病变，符合诊断。

病例69

门克斯病

病史概要

女性，15岁。因"进行性骨关节变形7年余，行走不利、肢体震颤、言语不利6年，伴智力落后，精神障碍2年，尿潴留2个月"入院。1975年其母发现患者"右腿不直，弓形向外"，并进行性加重，但患儿无任何自觉症状，亦无行走障碍。在多家医院就诊，多次检测血钙低、尿钙阳性，X线检查显示膝关节和腕关节骨质疏松。诊断考虑为"不除外轻度骨代谢障碍，无活动性佝偻病表现"。1976年起患儿渐行走不利，双下肢"发直"，其母观察其双腿互相拖曳状，有数次跌倒。患儿自觉腿痛，阵发性强直，下肢远端常有感觉麻木。1977年起有行走不稳，左右摇摆，下肢无力，手中物体易跌落。言语不利，性情急躁。学习成绩不好，记忆不好。1978年11月始患者双手渐颤抖，写字不清，以致不能执笔，不得不休学。1979年5月来我院内分泌科就诊。查体：发育正常，稍胖，腭弓高，可见角膜色素环。双乳房发育好，未见腋毛和阴毛。双手震颤，走路不稳。双膝外翻，左足轻外翻，病理反射阳性。肝锁骨中线肋下2cm，脾侧位肋下2.5cm，质中硬，余内科检查未见异常。初步诊断为"肝豆状核变性不能除外"。检查血铜氧化酶吸光度0.02（正常值>0.12）。于1979年5月17日起予青霉胺治疗0.3g tid口服。内科检查肝功能正常，血钙磷两次检查正常。诊断为肝豆状核变性并骨质病，转神经内科治疗。1979年10月因牙龈出血、鼻出血就诊发现血红蛋白116g/L，白细胞2.9×10^9/L，血小板71×10^9/L，诊断为"脾功能亢进"。1980年4月神经科随诊：患儿欣快，头稍有震颤，有爆发性语言，写字时双手震颤明显。铜氧化酶吸光度0.015。1981年7月随诊：双手震颤加重，语言笨拙，智力减退，走路尚稳。查体：爆发性语言，计算力减退，头及双上肢节律性震颤，活动时加重，双手精细动作不能完成。肌张力呈铅管样增高。腱反射存在，无病理反射。1982年2月症状加重。加用金刚烷胺1片tid口服。1982年4月患儿走路易跌倒，不能自己上床，查体：构音不清，不能直立，四肢粗大的震颤，齿轮样肌张力增高。加用青霉胺0.2g每日4次和氯硝安定半片tid口服。1982年10月29日行脾切除手术。于1982年11月8日转入我院神经内科治疗。入院查体：意识清楚，表情欣快，不自主笑，构音不清，无失语，计算力差，记忆定向可。脑神经检查除悬雍垂偏右外均无异常。肌力均Ⅴ级，均等性消瘦。四肢肌张力铅管样增高。双手呈爪样偏向尺侧。双手轮替动作不能，跟膝胫试验不能完成。指鼻试验不能完成。感觉均正常。腱反射均轻度亢进，腹壁反射存在。右下肢病理反射阳性，余无病理反射。无脑膜刺激征，自主神经功能、二便无异常。血清铜氧化酶吸光度0.02，尿铜排泄550μg/24h，正常值10～100μg/24h。1983年1月5日随诊，白细胞10×10^9/L，血小板（70～80）$\times 10^9$/L。精神症状重，白天睡觉晚上闹，一夜跌下床8次。白天毁物、躺地上，并有胡言乱语，想死，渐有幻嗅，进食差，说食物是尿粪。1983年4月初尿潴留持续存在至死亡。1983年5月21日就诊途中死亡。既往史：1972年曾患急性黄疸型肝炎，1973年8月患者突然觉右下肢无力伴肌肉疼痛，到我院门诊就诊。查无发热且关节无红肿。给予青霉素和维生素B_1治疗后渐好转。家族史：父、母、弟、妹均健康。母系家族多肿瘤，父系家族多心血管病。

⊕ 大体病理

脑重1020g，大脑半球普遍萎缩，以两侧额叶最明显，脑回变小，脑沟变宽，外侧裂变宽。脑干有萎缩，小脑无明显萎缩。脑底蛛网膜下腔未见渗出、出血。未见脑疝。基底动脉较细，未见硬化。冠状切面：各切面普遍灰白质萎缩，尤以额顶双侧皮质下白质严重萎缩变性为著，形成空腔（图69-1）。丘脑、苍白球、壳核未见明显改变。侧脑室、三脑室、脑室下角扩大，导水管扩张。小脑脑干有萎缩。

⊘ 镜下病理

蛛网膜、软脑膜结构未见明显异常，血管多数结构正常，部分血管管腔不规则，内膜皱缩。

额顶叶病变严重（图69-2），皮质中有局灶的神经元变性，尤其以内颗粒细胞层神经元丢失明显（图69-3），白质广泛脱髓鞘变性，并有囊腔形成，其间有大量增殖的星形细胞、吞噬细胞、异位神经元并有卫星细胞（图69-4），未见血管周围炎细胞浸润。其他部位皮质有局灶神经元，大小不等，极性紊乱，卫星细胞增多，Ⅱ～Ⅵ层分界不清，白质也有不同程度的髓鞘退变。分子层中未见嗜伊红的球形小体。脑实质内有内膜增厚的小血管管腔不规则。基底节区尾状核头、壳核、苍白球、丘脑都未见明显的神经元丢失和坏死，但是神经元的卫星细胞明显增多，有大量激活的小胶质细胞，尾状核尾的神经元内有沉积物。未见阿尔茨海默Ⅱ型星形细胞和Opalski细胞。脑干内的神经元有簇状变性、减少，卫星细胞增多。小脑的变化有特征性：颗粒细胞层变薄，细胞减少（图69-5），浦肯野细胞变性丢失，也有代偿肥大，残留的浦肯野细胞树突明显增多，呈树枝状突起（垂柳影）以及局部的轴突肿胀（鱼雷样变），并有浦肯野细胞沉入颗粒细胞层内（图69-6）。免疫组化所见：有病变的区域内可见CD68阳性的吞噬细胞和激活的小胶质细胞，髓鞘病变区内有GFAP阳性的增生的星形细胞。

角膜未见角膜色素环。肝脏有明显结节性肝硬化。肺有小叶性肺炎。

病理诊断 ....

额顶为主的灰白质变性

小脑浦肯野细胞特征性改变

基底节没有Wilson病的特征性变化

以上病理改变符合门克斯病（Menkes disease）病理所见

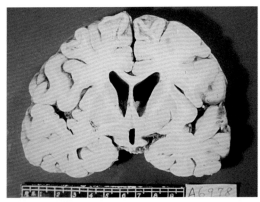 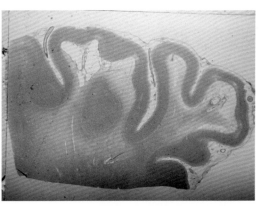

图69-1 额叶为主皮质下白质软化空腔，基底节 图69-2 额叶皮质下白质空腔变（HE）
　　　未见异常

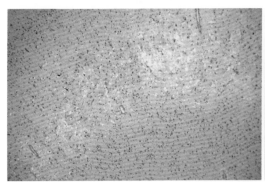 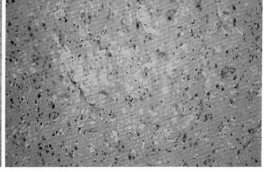

图69-3 皮质神经元变性丢失，尤以内颗粒细胞层神经元为著（HE）

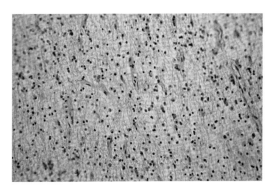 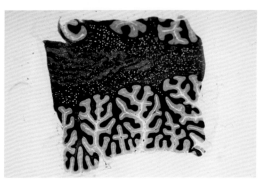

图69-4 大量增殖的星形细胞、吞噬细胞（HE） 图69-5 小脑萎缩，颗粒细胞层变薄

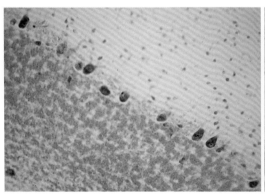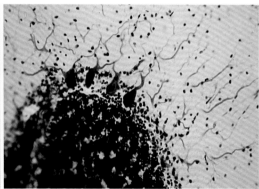

图69-6　浦肯野细胞变性丢失，残留的浦肯野细胞树突明显增多

临床病理讨论

Menkes病是一种遗传性铜代谢障碍性疾病，临床易与Wilson病混淆。其主要临床表现包括毛发变淡、特殊面容，智力发育迟滞，癫痫发作，骨关节异常，肌张力增高，关节活动过度，皮肤松弛，反复血栓形成，出血倾向等。病理学特征为毛发扭曲，横向断裂，脑组织呈弥漫性萎缩，小脑浦肯野细胞脱失，异常树枝状突起增生（垂柳影样）或突起局限性肥大（鱼雷样变），而基底节区尾状核、壳核等Wilson病常见病理改变的核团不会出现特征性的病理改变，此为两病鉴别的关键点。

病例70

成人巨轴索性脑白质病

病史概要

女性，25岁。因"进行性左侧肢体无力伴麻木1年余"于2017年6月入院。患者2016年2月（妊娠约14周）出现左侧肢体无力，嘴角轻度歪斜，未重视，肢体无力逐渐加重并出现左上肢轻度挛缩性强直，左下肢偏瘫状步态，可独自行走，日常生活可自理。就诊于某医院，查体左侧鼻唇沟变浅，伸舌略左偏，左侧鼓气稍差，口角向右侧歪斜。左侧痛温觉减退，音叉震动及位置觉准确。左侧肌力Ⅳ级，右侧肌力Ⅴ级，肌张力适中，双侧腱反射活跃，左侧Babinski征阳性。左侧指鼻试验及跟膝胫试验不能完成。查血常规白细胞 7.44×10^9/L、嗜酸性粒细胞8.2%、血小板 207×10^9/L、血红蛋白102g/L（MCH、MCV、MCHC均降低）；红细胞沉降率78mm/h；C反应蛋白58mg/L，甲状腺功能、输血八项、抗ENA抗体、ANCA未见异常。脑脊液常规、生化、蛋白定量、抗NMO抗体及寡克隆区带阴性。头MRA未见异常。头颅增强MRI示两侧额顶叶、侧脑室旁脑白质内多发异常信号，符合脱髓鞘病变表现（多发性硬化可能）；脑萎缩（图70-1）。颈髓MRI平扫：$C_5 \sim C_6$、$C_6 \sim C_7$椎间盘轻度突出，颈椎曲度变直。肌电图：左侧视觉诱发电位p100潜伏期延长，右侧视觉诱发电位p100潜伏期正常范围，左侧下肢体感诱发电位p40波潜伏期较对侧延长，双侧听觉诱发电位各波潜伏期和峰间期正常范围。考虑脑白质病变，予以甲钴胺（弥可保）、奥拉西坦及氯吡格雷治疗后，家属自觉其嘴角歪斜较前稍好转，余大致同前，遂予出院。出院后继续予以上述治疗，并自服中药及予针灸治疗，患者症状进行性加重，且出现情绪异常，以抑郁为著。2017年6月就诊当地医院，查体左侧肢体肌张力明显升高，左上肢肌力Ⅱ级，左下肢肌力Ⅲ级，右侧肌张力适中，右侧肌力Ⅴ级，双侧腱反射活跃，双侧Babinski征阴性，复查头颅增强MRI示右侧小脑中脚、丘脑、两侧基底节区及侧脑室旁多发异常信号影，大致同前；脑积水伴脑室周围间质性脑水肿。考虑脱髓鞘性白质脑病。建议上级医院就诊。患者家属自觉患者近1个月平衡能力变差，独自站立不能。患者自觉近几日右手环指及小指麻木明显，今为行进一步诊治收住我科。患者病程中精神、睡眠、食欲差，大小便未见异常，体重较前无明显变化。既往史：2010年曾患"结核性腹膜炎"，自诉规律抗结核治疗半年后痊愈。可疑青霉素过敏，表现为手部瘙痒。2016年9月剖宫产一男婴，过程顺利。个人史、婚育史、家族史无特殊。体格检查：生命体征平稳，心肺腹无特殊。神经系统查体：神清，记忆力、计算力下降，左侧中枢性面舌瘫，左侧偏瘫，上肢屈曲挛缩，下肢僵直，铅管样张力增高，右下肢肌张力也增高，双侧Hoffmann征、Babinski征阳性，左侧偏身针刺觉减退，指鼻、跟膝胫试验欠稳准，下地行走困难。辅助检查如下。血常规：白细胞 6.26×10⁹/L，血小板 184×10⁹/L，血红蛋白114g/L。生化：谷丙转氨酶25U/L，肌酐（E）46μmol/L，维生素B₁₂+叶酸未见异常。尿常规+沉渣：PRO TRACEg/L。粪便常规+隐血：隐血阳性2次阴性1次。血脂：总胆固醇3.11mmol/L，低密度脂蛋白胆固醇（LDL-C）1.48mmol/L。红细胞沉降率、hsCRP、肌红蛋白、磷酸激酶（CK）、甲状腺功能、糖化血红蛋白、铜蓝蛋白、感染四项：未见异常。凝血、狼疮抗凝物、磷脂抗体谱（2项）、抗凝血酶：未见异常。乙肝5项：HBsAb（+）。抗核抗体谱（18项）：ANA（+）H1：80。抗ENA抗体（4项+7项）、ANCA：未见异常。6月28日行腰穿，脑脊液清亮透明，压力115mmH₂O。脑脊液常规：细胞总数16×10⁶/L，白细胞总数2×10⁶/L，单核2×10⁶/L，脑脊液生化、细胞学未见异常。脑脊液Hu-Yo-Ri、AQP4、NMO、MBP、IgG、OB：未见异常。为明确诊断行机器人辅助立体定向右额叶放射冠脑组织活检术。

镜下病理

所见为白质组织，大片状淡染病灶，正常白质结构消失，小部分区域结构相对保留。病灶区未见明确坏死组织、出血及炎细胞浸润。可见轴索和髓鞘结构异常，少突胶质细胞数量减少。其内可见较多纵向及横断的增粗轴索，横断面呈"球状"，均匀粉染，大小不一（图70-2）。病灶内散在分布吞噬细胞，胞质富含颗粒状吞噬物质（图70-3）。组织内未见血管增生，部分可见小血管管壁结构正常，管周未见炎症细胞及吞噬细胞聚集。PAS：吞噬细胞内颗粒阳性。免疫组化：Neun（-），CD20、CD3（-），CD68（+）（图70-4），"球状"结构NF（+）（图299），Ubiquitin（+），Tau（-）。

病理诊断

轴索病变和增粗为突出改变的脑白质病
基因检测：CSF1R（NM005211.3）Exon19 c.2546_2548del p.（Phe849del）杂合突变符合成人巨轴索性脑白质病（ALSP）

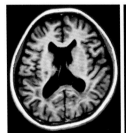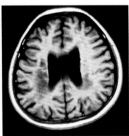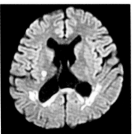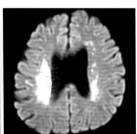

图70-1　双侧侧脑室旁、胼胝体压部异常信号，伴DWI高信号

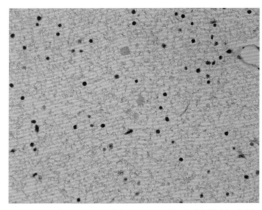

图70-2 白质广泛破坏，可见均匀粉染的球状轴索（HE）

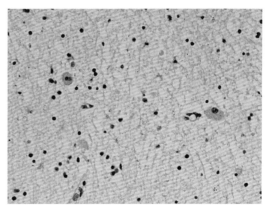

图70-3 散在分布吞噬细胞，胞质富含颗粒状吞噬物质（HE）

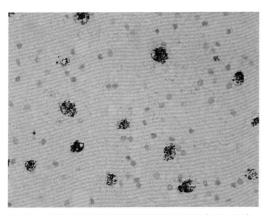

图70-4 胞质吞噬的吞噬细胞散在分布（CD68）

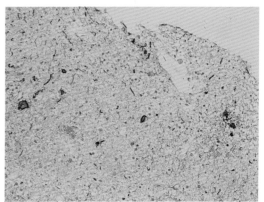

图70-5 增粗和球形的轴索NF阳性（NF）

临床病理讨论

　　ALSP是成人起病具有一定特征性的遗传性疾病，其基本病理学特征是轴索为主的白质变性，形成巨形轴索、轴索球，并有吞噬细胞的异常吞噬，但此种病理学特征并非唯一性，还可见于其他疾病，因此结合临床和基因学的综合诊断仍是必要的。本病临床表现为进展性加重的神经功能缺损，或表现为痴呆/帕金森综合征等变性症状，影像学多为非对称性侧脑室旁白质点灶或片状异常信号，额叶多见，胼胝体易受累，病灶DWI持续高信号具有诊断提示性，临床易误诊为炎性脱髓鞘疾病等。本例为青年女性，局灶性神经功能缺损起病，进展加重，临床多次按照炎性脱髓鞘疾病治疗，病情仍加重，临床见到类似情况应重新思考诊断，及时完善病理学和基因学检查。

病例71

韦尼克脑病之一

📋 病史概要

男性，62岁。1973年因"右髋关节骨折"入院，慢性酒精中毒痴呆病史。查体：脉搏90次/分，平均血压145/80mmHg。心血管系统、呼吸系统和腹部检查均正常。神经系统检查：双侧瞳孔等大且有对光反应。各方向凝视均出现眼球震颤，有构音障碍。时间、人物和地点定向力差。记忆减退，但计算能力很好。四肢肌肉肌力正常，但是协调性很差。上肢腱反射活跃，但膝和踝反射减弱，足趾屈曲。诊断为酒精性脑损伤、Korsakoff综合征和小脑变性。1978年7月，诊断晚期周围血管疾病，因左腿坏疽在外院进行了膝下截肢术。1981年5月，眼底出现Ⅱ级高血压病变，自主凝视时仍有眼球震颤，左边更明显。音调和肌力在正常范围内，感觉正常，共济很差——指鼻试验显示意向性震颤，左侧轮替试验很差。腱反射正常，足下垂。脉搏80次/分，血压140/80mmHg。右腿有一个4cm×2cm大小的溃疡。1982年4月7日16时30分，突然猝死倒在浴室。

🧠 大体病理

颅骨和硬脑膜完好无损。上矢状窦通畅。大脑重1180g。软脑膜薄而透明。大脑脑回普遍萎缩，尤其是左颞叶和顶叶。小脑和脑干不显著。小脑显示左侧陈旧性梗死。大脑底部的动脉显示中度动脉粥样硬化。大脑半球沿冠状面切成1cm薄片：大脑皮质普遍萎缩，尤其是左颞叶和顶叶。白质无明显异常。脑室轻度扩大。基底节和丘脑无明显变化。下丘脑和乳头体萎缩，尤其是乳头体（图71-1）。小脑上蚓部和小脑前半球明显萎缩。脑桥和延髓无异常。

🔬 镜下病理

小脑皮质萎缩，尤其是上蚓部和前叶（图71-2），有严重的浦肯野细胞丢失和轻微的胶质增生（图71-3）。其余的小脑皮质中，神经元保存非常完好。萎缩脑叶的白质脱髓鞘，中等程度的胶质增生。延髓下橄榄核的背侧神经元几乎完全丢失（图71-4），明显的星形胶质细胞增生。中脑和脑桥无明显变化。额叶、顶叶、Ammon's角和基底神经元也无明显变化。乳头体和下丘脑有神经元丢失和胶质增生（图71-5）。

🧬 病理诊断

橄榄体-小脑变性，符合慢性韦尼克（Wernicke）脑病

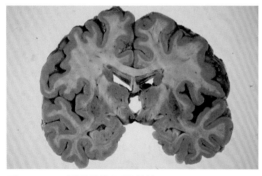

图71-1 双侧乳头体严重萎缩

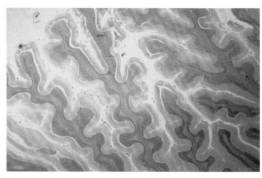

图71-2 小脑上蚓部萎缩（HE）

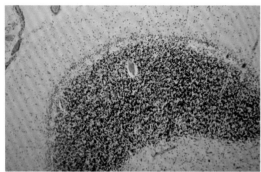

图71-3 小脑浦肯野细胞严重丢失，伴胶质增生（HE）

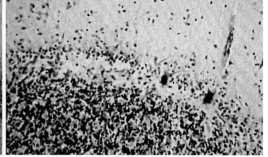

图71-4 下橄榄核上部神经元丢失（Weil's，Nissl）

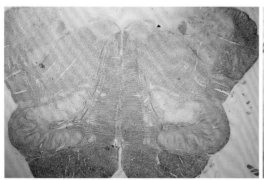

图71-5 乳头体重度萎缩，神经元丢失（HE）

病例72
韦尼克脑病之二

病史概要

男性，78岁。1982年4月1日因"1周前从床上坠落2次"入院。1个月前，患者感觉不适，逐渐乏力，头晕，进行性加重。过去3～4周体重减轻6kg。既往史：1950年右侧腹股沟疝，1970年肺炎，1977年至今慢性气管炎，每日咳30～100ml黏稠痰。1973年右侧尿路结石，充血性心力衰竭。住院前用药：呋塞米，茶碱，吲哚美辛。吸烟10～15支/天，1977年戒烟，偶饮酒。体格检查：营养可，自主体位，不发热。躯干见银屑病及广泛出血点。心率104次/分，血压84/45mmHg，颈动脉搏动正常，足踝及腰骶部轻微水肿。气管偏向右侧。叩诊右侧下肺音减弱，呼吸音粗糙、呼气相延长，右侧胸壁触及捻发音。腹部及神经系统正常。入院主要问题为慢性阻塞性肺疾病合并胸腔感染，入院行抗生素治疗。患者持续右侧胸腔感染表现，4月5日胸片示明显脊柱前凸，提示椎体楔形骨折，右侧下肺肺不张。4月21日患者诉左侧乏力，查体发现左侧上肢、下肢肌力减退，下肢精细触觉轻微减退，但深反射对称，无下肢病理征。无力表现在此后4～5天内逐渐好转。4月23日患者排尿困难，行尿管留置。5月3日患者出现严重足踝、腰骶部水肿，体重增加7kg，双侧肺底听诊粗糙捻发音，左侧更重，右侧肺底闻及支气管呼吸音。患者每日咳痰，予抗生素治疗，于1982年5月6日死亡。

大体病理

颅骨及硬脑膜完整，上矢状窦通畅，脑重1510g，软脑膜薄、透明，大脑半球、脑干、小脑未见异常，颅底血管结构正常，见少许粥样硬化。大脑半球切为1cm厚冠状位切片，皮质厚度正常，白质未见明显异常，双侧脑室轻度增大，基底节、丘脑、下丘脑未见明显异常，脑桥、延髓、小脑、中脑未见明显异常。

镜下病理

小脑蚓部切片示萎缩及小血管增生（图72-1），上蚓部浦肯野细胞完全丢失（图72-2），乳头体神经元丢失，小血管充血（图72-3），考虑Wernicke脑病可能。额叶切片及Ammon's角无异常，其余脑切片未见明显异常。

病理诊断

Wernicke脑病

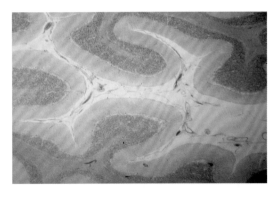

图72-1　小脑上蚓部萎缩（HE）

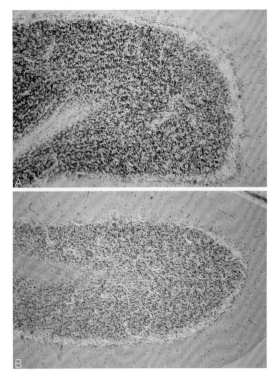

图72-2　浦肯野细胞几乎完全丢失，胶质细胞
　　　　增生（HE）

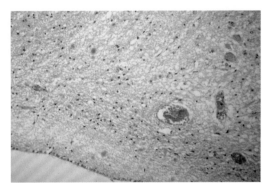

图72-3　乳头体神经元丢失，小血管增生充血
　　　　（HE）

病例73
韦尼克脑病之三

病史概要

男性，年龄不详，长期酗酒人员，酒醉后遭到他人殴打，导致严重外伤，被送至医院，住院29天后死亡。

大体病理

脑重1265g，左半球严重挫伤，尤其是额叶和颞叶（图73-1），伴有蛛网膜下腔陈旧性出血。软脑膜裂伤，增厚。右侧额叶和颞叶轻度裂伤。脑干和小脑外观正常。脑基底部血管结构正常，中度动脉粥样硬化。大脑半球冠状位1cm厚度切片，可见左侧颞叶皮质小片状出血，右侧内囊出血，直径1.5cm×1.5cm。左侧枕叶皮质可见小片状出血性梗死。中脑和脑桥上部可见小灶陈旧出血，延髓正常。乳头体色深黄，轻度萎缩。小脑上蚓部可见轻度萎缩（图73-2）。

镜下病理

额叶、顶叶、颞叶和Ammon's角切片显示多发挫伤所致的出血坏死。皮质还可见一些慢性缺氧改变。右侧内囊和丘脑可见广泛的出血和缺血性坏死。基底节切片可见阿尔茨海默Ⅱ型细胞。乳头体海绵样变，神经元丢失伴有星形细胞和小血管增生（图73-3）。导水管左侧中央灰质可见缺血坏死伴少量出血。小脑切片可见上蚓部萎缩伴浦肯野细胞丢失和胶质增生（图73-4）。齿状核未见明显改变。延髓正常。

病理诊断

慢性Wernicke脑病
脑内多发挫伤和裂伤
继发性缺血改变

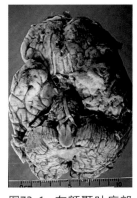 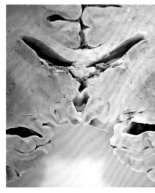 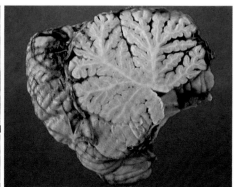

图73-1　左额颞叶底部　图73-2　乳头体和小脑上蚓部萎缩
　　　　挫裂伤

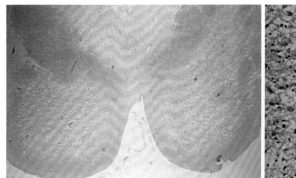 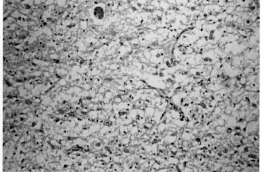

图73-3　乳头体海绵样变，神经元丢失伴有星形细胞和小血管增生（HE）

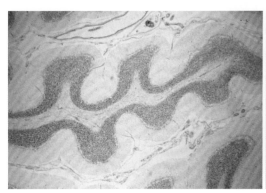 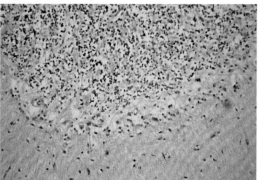

图73-4　上蚓部萎缩伴浦肯野细胞丢失和胶质增生（HE）

临床病理讨论

　　以上三例均为病理学典型的慢性Wernicke脑病，以小脑上蚓部、乳头体变性为核心特征。临床表现各异，多有长期酗酒、营养不良等维生素缺乏的诱因，可有共济失调和脑病症状，也可非常隐匿，合并其他系统性状况存在。临床上对于存在相应诱因的患者应关注Wernicke脑病的症状和影像学表现，及时补充维生素治疗。

病例74

淀粉样变性神经病之一

病史概要

男性，41岁。进行性四肢无力和感觉障碍6年。患者于6年前无明显原因双下肢麻木、无力并有时有针刺疼痛。2年后开始有排尿困难，排尿不尽，同时出现阳痿，起立时头晕，有时晕厥、恶心、腹泻、便失禁。近2年无力发展至上肢，四肢肌肉萎缩，皮肤破伤难愈合。体重由65kg降至45kg。家族史：类似患者15人。查体：消瘦，直立性低血压，眼底晶状体无改变，瞳孔对光反射稍迟钝，上下肢远端肌肉萎缩，下肢反射消失，远端型感觉减退，无病理征。辅助检查：头颅CT、MRI（−），肌电图示神经源性损害。

镜下病理

腓肠神经可见大量淀粉样物质沉积，无炎细胞浸润（图74-1），刚果红染色阳性（图74-2），偏光镜呈绿色（图74-5）。TB染色神经纤维几乎完全脱失（图74-6），未见再生纤维，间质未见血管增生和炎细胞浸润。转甲状腺素蛋白（TTR）染色呈可见阳性颗粒。

病理诊断

淀粉样变性神经病

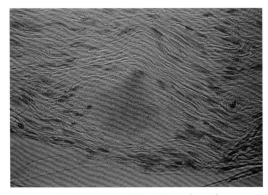

图74-1 腓肠神经淀粉样物质沉积（HE）

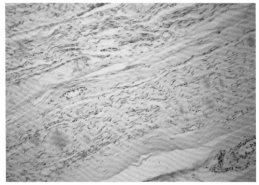

图74-2 刚果红染色阳性（刚果红）

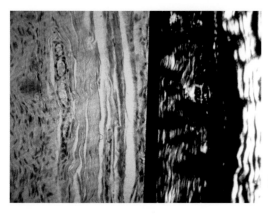

图74-3　淀粉样物质偏光显微镜下呈绿色折光
　　　　（刚果红）

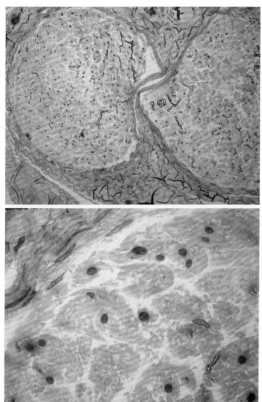

图74-4　神经纤维脱失（TB染色）

病例75
淀粉样变性神经病之二

病史概要

　　女性，43岁。因"肢体无力麻木、尿便障碍6年"就诊。6年前双下肢无力及感觉不适，2年前出现上肢类似症状。最近2年开始出现尿急，直立时头晕发作，常有恶心、腹泻和大便失禁发作。皮肤伤口愈合慢。发病后体重明显下降。查体：直立性低血压，内科查体无特殊。神经系统检查：四肢末端轻度肌萎缩。感觉检查四肢末端手套袜套样深、浅感觉障碍。四肢腱反射稍活跃，无病理征。肌电图：周围神经性损害。*TTR*基因突变：p.Met30Val。

镜下病理

　　腓肠神经活检：重度神经纤维轴索变性减少和脱失（图75-1），未见血管增生和淋巴细胞浸润，神经束膜内纤维组织增生，其间可见小片均质结构，刚果红染色阳性（图75-2），偏光镜下呈绿色，TTR免疫组化染色呈阳性褐色颗粒。

病理诊断

　　淀粉样变性神经病

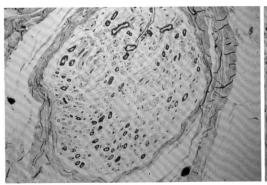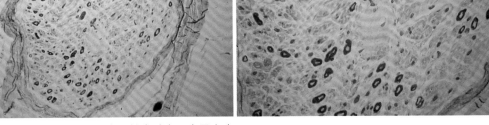

图75-1　神经纤维重度丢失，轴索减少，未见炎症

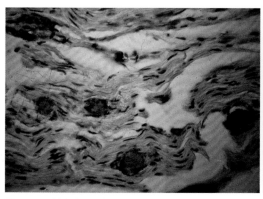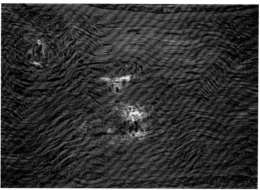

图75-2 神经组织内淀粉样物质沉积，刚果红阳性（刚果红）

临床病理讨论

　　以上两例均为转甲状腺素蛋白（TTR）基因突变所致淀粉样变性周围神经病，病理可见神经纤维脱失，纤维见淀粉样物质片状沉积。临床均表现为四肢远端为著的感觉运动性周围神经病，痛性感觉障碍和显著的自主神经受累是本病的特征，多数患者存在家族史。

第二节 神经变性病

病例76
肌萎缩侧索硬化之一

病史概要

男性，39岁。1963年7月1日因"苍白多汗、呼吸困难"就诊急诊。1962年3月开始左足无力，逐渐加重，左足下垂，半年后右腿亦渐无力，有肌肉跳动，病前和病后从无肢体麻木，疼痛及异常感觉。肌无力渐进展，出现小腿肌肉萎缩，于1962年8月27日至1963年1月在某医院神经科住院。查体：双下肢肌萎缩，上肢及肋间肌均可见到肌束震颤。下肢腱反射未引出。肌电图：四肢肌肉失神经电位，收缩时电压有增高的倾向。腰穿3次，细胞压力均正常，蛋白在520～570mg/L，糖正常。诊断"亚急性脊髓灰质炎"，治疗不见好转。1963年1月出院，2月患感冒后双下肢完全瘫痪。4个月后逐渐先右上肢，后左上肢均无力，右上肢重，手小肌肉萎缩，进食困难，咳嗽稍费力，双上肢上举不能。1963年7月1日上午解大便费力以后，出现面色苍白、多汗，伴有严重呼吸困难。晚6时转来急诊。检查：四肢轻瘫，呼吸急促、困难，无感觉障碍。腰穿：压力220mmH$_2$O，终压180mmH$_2$O，脑脊液无色透明，白细胞 0，Pandy（+++），糖五管（+）。患者收入住院。查体：血压180/130mmHg。呼吸困难，42次/分，脉搏100次/分。神志清，颜面多汗，两颊绯红。心肺无特殊。双瞳孔散大7mm，对光反射灵敏，眼底正常，脑神经正常。感觉未见异常。肋间肌无力，下部为重，胸式呼吸，四肢轻瘫，双下肢呈轻度屈曲挛缩畸形，双足下垂。双小腿肌肉萎缩明显，未见肌束震颤。双肩臂可屈伸，左侧活动较右侧大，双手均可活动，手小肌肉萎缩明显，偶见肌纤维震颤。肌张力低，上肢腱反射低。双侧未引出提睾反射，未引出病理征。便秘，小便正常。入院后予以呼吸机支持，氢化可的松、B族维生素等治疗，2周后呼吸衰竭死亡。

大体病理

脑的大小形状、硬度和颜色正常。蛛网膜透明，蛛网膜下腔正常，脑沟回形态正常。脑神经正常，小脑扁桃体及钩回未见疝出。脑各切面、脑室，脑干均正常。硬脑膜、上下矢状窦、大脑镰光泽硬度均正常，无粘连。脊髓颈及上胸段外形尚完好，中、下胸及腰髓可见明显变形，颜色灰白。血管末见异常。软硬脑脊膜未见粘连，渗出及出血。脊髓切面最严重的改变在胸中段和下腰段。中胸段有3cm长的脊髓坏死形成的空腔，左侧较右侧明显。腰髓亦可见同样改变，但较小，不超过1cm。整个脊髓之前角均呈灰褐色，有的地方似有小出血点，白质基本正常。

镜下病理

中央回大锥体细胞肿胀，部分卫星细胞增多，胶质细胞增多（图76-1），小脑部分浦肯野细胞轻度消失，分子层胶质细胞增多。前额回、海马回、距状裂、基底节、中脑、脑桥、延髓未见特殊改变。

脊髓中胸及下腰段切片：脊髓白质无特殊，脊髓前角（灰质）改变最重，银染前侧索轴索消失，后索完好存留（图76-2）。神经细胞消失或皱缩，且见无组织之空腔，该腔周缘除胶质细胞和胶质纤维较多外，未见炎症和格子细胞形成及明显软化灶性改变。灰质小血管充血明显。腰段脊髓、脊膜和神经根同以上切片，但前根血管充血和脱髓鞘较上层显著，且神经根之神经内衣和束衣细胞增多。灰质前角有空腔，前角神经细胞大部脱落消失（图76-3），残存者示皱缩和细胞影，有的近于逆行性改变。灰质区普遍小血管增多充血，毛细血管增生，这些区域可见到杆状细胞，大部分为增生的毛细血管内皮和外膜细胞，少数可能是细胞呈退行性改变之杆状细胞。灰质见有星形胶质细胞增多（图76-4）。PTAH染色中可见胶质增生和胶质纤维网。在灰质坏变之空腔附近未见格子细胞、吞噬细胞和炎细胞。颈髓较好，前索和侧索均有明显的脱髓鞘。切片中两个神经节，其中一个细胞和神经纤维近于正常。另一个为细胞大小不整，有的细胞萎缩，神经纤维严重脱髓改变，神经内膜细胞增生。

病理诊断

肌萎缩侧索硬化

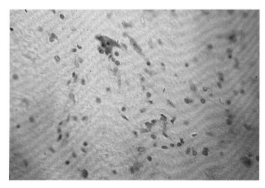

图76-1 皮质大锥体细胞变性，卫星细胞增多，胶质增生（Nissl）

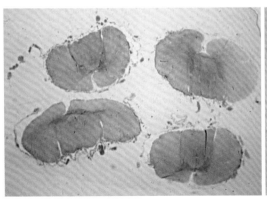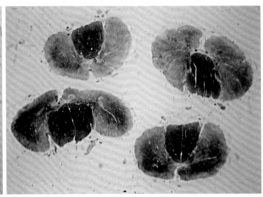

图76-2 胸腰段脊髓脊髓前角萎缩变性，前侧索轴索消失，后索完好存留

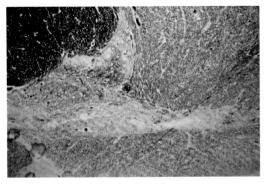

图76-3 前角细胞消失，部分呈空腔改变

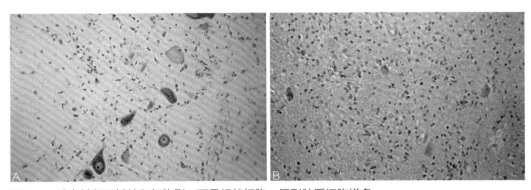

图76-4 残存神经元皱缩和细胞影，可见杆状细胞，星形胶质细胞增多
注：A. Nissl；B. HE。

病例77

肌萎缩侧索硬化之二

病史概要

男性，31岁。因"渐进性四肢运动障碍9个月，呼吸困难1个半月，加重3天"急诊入院。患者9个月前在受凉后突感两侧下肢软而无力，30天后一度好转，7个月前两手指活动欠灵活，渐延及上肢不能举臂，全身肌肉酸痛，伴有躯体不定部位的束颤，大小便无力排空，吞咽无力，症状逐渐加重，2个月前因肢体不能活动而卧床不起，1个半月前开始呼吸困难，入院前3天加重，外院二次腰椎穿刺脑脊液无特殊发现。入院体征：慢性重病容，呼吸急促，血压160/98mmHg，呼吸肌（肋间肌）麻痹，肢体远端肌萎缩，四肢软瘫，未发现肯定的感觉障碍，腱反射迟钝，肺部可闻哮鸣音，心肌无异常，心电图正常，入院后即置于人工呼吸器中，给予维生素、抗生素、可的松等治疗，治疗期间出现低钾血症及肺部感染，高热，死亡。

大体病理

脑重1460g，软脑膜血管轻度扩张充血，左侧额下回有1cm×1cm的软化灶，形成凹陷，其他未见异常。脊髓硬脊膜下血管轻度扩张充血，切面侧索及前索色浅，灰白质界限不清。部分横纹肌纤维萎缩，肌细胞核增多，肌质着色深有玻璃样变性，横纹消失或呈屈曲状。以腓肠肌变性及萎缩较明显、腰大肌及肋间肌次之。

镜下病理

大脑软脑膜及脑实质内血管扩张充血，血管周围及神经细胞周围出现空隙，有轻度脑水肿，部分大锥体细胞周围有神经卫星现象及噬神经现象，以中央前回及海马回较为明显。右额下回部分皮质软化、萎缩，其外表面皮质消失而代之以胶质瘢痕，其中残存少数钙化的节细胞，表层白质也变疏松，附近卫星现象及噬节现象亦较明显，小血管内皮细胞增多，血管内未见栓子，小脑部分浦肯野细胞脱失。中脑大脑脚之中间部，脑桥底部及延髓之锥体束及外侧周边部的纤维均染色变浅，有轻度脱髓鞘，脑膜及实质内毛细血管扩张充血，可见部分轴突粗细不匀或变细逐渐消失。舌下神经核及迷走神经背核等有变性或少数脱失。

脊髓：脊膜血管及脊髓内毛细血管扩张充血，毛细血管内皮细胞略增多，部分毛细血管周围有小圆细胞浸润，毛细血管周围出现腔隙，有轻度水肿。脊髓前角细胞部分核染色质溶解消失，仅剩核仁，核膜亦不甚清楚，胞质内有红褐色颗粒斑块。局部前角细胞数目减少，小胶质细胞增多（图77-1）。脊髓的后索较正常，侧索和前索均有变性，染色变浅，其中皮质脊髓侧束及皮质前束脱失尤为显著（图77-2）。红核脊髓束亦有轻度脱髓。脂肪染色侧索及前索均有大量不规则中性脂质，马尾神经纤维部分脱髓鞘及轴突断裂。部分脊髓神经节细胞胞核固缩或消失，部分核染色质溶解仅剩核仁（图77-3），施万细胞增多，毛细胞血管扩张充血，节中有变性的神经纤维。

病理诊断

肌萎缩侧索硬化

左额下回皮质脑软化

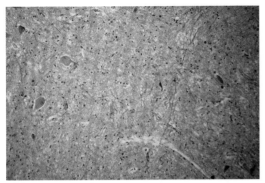

图77-1　脊髓前角细胞大量丢失，小胶质细胞增多

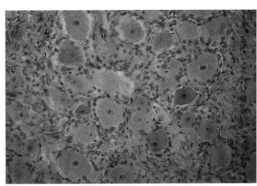

图77-2　脊神经节细胞变性，核固缩，染色质溶解

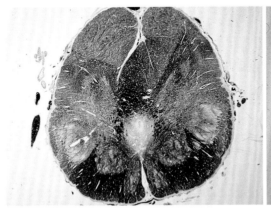
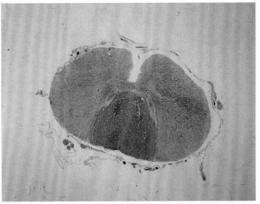

图77-3　脊髓前索和侧索变性脱失，后索保留

病例78
肌萎缩侧索硬化之三

📋 病史概要

　　女性，30岁。因"全身肌肉萎缩无力，进行性加重3年"于1979年12月12日入院。1976年12月发现右手小肌肉萎缩，无明显诱因，无感觉障碍，半年后蔓延至右前臂，又过半年后左上肢出现肌萎缩，从手部小肌肉向前臂发展，近两年来全身肌肉均有萎缩，消瘦明显，体重由55kg降至40kg，能行走，不能走远。全身感"肉跳"，以双下肢为著。自1979年初起食欲缺乏，入院前十天感头痛、头晕、心悸、腹胀、呼吸困难、说话无力、恶心、卧床不起。既往无外伤、中毒及感染。无疾病家族史。体检：消瘦，恶病质。神经系统检查：意识清楚，肌病面容，说话含混无力，伸舌居中，未见舌肌萎缩及纤颤，肌肉普遍萎缩，尤以双手大小鱼际肌及骨间肌萎缩明显，双肩胛带及骨盆带肌肉对称性萎缩，肌张力低，肌肉松弛，可见明显肌纤颤，双手握力0级，双上肢肌力0级，双下肢肌力Ⅱ～Ⅲ级，右足发红，四肢、躯干痛、温觉及音叉、位置觉均无异常。双上肢腱反射低下，双下肢膝腱反射未引出，双跟腱反射可引出，右侧大于左侧，可引出腹壁反射、掌颏反射、吸吮反射。未引出病理反射。入院第二天自主呼吸停止，行气管切开，用人工呼吸器维持呼吸，但家属要求放弃治疗，于1980年1月7日上午11时自行拔去呼吸器，下午四时缺氧窒息，呼吸衰竭，下午4时30分呼吸心跳停止死亡。

🔬 大体病理

　　脑重1235g。两大脑半球对称。大脑切面灰白质界限清楚，血管充血，脑室较小。小脑半球的切面未见病变，脑干外表及切面也未见病变。脊髓表面血管充血，外形无明显异常，冠状切面见脊髓全长的灰质和白质的界限不清楚，灰质的病变尤为明显，大部分呈灰黄色，在颈髓中下段灰质有大片软化并形成空洞，此外在胸髓上段、下段及腰髓上段左右前角中均有小软化空腔，直径约0.1cm，胸髓中下段前后变扁，呈椭圆形，其中有软化，病变分布不均匀，有的较重，有的较轻，骶髓以下病变较轻，马尾部未见明显病变。

🔬 镜下病理

　　大脑血管充血，其周围空隙变大，大锥体细胞肿胀，部分卫星细胞增多，胶质细胞也轻度增多（图78-1）。小脑部分浦肯野细胞轻度减少、脱失，分子层胶质细胞轻度增多，齿状核未见异常。中脑、脑桥、延髓血管扩张充血。颈段（C_6、C_7）脊髓血管扩张充血，脊髓前角运动细胞大量消失（图78-2），部分神经细胞肿胀，其中有大量脂黄褐素沉积，个别神经细胞胞质内有红染小体，其周围有空晕，部分细胞有黏液变性，星形细胞增生。胸段（T_5、T_8、T_{11}）脊髓血管扩张充血，前角运动细胞大量脱失，但背核细胞保存完好，未见明显反应。腰段（L_2、L_3、L_5）前角中大部分运动细胞肿胀，其中有脂褐素沉积，部分细胞已黏液状变性，部分细胞脱失（图78-3）。

病理诊断

肌萎缩侧索硬化

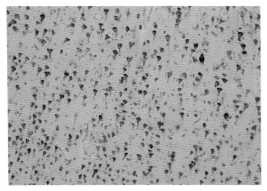 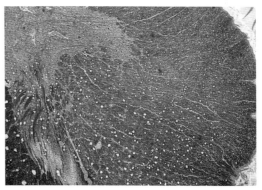

图78-1　皮质锥体细胞变性，卫星细胞增多（Nissl）　　图78-2　脊髓前角细胞大量丢失，前侧索变性

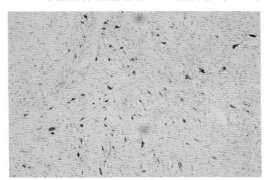

图78-3　前角神经元部分丢失，残余神经元皱缩变性（Nissl）

临床病理讨论

以上三例均为肌萎缩侧索硬化，临床均表现为不同程度不对称远端起病的肌无力和萎缩，进行性加重，并累及呼吸肌，无明确的感觉障碍。病理所见为大锥体细胞、脊髓前角运动神经元和脊神经节细胞变性、萎缩、坏变和丢失，伴有脊髓前索和侧索的轴索变性、髓鞘脱失，而后索相对保留，与临床纯运动受累的表现相吻合，符合肌萎缩侧索硬化的临床和病理学特征。

病例79
橄榄核脑桥小脑变性

病史概要

女性，74岁。因共济失调于1966年6月3日住院检查。查体发现小脑型构音障碍、双向水平眼震，宽基底步态，跟膝胫试验阳性，Romberg征阳性。下肢肌张力增高。四肢肌力正常。膝反射、踝反射正常，Babinski征阳性。当地医院诊断脊髓小脑变性。家族史阴性。此后患者症状逐渐加重。1971年神经查体示站立困难，同时出现小脑震颤，四肢反射强阳性，余同前。近两年患者从床上坐起需帮助，后患者合并右侧小腿蜂窝组织炎、充血性心力衰竭伴肺炎，于1981年12月27日死亡。

大体病理

颅骨、硬脑膜未见异常，上矢状窦通畅，脑重1320g，软脑膜薄而透明，大脑半球对称、质地正常。脑干、小脑示萎缩，延髓为著。颅底血管结构正常，中度粥样硬化，大脑半球切片未见明显异常，脑室正常，基底节、丘脑、下丘脑未见异常。乳头体正常。脑桥、延髓、中脑未见异常，小脑示蚓部及半球萎缩。脊髓正常。

镜下病理

小脑可见重度浦肯野细胞和颗粒细胞消失，小脑半球前部及蚓部、上部为著。浦肯野细胞消失区域Bergmann星形细胞增生显著。齿状核及顶核示轻度萎缩及神经元丢失，伴轻度胶质增生。切片见其余小脑半球轻度弥漫性神经元及颗粒细胞丢失，白质神经纤维萎缩及胶质细胞增生。脑桥切片桥横纤维苍白，未见明显神经元丢失表现（图79-1）。小脑上脚和下脚可见神经纤维丢失。延髓双侧下橄榄核背侧神经元丢失，腹侧神经元相对保留，保留神经元内见脂褐素沉积（图79-2），橄榄核及小脑改变大致对称存在。大脑切片未发现明显异常。乳头体无缺血改变。脊髓后索内侧见明确神经纤维丢失，颈胸段为著。神经纤维丢失包括轴突及髓鞘。在重度萎缩部分见大量淀粉样小体。侧索包括皮质脊髓束未见明显异常。

病理诊断

橄榄核脑桥小脑变性

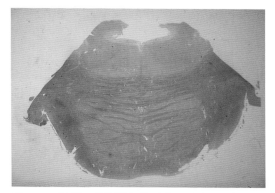

图79-1 脑桥可见桥横纤维减少丢失（髓鞘）

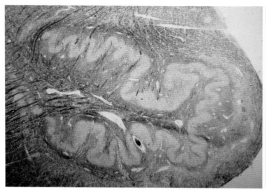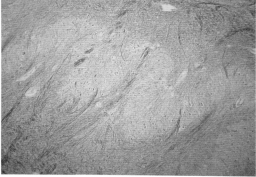

图79-2 延髓下橄榄核背侧神经元丢失明显（髓鞘）

病例80
黑质纹状体变性

病史概要

女性，57岁。因"肢体抖动、运动困难5年余"就诊。1980年6月起无原因出现左上肢抖动，活动时明显，逐渐加重，1981年左下肢亦出现抖动。诊断帕金森病，给予药物治疗，症状控制。曾停用药两次，病情加重，不能说话，吞咽困难，四肢抖动明显，服药后缓解。1984年下半年再次加重，行走不稳、双上肢意向性震颤，表情呆板，小便失禁。1985年11月1日突然出现呼吸困难，饮水呛咳，有喉鸣音，耳鼻科以双侧声带麻痹、呼吸困难，于11月12日收入院，行气管切开给予辅助呼吸，患者意识清，四肢活动好，次日晨患者突然意识不清，高热41.8℃，双瞳孔对光反应弱，角膜反射消失，双肺呼吸音粗，血压90/60mmHg，转入加强病房，经抗感染、抗休克治疗。13天后患者意识转清，张口不充分，四肢不能活动，仅眼球能动以表达意思，转入神经科病房。查体：神志清，言语不能，血压100/60mmHg，心率80次/分，呼吸30次/分，双肺呼吸音粗，双眼外展不充分，余眼球活动不受限，双瞳孔等大，对光反射灵敏，眼底视盘界清，眉弓反射和吸吮反射（＋），面部表情呆板，示齿口角不歪，闭眼有力，四肢肌张力不高，肌力约Ⅰ级，腱反射对称活跃，双侧均可引出Babinski征及Chaddock征，对疼痛刺激有反应，诊断帕金森综合征，闭锁综合征。腰穿压力205mmH$_2$O，寡克隆区带（＋），蛋白1940mg/L，心电图示右束支传导阻滞。双BAEP正常，SSEP示右丘脑以上损害，脑电图示普遍中度不正常。12月6日头颅CT示外侧裂、纵裂和四叠体池稍增宽。1986年2月初病情好转，双上肢近端可屈伸，未引出病理征，3月6日突然呕吐咖啡样物，血压90/60mmHg，即给予止血治疗，后未再出血，用升压药后血压有所回升。3月8日血压突然下降至0，后呼吸停止，心跳停止，抢救无效死亡。

大体病理

脑重1123g，两大脑半球基本对称，脑底动脉轻度动脉硬化。冠状切面：大脑皮质灰、白质界限清楚，侧脑室轻度扩大，中线结构未见移位，左右豆状核较正常为小，尤以壳核为明显，呈暗灰色。测量苍白球尖端至壳核底边距离为左1.3cm、右1.0cm，壳核宽度为左0.5cm、右0.3cm，有较明显萎缩，尾状核和丘脑未见明显改变。中脑两侧黑质均示黑色变浅淡（图80-1），延髓和小脑未见大体改变。

镜下病理

主要病变见于壳核神经细胞变性脱失，星形细胞明显增生（图80-2），而苍白球神经细胞减少和星形细胞增生甚轻，尾状核和丘脑未见明显改变。普鲁士蓝染色壳核和苍白球均可见少数蓝色铁沉着颗粒（图80-3）。中脑黑质色素细胞明显减少脱失，细胞外可见游离色素，黑质区星形细胞增生，未找到Lewy小体（图80-4）。脑桥未见明显异常。延髓下橄榄核可见神经细胞变性减少、脱失，星形细胞增生（图80-5）。锥体束和舌下神经核等未见异常，小脑齿状核神经细胞变性减少，星形细胞增生，小脑皮质浦肯野细胞明显脱失减少，边缘层星形细胞轻度增生（图80-6），颗粒细胞层细胞减少为死后改变，白质未见异常。

病理诊断

黑质纹状体变性

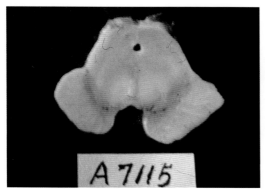

图80-1 黑质颜色明显变浅

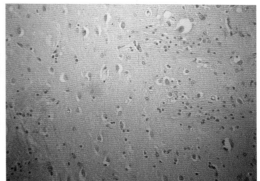

图80-2 壳核神经细胞变性脱失，星形细胞明显增生（HE）

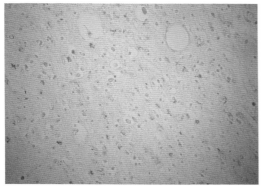

图80-3 壳核铁沉积颗粒（普鲁士蓝）

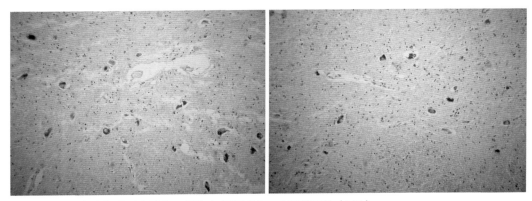

图80-4 黑质色素细胞减少脱失，细胞内色素减少，未见路易体（HE）

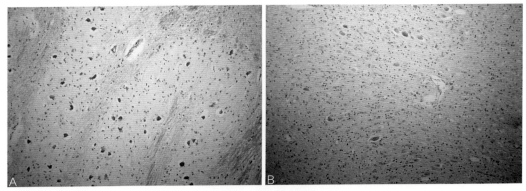

图80-5 下橄榄核神经元变性脱失，色素沉着，星形细胞增生
　　　 注：A. LFB；B. HE。

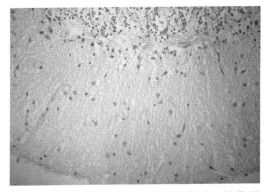

图80-6 小脑皮质浦肯野细胞明显脱失，边缘层
　　　 星形细胞增生（HE）

病例81
夏-德综合征

病史概要

男性，47岁。因"头晕、头痛、阳痿、尿失禁、走路不稳9年余，加重1个月"于1979年9月28日入院。1970年时有头晕、眼花，血压90/66mmHg，照常工作。1976年底性功能减低。1977年底除头痛、头晕外出现阳痿，走路不稳，尿失禁，排尿、排便费力，脐以下无汗但仍能坚持工作。1979年2月上述症状逐渐加重，卧床不起，经服中药后症状稍减轻，可扶拐下地偶行走几步，相继出现双手持物不稳，语言不连贯，入院前1个月来头晕、头痛加重，偶有四肢麻木皮肤烧灼感。既往体健。入院体检：神志清，发育良好，营养中等。体温、脉搏、呼吸均正常。血压140/100mmHg（卧位）、110/80mmHg（坐位）、90/60mmHg（站位）。神经系统检查：对答切题、反应迟钝、表情呆板、构音欠清，语言不连贯，计算、记忆、理解、定向力完整。脑神经包括眼底正常。全身深浅皮质感觉正常。四肢肌力，肌张力正常。轮替、指鼻试验尚准，双跟膝试验欠稳准。Romberg征（＋），步态蹒跚。双腹壁反射未引出，提睾反射存在，四肢腱反射活跃，未引出病理征。皮肤干燥少汗。化验检查：血、尿常规，血糖、红细胞沉降率、尿素氮、钾、钠、氯、梅毒血清、血凝反应、甲状腺功能，脑脊液压力，常规、生化、梅毒血凝反应，心电图，脑电图均正常。GPT 74U/L（正常值7～40U/L）。入院后前十天给予一般治疗病情变化不大，情绪低落，对治疗没有信心，以后加用麻黄素12.5mg 3次/日，3天后清晨血压上升，180/110mmHg（卧位），150/90mmHg（立位），仍感头痛、头晕、四肢麻木。检查发现患者烦躁不安，左上肢多动，肘关节来回伸屈6～7次/分，左手大拇指屈曲受限，左手指鼻及双跟膝试验不准，即给予25%硫酸镁10ml，2小时后血压（平卧）降至120/90mmHg，经劝说卧床休息入睡，3小时以后患者叫不醒，血压140/80mmHg，呕咖啡样液体，呼吸困难伴喉鸣音，双瞳孔散大，直径5～6mm，眼底正常，四肢轻瘫，腱反射引不出，未引出病理征。脑超声中线波向左移位0.5cm。按脑出血治疗，给予止血、降颅压、抗感染等措施，病情继续加重，一度血压测不到，心音微弱，经气管切开加压给氧，心内注射等抢救2天无效，于1979年10月15日死亡。

大体病理

脑重1620g，两侧半球表面血管明显充血，右半球膨大，右顶叶后方有片状出血，右侧有蝶骨嵴疝和右侧钩回疝，脑底动脉未见明显硬化。冠状切面右顶叶白质有大块出血约5.5cm×10.0cm×7.0cm，其范围向前达额叶后部，向后达顶枕交界区，向外达顶叶灰白质交界区，部分破向皮质表面，向内将丘脑向左向下推移，中线移位1.5cm并从下角破入脑室，致脑室内有血凝块（图81-1）。其他部位有脑水肿，但未见扣带回疝。中脑结构紊乱，右侧黑质有出血，并与第三脑室相通，呈暗褐色，右侧大脑向下移位嵌入脑室，形成肿块样坏死，颇似"肿瘤"，直径为2.5cm×2.0cm。脑桥亦坏死出血，结构紊乱变形（图81-1），右侧尤重，左小脑中脚亦结构紊乱，有点状出血。小脑灰白质界限显示不清，齿状核区有点状出血，延髓外形尚正常，双侧橄榄核呈灰褐色，脊髓切面灰质色稍暗外无特殊所见。

镜下病理

皮质所有神经细胞均有不同程度缺血性改变，以中等大细胞为显著，Betz细胞较轻，尤以顶枕颞缺血性改变严重（图81-2），但未见明显星形细胞增生。苍白球细胞减少，蓝斑及黑质色素细胞坏变和色素减少、脱失，胶质增生不明显，未见到Lewy体。延髓下橄榄核细胞严重坏变脱失，仅一侧残留少数几个细胞，星形细胞轻、中度增生（图81-3），未见血管特殊改变，迷走神经背核亦示细胞减少和萎缩，舌下神经核细胞有缺血性改变。小脑浦肯野细胞萎缩，脱失减少，有的轴突变粗呈"水雷"样改变（图81-4），齿状核细胞有缺血性改变，小脑白质可见轻度普遍星形细胞增生，神经纤维部分坏变，银浸法可见纤维捻珠状断裂。脊髓之颈、胸、腰段均可见前角细胞萎缩减少，胸段侧柱细胞减少尤著。交感神经节细胞亦示缺血性改变，神经纤维亦见轻微改变。出血灶附近可见血管淤滞和环状出血，但未见血管畸形。

病理诊断

延髓下橄榄核、小脑、脑桥和脊髓神经细胞萎缩变性、脱失并伴有胶质增生，符合夏-德综合征（Shy-Drager syndrome）

右顶叶白质大块出血，中脑、脑桥继发性出血

神经节细胞普遍缺血性改变

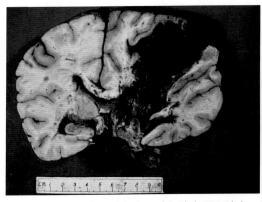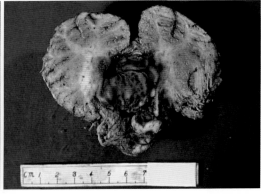

图81-1　右顶叶白质脑出血，破入脑表面和脑室，脑桥中部出血，结构紊乱变形

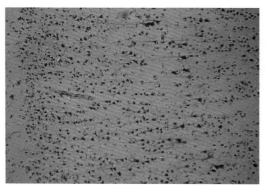

图81-2 皮质神经元缺血缺氧性改变（Nissl）

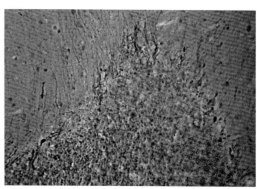

图81-4 小脑浦肯野细胞萎缩，脱失减少

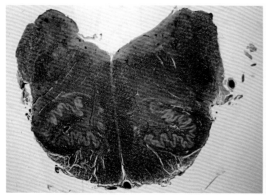

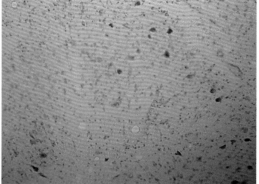

图81-3 延髓下橄榄核神经元重度丢失，残余细胞变性、皱缩

临床病理讨论

　　以上三例均属于多系统变性，其临床表现与病理所见的受累突出部位相对应，但病理所见均存在更广泛的神经系统受累，突出的为基底节区、脑桥、延髓下橄榄核、小脑神经元变性脱失和胶质细胞增生，而大脑皮质、皮质下白质、脊髓等部位病变不突出，黑质均有色素细胞的脱失，但均未见到Lewy体，除外帕金森病。上述病例均处于无蛋白质病理前，α-突触核蛋白在神经胶质细胞，尤其是少突胶质细胞的沉积是导致上述结构神经变性的原因。

病例82
阿尔茨海默病之一

病史概要

男性，80岁。因猝倒在家疑诊"消化道出血"入院。既往史包括急性尿潴留、慢性肾功能不全、阿尔茨海默病痴呆，以及1975年优势半球脑梗后，遗留全面性失语及右侧肢体偏瘫。1981年患者因病收入疗养院，并出现意识不清，记忆力减退，进行性加重。入院后，先后治疗贫血、尿路感染及尿潴留。体格检查：意识不清，消耗貌。神经系统检查提示双侧瞳孔大小相对，对光反射良好。口鼻反射、掌颌反射阳性，左侧上肢阵挛。腱反射正常，双侧Babinski征阳性。患者睁眼，可言语，对外界指令无应答，伴无意识自主活动。胸部检查及X线提示左肺上叶斑片样实变。患者入院后保守治疗2日无效去世。

大体病理

颅骨及硬脑膜完整，上矢状窦通畅。大脑重1310g。软脑膜增厚，并在双侧顶叶处钙化，左侧为著。双侧大脑半球质地柔软，大小不等，尤其在顶部，左侧较大，大脑半球明显萎缩。额颞叶为著。脑干及小脑未见明显异常。颅底动脉显示中度至重度动脉粥样硬化。大脑半球切成1cm厚的冠状位切片。切片显示在双侧大脑中动脉供血区多发梗死（图82-1），包括双侧额顶叶，左侧较大者覆盖颞叶-顶叶-枕叶，直径4cm×5cm。在双侧枕叶和颞叶区域有多发的小灶缺血，直径约3mm，位置分布在皮质下，尤其是在脑沟深侧。左右侧额叶的大面积腔隙性梗死灶都在分水岭区域。双侧脑室和胼胝体未见异常，基底节区和丘脑无梗死表现，下丘脑和乳头体。外观正常。脑干延髓、小脑、中脑未见异常。

镜下病理

额叶、顶叶、颞叶、枕叶、Ammon's角均有多发陈旧性梗死灶（图82-2）。梗死附近可见一些胆固醇栓塞（图82-3）。双侧颈内动脉不全闭塞，管腔狭窄伴有动脉粥样斑块和溃疡形成（图82-4）。Ammon's角、额叶和颞叶大量老年斑（图82-5）、神经原纤维缠结（图82-6）以及Hirano小体。皮质神经元大量丢失，空泡样变（图82-7）。乳头体、丘脑、延髓、蓝斑也可见类似改变。小脑半球未见异常。

病理诊断

阿尔茨海默病

双侧多发脑梗死

颈内动脉粥样硬化闭塞

胆固醇栓塞

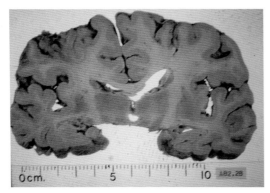

图82-1 左额顶叶梗死软化灶

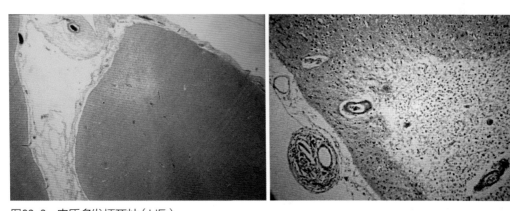

图82-2 皮质多发梗死灶（HE）

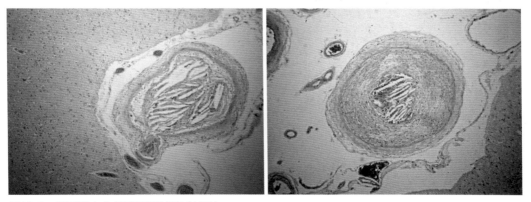

图82-3 梗死区小血管胆固醇栓塞（HE）

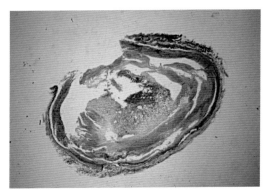

图82-4 颈内动脉动脉粥样硬化斑块破裂血栓形成，管腔近闭塞（HE）

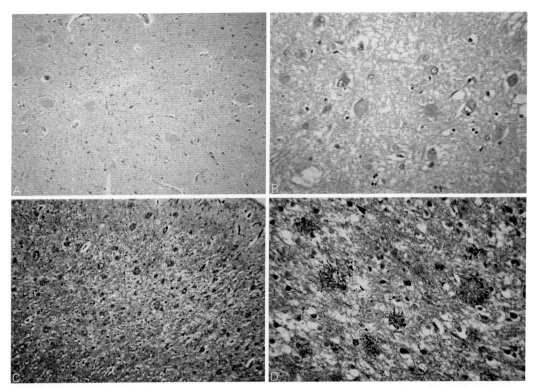

图82-5 各皮质大量老年斑
注：A、B. HE；C、D. 银染。

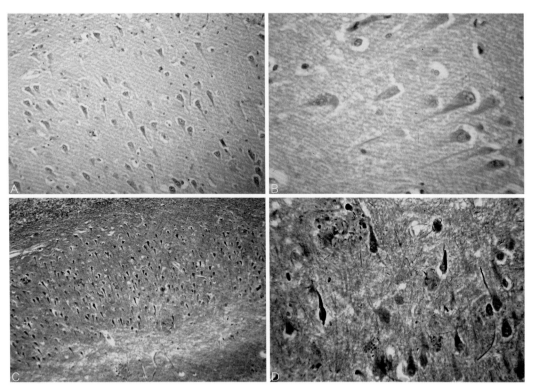

图82-6 各皮质大量神经原纤维缠结
注: A、B. HE; C、D. 银染。

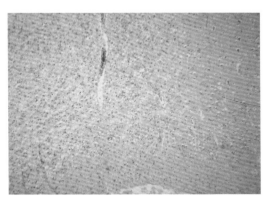

图82-7 皮质神经元大量丢失,胶质细胞增生,皮质呈空泡样变(HE)

病例83
阿尔茨海默病之二

病史概要

女性，66岁。1979年10月28日因"意识混浊，伴脱水和泌尿系统感染"住院。患者患慢性酒精中毒多年。入院查体：体温正常，血压90/70mmHg，心肺未见异常，肝大，脾未触及。神经系统检查：意识清，眼底和脑神经（−），肌力和感觉基本正常，肌张力低，膝反射活跃，右踝反射低，病理征（−），轮替和指鼻试验尚正常，但步态不稳，步基宽。住院期间经支持疗法治疗后，因智力低下，健忘，诊断老年痴呆，慢性酒精中毒，1980年初住康复医院，患者能拄拐行走，曾几次跌倒，健忘、定向障碍。住院期间曾有几次的TIA发作，左手活动少，肌力弱，肌张力高，一般状态逐渐恶化。1981年12月17日不能起床，能睁眼，瞳孔等大，左上肢腱反射活跃外，其余反射减低，意识渐差，于次日死亡。

大体病理

脑重995g，两大脑半球普遍性萎缩，小脑亦萎缩仅72g，脑干正常，脑底血管呈中−重度动脉粥样硬化。冠状切面显示皮质灰白质界限清楚但有萎缩，胼胝体明显萎缩，侧脑室和第三脑室均扩大（图83-1），丘脑、基底节、丘脑下部和脑干均未见异常。

镜下病理

颞叶海马、广泛皮质可见大量老年斑和神经原纤维缠结（图83-2）。前额叶皮质腔隙性梗死灶，基底节小动脉硬化。小脑上蚓和前叶内侧浦肯野细胞减少脱失（图83-3）。脑桥基底部新鲜局灶性梗死（图83-4）。多发大小动脉粥样硬化斑块形成（图83-5）。

病理诊断

阿尔茨海默病
多发性脑梗死
脑动脉粥样硬化
酒精性小脑变性

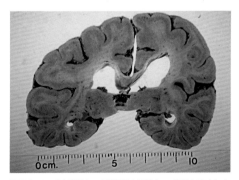

图83-1　脑萎缩，胼胝体萎缩，侧脑室扩大

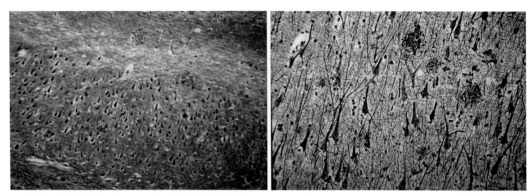

图83-2 各皮质可见广泛分布老年斑和神经原纤维缠结（银染）

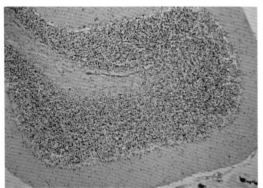

图83-3 小脑浦肯野细胞大量丢失（HE）

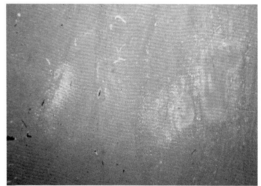

图83-4 脑桥新鲜梗死灶（HE）

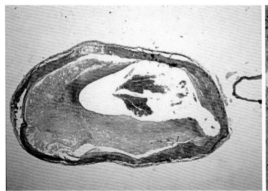

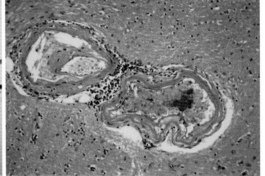

图83-5 大小血管均见到动脉粥样硬化斑块，管腔狭窄（HE）

病例84

阿尔茨海默病之三

📋 病史概要

女性，46岁。因"记忆下降3年"于1999年入院。1996年开始经常找袜子、钥匙等小物品。1997年12月哥哥去世后家属发现其反应慢，忧虑，处理复杂的事情有些乱，和以前不一样了。1998年9月发现记忆力明显下降，丈夫住院出院连续3次，每次都记错时间，1999年1月单位发觉其工作能力减退。后自己找单位（饭店厨房），去新单位上班，找不到上班的地点，把东西交给旁人后就记不住交给谁了，去商场买东西，从一门进另一门出就迷路。总反复发问，反应慢，和别人聊天，找不到词。1月停经，但自己却说2月也来了。今天想不起昨晚来的客人，今晨记不住昨晚的晚餐是什么。以前的事记得很清楚，如结婚的时间、儿子的生日等。天安门广场的建筑物记不清方位。玩牌反应慢。不理解人，如爱人让她随着去蒙古出差，原意是想让其散心，她却说不要她了。成语理解测试。"挂羊头"：假的。过河拆桥：帮他办事后，不说好还说不好。愚公移山：有耐力有决心能把山都搬走。走马观花：大概齐。既往体健，血压有时偏低。有时胃部不适，进食少，每日6两。家族史：（＋）。月经生育史：年轻时服过几次避孕药（因月经过多），孕1产1，母乳喂养。检查：神经系统查体未见局灶体征，血压105/75mmHg。认知评估：画表表盘和数字对但指针不对。MMSE：17分。HAMD：8分。Hachinski：0分。POD：6分（购物1，游戏1，做饭1，关心大事1，看电视1，记约定1）。FOM：10（4+6）。RVR：22（11+5+6）。BD：5（2+2+1）。WAIS 12（9+3）；头颅CT（1998年10月）：未见明显异常。APOE：ε3/ε3。血尿常规（－），血糖3.98mmol/L，甲状腺功能正常，叶酸4.0ng/ml，维生素B_{12}：1ng/ml。诊断痴呆，予以多奈哌齐5mg，qd治疗。服药后症状稳定一段时间，日常生活均无错，能做复杂的菜，有时能记得日期和星期，做家务仍然比较慢，出去买东西只能买有限的东西，兴趣不高，总爱睡觉，注意力比以前集中，能仔细看电视，连续剧故事情节能接起来。早晨到公园锻炼身体。2年后随诊性格较前易烦躁，听不进劝告，情绪低落，不爱说话，夜里暗自哭泣，不打人、不骂人，嗜睡，懒惰。记忆力减退，记不起早饭内容，不理解别人说话，日常生活自理变差，经常穿反衣服，自己洗脸，不会叠被子，去厕所便在马桶外面。查体：表情淡漠，能坐得住。语言低弱，有时答非所问，有明显的找词困难。脑神经（－），四肢肌张力正常，吸吮反射（＋），掌颏反射（－），双下肢膝腱反射亢进，左侧病理征（＋）。此后症状缓慢加重，57岁死亡。

大体病理

脑重固定后922g，前后径15cm，左右径11.5cm，高11cm，双颞极宽6cm。脑萎缩明显，尤其以顶叶突出。无扁桃体疝，无海马钩回疝。动脉硬化不明显。脑组织触摸无异常。大体切片见中脑黑质减少。

镜下病理

普遍蛛网膜增厚，少数部位有炎细胞（淋巴细胞为主）浸润。分子层细胞增多，外颗粒细胞层空泡样变，神经元减少（图84-1），较多神经原纤维缠结（图84-2），锥体细胞层神经元缺血样变或减少，代之以胶质细胞增生、小胶质细胞/少突胶质细胞增生，少数部位可见杆状小胶质细胞，Ⅰ、Ⅱ、Ⅲ层可见较多的淀粉样斑（图84-3），以海马、杏仁核、Meynert基底核、枕叶皮质、顶枕叶皮质、岛叶皮质、额叶皮质、顶叶皮质以及岛回额盖为多（图84-4）。淀粉样斑主要分布在皮质的浅层或皮质下白质。皮质变性突出的部位同时伴有大量的淀粉样小体。皮质的浅层有较多增生的血管，可见血管周围间隙扩大或含铁血黄素细胞。脑膜以及皮质的血管可见类淀粉样变。白质中可见淀粉样小体，血管增生，以及血管周围细胞浸润。

病理诊断

阿尔茨海默病

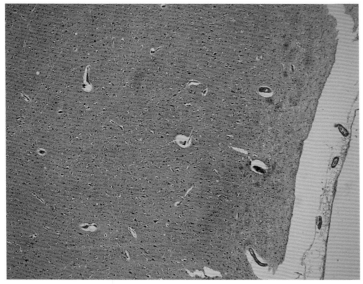

图84-1 皮质变性，分子层胶质细胞增生，颗粒细胞层神经元丢失，空泡变（HE）

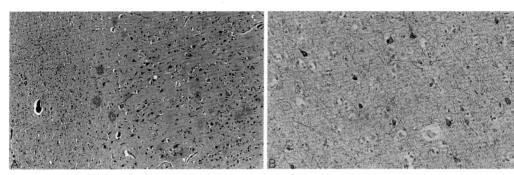

图84-2 皮质大量神经原纤维缠结形成
　　　注：A. HE；B. AT8。

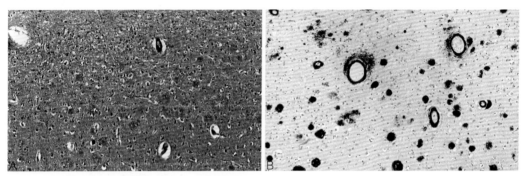

图84-3 皮质大量淀粉样斑形成，小血管壁淀粉样物质沉积
　　　注：A. HE；B. 4G8。

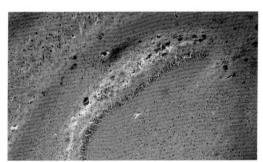

图84-4 海马齿状回可见大量淀粉样斑和神经原
　　　纤维缠结，神经元丢失（HE）

临床病理讨论

　　以上三例为阿尔茨海默病的典型尸检病理，包括淀粉样斑（A），神经原纤维缠结（B）和神经炎性斑（C），ABC评分是阿尔茨海默病病理诊断标准的基本构架。需要特别指出的是，阿尔茨海默病病理和脑血管病病理共存，是老年尸检脑最常见的现象。病例82为大动脉粥样硬化，胆固醇栓塞造成多发皮质梗死；病例83则见到了小血管硬化导致的腔隙性梗死；病例84为早发型阿尔茨海默病，无明显的脑血管病变。合并脑血管病可能对阿尔茨海默病的临床进程产生影响，也可能是临床下存在，通过影像学和病理学诊断，因此需要具体病例具体分析，不能一概而论。

病例85

脑淀粉样血管病

病史概要

男性，77岁。因"反复头痛、反应迟钝6年，加重伴意识不清、肢体无力3个月"入院。患者于6年前无明显诱因突发头痛、口角右偏、言语含糊、反应迟钝，无视物成双、意识障碍，无肢体麻木及无力，就诊于我院急诊，测血压192/100mmHg，行头颅CT及MRI提示右侧枕叶血肿，右侧基底节区慢性出血改变，右侧内囊后肢急性期腔隙性梗死，双侧半卵圆中心、脑室旁多发慢性缺血改变，予以对症支持、降压、稳定斑块、康复锻炼等治疗后患者恢复，出院时仅有轻度左侧中枢性面舌瘫，能够正常生活和活动。4年前再次出现右侧头痛，伴有恶心、呕吐胃内容物，同时家属发现其反应迟钝，问话不答，行动迟缓，送至我院急诊，查体血压180/115mmHg，意识清，反应迟钝，计算力、定向力明显减退，肢体肌力Ⅴ级，左侧中枢性面舌瘫，病理征阴性。头颅CT及MRI提示右侧颞叶血肿，双侧多发慢性缺血灶，双侧皮质下、基底节区多发大小不等微出血灶。予以对症支持治疗后病情稳定，四肢活动好，能够生活自理，但记忆力差。3个月前晨起后再次出现头痛、恶心、呕吐，20分钟后意识障碍，呼之不应，右侧肢体不能活动，尿便失禁，在外地医院急诊就诊，当时查体记录：浅昏迷，右侧肢体0级，肌张力高，病理征阳性，头颅CT提示左侧额顶枕叶脑出血，予以脱水降颅压、止血、抗感染及对症支持治疗，患者病情稳定，出血吸收较好，但肺部感染控制不理想，肌力恢复差，为进一步诊治转入我院。患者自起病以来精神差，高级智能减退明显，进食差，消瘦，现卧床，鼻饲饮食，留置导尿，目前无发热，仍有咳嗽、咳痰。既往史：高血压病史15年，平时服用替米沙坦，血压在150～160/90mmHg；糖尿病10年，服用糖适平，餐后血糖8～11mmol/L。发现慢性肾功能不全、痛风10余年，药物治疗。否认冠心病、结核等病史，否认手术外伤史，对磺胺类药物过敏。个人史：无特殊，否认烟酒嗜好。婚育史、家族史无殊。入院查体：平车入室，消瘦，双肺散在湿啰音，余内科查体无殊。神清，完全运动性失语，部分感觉性失语，计算力、记忆力、定向力检查不能合作。双侧瞳孔等大等圆，对光反射灵敏，眼球活动可，双侧鼻唇沟尚对称，示齿、伸舌不合作。左侧肢体可见自主活动，肌张力偏高，腱反射活跃，肌力检查不合作，右侧肢体0级，肌张力低，腱反射减低，双侧霍夫曼征阳性，下肢病理征未引出。左侧肢体疼痛刺激有躲避。共济运动检查不合作，脑膜刺激征阴性。入院后完善检查：血常规血红蛋白111g/L，白细胞4.94×10^9/L，中性粒细胞0.76，血小板272×10^9/L。

红细胞沉降率28mm/h。尿常规 pH6.0，红细胞80/μl，白细胞500/μl。糖化血红蛋白正常。凝血FBG 4.32g/L，APTT 34.9s，D-二聚体0.51mg/L。心脏三项、血乳酸正常。肝肾脂全 ALB 32g/L，Na^+ 133mmol/L，LDL-C 1.91mmol/L，TC 3.77mmol/L，hsCRP 11.9mg/L，余肝肾功能、电解质均正常。胸部X线片：双肺纹理增粗。心电图：窦律，电轴左偏，T波：2、avL倒置。双上下肢深静脉、动脉彩超未见狭窄及血栓。头颅CT：双侧脑室周围白质密度减低，左顶叶片状低密度影。尿培养：产酸克雷伯菌。痰培养：苯唑西林耐药的金黄色葡萄球菌。头颅MRI：左侧半卵圆中心至额顶叶大片晚期出血灶，脑内多发陈旧出血灶，多数位于脑表面（图85-1）；双侧半卵圆中心、侧脑室周围片状脑白质改变，脑萎缩。入院后予以营养神经、抗感染、鼻饲营养支持、床旁康复锻炼、补钠、补充蛋白、控制血压及血糖等治疗，同时予以翻身拍背排痰，加强鼻饲管和尿管管理，膀胱冲洗等护理，患者病情平稳，一般状况好转，神经系统体征较前无明显变化，出院返家。长期卧床，保留鼻饲管和导尿管，半年余后因肺部感染去世，行尸检取脑。

🔬 大体病理

固定后脑重1300g，脑组织饱满，表面观萎缩不明显，前后径20cm，额叶宽14cm，颞叶宽16cm。可见双侧海马钩回疝和右侧小脑扁桃体疝。基底动脉、大脑中动脉、小脑上动脉、大脑后动脉有明显的动脉粥样硬化（图85-2）；脑膜无增厚。大体切片：左侧额颞叶上部6cm×4cm×2cm的出血坏死腔（图85-3）；右颞直径约1.5cm陈旧出血灶。左侧额叶皮质有局灶坏死。右侧岛叶皮质下可见一线样的陈旧出血灶。基底节见到了密集的筛孔样改变，部分软化灶。双侧脑室旁有白质组织结构疏松样变。极个别的皮质见到出血点。脑桥中部可见一陈旧梗死灶，小脑未见明确病灶。

🔬 镜下病理

脑膜未见广泛增厚，脑组织临床出血的部位可见陈旧出血坏死腔及陈旧出血坏死灶（图85-4），部分灰白质交界处可见微小的圆形陈旧出血（图85-5）。皮质、灰白质交界及白质都可以见到微梗死灶（图85-6）。皮质神经毡破坏明显，空泡样变。神经元明显减少，分层紊乱，部分神经元尼氏体边集，呈皱缩变性。有的神经元顶端突起明显，部分脂褐素沉积。个别神经原纤维缠结，没有老年斑，未见神经元内包涵体，皮质和海马tau和淀粉样蛋白染色均为（-）。白质有不同程度的组织疏松甚至破坏，弓状纤维相对保留（图85-7）。疏松程度重处GFAP（+）增生的星形胶质细胞不多，而白质疏松轻的或者病灶边缘星形胶质细胞增生明显。白质中也有微梗死。CD68阳性的激活的小胶质细胞增生明显。脑桥中部可见一陈旧梗死灶，桥横纤维减少，延髓及脊髓右侧锥体束走行区纤维脱失，脑干黑质细胞、橄榄核等结构未见异常。小脑基本结构正常，部分区域浦肯野细胞减少，可见软化灶。脑膜大小血管较多可见动脉粥样硬化斑块。皮质及白质内大量血管周围间隙扩大及血管腔扩大，基底节区更突出。脑膜、皮质的血管以及基底节的血管都可以见到管壁淀粉样变，刚果红（＋）（图85-8）。个别脑膜血管可见淀粉样蛋白（＋）（图85-9）。刚果红（＋）的血管有中等大小的、微小的动脉，也有静脉。

病理诊断

脑淀粉样血管病

动脉粥样硬化症

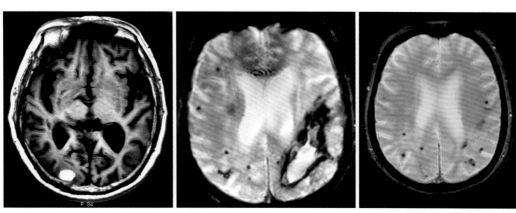

图85-1 多发皮质出血和微出血灶，脑室旁白质病变

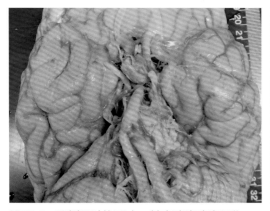

图85-2 双侧颞叶钩回疝，基底动脉动脉硬化

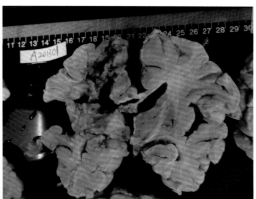

图85-3 左侧额顶叶出血腔

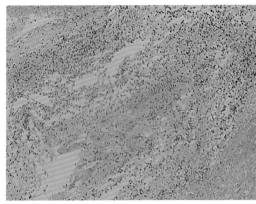

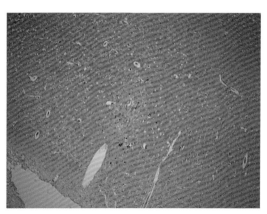

图85-4 陈旧出血腔内可见大量含铁血黄素细胞（HE）

图85-5 皮质微出血灶（HE）

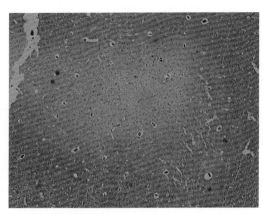

图85-6 皮质微梗死灶（HE）

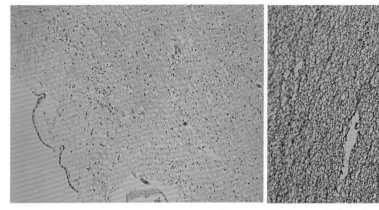

图85-7 侧脑室旁和皮质下白质广泛破坏疏松，弓状纤维不受累（HE）

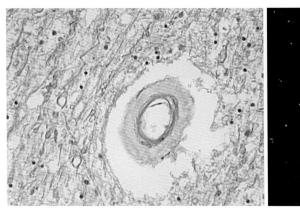
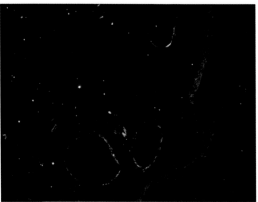

图85-8 皮质和脑膜小血管淀粉样变性，刚果红染色可见绿色折光
　　　注：A. HE；B. 刚果红。

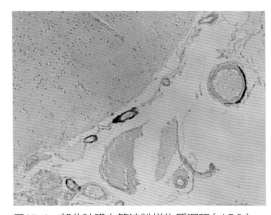

图85-9 部分脑膜血管淀粉样物质沉积（4G8）

临床病理讨论

　　本例临床表现为复发性脑叶出血、进行性痴呆，影像学可见多发皮质微出血、白质病变和脑萎缩，符合临床典型的脑淀粉样血管病。病理上见到了明确的脑血管淀粉样物质沉积，表现为血管壁增厚，均匀透明，部分管壁可呈分层或靶环改变，刚果红染色阳性，免疫组化抗淀粉样蛋白抗体染色阳性。本例未见到合并阿尔茨海默病病理改变存在。此外，影像学所见到的广泛脑室旁和皮质下白质病变，其病理内涵丰富，包括了髓鞘脱失、轴索变性丢失、星形胶质细胞增生和室管膜连续性中断等，但弓状纤维不受累。

病例86

阿尔茨海默病+脑淀粉样血管病

病史概要

　　男性，58岁。因"记忆减退、生活不能自理5年"入院。患者1980年开始无明显诱因记忆力减退，以近记忆力减退为著，并逐渐加重。有时忘记上班、开会，工作能力明显下降，有时认错人、迷路。1981年8月来我院就诊，检查：血压130/80mmHg，神清，对答切题，记忆力较差，右面肌抽搐，双掌颏反射（＋），其他神经系统检查未见异常。1982年4月开始患者出现语无伦次，语言重复，丧失工作能力，但生活尚可自理，可以从事简单的家务劳动，一直在我院门诊随诊。1984年2月脑电图提示脑普遍轻度不正常。头颅CT提示轻度脑萎缩。1年以后，患者病情明显加重，不会穿、脱衣服，找不到厕所，随地大小便，不认识家人。入院前10天家人发现患者出现摸索动作，行走时不知绕开障碍物，不敢迈步，门诊检查神清，智能差，双瞳孔等大，对光反射灵敏，双视盘边界清，双眼左侧凝视可见水平眼震，走路摸索，共济运动稳，左上、下肢腱反射活跃，未引出病理征。头颅CT示两侧枕顶部白质低密度（图86-1），于1985年5月15日收入院。既往身体健康，无高血压、糖尿病史，无烟酒嗜好。父母有高血压病史。入院体检：体温36.8℃，脉搏76次/分，血压170/108mmHg，神志清楚，表情淡漠，少语，记忆力、计算力、定向力、自知力均极差。双视反射消失，视网膜动脉细。右面肌抽搐，其他脑神经检查未见异常。吸吮反射阳性。双掌颏反射阳性。四肢肌张力高，左侧明显。四肢腱反射活跃，左侧明显，左侧引出不持续的踝阵挛、双侧未引出病理征。肝功能正常，红细胞沉降率28mm/h，胆固醇3.56mmol/L，甘油三酯1.63mmol/L。入院后给予脱水等治疗，入院后第6天患者出现发作性意识丧失，双眼上翻，左侧凝视，四肢抽搐，双上肢屈曲状、双下肢伸直，几分钟后缓解，第7天血压152/120mmHg，右侧偏瘫，脑脊液外观血性，红细胞0.58×10^9/L，白细胞2×10^9/L，头颅CT示左额顶部脑内血肿，伴脑水肿、脑萎缩。双枕顶部低密度病变，白质病变不能除外。入院后第9天患者出现高热、昏迷，压眶偶有反应，双瞳孔等大，对光反射迟钝，四肢无自主活动，双侧锥体束征阳性。昏迷渐加深，呼吸表浅不规则，给予脱水、抗炎及物理降温等治疗无效。入院后第15天，患者因呼吸心跳停止，经抢救无效死亡。

大体病理

　　脑重1483g，两大脑半球基本对称，两额极有轻度脑萎缩，左上额回后部脑回扁平，脑沟变窄，稍膨隆，色暗红。左侧轻度海马钩回疝，枕叶皮质小出血点，中脑、脑桥、延髓未见异常。小脑半球色暗，轻度扁桃体疝。冠状切面：左额上回后部白质可见4cm×2cm和5cm×4.5cm大块出血，呈棕褐色，边界不清，周围有出血点，胼胝体下移，侧脑室轻度受压，中线未见偏移，枕顶叶白质色暗，枕叶皮质小圆形出血点（图86-2）。颞叶、右额叶、基底节、丘脑、脑干和小脑均未见异常。

镜下病理

左额上回白质血肿周围脑组织软化、疏松、水肿和吞噬细胞并大量含铁血黄素沉积，蛛网膜下腔血管有充血和渗血，组织细胞增多。此外，皮质多个小动脉和毛细血管前动脉有小出血灶或小出血点（图86-3）。皮质某些区域、蛛网膜下腔、软膜、皮质和皮质下白质可见中小动脉和毛细血管前动脉增多。血管结构有多种改变，如普遍管壁增厚，中膜增厚变性呈均匀嗜伊红物质，刚果红染色阳性（图86-4）。偏光镜呈绿色双折光带，有的小血管也有陈旧性血栓并机化再通，内膜有纤维样渗出和新鲜血栓形成，也有的形成小动脉瘤，还可见有的小血管呈环形出血和渗出血（图86-5），小血管病变周围脑组织疏松，神经细胞有缺血性改变和星形细胞增生（图86-6），也有吞噬细胞和单核细胞浸润，有的血管周围含铁血黄素沉积，此种血管病变以顶叶、中央区和枕叶为最明显，额、颞叶较轻，基底节、丘脑和脑干未见明显改变。在海马、枕额叶、颞叶皮质可见较多的老年斑、神经原纤维缠结和神经细胞颗粒空泡样变性。老年斑核心刚果红染色阳性，在一些毛细血管周围可见嗜刚果红淀粉样物质渗出（图86-7、图86-8）。两侧枕顶叶白质可见大片髓鞘坏变脱失，轴索丢失，边界不清（图86-9），少突细胞似减少，但未见星形细胞增生。中脑黑质、脑桥蓝斑、小脑齿状核及延髓等均未见明显病变。电镜所见：半薄切片TB染色示皮质小动脉壁局灶损伤形成动脉瘤，动脉壁中膜和外膜有不均匀和不规则的异染物质，显示此异染区为Amyloid纤维丝状结构（图86-10）。

病理诊断

阿尔茨海默病
脑淀粉样血管病

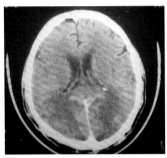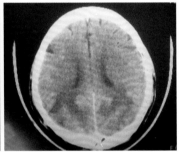

图86-1 双侧白质大片低密度灶，顶枕部为著

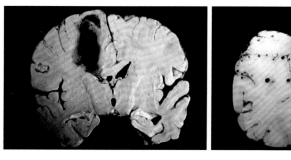
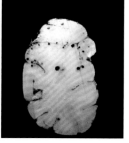

图86-2 左侧额叶出血灶，枕叶
皮质多发小圆形出血灶

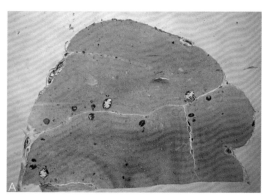
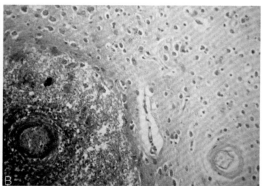

图86-3 皮质多发出血灶
注：A. LFB；B. HE。

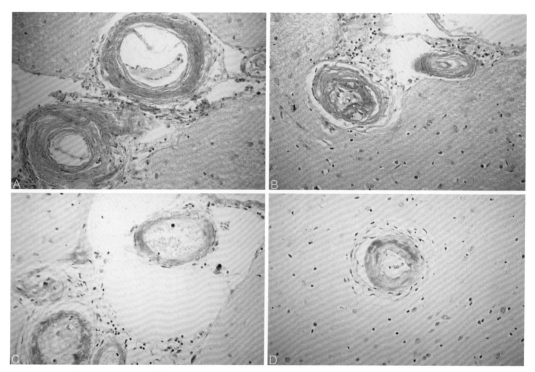

图86-4 脑膜和实质内小血管管壁增厚分层，均匀嗜伊红物质沉积，刚果红染色阳性
注：A、B. HE；C、D. 刚果红。

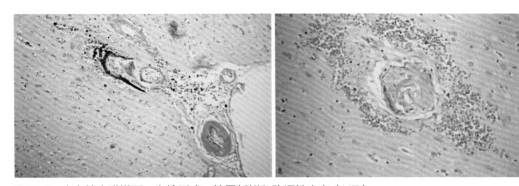

图86-5 小血管内膜增厚，血栓形成，管周新鲜和陈旧性出血（HE）

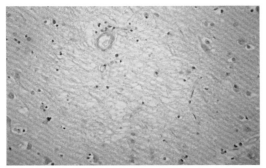

图86-6 小血管周围脑组织疏松，神经元缺血，
胶质细胞增生（HE）

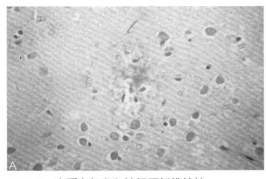
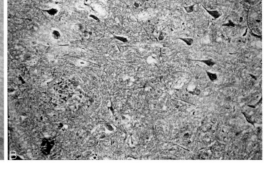

图86-7 皮质老年斑和神经原纤维缠结
注：A. HE；B. 银染。

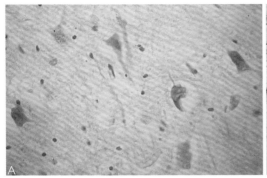
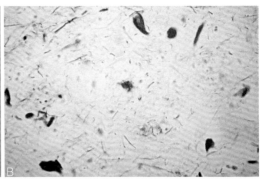

图86-8 神经原纤维缠结
注：A. HE；B. 银染。

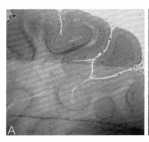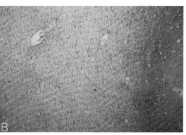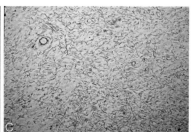

图86-9 白质大片病灶，髓鞘脱失和轴索变性，U形纤维不受累
   注：A.LFB；B.髓鞘；C.轴索银染。

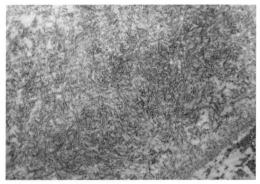

图86-10 纤维丝状淀粉样物质（电镜）

临床病理讨论

　　本例临床表现为进行性认知功能障碍及多发皮质出血，为阿尔茨海默病和淀粉样血管病合并存在，病理也证实了两者共存，这也是尸检病理常见到的现象。淀粉样物质沉积于脑实质内和血管壁内，目前认为不同的淀粉样蛋白片段沉积的部位有差异，$A\beta_{42}$容易沉积在脑实质，$A\beta_{40}$容易沉积在血管壁。阿尔茨海默病和淀粉样血管病的发病机制存在一定的差异，导致不同疾病主要沉积的淀粉样物质不同。

病例87
额颞叶变性

病史概要

　　男性，42岁。因"发作性四肢抽搐4年，智力下降，行为异常2年"入院。患者于1997年12月夜间睡眠中突然出现四肢抽搐，口中"吭哧"发声，口吐白沫，混有血丝，大约持续1分钟，发作停止，无咬舌，二便失禁等，醒后不能回忆当时情况。1998年1月患者与妻子分居，搬至母亲处居住，再次出现上述症状，均于夜间发作，1周内发作5次。去某医院就诊，诊断为"癫痫"，给予"丙戊酸钠0.5g tid"，患者自此至2001年8月12日未再发。1999年10月患者大姐发现患者多语，爱说同事闲话、坏话。但对答切题，喜欢收集破烂，重复提问，记忆力明显下降，无幻觉、妄想、激越等，症状渐加重，2000年7月与邻居因小事打架（以往与邻居关系不错），渐出现尾随母亲，无目的游荡，反复催问吃饭。生活尚能自理，乱购物、未认错熟人，无迷路史。2001年5月患者出现进食呛咳，无吞咽困难，步态蹒跚等。患者一直坚持上班，2001年8月12日患者上班时突然出现头转向右侧，四肢抽搐，口唇紧闭，神志清楚，胡乱对答，无口吐白沫及二便失禁，持续十余分钟，自行停止。次日，患者再发上述症状。去某医院就诊，头颅CT示脑萎缩，余未见异常。诊断为"癫痫后精神障碍"，住院治疗给予"奋乃静、氟哌啶醇"等，症状不见好转，为进一步诊治，来我院就诊，门诊以"器质性脑病、痴呆、症状性癫痫"收入病房。自发病以来，患者食欲好，进食呛咳，二便无失禁，但有反复去厕所，十分钟内去十余次未解小便。就诊时闹着要回家。既往体健。家族史：患者两个舅舅均在年轻时发现精神异常，诊为"精神病"，均于40岁左右去世。入院查体：神志清醒，语言刻板、重复，记忆力、定向力、计算力、理解判断力均下降。MMSE：4分。ADL：58分。表情淡漠、呆板。行为异常：被害妄想、攻击、焦虑、兴趣主动性差、易激惹、重复、游荡、尾随等。双侧瞳孔等大正圆，直径约3mm，对光反射灵敏，双眼各方向活动正常。双眼无复视及眼震。双侧闭目有力，鼻唇沟对称，口角无歪斜。双侧听力粗测正常，气导>骨导，Weber居中。张口发"啊"不配合，伸舌居中，舌肌无萎缩，有细颤，双上肢肌张力呈齿轮样增高，双下肢肌张力似正常，四肢肌力Ⅴ级，上下肢腱反射对称活跃。双手静止性细颤。双侧霍夫曼征（＋），双侧掌颌反射（＋），吸吮反射（＋）。有强握反射，右侧为主，双下肢病理反射可引出。颈无抵抗，克氏征（－），感觉查体及小脑体征不配合。查体过程中，患者数次起身要去厕所，对腱反射检查有敌意。辅助检查：血叶酸2.3ng/ml（>3.0ng/ml）。血维生素B_{12} 489pg/ml（>150pg/ml）。腰穿脑压105mmH$_2$O，脑脊液常规、生化正常，细胞总数6×10^6/L，白细胞数0。脑脊液TORCH：弓形体、风疹病毒、巨细胞病毒、单纯疱疹病毒均阴性。24小时IgG合成率、抗酸及墨染均阴性。脑脊液GM1的IgG（＋），IgM（－）。寡克隆区带阳性。头颅MRI检查：双侧侧脑室后角旁可见片状稍长T2等T1信号影，双侧颞叶较小，颞角有扩大。中线结构居中。脑沟加深，以颞叶为重。海马MRI检查所见：双侧海马组织缩小，信号未见明显异常。双侧颞角略扩大。脑沟加深（图87-1）。双侧侧脑室体及右角旁可见稍长T2信号影。脑电描记过程中患者不断说话，并伴随脑电图单导描记时右侧导联出现6～6.5cps不规则慢波。平均导联时脑电图无变化，属正常范围脑电图。为明确诊断行右侧颞叶脑活检。

镜下病理

所检颞叶脑组织：脑膜基本正常，皮质细胞分层尚可，神经元明显减少。常规染色除脂褐素外未见其他细胞内包涵体（图87-2）。Nissl染色神经元胞质着色差异较大。银浸染色未见神经原纤维缠结，也未见老年斑（图87-3）。血管结构正常。偶有手术出血。tau蛋白染色、突触核蛋白染色均阴性，β淀粉样蛋白染色只有个别的第Ⅲ层神经元胞质有阳性显色，绝大多数为阴性，没有淀粉样斑（图87-4）。Ubiquitin染色大量的Ⅱ层以下的神经元阳性，有的胞质阳性突出，有的胞核阳性突出，多数为胞质胞核均阳性（图87-5）。个别的嗜银颗粒呈泛素阳性。GFAP染色，显示灰白质内大量的星形细胞增生（图87-6）。

病理诊断

额颞叶变性（FTLD-U）

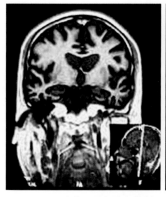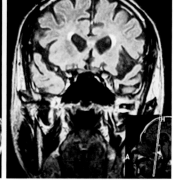

图87-1　双侧额颞叶重度萎缩

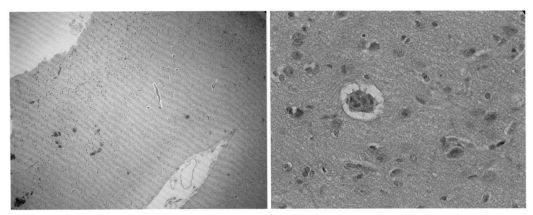

图87-2 皮质神经元明显丢失，未见神经元内包涵体（HE）

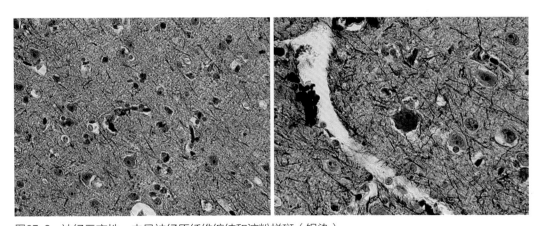

图87-3 神经元变性，未见神经原纤维缠结和淀粉样斑（银染）

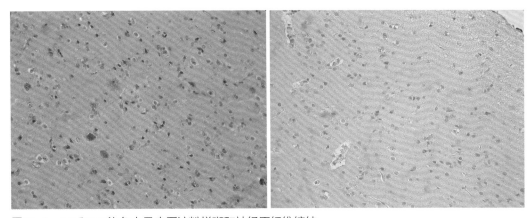

图87-4 Aβ和tau染色未见皮质淀粉样斑和神经原纤维缠结

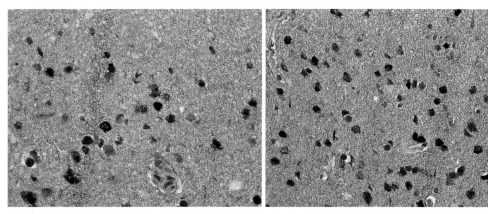

图87-5 皮质神经元Ubiquitin染色阳性

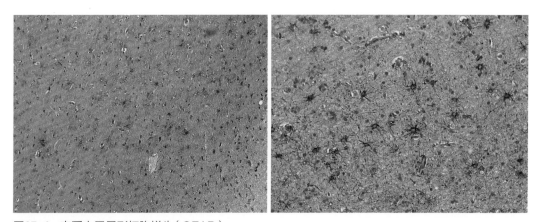

图87-6 皮质大量星形细胞增生（GFAP）

临床病理讨论

　　本例临床表现为进行性加重的认知障碍和行为异常，脱抑制行为，刻板重复行为，癫痫发作等，影像学可见额颞叶为主的萎缩，并有可疑的家族史，符合额颞叶痴呆，尤其是行为变异型额颞叶痴呆的诊断。病理上见到了颞叶皮质广泛的神经元变性和丢失，伴有星形胶质细胞的增生，未见到特定的神经元内包涵体。病理上额颞叶变性目前依赖于蛋白质病理分型，主要包括tau、FUS、TDP-43等，其中后两者在蛋白成分明确之前都归属于Ubiquitin染色阳性，本例tau阴性，Ubiquitin阳性，归属于FTLD-U，但当时相关成分蛋白尚未识别，因此未能进一步分型。

病例88

帕金森病

病史概要

男性，64岁。因"行走能力恶化，日常活动减慢数月"于1982年5月12日入院，家庭医生怀疑其患有帕金森病。当时查体精神正常，双侧瞳孔等大，对光反射正常，四肢运动迟缓，帕金森步态。入院后，智力和行动能力迅速恶化。5月26日查体：时间和空间定向非常差，简单的计算正确，没有明确的左右方向障碍。能读简单的句子，对简单的命令作出反应。坐着时面部表情少，肢体运动少。双侧抓握反射存在，左侧较右侧明显，存在吸吮反射和鼻反射，但眉间反射阴性。颈部僵硬，嗅觉正常，视野完好无损，眼底正常，轻度双侧上睑下垂，瞳孔直径4~5mm，对光无反应，几乎没有向上、水平或向下的注视。Doll征无反应，Bell征阴性，听力正常，其他脑神经完好无损。四肢有时出现齿轮样肌张力增高，四肢腱反射减弱，膝腱反射和踝反射未引出，跖反射不确定，肌力和感觉检查无法配合，手和胫骨前部普遍出现肌肉萎缩和束颤。个人史：吸烟，适度饮酒。辅助检查：血红蛋白152g/L，红细胞沉降率9mm/h。生化：钠114mmol/L，最初肾功能正常，但在终末期疾病恶化，尿素和肌酐升高。血浆渗透压222mmol/L，尿液渗透压745mmol/kg。血清钙正常。正常血糖。胸部X线示右侧肺门有一界限不清的肿块，为支气管癌。5月21日做支气管活检，显示右肺上叶间变小细胞癌。CT扫描无局灶性异常。脑电图示中度至重度广泛性慢波异常，符合代谢性脑病或脑积水。脑脊液蛋白正常410mg/L，脑脊液显微镜检查正常，没有发现恶性细胞。诊断抗利尿激素分泌不当综合征，液体限制治疗。病情持续恶化，于1982年5月29日去世。

大体病理

颅骨和硬脑膜完好，上矢状窦通畅。大脑重1365g。软脑膜薄而透明，伴轻度充血。双侧大脑半球正常对称。脑干和小脑无明显异常。大脑底部的血管结构正常，动脉粥样硬化程度较轻。大脑半球沿冠状面切成1cm的切片，大脑皮质在额叶和颞叶有萎缩。白质变化不明显。双侧脑室增大。基底节、丘脑、下丘脑和乳头体正常。延髓无明显变化。中脑可见黑质颜色变苍白。小脑蚓部轻度萎缩。脑桥中部的中央区域脱色，病变原因不明。

镜下病理

中脑的切片显示黑质中到重度的细胞丢失，游离色素存在于细胞外区，可见路易体（图88-1）。路易体也可以在蓝斑中看到。顶盖的连续切片显示第Ⅲ对脑神经核的神经元存在中央染色质溶解，周围组织未见异常。Ammon's角的切片显示锥体神经元保存良好，没有神经原纤维缠结。老年斑偶尔出现在海马托和海马旁回。额叶皮质未发现明显的老年斑或神经原纤维缠结。导水管周围神经元保存良好，没有神经元丢失或神经原纤维缠结的迹象。

病理诊断

帕金森病

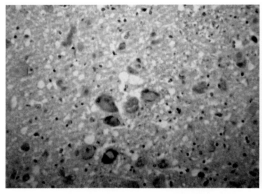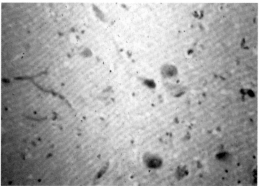

图88-1　黑质色素细胞丢失，可见路易体（HE）

临床病理讨论

　　本例病理可见帕金森病的病理特征，临床上存在运动迟缓、肌张力增高等帕金森综合征的症状，符合帕金森病的诊断，但患者临床上存在定向障碍等症状，需要鉴别路易体痴呆，而患者无幻觉、视空间障碍等症状，皮质未见到路易体，不符合弥漫性路易体病。结合其存在肺部肿瘤和抗利尿激素分泌不当综合征等情况，考虑不除外副肿瘤性神经综合征的可能。

病例89

克-雅病之一

病史概要

男性，48岁。因"进行性痴呆3个月"入院。患者于1984年1月底受凉后发冷、发热、头痛、咳嗽等，按"急性上呼吸道感染"治疗后好转，至3月初某日突然发生全身发抖，目光呆滞，片刻即好转，逐渐出现动作缓慢、表情呆板、语言减少等症状，生活不能自理。此后，逐渐发展出现双下肢僵直，伴抽搐发作，不能行走，入院前1个半月，患者发展至痴呆状态，门诊脑电图重度异常，于1984年4月20日住院。既往史：近2~3年来常有头痛，多发生在活动后，服镇静镇痛药后缓解。家族史：母亲与患者类似症状，已故，其父健在。住院检查：血压正常，心脏检查未见异常，呼吸音粗糙，偶闻及水泡音。神志欠清楚，对问话无回答，瞳孔圆形等大，四肢腱反射活跃，双侧引出Chaddock征，吸吮反射阳性，对针刺痛尚有反应，脑膜刺激征阴性。化验检查：腰穿压力、常规、生化检查均正常。脑电图为重度异常。住院期间给予抗感染治疗、皮质类固醇治疗，病情不见好转并合并肺部感染，体温达到39℃，最后于1984年5月7日死亡。

大体病理

脑重1380g，大脑外形、两侧半球、脑干和小脑等均未见异常。脑底动脉除基底动脉示轻度粥样硬化外未见异常。冠状切面示大脑灰白质界限清楚，基底节、脑干、小脑等各切面未见异常。脊髓大体未见异常。

镜下病理

软脑膜和血管等均未见异常，主要病变在大脑皮质灰质，可见多数圆形和卵圆形空洞形成海绵状改变，神经细胞变性脱失伴有轻度星形细胞增生（图89-1）。皮质灰质病变以额颞叶为最重，枕顶叶次之，中央区则最轻。海马切片示齿状回病变轻，海马下托和颞下回皮质病变严重。基底节和丘脑、尾状核的海绵状变明显而苍白球则较轻（图89-2）。中脑中央灰质和红核病变明显而黑质区病变相对较轻。脑桥和延髓病变亦较轻。小脑皮质分子层海绵状变明显（图89-3），神经细胞脱失和星形细胞增生不明显，而齿状核改变甚轻。脊髓可见少数散在小空泡样改变。

病理诊断 ·······························

克-雅病

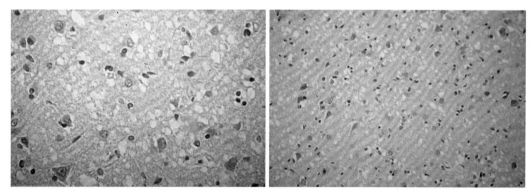

图89-1 皮质海绵样变，神经元脱失，胶质细胞增生（HE）

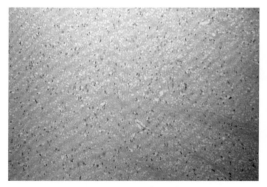

图89-2 基底节区海绵样变（HE）

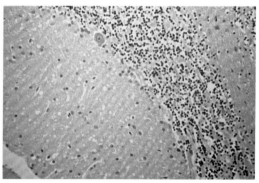

图89-3 小脑皮质海绵样变，分子层更突出（HE）

病例90

克-雅病之二

病史概要

男性，37岁。因"视空间定向障碍6个月"入院。患者于2005年6月在开车时出现定向障碍，对以前熟悉的周围环境感到陌生，不能辨别地点、方向，但能正常驾驶汽车，10分钟左右发现一些熟悉的景物后才能确认方位。约2周后多次出现类似情况。一般在光线暗，视线不好时易发生。7月有时工作中感到"大脑一片空白"，离开办公室打水回座位时不自觉坐到他人的位置。自觉视力下降，自认眼睛近视加重，眼科手术治疗后仍无缓解，后行视野检查发现视野缺损。8月下班回家时走过家门而不自知，经他人提醒方能明白。经常对眼前的景物"视而不见"，东西刚放下就找不到，有几次在家中找不到厕所，但无随地便溺，为明确诊断来我院，门诊以"定向力障碍原因待查"收入院。既往体健。入院查体：一般状态好，发育正常，营养中等。全身浅表淋巴结未及肿大。头颈部正常，心、肺、腹部查体未见异常。神经系统检查：神清、语利，时间、地点、人物定向力、理解力、记忆力、计算力等未见异常。双眼左侧同向性偏盲，MMSE29分，未见其他异常。辅助检查：头颅MRI显示大脑皮质弥漫异常信号，DWI、FLAIR和T2可见皮质高信号，以DWI最显著（图90-1）。受累皮质包括双侧枕叶、双侧顶叶、右侧颞叶和额叶等。基底节、丘脑未见明显异常信号，无明显脑萎缩。头颅MRA：未见明显异常。脑电图：各导联可见周期复合放电，1.5Hz的尖慢复合波。神经心理检查：轻度认知功能减退。腰穿压力60mmH$_2$O，脑脊液常规、生化、细胞学正常，寡克隆区带、抗Hu-Yo-Ri抗体等阴性，14-3-3蛋白阴性。血尿便常规、肝肾功能、PT+A、红细胞沉降率、血乳酸、CA系列、ANA和dsDNA、ENA、ANCA、心肌酶谱、RPR、甲状腺功能基本正常。心电图、腹部超声未见异常。12月28日行立体定向右枕叶穿刺活检术。

镜下病理

所检组织为白质和深部灰质，以及部分破碎的灰质。破碎组织中有大量的圆形或卵圆形空泡，有些融合，呈海绵样变（图90-2）。其中与白质相连的深部灰质有神经毡中独立的或融合的空泡，空泡有圆形类壁样结构（图90-3）。有些神经元的胞质中见到了空泡。灰质的神经元有皱缩和变性。白质结构可，细胞稍多，少突胶质细胞结构未见异常。有轻度水肿及星形细胞增生。PrP免疫组化染色：阳性（图90-4）。

病理诊断

克-雅病

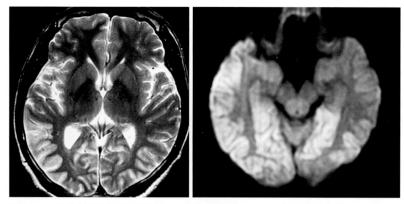

图90-1　双侧皮质广泛异常信号，颞枕叶为主，DWI皮质病灶高信号

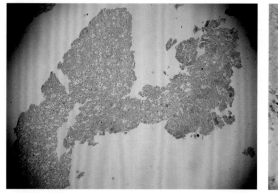

图90-2　活检组织见大量空泡结构，呈海绵样变（HE）

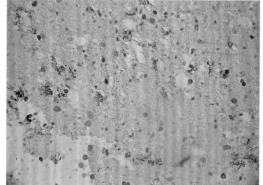

图90-4　PrP免疫组化染色阳性

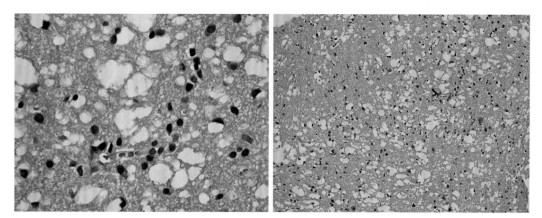

图90-3　灰质神经毡中大量空泡，神经元丢失，海绵样变（HE）

病例91

克-雅病之三

病史概要

男性，53岁。因"头晕、头痛、视力减退2个月，精神异常20余天"于1982年7月3日住院。患者于1982年3月下旬受凉后头痛、流泪，发热达38～39℃，当地医院诊为"急性上呼吸道感染"，予安乃近及庆大霉素治疗半个月后痊愈。同年5月初无任何诱因渐觉头晕，阵发性头痛，视物不清，此后双眼视力及左耳听力均有下降，记忆力也迅速减退。当地医院检查：血压140/90mmHg，视力右0.6，左0.5，眼底及脑电图检查正常。6月初开始精神异常，经常找不到厕所，认错自己的床位，有时一阵阵说胡话、认错人，反复讲述某段往事，事后不能回忆，6月28日来我院就诊，检查发现表情呆板、反应迟钝，注意力不能集中，计算力、判断力、理解力均差，言语不流利，呈断续性语言，走路不稳，步基宽，偶见四肢肌阵挛样抽搐，指鼻试验两侧均不稳，视力右0.1，左侧仅余眼前手动，但眼底检查正常，7月1日始患者躁动不安，乱喊乱叫，不时在地上翻滚，小便失禁，而后进入昏迷，于7月3日收住院。既往曾于1950年患脊髓空洞症，1978年左下肢脉管炎，无癫痫及精神病史，家族中及本地区无类似患者。住院查体：体温38.9℃，脉搏108次/分，呼吸22次/分，血压120/80mmHg，昏迷，一般内科查体未见异常，神经系统检查中见双侧瞳孔等大正圆，直径2.5mm，对光反射存在，双眼球固定居中位，双角膜反射未引出，四肢未见自主运动，对疼痛刺激尚有反应，肌张力正常，腱反射普遍低下，双侧Babinski征和Chaddock征阳性，吸吮反射阳性。化验：血白细胞11×10⁹/L，中性0.72，淋巴0.28，胸部X线示两肺纹理增厚，未见实质性病变，住院期间3次腰穿检查脑脊液压力正常，细胞数（0～2）×10⁶/L，蛋白450～650mg/L，糖及氯化物正常，未见寡克隆区带。血及脑脊液麻疹和疱疹病毒抗体滴度无阳性发现。脑电图检查进行性加重变化，普遍慢波背景有爆发出现的高波幅慢波、尖波、棘波或棘慢波综合，随时间推移，波幅降低趋势，甚至呈等电位线，爆发波渐消失。一次头颅CT发现脑干右侧低密度区，考虑软化灶。住院后即予支持疗法，并氢化可的松、多种抗生素治疗，体温逐渐下降，但意识未能恢复，10天后呈"醒状昏迷"状态，双眼球浮动，疼痛刺激无反应，四肢无自主运动，双上肢间或可见肌阵挛样抽动，发作时肌张力增高，平时肌张力低下，腱反射消失，病理反射消失，1983年1月22日在局麻下做脑组织活检。患者住院共8个月，病情无进步，于1983年3月12日出院，于同年5月死亡，总病程1年。

镜下病理

额叶活检组织主要为皮质神经细胞变性脱失，星形细胞增生，有的呈肥胖型星形细胞（图91-1），在皮质和皮质下可见到圆形和卵圆形空泡，呈海绵样变（图91-2），尤以颗粒细胞层为明显，白质未见脱髓鞘性改变。电镜所见：神经细胞变性，胞质内可见脂褐素增加和类脂质样空泡样变，神经细胞突起和神经纤维多样性改变，轴突和树突终末端空化呈单膜空泡样改变（图91-3），尤其神经细胞间的突触改变明显，表现为突触减少，突触膜结构不清以及前或后突触内有小空泡等，神经纤维可见到末端扩大呈大空泡状或轴浆坏变，充以致密体，管状或膜样结构。星形细胞增生，胞质内次级溶酶体或脂褐质增生，可见到Rosenthal纤维。血管除内皮细胞含有坏变产物外，未见其他异常。

病理诊断

克-雅病

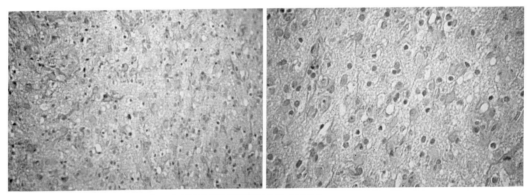

图91-1 皮质神经元变性脱失，大量星形胶质细胞增生（HE）

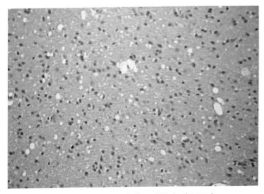

图91-2 皮质多发圆形空泡，融合（HE）

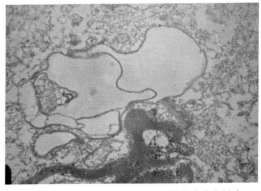

图91-3 神经细胞突起末端空泡样改变（电镜）

病例92

克-雅病之四

病史概要

女性，53岁。因"右侧肢体活动障碍2个月，意识障碍半个月"于1991年7月23日收住院。患者自1991年2月起精神欠佳，多睡。5月12日在打麻将时，出现一过性头晕，伴恶心，无呕吐及四肢活动障碍。5月24日起出现右上肢不自主上抬动作，右手拇指呈对掌位，右下肢亦觉无力，自己尚能行走，少言寡语。当地做脑电图正常，用低分子右旋糖酐和高压氧治疗十余天，症状无明显缓解。6月24日后病情加重，逐渐出现强哭强笑，言语欠清，谵妄，不认识人，近半个月来出现神志不清，二便失禁，间断性四肢抽动，体温37.5～38.0℃。先后两次腰穿压力正常，脑脊液蛋白升高。脑电图示重度异常，头颅CT未见异常。于7月23日转来我院。既往史：1970年患肝炎，2年后基本治愈。1973年患子宫肌瘤，1975年患良性乳腺瘤，皆经手术治愈。否认结核、高血压、糖尿病史，有青霉素过敏史。个人史和家族史无特殊记载。体格检查：体温37.8℃，脉搏84次/分，呼吸20次/分，血压130/80mmHg，内科系统检查未见异常。神经系统检查：神志不清，睁眼昏迷，压眶反射存在，双眼底视盘边界清楚，动脉痉挛，双瞳孔等大等圆，直径3mm，对光反射存在，未见眼震，角膜反射存在，额纹鼻唇沟对称，四肢无随意运动，四肢肌张力增高，双上肢明显，右手拇指呈对掌位，间断出现四肢抽动，四肢腱反射存在，下肢较活跃，未引出病理反射，颈无抵抗。腰穿：脑脊液压力80mmH$_2$O，外观清亮。细胞总数6×10^6/L，蛋白20mg/L，糖3.1mmol/L，氯化物124mmol/L，未见寡克隆区带，未见肿瘤细胞，麻疹病毒抗体、巨细胞病毒抗体和单疱病毒抗体滴度均正常。脑电图广泛异常，头颅MRI未见局灶性病变。入院后患者体温波动于37.5～38.0℃，持续处于浅昏迷状态，为明确诊断行脑活检。

镜下病理

活检脑组织标本约0.6cm×0.4cm×0.2cm。脑皮质组织可见神经细胞明显减少、脱失，轻度星形细胞增多，可见少数毛细血管增生，但未见炎细胞浸润，突出的改变是大小不等圆形和卵圆形空泡变，呈海绵样变（图92-1）。刚果红染色可见淀粉样斑。PAS染色亦示轻度阳性反应。电镜所见：神经细胞脂褐素堆积，星形细胞增生，可见大量膜状泡样变（图92-2）。

病理诊断

克-雅病

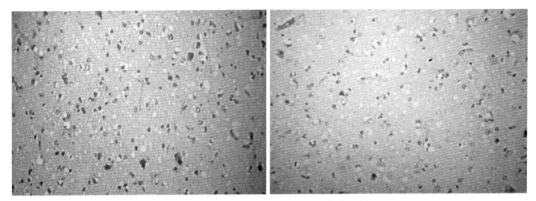

图92-1 神经元脱失，胶质细胞增生，大量空泡形成，海绵样变（HE）

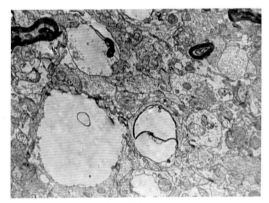

图92-2 大量膜样泡状结构（电镜）

临床病理讨论

　　以上四例早期临床表现各不相同，但均表现为进展性加重的脑病，并快速导致昏迷，符合克-雅病的常见病程。典型克-雅病特征性病理改变为弥漫性皮质和灰质核团的神经元变性丢失，胶质细胞增生，灰质海绵样变，还有PAS阳性淀粉样沉积斑（PrP阳性），一般没有炎细胞的浸润。PrP免疫组化阳性对于病理诊断很有帮助，尤其是不典型病理表现时；此外也可行Westernblot检测。活检病理诊断时仍需要充分鉴别诊断，局灶性的海绵状变性还可以见于其他神经系统变性病，如重度阿尔茨海默病、路易体痴呆（LBD），代谢性脑病等，另外，还需要鉴别组织固定和处理过程的人工伪差。

第五章 5 线粒体病

第一节　线粒体脑肌病伴高乳酸血症和卒中样发作（MELAS）

病例93
线粒体脑肌病伴高乳酸血症和卒中样发作之一

📋 **病史概要**

男性，20岁。因"进行性智力减退，耳聋，伴发作性抽搐7年，喷射性呕吐1个月"于1970年10月21日入院。1964年4月22日（14岁）患者自觉右下肢力弱，5天后波及右上肢，且出现发作性右侧肢体抽搐，每次历时数分钟，不伴意识丧失。在外院就诊，查体发现右侧轻偏瘫。5月4日双颈动脉造影未见异常。诊断脱髓鞘脑病，给予苯妥英钠、苯巴比妥、维生素B_{12}治疗，发作性抽搐缓解，右侧偏瘫逐渐恢复。但自此以后智力减退，表情呆板，淡漠少语。同年11月25日患者放学回家被发现双耳耳聋。12月多次出现发作性全身抽搐伴意识丧失，伴左手活动不灵活。外院查体：无神经系统局灶体征。脑电图：广泛重度异常。气脑造影显示脑室轻度扩大。脑脊液常规、生化均正常。给予口服和鞘内注射皮质类固醇激素和抗癫痫药物治疗，患者癫痫得到控制，听力有所恢复，智能无进步。虽然继续上学但学习成绩逐年下降。1965年（15岁）曾在我院门诊就诊，查体：高级智能减退，无神经系统局灶体征，身高157cm，体重36kg，毛发多，第二性征如同成人，后发际低，高足弓。化验：17-酮和17-羟均正常。甲状腺^{131}I吸收试验正常。骨龄与实际年龄相差明显。1969年（19岁）又开始有癫痫发作，曾一度出现头痛、恶心、呕吐，精神症状，幻觉，胡言乱语。经治疗后抽搐精神症状控制。但智能衰退不能上学。1970年6月（20岁）曾有过癫痫连续状态，经药物治疗得到控制。8~9月开始经常出现喷射性呕吐，进食甚少，逐渐衰弱，昏睡。1970年10月21日收入我院。既往史：3岁曾患麻疹合并肺炎，治愈。13岁之前生长发育和智力水平与同龄儿相当。家族史（表93-1、图93-1）：患者1个哥哥和1个弟弟均有类似病史。父母和姐姐均体健。父母非近亲。患者的外甥，男性，17岁，1993年因全身消瘦，有短暂意识丧失伴抽搐发作就诊。脑电图为中度不正常，闪光刺激可见高波幅爆发棘波、尖波和慢波综合。肌肉活检：可见典型的不整红边纤维（RRF），电镜可见线粒体增多和线粒体包涵体。入院查体：血压120/85mmHg，心率112次/分，呼吸24次/分，体温36.8℃。慢性病容，极度消瘦，衰弱，皮肤巩膜无黄染，面色苍白，髋部有压疮，淋巴结无肿大，鸡胸，双肺未闻干湿啰音，心前区未闻杂音，腹胀，腹壁静脉怒张，肝脾触诊不满意，无移动性浊音。神志清楚，精神萎靡，可做模仿动作，眼球各向活动无受限，可见水平眼震，双瞳孔等大，光反应敏感，眼底视盘边界清楚，额纹鼻唇沟对称，软腭抬举充分，咽反射迟钝，伸舌不充分。四肢均可活动，双下肢屈曲挛缩，对针刺反应灵敏，双上肢腱反射和膝腱反射消失，双侧跟腱反射活跃，未引出病理反射。无脑膜刺激征。入院后次日晨7时18分，患者血压下降至70/50mmHg，呼吸渐弱，经积极对症抢救无效，晨8时呼吸突然停止，继之心跳停止死亡。

表93-1　家族成员发病情况

家族成员	发病年龄	临床症状	病死年龄
哥哥	12岁（1961年）	头痛，视力下降，抽搐，小卒中发作，智力衰退	17岁（1965年）
本患者（先证者）	13岁（1964年）	抽搐，记忆减退，右侧轻瘫，耳聋，智力衰退，高足弓	20岁（1970年）
弟弟	12岁（1966年）	左眼斜视，左侧轻瘫（反复发作），智力衰退，高足弓	17岁（1971年）
外甥	17岁（1993年）	全身消瘦，有短暂意识丧失伴抽搐发作	

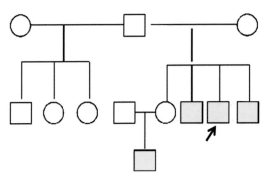

图93-1　家系图

🔬 大体病理

　　脑重1277g，前后径15cm，左右径14cm。大脑半球可见多处局限性脑萎缩，以额叶、顶叶、颞叶为明显，可见局部蛛网膜下腔增宽，脑沟深宽，脑回低平。脑干和小脑未见异常。脑底软脑膜灰暗稍显增厚，未见粘连、渗出、出血。脑底血管结构正常。冠状切面：大脑皮质不同区域，有大小不同、程度不同的局限性萎缩，以皮质灰质深部为明显，可见小灶性囊状海绵状改变，有的呈夹层性海绵状改变（图93-2），其分布以额下回、额顶区、颞叶和枕叶为明显，尤以顶叶后部、枕前区和颞顶区为明显，侧脑室、丘脑、基底节和岛叶未见明显异常，第三和第四脑室稍扩大，中脑、脑桥、延髓、小脑以及脊髓（颈、胸、腰）等各切面均未见明显改变。

🔬 镜下病理

　　蛛网膜下腔血管增多，尤以脑回病变严重区为著，可见血管壁厚薄不均，毛细血管增多（图93-3），但未见巨噬细胞和炎细胞浸润。在脑回较正常区亦见血管增多和轻度胶质纤维增多。在大脑皮质灰质结构正常区，除可见少数星形细胞增多外，未见神经细胞形态和构造样式异常改变（图93-4），而在皮质海绵状改变区则见皮质Ⅲ、Ⅳ、Ⅴ、Ⅵ层神经细胞减少脱失（图93-5），伴星形细胞和胶质纤维增生，小血管亦稍显增多，管壁厚薄变异大，但未见到格子细胞（巨噬细胞）和炎细胞（图93-6）。在病变相应区的白质可见髓鞘减少、脱失，星形细胞增多，但少突胶质细胞未见明显异常。在深部灰质丘脑、壳核、苍白球区神经细胞未见明显病变，仅在双侧苍白球区可见片状钙化区，血管壁亦见明显钙化。深部白质包括内囊未见髓鞘改变。海马Sommer弧、小脑浦肯野氏细胞、齿状核细胞、脑干核团神经细胞等均未见特征性病变。脊髓亦未见明显病变。

🔬 病理诊断

　　大脑皮质灶性、囊状和夹层性海绵状改变，神经细胞变性脱失，胶质细胞增生，符合线粒体脑肌病MELAS综合征

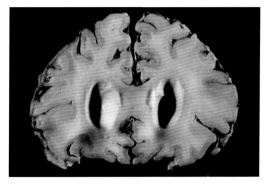

图93-2 皮质多发囊性小灶性坏死软化

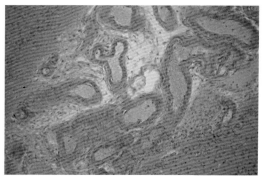

图93-3 脑膜血管增多，管壁厚薄不均，充血（HE）

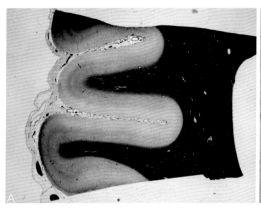

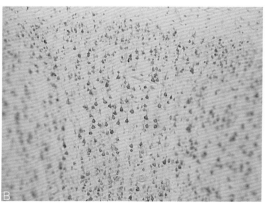

图93-4 灰质结构正常区，神经元构造基本正常
注：A. Weil's；B. Nissl。

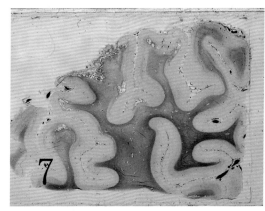

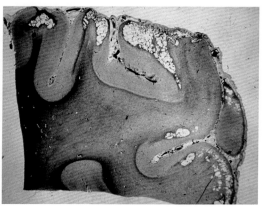

图93-5 皮质夹层样坏死

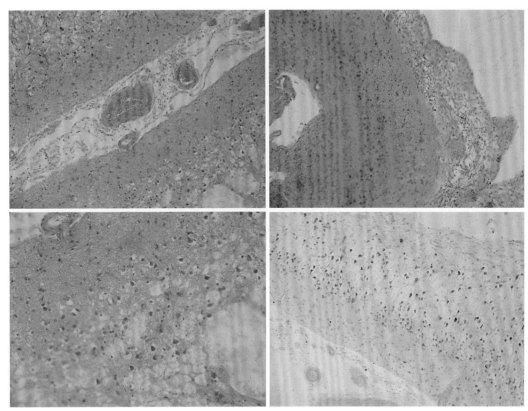

图93-6　皮质Ⅲ层以下坏死，空泡变，神经元变性坏死，未见炎细胞（HE，Nissl）

病例94

线粒体脑肌病伴高乳酸血症和卒中样发作之二

病史概要

男性，17岁。因"发作性四肢抽动伴意识丧失7年"于1993年7月24日首次我院门诊就诊。患者自1986年（10岁）起发作性四肢抽动伴意识丧失，不伴舌咬伤及尿失禁，每次1～5分钟不等，每次发作前首先看见眼前彩球或一片彩色，拟诊癫痫发作，口服卡马西平0.3g/日，发作减少。发作每年一次或一年多次。1993年（17岁）以来进食干食咽下有一定困难，渐消瘦。1993年3月在外院诊断为心肌炎。患者为足月产钳助产，出生时一过性发绀。既往史无殊。家族中3个舅舅患同样疾病，为病例93的外甥（图94-1）。查体：神清，语利，慢性病容，全身普遍消瘦，脑神经（－），四肢肌力Ⅴ⁻级，四肢腱反射普遍减低，双侧引出可疑Babinski征，无感觉障碍。化验：血铜氧化酶吸光度（－），甲状腺功能（－），肌酶谱（－）。脑电图：普遍中度不正常；各导示中幅5.0～7.5CPS θ波及节律，可见爆发高波幅不典型棘慢波综合，未见α节律，闪光刺激各导示高幅棘慢波及多棘慢波爆发（图94-2）。肌电图：轻度肌源性损害。肌活检符合线粒体肌病。

镜下病理

光镜可见破碎红纤维（RRF）（图94-3）。电镜下可见线粒体内包涵体（图94-4）。

病理诊断

线粒体肌病，结合临床符合线粒体脑肌病。

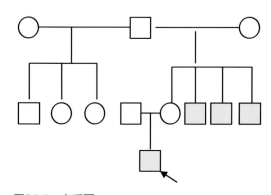

图94-1　家系图

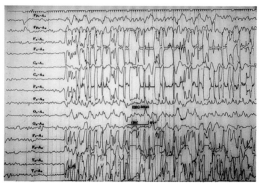

图94-2　各导示中幅5.0～7.5CPS θ波及节律，可见爆发高波幅不典型棘慢波综合

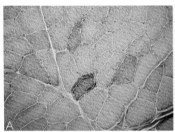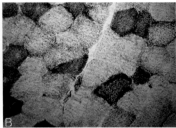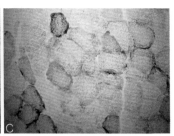

图94-3 肌活检可见RRF
　　注：A. MGT；B. NADH；C. SDH。

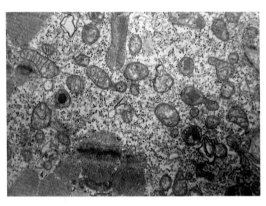

图94-4 线粒体结构异常，可见晶格状包涵体
（电镜）

临床病理讨论

　　这是国内首例线粒体脑肌病诊疗过程，先证者是20世纪60年代的尸检病例，兄弟三人均系我科患者，陆续死亡，临床诊断"弥散性硬化"，但尸检病理不符合，诊断未明。到20世纪90年代，随着科学的进展，我们复习了脑病理切片，怀疑本例是线粒体脑肌病MELAS综合征，但无证据。1993年，患者的外甥因癫痫消瘦就诊，拟诊为线粒体脑肌病，肌活检光镜下可见RRF，电镜可见异常线粒体，诊断为线粒体脑肌病。至此，最终临床病理确诊为线粒体脑肌病MELAS综合征。MELAS的脑组织病理特点：蛛网膜下腔和皮质小血管异常增多，管壁薄厚不均。脑皮质灰质3~5层神经细胞慢性变性脱失，星形细胞增生和胶原纤维增多，小血管增多，呈灶状或囊状或层状海绵状改变，实际上是连续或不连续的夹层性坏死，病变范围可大可小，其特点是不符合血管分布，不同于脑梗死。相应的白质染色变淡，但不是脱髓鞘，而是神经纤维减少，胶质纤维增生，少突胶质细胞改变不明显。此外，还有基底节钙化。

病例95

线粒体脑肌病伴高乳酸血症和卒中样发作之三

病史概要

女性，25岁。因"发作性四肢抽搐2年，复视、头痛、右侧肢体无力2月余"于1998年1月就诊于我院。患者1995年11月20日夜间突发癫痫大发作，反复多次，持续状态，头颅CT正常，予药物控制。1996年11月18日再次发作癫痫，予药物控制。1997年10月20日突发左颞部头痛，伴视物模糊，1周后出现左内耳痛，并有右上肢抖动、感觉性失语、失读等症状。头颅CT：左顶枕颞部占位病变。11月至12月头颅MRI：左侧大脑半球病变（图95-1），疑诊颅内肿瘤。于12月转来北京某院行脑活检，病理报告未见到瘤细胞，仅见胶质细胞增生。于1998年1月转入我院。患者自幼体弱，有运动不耐受现象，青春期后月经一直不调。入院查体：反应淡漠，记忆力下降，语言表达困难，余神经系统检查（-）。血乳酸6.0mmol/L，磷酸激酶217U/L。脑脊液：常规、生化、细胞学均正常。脑电图异常，可见较多散在低中波幅慢波。B超：幼稚子宫。行肌肉活检诊断线粒体病，MELAS综合征。给予辅酶Q10和维生素等。1998—2004年随诊5年，患者间断发作性抽搐，先后出现突发耳聋和右侧肢体无力，治疗缓解。尚能坚持工作，并完成在职研究生学习。2002年以后开始反应慢，有时词不达意，2003年底开始动作缓慢，工作困难。2004年5月11日再次入院。入院查体：反应慢，记忆力减退，计算力稍差，MMSE 15分，余神经系统检查（-）。血乳酸运动前3.3mmol/L，运动后17.5mmol/L。脑脊液：蛋白540mg/L，乳酸4.1mmol/L。电测听双耳神经性耳聋。心电图正常。5年间多次做头颅MRI：双颞顶枕叶长T1长T2信号，双侧枕角扩大，皮质萎缩（图95-2）。

镜下病理

外院脑活检片：皮质神经元缺氧坏死，以Ⅲ-Ⅴ层为著，呈空泡样变，小血管增生（图95-3），周边神经元缺氧性改变，胶质细胞增生，未见炎细胞浸润（图95-4）。

肌活检：肌纤维大小不等，少数肌纤维萎缩，HE、MGT、氧化酶染色可见大量RRF（图95-5），ORO部分肌纤维内脂滴明显增多。ATP酶染色：1型纤维占优势，RRF多为1型纤维。

病理诊断

线粒体脑肌病MELAS综合征

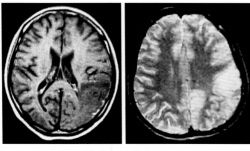

图95-1 左侧顶枕叶皮质病变

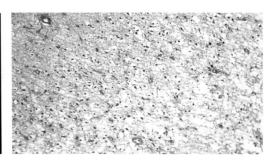

图95-3 皮质夹层性坏死，Ⅲ~Ⅴ层空泡样变（HE）

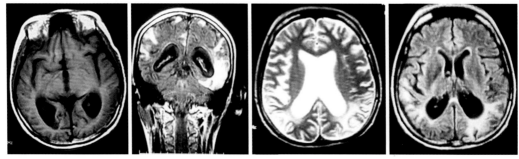

图95-2 双侧颞顶枕叶皮质多发病灶，伴皮质萎缩

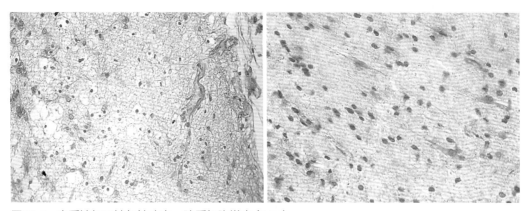

图95-4 皮质神经元缺氧性改变，胶质细胞增生（HE）

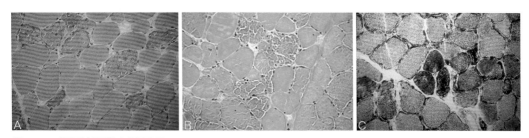

图95-5 肌活检可见大量RRF
注：A. HE；B. MGT；C. NADH。

病例96
线粒体脑肌病伴高乳酸血症和卒中样发作之四

📋 病史概要

男性，22岁。因"头痛头晕，视力减退"于1995年就诊于我院。查体：眼底未见明显病变，视野象限性缺损，未见其他神经系统局灶性体征。1995年10月17日头颅MRI：左枕叶呈夹层性改变（图96-1）。肌肉活检：HE、MGT、NADH、SDH染色可见RRF。诊断MELAS。家族史：患者的妹妹12岁患相似疾病，脑活检未见到瘤细胞，仅见皮质夹层性神经细胞减少脱失伴有胶质细胞增生，符合MELAS诊断，于14岁死亡。

🔬 镜下病理

患者肌活检：肌纤维轻度萎缩，HE、MGT、NADH、SDH染色可见RRF（图96-2）。

患者妹妹脑活检：脑膜血管增生显著，伴充血，皮质可见层状坏死，以Ⅲ～Ⅴ层为著（图96-3），神经元大量丢失，呈空泡样变，伴毛细血管增生和钙化（图96-4）。

🧬 病理诊断

线粒体脑肌病MELAS综合征

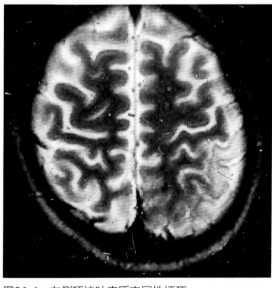
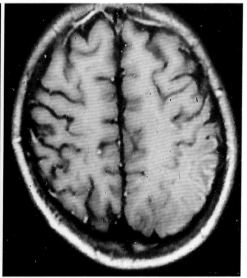

图96-1　左侧顶枕叶皮质夹层性坏死

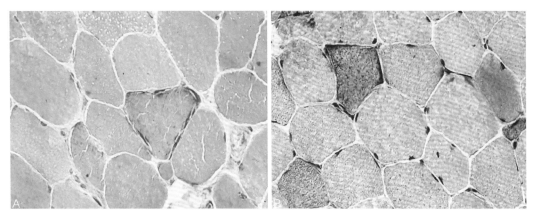

图96-2 肌纤维萎缩，可见明确的RRF
　　　注：A. MGT；B. SDH。

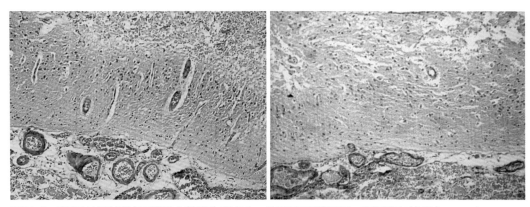

图96-3 患者妹妹脑活检示脑膜血管增生伴充血，皮质夹层样坏死，空泡样变（HE）

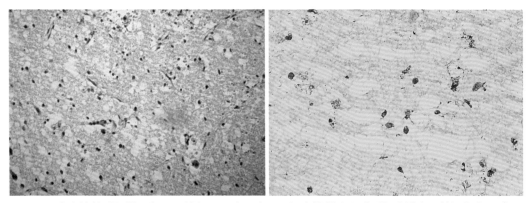

图96-4 患者妹妹脑活检示坏死区神经元丢失，大量毛细血管增生和胶质细胞增生，伴钙化（HE）

病例97

线粒体脑肌病伴高乳酸血症和卒中样发作之五

病史概要

男性，20岁。因"行走不稳4年余，右侧肢体活动不灵、反应迟钝10天"于1994年2月入院。患者于1990年（16岁）起无明显诱因逐渐出现行走不稳，步基宽，双耳听力渐下降，未做特殊检查和治疗。1994年1月23日下午家人发现其右手活动不灵活，穿衣速度慢，不伴头痛或头晕。次日头颅CT显示双侧苍白球、壳核、尾状核钙化，左颞顶部脑梗死，予以丹参、尼莫地平等治疗10天，病情无缓解，并出现右下肢无力，反应迟钝，定向力差。于1994年2月5日收入院。患者出生无殊，生长发育正常，体形瘦，学习成绩仅能及格。家族史：其母死于糖尿病。入院检查：血压130/70mmHg，心率110次/分，体形消瘦，内科系统（－）。角膜未见角膜色素环，头颅、脊柱无畸形，双侧足弓高（图97-1）。神经系统：神志清楚，反应迟钝，时间、地点定向力差，构音清楚，语言理解力差，有刻板性重复言语（电视机、痛等），命名性失语，不能识别自己的手指，左右失认，计算力差，双侧听力下降，气导大于骨导，耸肩力弱，余脑神经（－），眼底（－）。右上下肢肌力 V⁻级，左侧 V 级，右上肢肌张力增高，双手轮替动作笨拙，以右侧为著，指鼻和跟膝胫试验尚稳准，Romberg征阳性，步基宽，深浅感觉（－），四肢腱反射极低，右Chaddock征（＋），颈无抵抗。2月9日头颅MRI+MRA：左侧大脑半球广泛性病变（图97-2），考虑为脑梗死。2月12日DSA：左大脑中动脉近段向下弧形移位，不除外基底节及颞叶深部占位性病变。TCD：未见异常。2月19日头颅CT同1月26日，无增强效应。化验检查：血、尿、便常规（－），红细胞沉降率、血糖、肝功能、肾功能、肌酶谱、钾、钠、钙、磷、AKP、PTH均正常。运动前血乳酸6.8mmol/L，运动后8.8mmol/L。腰穿脑脊液压力200mmH₂O，细胞总数20×10⁶/L，白细胞10×10⁶/L，其中多核6×10⁶/L，单核4×10⁶/L。蛋白420mg/L，糖3.2mmol/L，氯化物118mmol/L，未见寡克隆区带，24小时IgG合成率5.6。BAEP：双侧周围性损害，中枢性损害不除外。EMG+NCV：上下肢周围神经损害。MEP：右上肢周围性损害。心电图大致正常。胸片（－）。行肌肉活检。住院第三天出现发作性头转向右侧，双眼向左侧凝视，双侧面部抽搐，反复睁闭眼和右上肢抽搐，无意识丧失，每次持续数秒至数分钟，间隔十几分钟。脑电图显示高度不正常，有爆发出现的高波幅慢波、尖波和棘慢波。给予苯妥英钠0.1g bid，丙戊酸钠0.2 tid，发作频率减少。住院第十天出现幻听和幻视，给予奋乃近8mg bid，症状减轻。3月初给予氢化可的松200mg/d，静脉滴注1周。患者住院1个多月，与外界接触能力逐渐明显恢复，行走较稳，Romberg征阴性，其余体征无明显变化。

镜下病理

肌肉活检冷冻切片，HE染色：散在单个肌纤维变性，周边不整，胞质可见深染颗粒。MGT染色可见RRF。NADH-TR染色可见RRF呈深蓝染（图97-3）。ATP酶染色：可见个别RRF呈边缘不整的破碎纤维。PAS、OBO、CCO、NSE等未见其他特征性异常改变。

半薄切片甲苯胺兰染色：亦见散在单个边缘不整的变性纤维。透射电镜观察：可见肌浆膜下和肌原纤维间线粒体局灶性增多，形态异常（图97-4），可见晶格状包涵体，T管系统未见异常，亦未见明显的糖原颗粒增多。

病理诊断

线粒体肌病

结合临床和影像学所见，符合线粒体脑肌病MELAS综合征

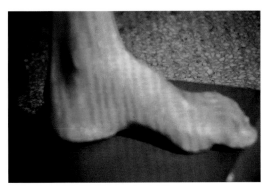

图97-1 高足弓

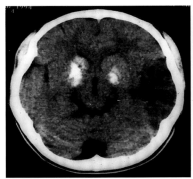 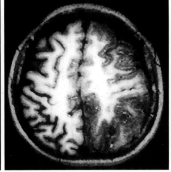 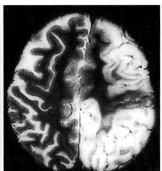

图97-2 苍白球、壳核、尾状核钙化，左侧大脑半球广泛性病变

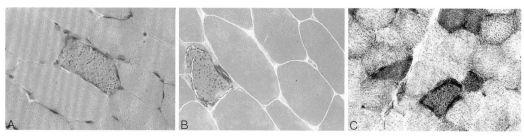

图97-3　肌活检可见RRF
　　　　注: A. HE; B. MGT; C. NADH。

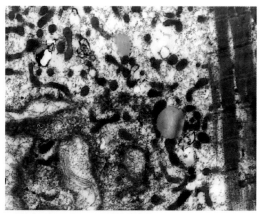

图97-4　肌浆膜下线粒体增多, 形态异常(电镜)

临床病理讨论

　　鉴于本例患者卒中样发作和特殊的影像所见, 伴慢性脑、周围神经和肌肉损害, 首先考虑线粒体脑肌病可能性大, 进一步运动前后血乳酸水平明显升高, 肌肉活检光镜下见到RRF, 电镜下见到大量异常线粒体堆积和线粒体包涵体, 可以确诊为线粒体脑肌病MELAS综合征。

　　本例MELAS的头颅影像学特点: ①头颅CT, 双侧基底节区包括苍白球、壳核和尾状核头部异常钙化, 左颞顶枕叶大片低密度改变, 无明显占位效应, 无增强效应。②头颅MRI, 左侧颞顶枕额叶弥漫性长T1长T2异常信号, 病变主要累及皮质和皮质下白质, 而深部白质及核团无明显受累。在病变区内脑回轮廓保存, 且可见与脑组织等信号的线条状影沿脑回走行。脑干、小脑、脑室系统未见明显异常。③DSA未发现血管闭塞或血管畸形。本例影像学提示病变范围不符合血管分布, 也不符合血管闭塞形成的软化灶, 而是大脑皮质层状坏死样改变, 所以临床上的卒中发作并非脑梗死造成的。

病例98

线粒体脑肌病伴高乳酸血症和卒中样发作之六

病史概要

女性，15岁。因"反复癫痫发作1年"就诊。患者于2009年10月11日发作右颞部头痛，伴左眼闪光，伴发热，头颅MRI示颞顶枕皮质下点状异常信号，外院分别拟诊"脱髓鞘病"和"病毒性脑炎"，治疗后好转。2009年11月至2010年8月，患者偶有发作性头痛，反复发作右侧肢体抽搐，诊断为症状性癫痫，给予卡马西平治疗。于2010年8月就诊我院。查体：神经系统检查（－）。脑脊液：常规（－），蛋白510mg/L，乳酸高。脑电图中度异常。肌电图未见异常。头颅CT：基底节钙化。头颅MRI未见异常，MRS乳酸峰（＋）（图98-1）。2010年9月2日，患者劳累后出现头痛、左侧颞部为著，伴视物发花、眼部不适，体温39.2℃，伴抽搐发作3次，表现为呼之不应，双眼上翻，四肢抽搐，小便失禁，不伴舌咬伤，持续数分钟后自行缓解。9月7日再次入院。查体：颈抵抗可疑，双侧克氏征（＋），四肢腱反射减低，双侧病理征（＋）。9月8日头颅MRI：左侧枕叶皮质出现典型夹层坏死病灶（图98-2）。基因检测：线粒体基因A3243G突变。

镜下病理

肌活检：可见RRF（HE、MGT、SDH染色）（图98-3）。

病理诊断

线粒体肌病，结合临床符合线粒体脑肌病，MELAS型

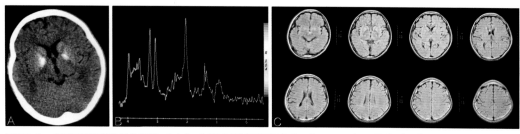

图98-1 CT示双侧基底节钙化（A），MRS示乳酸双峰（B），MRI未见异常（C）

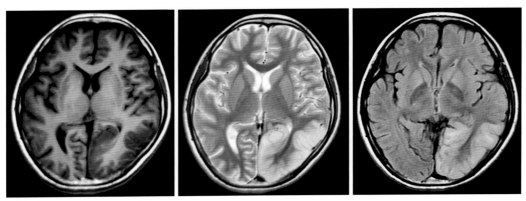

图98-2 左侧枕叶夹层性坏死病灶

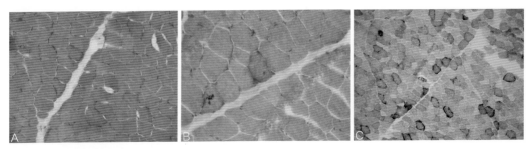

图98-3 肌活检示RRF
注：A. HE；B. MGT；C. SDH。

病例99

线粒体脑肌病伴高乳酸血症和卒中样发作之七

病史概要

女性，17岁。因"视力减退3年，发作性头痛、呕吐，左侧肢体无力4个月"，在外院住院，诊断颅压增高、脑积水，疑为静脉窦血栓，于2001年1月就诊我院。神经系统查体：视盘边缘尚清，右侧同向偏盲，余脑神经（－）。左侧肢体肌力Ⅴ⁻级，腱反射左侧高于右侧，未引出病理征。肌电图：肌源性损害。2000年12月13日头颅MRI：右侧颞顶枕叶皮质示夹层性坏死性病变（图99-1）。经肌活检诊断MELAS，经治疗病情稳定。4个月后再次发生头痛、呕吐，视力减退，双侧病理征（＋）。2001年3月23日复查头颅MRI：可见左枕顶叶皮质和皮质下新的片状异常信号（图99-2），符合再一次发作的MELAS综合征。

镜下病理

左侧股四头肌活检：HE和MGT染色可见RRF（图99-3）。

病理诊断

线粒体肌病，结合临床和头颅MRI所见，符合线粒体脑肌病MELAS综合征。

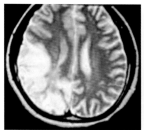
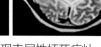

图99-1　右侧额颞枕叶出现夹层性坏死病灶

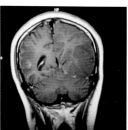

图99-2　左侧顶枕叶出现夹层性坏死病灶

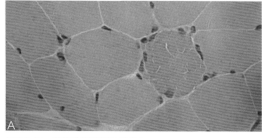
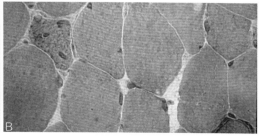

图99-3　肌活检可见RRF
　　　　注：A. HE；B. MGT。

病例100
线粒体脑肌病伴高乳酸血症和卒中样发作之八

病史概要

女性，20岁。因"发作性头痛、抽搐、右侧肢体无力1个月"于2001年5月首次就诊。患者于2001年4月初出现发作性头痛，持续数分钟缓解。2001年4月16日夜间睡眠中突发左侧颞、枕部剧烈胀痛，伴有恶心、呕吐，次日出现发热，当地医院腰穿显示脑脊液蛋白增高，拟诊"病毒性脑炎"，先后给予阿昔洛韦、青霉素等药物治疗，疗效不佳，且出现发作性意识障碍伴抽搐，持续5分钟缓解，右侧肢体无力。头颅MRI：左侧顶枕叶夹层性改变（图100-1）。血乳酸测定偏高，于2001年5月8日第1次入院。既往史：1999年3月因发作性心悸、胸闷，诊断为"预激综合征"，行射频消融术，术后仍有发作性心悸，偶有阵发性室上性心动过速。自幼发育迟滞，身材较同龄儿矮小，12岁以后身高未再增长。自幼活动后易疲劳，学习成绩不佳。家族史：2003年起母亲右耳听力减低。1个同母异父的姐姐，身体健康。1个姑姑身材较矮小，身体健康。堂哥患有"精神疾病"。否认肾脏疾病、糖尿病、癫痫家族史。给予B族维生素、辅酶Q10等治疗，病情好转后出院。同年8月28日患者受凉后再次出现发热，伴有恶心、呕吐，发作性头痛，发作性右侧肢体抽搐，左侧肢体无力，伴有精神症状。查体：精神萎靡、神志恍惚、表情呆滞、身材矮小、发际较低，体毛较多。心肺腹体（-）。神经系统查体不合作，双侧瞳孔等大，直径约3mm，对光反射灵敏，脑神经（-）。四肢肌力Ⅳ$^+$级，肌张力正常，左上肢肱三头肌反射和右下肢膝反射亢进，右下肢踝阵挛阳性，病理征（-）。复查头部MRI：右侧顶枕叶皮质新的夹层性异常改变（图100-1）。给予补充B族维生素、辅酶Q10、抗癫痫和改善血循环等治疗2周，病情明显好转。2001—2010年随诊持续口服B族维生素、辅酶Q10、能量合剂等药物。出院1年后复学，中专毕业，可以从业工作。2005年神经系统检查：仅见腱反射右侧高于左侧，余（-）。2005年7月头颅MRI病变较前明显减小，脑沟裂较前增宽（图100-2）。2008年神经系统查体：除右手皮质感觉迟钝，余（-）。2008年12月再复查头部MRI+MRS，右侧海马小点状新病灶。2008年内科诊断肾炎，内分泌科诊断糖尿病。2011年6月13日突发双耳听力下降，烦躁不安，睡眠减少，言语错乱，胡言乱语，幻视，无肢体抽搐和意识障碍，无发热，进食量少，症状逐渐加重。2011年6月头颅MRI：枕叶新发夹层缺血性病变（图100-3），于2011年6月20日第3次入院。入院查体：谵妄，精神异常，幻视，语言流利，重复言语，构音清晰，查体不能合作，四肢活动、肌力可。7月4日突发左侧肢体抽动，继而四肢抽动，呼之不应，双侧瞳孔散大，静脉给予抗癫痫药物治疗缓解。续贯口服卡马西平抗癫痫治疗，奥氮平控制精神症状、营养支持、辅酶Q10、B族维生素、银杏叶制剂等治疗4周，症状逐渐缓解。查体：神清，对答基本切题，反应稍迟钝，可以正确回答自己名字、医院名称，计算力100-7=93，93-7=？，眼动充分，瞳孔等大，对光反射灵敏，余脑神经（－）。四肢肌力查体不能完全配合，可以自主行走，双肱二头和双膝腱反射减弱，双跟腱反射活跃，病理征（－）。2011年8月复查头颅MRI：病变减轻。2011年8月至2013年随诊：继续口服卡马西平、B族维生素、辅酶Q10，胰岛素控制血糖等治疗。病情基本稳定，曾双眼一过性黑矇，数秒缓解，同时伴有头痛；偶有情绪异常、易激惹；偶有肢体的不自主抽动，不伴意识丧失和肢体无力；饮食量减少，偶有进食后呕吐。期间血肌酐升高，诊断肾功能不全。血糖控制不稳定。2013年查体：神志清楚，构音清，语言交流差，轻度易激惹，计算力差，双耳听力下降，查体不能合作。眼球运动自如，无眼震，余脑神经（－）。四肢肌力Ⅳ级以上，双上肢腱反射对称引出，双膝腱反射偏低，未引出病理征。双上肢轮替慢、指鼻可，跟膝胫试验不能配合，Romberg征（－）。行走姿势大致正常。感觉查体不能配合。复查MRI提示脑萎缩为主，未见新发病灶。线粒体基因检测：3243A-G突变。

镜下病理

　　肌活检：可见RRF（HE、MGT、SDH染色）（图100-4）。

病理诊断

　　线粒体肌病，结合临床符合线粒体脑肌病MELAS综合征

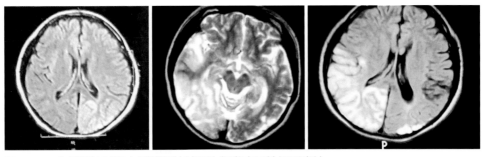

图100-1　左侧顶枕叶和右侧颞顶枕叶两次新发夹层性坏死病灶

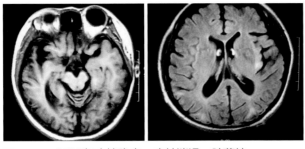

图100-2　2005年病情稳定，病灶消退，脑萎缩

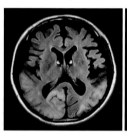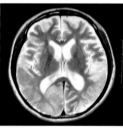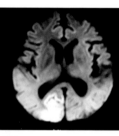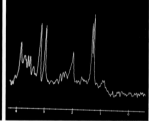

图100-3　2011年新发右侧枕叶病变，MRS示乳酸峰

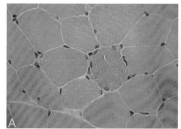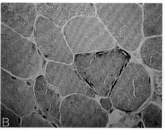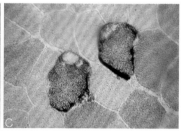

图100-4　肌活检示RRF
　　　　注：A. HE；B. MGT；C. SDH。

临床病理讨论

　　以上为一组临床和病理典型的MELAS。复习几例MELAS综合征的影像学特点：CT呈低密度病灶，其内尚有脑组织结构，多伴有基底节钙化。MRI：大脑半球皮质广泛长T1长T2信号，常累及一侧或双侧的颞叶、顶叶、枕叶、额叶及岛叶，典型的可呈现夹层性坏死样改变，皮质下白质受累较为明显，而深部白质相近于正常，有的病例还可见到血管增多增粗。因此，我们的体会是结合临床表现特点，认真观察影像学改变，对MELAS综合征的临床诊断有很大帮助，进而通过生化和肌肉活检及分子生物学检查得到证实。

　　MELAS绝大多数为母系遗传，散发病例甚少。研究证明80% MELAS是mtDNA tRNA（Leu）（UUR）基因3243位点A-G置换的点突变。少数（10%～15%）基因检测为mt DNA tRNA基因3271位点T-C置换点突变。MELAS脑损伤的机制被认为是线粒体代谢失调或缺失致损，大脑皮质小血管内皮层和平滑肌层线粒体异常堆积所致局部微循环血流障碍；富含线粒体的神经细胞线粒体结构和功能异常导致神经细胞坏变；病变呈选择性非均匀性，在病变皮质灰质选择性神经细胞坏变呈夹层性坏死、变性和脱失；导致临床表现卒中样发作，非动脉供血梗死性。MELAS多在儿童和成年早期发病，多数10岁后发病，首发症状常见发作性头痛，呈偏头痛样发作，伴有恶心、呕吐，癫痫发作也是常见的首发症状，多为全身性大发作，也可出现卒中样TIA发作，亦可表现为局灶性部分性抽搐发作，可伴有或不伴意识障碍。卒中样发作脑病可见反复发生轻偏瘫伴有或不伴失语，亦可枕叶病变偏盲或皮质盲，反复多次卒中样发作，逐渐出现学习成绩下降，认知功能下降，精神智能发育迟滞或衰退，最后发展为痴呆。少数可见行走不稳，小脑性共济失调。肌病症状一般较轻，开始可表现为运动不耐受或出现易疲乏和肢体无力，偶见全身消瘦或四肢肌肉萎缩。可伴有全身症状或其他系统症状如肥厚性心肌病，青年2型糖尿病或糖尿病并发神经性聋，亦偶见视力减退，视网膜色素变性，同时可有先天性畸形，身材矮小，弓形足畸形等。MELAS诊疗过程中首先要早期诊断，对于有可疑临床症状，包括抽搐、头痛、发育异常等的患者，选择肌肉活检（光镜下可见RRF，电镜下可见线粒体包涵体）和/或线粒体基因检测。确诊后早治疗，病情稳定仍要坚持用药治疗，包括：辅酶Q10，维生素B_1、维生素B_2、维生素B_6、维生素K_3+维生素C，辅酶A，ATP能量合剂。卒中样发作的早期治疗：急性期应加用精氨酸、依达拉奉、活血化淤药物治疗，比如银杏制剂等。同时对症治疗，包括抗癫痫治疗等。非发作期应预防和控制诱发加重的因素：感染、发热、过度体力运动等。

第二节 肌阵挛性癫痫伴破碎红纤维（MERRF）

病例101
肌阵挛性癫痫伴破碎红纤维

病史概要

27岁，女性。因"发作性肢体抽动9年，听力下降、持物及行走不稳2年"于2006年8月3日入院。患者1997年（18岁）起出现右手不自主抽动，持续1~2秒，不伴意识丧失，数天或十余天发作一次。渐发作频繁，每日均有发作。多次脑电图：高度异常（双侧棘慢、多棘慢综合波，左侧著）。口服丙戊酸钠（德巴金）有效，病情基本平稳，能从事日常工作。2003年12月停用丙戊酸钠改为口服"中药"。2004年9月（25岁），患者先后4次突发意识丧失、四肢抽搐，每次持续数分钟后缓解。调整抗癫痫药物，先后口服托吡酯（妥泰）、卡马西平、丙戊酸钠、氯硝安定等，未再发作肢体抽搐。2004年11月出现持物和行走不稳，反应慢，生活不能自理。双耳听力下降，左耳明显，伴耳鸣。病程中无明显智力下降和视力减退。2004年11月和2005年8月先后两次头颅MRI检查未见异常。2005年3月化验肌酶升高。平时对颜色鲜艳及发光的物体有畏惧感，不敢看电视。发病以来精神、食欲、睡眠可，二便正常，体重下降5kg左右。既往史和个人史无殊。否认家族性遗传病史，有一妹，23岁，在读研究生。查体：内科系统（-）。神清，言语慢，因听力欠佳，高级智能活动检查不配合，对答不能完全切题。双耳听力下降，余脑神经（-）。颈肌、双上肢肌力IV级，双下肢肌力V⁻级，双上肢可见意向性震颤，双手轮替试验、指鼻试验、双下肢跟膝胫试验欠稳准，Romberg征（-），步基宽，痉挛步态，足跟、脚尖行走无异常。四肢腱反射对称减弱。双下肢Chaddock征（±）。四肢远端针刺觉过敏，深感觉正常。脑膜刺激征（-）。眼科专科检查：眼底未见异常，双眼屈光不正。耳鼻喉科检查：双侧感音性耳聋。化验：血、尿、便常规+潜血（-）。肝肾功能、甲状腺功能（-）。乳酸脱氢酶308U/L、肌酸激酶208U/L、羟丁酸脱氢酶262U/L。心电图正常，超声心动图（-）。胸部X线片（-）。腹部B超（-）。乳酸：血乳酸2.2mmol/L。静脉血气查乳酸运动试验不正常。脑脊液检查：无色清亮，压力125mmH$_2$O，常规：细胞总数4×10^6/L、白细胞数0，生化：蛋白400mg/L、葡萄糖2.6mmol/L、氯化物120mmol/L，细胞学未见明显异常，乳酸2.2mmol/L，TORCH（-），OB（+）。头MRI+MRS+MRA：未见异常。脑电图：普遍中度不正常，提示弥散性脑病伴肌阵挛。肌电图：肌源性损害。肌肉活检符合线粒体肌病。

镜下病理

部分肌纤维不同程度萎缩，可见许多RRF样肌纤维，少数肌纤维变性，个别肌纤维坏死伴周围少数单核炎细胞浸润。MGT染色：可见许多RRF。NADH、SDH染色：可见许多RRF（图101-1）。CCO染色未见特殊。ORO染色：少数肌纤维内脂滴中度增多。PAS染色：肌纤维着色略深（图101-2）。ATP酶染色：Ⅰ、Ⅱ型肌纤维比例和分布大致正常，两型肌纤维均受累，Ⅰ型受累为主。

病理诊断

线粒体肌病，结合临床符合线粒体脑肌病，MERRF型

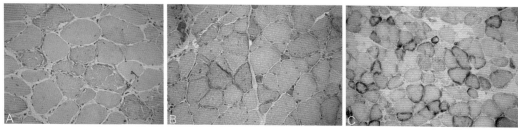

图101-1　肌活检示RRF
　　注：A. HE；B. MGT；C. SDH。

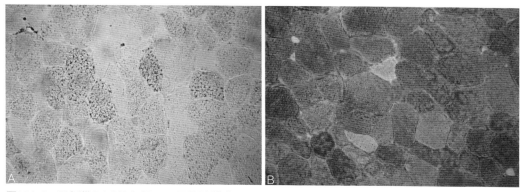

图101-2　肌纤维PAS染色深，可见脂滴增多
　　注：A. ORO；B. PAS。

临床病理讨论

MERRF以母系遗传为主，少数有散发病例，多在儿童青春期和成年早期发病。除已证明线粒体tRNA赖氨酸（LYS）基因nt 8344点A-G置换点突变（80%～90%），亦发现少数新位点如tRNA亮氨酸Leu（UUR）基因nt3256 C-T置换点突变，也有报告MERRF/MELAS重叠综合征是tRNA Lys nt 8356 T-C置

换突变等。MERRF临床特点：①逐渐加重的肌阵挛癫痫是MERRF主要的临床特点，其次是小脑共济失调，亦有运动不耐受肌病表现，少数亦可出现近端无力肌病表现，少数病例可伴发神经性聋、2型糖尿病和多发性周围神经病。②少数MERRF并发MELAS重叠综合征，可见高乳酸血症和卒中样发作，常有精神智能发育迟滞和认知功能下降，发展成痴呆，亦可见弓形足畸形、身材矮小等。

实验室检查：①血丙酮酸、乳酸升高、脑脊液乳酸升高。②头颅CT可见苍白球钙化。MRI可见脑室扩大和异常信号。③脑电图可见棘波、慢波、棘慢波综合或见棘波、棘波慢波综合肌阵挛样脑电图异常。肌肉活检冰冻切片光镜下可见HE切片散在单个颗粒变性纤维，MGT染色可显示RRF，NADH、SDH均可示阳性，COX阴性。电镜下可见线粒体增多，晶格状线粒体包涵体。脑大体所见无特殊改变，偶见小脑齿状核和延髓下橄榄核轻度萎缩和颜色变灰暗。镜下可见小脑齿状核和下橄榄核神经细胞变性减少和胶质细胞增生，偶尔中脑黑质、红核和底节核团亦见轻度神经细胞脱失、胶质增生和钙盐沉积。如合并MELAS皮质灰质局限性海绵状空泡变性，只是坏死变性改变很轻。

第三节 其他线粒体病

病例102
卡恩斯-塞尔综合征（KSS）

病史概要

男性，13岁。因"智力下降7年，间断头痛头晕1年"于1993年9月首次入院。患者自6岁上学以来学习成绩较差，注意力不集中，反应慢。11岁以后智力逐渐下降明显，学习成绩为班上最后一名。12岁起在上体育课或紧张时发生短暂头痛、头晕，无意识丧失，无肢体抽搐。1993年9月发作性头痛，左侧为主，每次持续2~3天，不伴视力障碍，无恶心、呕吐。于1993年9月首次入院。患者为足月顺产，1岁左右会说话会走路，容易摔跤，生长发育与同龄儿相仿，但体质弱，比较瘦小。患者的奶奶有精神失常史。入院查体：一般情况可，前发际较低，内科系统和神经系统检查均未见异常，眼底未见异常。脑电图：基本节律较杂乱，短程至长程中、高波幅8.0~8.5CPS的α节律，较多中、高波幅4.5~6.0CPS的慢波，单导示阵发及散在中、高波幅3~4CPS的棘慢波。诱发电位检查：①BAEP提示双侧中枢性损害；②左正中神经SEP大致正常；③VEP示双侧视通路轻度受损。头颅CT和头颅MRI均未见异常。血常规生化（－），甲状腺功能（－）。临床诊断：智力低下，癫痫？给予丙戊酸钠0.2g每日2次和赖氨酸3g每日3次治疗，出院随诊。1993年10月至1996年4月门诊随诊：头痛、头晕症状缓解，学习成绩仍差。1995年初（15岁）开始双侧睁眼困难，上睑轻度下垂，下午比上午重。查体：身高139cm，体重31kg，双侧上睑下垂，遮盖上1/2角膜，眼球内收轻度受限，听力正常，余脑神经（－）。四肢消瘦，肌力大致正常，腱反射低，病理征（－）。眼科检查：双眼屈光不正，眼底检查（－）。视网膜电流图（ERG）：支持视网膜病变（RP）（双眼F-ERG视杆视锥反应无波形，最大反应振幅极重变峰低，双震荡电位无波形）。肌电图提示左三角肌可疑肌源性损害。RNS（－）。血乳酸运动试验：运动前3.5mmol/L（正常1.4~1.9mmol/L），运动后5.8mmol/L。心电图正常。B超肝胆胰脾未见异常。14岁时X线片显示骨龄相当于13岁左右。脑电图：不正常。基本节律：短程至中程中波幅4.0~7.5PCS的θ节律，可见少量低、中波幅8CPS α节律。1996年左三角肌肌肉活检符合线粒体病。鉴于虽然多次复查脑电图均不正常，但临床上无癫痫发作，停用抗癫痫药物，给予维生素E、维生素Bco、维生素B₁和维生素B₆。2001年以后症状加重，听力下降，视物模糊，夜间视物障碍，双下肢无力，不能走快。2003年12月门诊随诊查体：双侧粗测视野正常，双侧上睑下垂，双眼球上下视不能，双眼内收和外展皆欠充分，无复视，左侧瞳孔对光反射差，右侧正常，闭目有力，双侧气导大于骨导，Weber居中，余脑神经检查（－）。双上肢近端肌力Ⅴ级，右手握力5-级，左手5-级，右手快速轮替动作笨拙，Hoffmann征（－），平走可，足跟行走不稳，Romberg征（－），双侧高足弓，双膝反射（+++），髌上反射（+），双跟腱反射（+++），踝阵挛（+），左侧重，左侧Babinski征（+），双侧Chaddock征（+），双踝以下痛觉过敏，触觉减退，下肢音叉觉减退，肋间神经末梢痛觉过敏，双侧腹壁反射（+）。2003年12月头颅MRI：脑干、双侧丘脑、内囊后肢、半卵圆中心、颞顶枕交界区脑白质长T2高信号，呈对称性分布（图102-1）。2003年脑电图：普遍中度不正常，弥漫性慢活动，各导联大量低、中波幅5～6CPS的θ节律，前部导联还可见2.5～3.5CPS不规则慢活动，未见正常α节律。复查血乳酸：运动前1.3mmol/L，运动后6.6mmol/L。心电图：①完全性右束支传导阻滞；②左前分支传导阻滞；③双室肥厚？2008年2月患者因"发作抽搐伴意识障碍2个月"再次入院。入院前2个月内患者反复发作跌倒，双眼直视，头后仰，双上肢屈曲、抽动，双下肢伸直，呼之不应，面色发青，持续1～2分钟后缓解。无舌咬伤，无二便失禁。开始1个月发作2～3次，入院前4天门诊给予丙戊酸钠0.2g，每日3次，病情加重，每日2次以上，入院当日清晨意识模糊，四肢抖动，面色青，疑为癫痫持续状态，急收入院。查体：心率30次/分，血压150/76mmHg。心电图示3度房室传导阻滞，予以紧急植入心脏起搏器，心率维持于70次/分。患者意识恢复，未再有抽搐发作。因此，临床考虑为心脏传导阻滞导致心源性晕厥或阿-斯（Adams-Stokes）综合征。植入心脏起搏器术中行心肌活检。

🔬 镜下病理

肌活检：可见肌纤维轻度大小不等，部分肌纤维轻度萎缩，散在单个肌纤维呈嗜碱性颗粒样变，周边深染或裂隙状，部分胞质内有许多细小空泡，未见坏死肌纤维，间质小血管未见明显异常，未见炎细胞浸润。MGT染色可见RRF。NADH染色显示部分肌纤维周边深染。PAS染色未见明显异常。ORO染色显示个别肌纤维内脂滴轻度-中度增多。NSE染色未见特殊。ATP酶染色：Ⅰ型肌纤维占优势，Ⅱ型肌纤维普遍小。符合线粒体肌病所见（图102-2）。

心肌活检：石蜡切片光镜见部分肌纤维退行性改变，间质黏液样变性；冰冻切片ORO脂滴增多，PAS糖原亦明显增多（图102-3），透射电镜可见脂滴和糖原颗粒均明显增多，线粒体亦明显增多（图102-4），但未见到晶格状线粒体包涵体。

⚗️ 病理诊断

线粒体肌病，合并脑白质病，结合临床符合KSS型（Kearns-Sayre Syndrome）

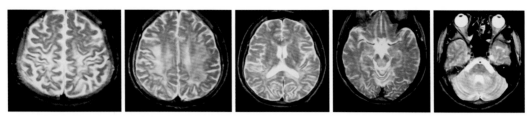

图102-1 头颅MRI示双侧对称性白质病变

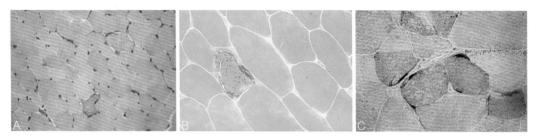

图102-2 肌活检可见RRF
        注：A. HE；B. MGT；C. NADH。

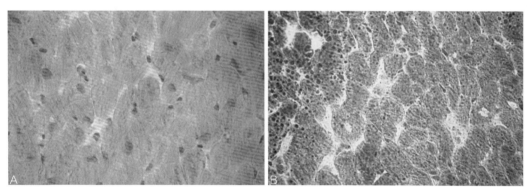

图102-3 心肌活检示肌纤维退变，糖原明显增多
        注：A. HE；B. PAS。

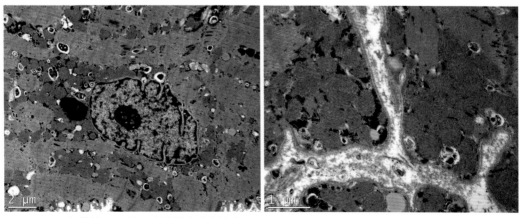

图102-4 肌纤维糖原颗粒和脂滴增多（电镜）

临床病理讨论

1958年Kearns和Sayre报告了视网膜色素变性、眼外肌麻痹（PEO）和心脏传导阻滞的病例，后相继有病例报告，称Kearns-Sayre综合征（KSS）。KSS多为散发病例，家族性遗传病例尚少报告。KSS病例有70%～80%为mtDNA缺失，缺失的大小依不同病例有较大的变异。KSS多数病例mtDNA缺失是13-18核苷反复构成，其发病机制是mtDNA复制时重组异常变异，亦有1/3病例KSS为4977bp的缺失。mtDNA大片段串联重复，只见于KSS病例，不见于慢性进行性眼外肌麻痹（CPEO）。本病儿童、青春期或成年早期发病（多在20岁以前发病），临床表现包括：①慢性进行性眼外肌麻痹，早期睑下垂、复视，慢性病例眼球固定，复视消失、眼肌麻痹。②视力减退，视网膜色素变性。③发作性晕厥，心肌病、心脏传导阻滞。④近端型肌病或易疲劳、运动不耐受，少数呈肌炎样或肌营养不良样临床表现。⑤全身异常、神经聋、身材矮小、弓形足和脊柱侧弯畸形等。KSS可有脑电图异常。肌电图为肌源性或神经源性损害。血乳酸运动后升高，脑脊液蛋白和乳酸增高。头颅CT可见苍白球和小脑钙化。头颅MRI可见脑干、小脑白质和大脑半球深部白质异常信号（髓鞘不良）。肌活检HE和MGT染色可见散在单个异常的RRF，SDH、NADH呈阳性，而COX呈阴性。RRF阳性率可达60%～80%。半薄切片TB染色光镜可见散在单个颗粒变性的RRF。超薄切片铅铀染色透射电镜观察可见线粒体增多、异常线粒体和晶格样线粒体包涵体。脑病理病变见于脑干、小脑白质空泡样变性。大脑深部白质空泡样变性较轻，基底节核团、苍白球、壳核、丘脑和脊髓亦可受累及，通常大体检查无明显异常改变。在常规HE染色切片空泡样变性显示欠清晰，而髓鞘LFB染色切片可见髓鞘变薄，被空泡分开，可见轴索增粗变长。在脑干、小脑白质严重病变处可见少突胶质细胞变性脱失和轻度星形细胞增多。在苍白球、丘脑、齿状核和延髓等处可见小血管及其周围可见到矿物质钙盐沉积，有的血管壁可见纤维组织增生增厚使管腔狭窄。

病例103
线粒体神经胃肠脑肌病（MNGIE）

病史概要

女性，34岁。因"间断双下肢无力3年，加重伴颈及上肢无力1个月"于2001年就诊于我院。患者于1999年1月无诱因出现双下肢无力，但尚可爬楼，可步行500~1000m，伴肢体游走性蚁走感，症状持续5天后自行缓解。此后，经常感到双下肢乏力，休息缓解。2000年2月双下肢无力明显，上楼需搀扶，步行50m即需要休息，伴咀嚼费力，只能进食粥类，食欲减退，呕吐，不伴恶心。当地给予口服多种维生素治疗，并肌内注射维生素B_{12}，17天后病情好转，可正常工作，但仍有间断呕吐，每月呕吐20次左右。2001年11月再次出现双下肢无力，上楼困难，步行10m即需要休息，伴双足底锥刺样疼痛，呈阵发性，夜间较重，双足凉感，洗脚时感觉水温高，无踩棉花感。12月无力加重，卧位头不能抬起，不能从床上坐起，不能独立行走，可搀扶步行约10余步，行走不稳，双手力弱，不能持筷。入院查体：脑神经（−），屈颈肌力Ⅳ级，伸颈肌力Ⅴ级。双上肢肌力Ⅴ级，双下肢近端肌力Ⅲ级，远端肌力Ⅳ级，坐位不能独立站起。左手轮替略差，双下肢跟膝胫欠稳准，Romberg征（＋）。双下肢内侧触觉减退，双髂以下音叉振动觉减退，关节位置觉差，皮质觉正常。四肢腱反射对称减低。Babinski征可疑阳性。NCV：上下肢周围神经源性损害（感觉纤维轴索损害）。针电极肌电图：上下肢肌源性损害。右下肢SEP：周围性损害。右下肢MEP：未见异常。血乳酸运动前3.2mmol/L，运动后6.3mmol/L。血CK 395U/L，LD 559U/L，血维生素B_{12}和叶酸水平（−）。血清免疫指标（−）。脑脊液：常规、生化和细胞学正常，MBP 2.13mmol/L。OB阴性。2001年1月14日头颅MRI未见异常。心电大致正常。肌肉活检符合线粒体肌病。

镜下病理

肌活检可见肌纤维变性坏死，可见RRF（图103-1），伴脂质沉积（图103-2）。腓肠神经活检：中–重度轴索脱髓性神经病（图103-3）。

病理诊断

结合临床，符合线粒体神经胃肠脑肌病（MNGIE）

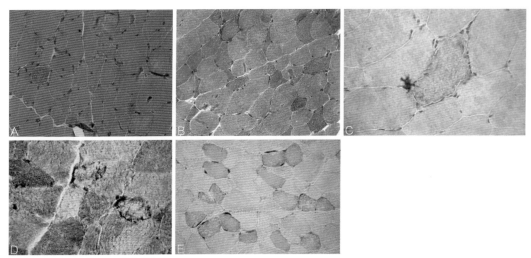

图103-1　肌活检可见RRF
　　　　注：A. HE；B、C. GMT；D. NADH；E. SDH。

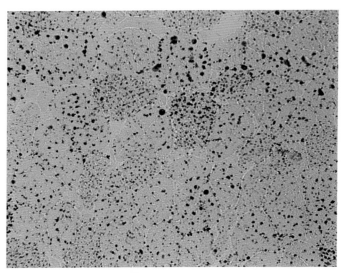

图103-2　肌纤维内脂滴增多（ORO）

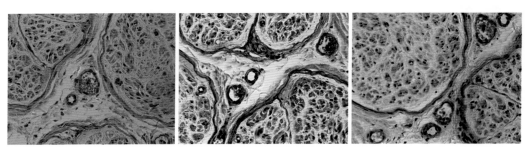

图103-3　腓肠神经中重度髓鞘脱失，轴索变性

临床病理讨论

　　MNGIE综合征是由于线粒体异常导致的多系统疾病综合征，包括肌病、神经病、胃肠道动力障碍和脑白质病变。1994年Hirano综合提出4项诊断标准即周围神经病、眼外肌麻痹、胃肠道动力障碍、脑病。肌肉活检可见RRF（GT、NADH、SDH阳性）等。MNGIE发病机制是DNA胸腺嘧啶核苷磷酸化酶（TP）基因错义突变或插入突变，脑白质病变有报告为mtDNA耗竭（depletion）和多发性mtDNA缺失（deletion）。亦有报告MNGIE并发MELAS可见线粒体基因A3243G突变等，由于多系统病变其发病机制仍待进一步研究。MNGIE为常染色体隐性遗传，定位在22q，多数在20岁前发病（1～60岁均可发病），胃肠道动力障碍为主要的症状：恶心、呕吐、阵发性腹痛呈假性肠梗阻表现，可有腹泻和便秘、吸收不良、消瘦、恶病质等。肌病多见上睑下垂，眼外肌麻痹（PEO），伴有或不伴有肢体无力等。多发性周围神经病主要为远端型感觉减退，腱反射减退或消失，运动性肌无力较轻或无。MRI偶见脑白质病变。其他还可有神经聋、身材矮小或消瘦体型。实验室检查血乳酸升高，肌电图和心电图异常。肌活检病理：①肌纤维大小不等可见散在萎缩纤维，多数呈小角形神经元性改变。②可见散在单个深染的变性纤维，MGT、NADH和SDH呈阳性的RRF，COX染色有的纤维可呈阴性。腓肠神经活检病理：仅见Hirano报告以轴索变性为主，偶见脱髓性改变。

病例104
慢性进行性眼外肌麻痹（CPEO）之一

病史概要

女性，21岁。因"渐进性双眼睑下垂15年，眼球活动不能5年"于1985年我院门诊就诊。六七岁起双上睑下垂、走路多易疲劳、跑跳较困难，16岁发现眼球不能转动，无复视，无晨轻暮重，学习成绩较差。否认家族史。查体：双眼裂小，上睑下垂，双眼球固定，各方向均不能活动，无复视，瞳孔等大，对光反射存在，余脑神经（－）。四肢肌力Ⅴ级、肌张力正常，腱反射低，病理征（－），感觉正常。新斯的明试验（－）。乙酰胆碱受体抗体（－）。肌酶谱正常，其他常规化验均正常。重复电刺激：未见异常。

镜下病理

肌活检光镜下可见RRF（图104-1）。电镜下可见线粒体包涵体（图104-2）。

病理诊断

线粒体肌病，结合临床符合CPEO型

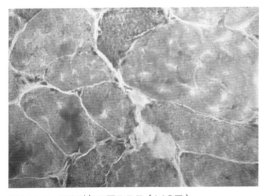

图104-1　肌活检可见RRF（MGT）

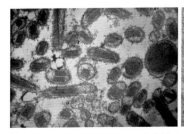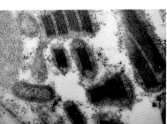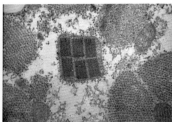

图104-2　线粒体内可见晶格样包涵体（电镜）

病例105
慢性进行性眼外肌麻痹之二

病史概要

女性，16岁。左侧上睑下垂近3年，右侧上睑下垂及双眼活动受限2年。1984年他人发现患者左侧上睑轻度下垂，无复视，1985年上睑下垂渐加重，新斯的明试验阴性，1986年上半年左眼球活动受限，双眼向左视有复视，右眼球活动亦受限，缓慢加重。自觉全身乏力，学习成绩下降，外院头颅CT检查未见异常。查体：双上睑下垂，眼裂小，两眼向各方向活动均受限，面纹略浅，表情欠丰富，听力正常，咽反射迟钝，无声嘶、呛咳和吞咽困难，肌力Ⅴ级，感觉正常，未引出病理征。重复电刺激正常，肌电图可疑肌源性损害，心电图正常，肌酶谱、抗乙酰胆碱受体抗体（AchR-ab）、ANA自身抗体均正常。腰穿脑脊液压力、脑脊液常规、糖、蛋白均正常，OB（-），IgG24合成率均正常。1987年起眼外肌麻痹，2个月前出现耳鸣、耳聋，左侧重于右侧，眼球活动受限，上睑下垂，近几天视力下降。查体：眼裂小，眼睑下垂，眼球各向活动受限，无复视，双耳神经性耳聋，腱反射减低。临床诊断：眼外肌麻痹，口眼干，周围神经病，不除外线粒体疾病。

镜下病理

肌纤维大小基本正常，可见散在单个变性纤维，间质未见血管和炎细胞改变。ATP酶未见群组化，Ⅰ、Ⅱ型肌纤维分布正常。MGT、NADH、SDH均可见散在单个RRF（图105-1），其他CCO、PAS、ORO未见特殊。

病理诊断

线粒体肌病，结合临床符合CPEO型

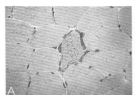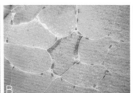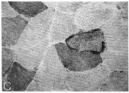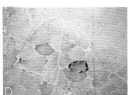

图105-1　肌活检可见RRF
注：A. HE；B. MGT；C. NADH；D. SDH。

病例106
慢性进行性眼外肌麻痹之三

病史概要

女性，23岁。因"眼球活动障碍10多年"就诊。10岁起眼球突出，上睑下垂并有复视，近几年来眼球活动障碍加重，外院新斯的明试验（－），外院肌电图诊断肌营养不良，仍坚持夜大学习。无家族史。查体：双眼视力1.5，瞳孔等大，对光反射正常，双眼球突出、上睑下垂，眼裂小，眼球居中，向上下注视稍能动，左右注视完全不能活动，其他脑神经未见异常。四肢肌力肌张力正常，无感觉障碍，腱反射对称正常，未引出病理征。眼眶CT左眼球稍突出，心电图正常，重复电刺激未见递增或递减现象，肌电图未见肌源和神经源性损害。肌酶谱、甲状腺功能、AchR-ab和常规化验均未见异常。

镜下病理

肌活检可见肌纤维轻度变性，可见RRF（图106-1），电镜可见线粒体包涵体（图106-2）。

病理诊断

线粒体肌病，结合临床符合CPEO型

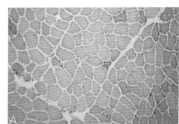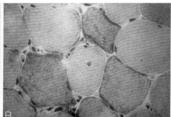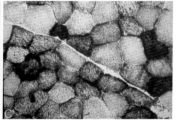

图106-1 肌活检可见RRF
注：A. HE；B. MGT；C. NADH。

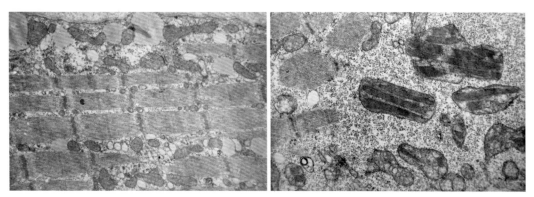

图106-2　线粒体异常，其内可见晶格样包涵体（电镜）

临床病理讨论

　　以上三例为CPEO，临床均表现为缓慢性加重的眼外肌麻痹，最终眼球固定，肌活检可见RRF。CPEO临床多为缓慢起病，先单侧或同时双侧上睑下垂、眼裂小，相继单侧或双侧眼球活动受限，早期可有复视，随眼肌麻痹加重眼球不能活动，复视消失，视力、瞳孔和对光反射等多不受影响，长病程眼球固定呈现完全性眼外肌麻痹。在眼肌麻痹同时可见运动易疲乏或运动不耐受等全身肌病症状。但检查多无阳性体征，如肌力、肌容积、反射和感觉等多在正常范围。诊断应用电生理重复电刺激、新斯的明试验排除眼肌型重症肌无力，也要应用神经影像、肌电图、临床体征和有意义化验检查排除其他肌源性和神经源性疾病所致眼肌麻痹。肌活检光镜下RRF和电镜下线粒体包涵体有助确诊，从临床表现和辅助检查特征性所见与线粒体脑病如KSS、MELAS、MERRF、MNGIE和NARP等鉴别。

病例107
线粒体肌病合并脂质沉积之一

病史概要

男性，33岁。因"颈部和双下肢无力3个月"于1995年门诊就诊。患者3个月前无明显诱因出现颈部和双下肢无力，活动后加重，无明显晨轻暮重，无肌肉疼痛。1个月前曾患感冒，发热，肢体无力加重，经静脉滴注青霉素7天和中药治疗，感冒缓解，但肢体无力症状无缓解。病程中无抽搐、肢体麻木、肌肉萎缩、复视、饮水呛咳等症状。发病以来体重下降5kg。家族史：其妹妹患肌病已病故。查体：血压正常。心肺（-）。肝脾肋下未及。神清，眼球运动正常，眼震（-），无面舌瘫，双侧耸肩力弱，颈部肌力弱，肩胛带肌肌力Ⅴ级，双上肢肌力Ⅴ级，双下肢肌力Ⅴ⁻级。双侧腱反射正常。病理征（-）。新斯的明试验（-），血肌酶谱LDH 450U/L、CK 463U/L、CK-MB 161U/L、谷草转氨酶85U/L。红细胞沉降率18mm/h，ASO 1：400，RF 1：20。临床拟诊：多发性肌炎。

镜下病理

肌活检可见肌纤维大小基本正常，未见肌纤维变性、坏死、再生，部分肌纤维内可见圆形或卵圆形空泡，间质无特殊，未见炎细胞浸润。MGT染色：可见RRF（图107-1）。ATP酶染色：Ⅰ、Ⅱ型肌纤维分布正常，两型肌纤维均可见小空泡，以Ⅰ型多见。ORO染色：部分肌纤维脂滴增多（图107-2）。PAS、COX染色无特殊。NSE染色：亦可见小空泡样改变。电镜：可见线粒体异常，典型的晶格样线粒体包涵体，脂滴增多，糖原轻度增多（图107-3）。

病理诊断

部分肌纤维脂质颗粒样变性，伴线粒体异常，考虑线粒体肌病合并脂质沉积

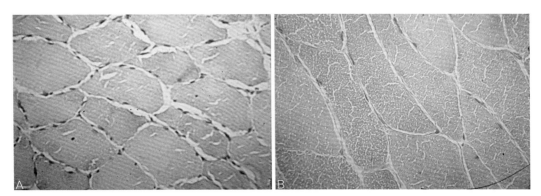

图107-1 肌纤维内可见圆形空泡，可见RRF
注：A. HE；B. MGT。

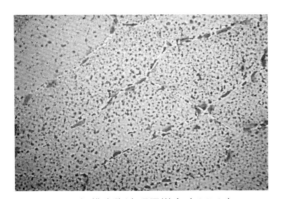

图107-2 肌纤维内脂滴明显增多（ORO）

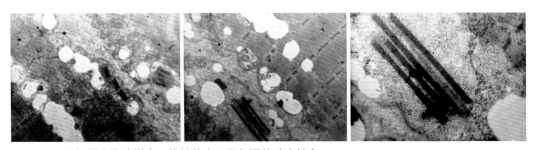

图107-3 肌纤维内脂滴增多，线粒体内可见包涵体（电镜）

病例108
线粒体肌病合并脂质沉积之二

病史概要

男性，20岁。因"四肢无力3个月"于1989年首次入院。1989年1月发作恶心、呕吐，之后出现全身乏力，逐渐双下肢无力，不能长距离行走，不能跑步，休息症状减轻，1个月后无力加重，不能上楼，蹲立困难。查体：全身较消瘦，颈前屈肌力IV级，肩带局限性肌萎缩伴轻度压痛，四肢近端肌力IV级，远端V级，腱反射对称活跃，病理征（−），感觉（−）。化验：血SGOT 35IU、CPK 141-190IU、LDH160IU、a-HBDA 483IU、TG 323mg/dl，均稍高于正常。肌电图示肌源性损害。临床诊断：多发性肌炎。右斜方肌肌活检：肌纤维空泡样变性，伴少数角形纤维。结论：肌源性改变，可能为变异型肌炎。门诊随诊，激素治疗，症状缓解，但仍有反复双下肢无力。1992年（23岁）门诊查体：双上肢和双下肢近端肌力V级，库欣综合征体型，余（−）。第二次肌活检结论：肌源性改变，肌纤维空泡样变较前次明显减轻，间质血管增生。结合临床仍考虑肌炎变异型可能性大。继续门诊随诊，仍有反复出现四肢无力，伴肌肉萎缩，应用激素治疗后可缓解，但近2年继续疗效不佳。1995年5月（26岁）门诊随诊，查体：四肢肌力IV级，肌张力正常，冈上肌、冈下肌、胸大肌和四肢均见明显肌萎缩，腱反射偏低，感觉正常，病理征（−）。血肌酶谱升高。第三次肌活检，结论：线粒体肌病伴脂肪沉积。

镜下病理

第二次肌活检：肌纤维轻度大小不等，肌纤维未见变性、坏死和炎细胞浸润，散在极少数萎缩肌纤维。间质胶原纤维轻度增多，小血管增生，管壁增厚，血管外膜散在单核细胞。MGT未见RRF。ORO少部分肌纤维脂滴轻度增多。ATP酶和NADH染色：II型纤维占优势。PAS、NSE、COX染色未见特殊。

第三次肌活检：肌纤维轻度大小不等，未见肌纤维坏死或再生现象，部分肌纤维可见小空泡。间质无特殊，未见炎细胞浸润。MGT未见RRF（图108-1）。ATP酶染色：I型肌纤维小空泡为著。ORO可见部分肌纤维脂滴增多（图108-2）。PAS、NADH、NSE、Cox均无特殊。电镜：可见肌纤维间存在大量圆形无界膜的脂肪小泡。肌膜下、肌纤维间及肌核旁可见异常线粒体，少数线粒体内可见晶格样包涵体，亦可见糖原颗粒增多（图108-3）。

病理诊断

线粒体肌病合并脂质沉积

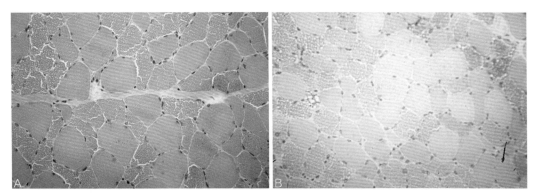

图108-1 肌纤维轻度大小不等，部分肌纤维可见小空泡，未见RRF
注：A. HE；B. MGT。

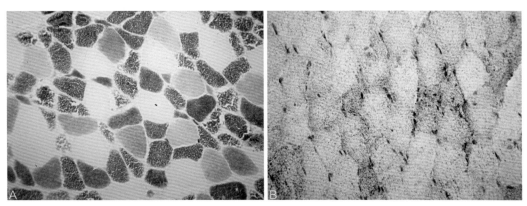

图108-2 Ⅰ型肌纤维小空泡为著，部分肌纤维脂滴增多
注：A. ATPase；B. ORO。

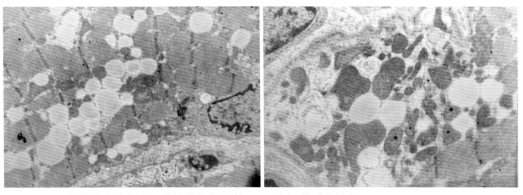

图108-3 肌纤维内脂滴增多，线粒体结构异常，可见包涵体（电镜）

病例109
线粒体肌病合并糖原蓄积

病史概要

男性，26岁。因"运动不耐受6年"于1986年在我院就诊。患者20岁起，长距离跑步或疾走数百米即出现双下肢乏力、酸胀，心率加快，休息10分钟可恢复正常。冬季重，夏季轻，冬天明显。近1年加重，步行100～200m或上一层楼即出现下肢乏力，时伴有肌肉痉挛疼痛，洗衣服或双手用力出现上肢乏力，长时间进食咀嚼亦感乏力，停止几分钟即可缓解。除此症状外其他工作生活正常。患者之兄患类似疾病。查体：心肺腹（－）。脑神经（－）。四肢肌力正常，腱反射偏低，病理征（－）。感觉正常。运动试验：连续蹲起20次出现四肢无力、心率由72次/分加快至140次/分。血常规（－）。肝肾（－）。肌酶谱CK正常，血乳酸运动后升高。心电图（－）。脑电图（－）。肌电图未见异常。

镜下病理

左腓肠肌活检光镜下PAS显示部分肌纤维糖原增多，未见RRF（图109-1）。电镜：糖原颗粒明显增多，可见线粒体晶格状异常结构，线粒体包涵体（图109-2）。

病理诊断

线粒体肌病合并糖原蓄积

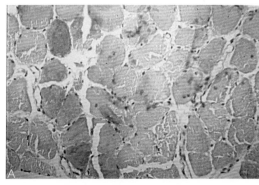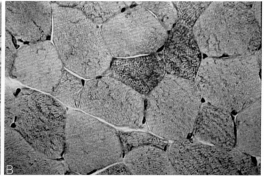

图109-1 肌纤维大小不等，PAS可见糖原增多
　　　　注：A. HE；B. PAS。

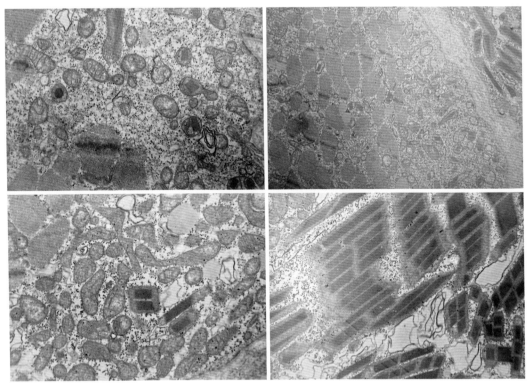

图109-2　肌纤维内糖原颗粒明显增多，线粒体内可见晶格样包涵体（电镜）

临床病理讨论

　　以上3例病理均见到了线粒体肌病，同时合并存在脂质或糖原的大量沉积。线粒体是体内产生和提供能量的重要器官，是复杂的氧化还原能量代谢的场所。游离脂肪酸经肉毒碱和肉碱棕榈酰基转移酶、乙酰辅酶A作用和参与下进入线粒体的三羧酸循环；葡萄糖产生丙酮酸也是在乙酰辅酶A参与下进入线粒体三羧酸循环，通过氧化磷酸化经过一系列氢与电子传递体（复合体）如烟酰胺腺嘌呤二核苷酸（NAD），黄素腺嘌呤二核苷酸（FAD）、细胞色素A、细胞色素B、细胞色素C等呼吸链传递体（复合体）在辅酶Q参与下，经氧化产生能量（ATP）维持细胞活动和生命。线粒体肌病可合并存在脂质沉积和糖原蓄积，临床也表现为运动不耐受、剧烈运动肌痛、痉挛和无力，伴肌红蛋白尿。近端肌无力类肌炎表现为CK升高。肌活检可见线粒体异常和包涵体，肌纤维无炎症和坏死。

病例110
肌营养不良样线粒体肌病之一

病史概要

男性，24岁。渐进性四肢无力、消瘦17年，上睑下垂2年，饮水呛咳1年。1983年门诊就诊。患者自七八岁起，四肢无力、消瘦，逐渐加重。近两年上楼困难，双侧上睑下垂。近一年饮水呛咳。平时偶有头痛。无家族史。查体：双侧上睑下垂、眼球各方向活动受限，无复视，咬肌和颞肌无力，鼻唇沟对称，吞咽尚可，伸舌居中，颈肌力弱，四肢肌力Ⅲ级，肌肉萎缩，伴假肥大，腱反射减低，病理征（−），感觉正常。新斯的明试验（−）。血肌酶谱正常。肌电图：肌源性改变。临床诊断：进行性肌营养不良，眼肌型。

镜下病理

肌活检可见RRF（图110-1），电镜可见线粒体包涵体（图110-2）。

病理诊断

线粒体肌病

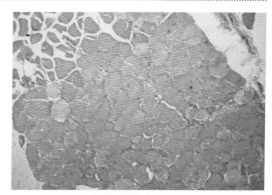

图110-1　肌活检可见RRF（HE）

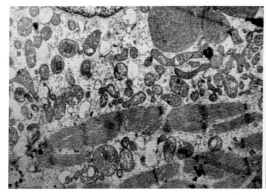 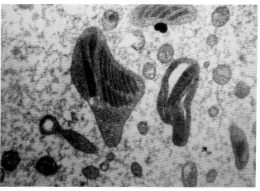

图110-2　线粒体结构异常，可见晶格样包涵体（电镜）

病例111
肌营养不良样线粒体肌病之二

病史概要

男性，30岁。因"渐进性肢体无力4年"于1987年门诊就诊。患者26岁发现步态呈鸭步样，渐加重，走路易跌跤，上楼困难，双上肢亦感沉重无力。无家族史。查体：心肺（－）。脑神经（－）。四肢近端肌力Ⅳ级，肌肉萎缩，翼状肩胛，小腿肌力Ⅴ级，无假肥大，Gower征（＋）。脊柱腰椎前凸。感觉（－）。腱反射减低，未引出病理征。血CPK 3150U/L，谷草转氨酶 71U/L，LDH 252U/L，谷丙转氨酶49U/L。肌电图为神经源性损害。

镜下病理

肌活检：肌肉可见RRF（图111-1）和线粒体包涵体（图111-2）。

病理诊断

线粒体肌病

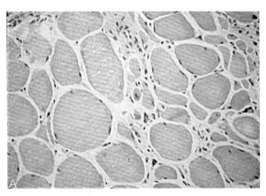
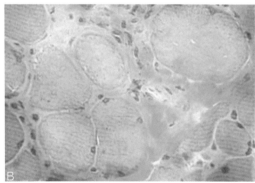

图111-1 肌活检可见RRF
  注：A. HE；B. MGT。

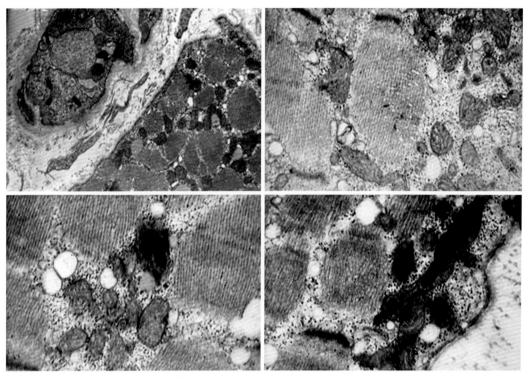

图111-2　线粒体结构异常，可见包涵体（电镜）

病例112

肌营养不良样线粒体肌病之三

病史概要

男性，32岁。因"渐进性肢体无力10年"，于1984年门诊就诊。患者自22岁起腰肌容易疲劳，下肢无力，逐渐加重。近4年走路易跌跤。近3年双上肢亦感沉重无力，上举困难。无家族史。查体：内科查体（－）。脑神经（－）。四肢近端肌力Ⅳ级，肌萎缩，翼状肩胛、股四头肌萎缩明显，远端肌力正常。感觉（－）。腱反射偏低，病理征（－）。血CPK 3470U/L，GOT 600U/L，LDH 800U/L，其他常规化验（－）。腰椎X线片（－）。肌电图示肌源性损害。临床诊断：肢带型肌营养不良。

镜下病理

腓肠肌活检：肌源性改变。电镜：可见线粒体增多和晶格样线粒体包涵体（图112-1）。

病理诊断

线粒体肌病

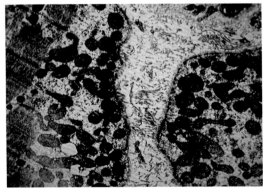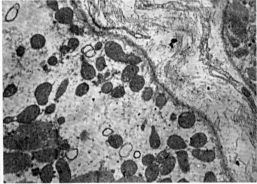

图112-1 线粒体结构异常，内可见晶格样包涵体（电镜）

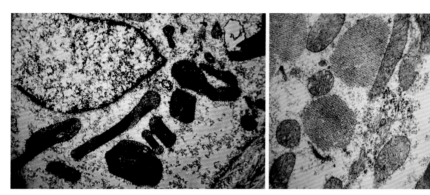

图112-1 线粒体结构异常，内可见晶格样包涵体（电镜）（续）

临床病理讨论

以上三例临床均表现为慢性进行肌无力，近端肌肉受累为主，伴肌萎缩，临床均拟诊肌营养不良，但病理提示线粒体肌病。我们称之为肌营养不良样线粒体肌病，是线粒体肌病的一种临床表型。其临床表现为隐袭性或缓慢发病四肢无力，多以下肢近端肌无力起病，呈蹒跚步态，蹲下起立困难，可见下肢消瘦，病情缓慢进展上肢近端无力，可见大腿近端肌肉萎缩和翼状肩胛，大多无假肥大，反射减低，无感觉障碍和病理征，进展缓慢，病程长。少数病例可并发眼肌麻痹、口咽肌无力和神经性聋等。肌酶谱CK正常或稍高，肌电图为肌源性改变无助于诊断和鉴别诊断。本组疾病临床诊断应与各型进行性肌营养不良鉴别，肌活检肌营养不良蛋白免疫组化染色抗肌萎缩蛋白（dystrophin）无缺失，见到线粒体异常RRF和线粒体包涵体可提供诊断依据。检测线粒体DNA基因有助于诊断。

病例113
肌炎样线粒体肌病

病史概要

　　男性，27岁。因"双下肢无力半年"于1988年10月门诊就诊。患者半年前开始双下肢无力，逐渐加重，3~4个月后蹲立困难，行走几十米即感无力和疼痛。上肢也出现无力和疼痛，无家族史。查体：心肺（−）。脑神经：双侧眼球外展轻度受限，余各项活动（−），无复视。上肢肌力稍弱。下肢近端肌力Ⅲ~Ⅳ级，伴轻度肌萎缩，呈蹒跚步态，蹲下起立困难，未见肌丘和假肥大。腱反射减低，无病理征。感觉（−）。肌电图和重复电刺激未见异常。CPK 220U/L，LDH 177U/L，血乳酸稍高21.4mmol/L，乳酸运动试验未见明显升高。其他化验均未见明显异常。腰椎X线片（−）。临床拟诊：肌病，迁延性肌炎。

镜下病理

　　股四头肌活检光镜下所见为肌源性病理改变，未见肌纤维坏死和炎细胞浸润，可见脂滴增多和可疑RRF（图113-1）。电镜所见：可见脂滴、糖原颗粒增多和异常线粒体（图113-2）。

病理诊断

　　线粒体肌病

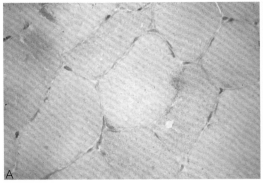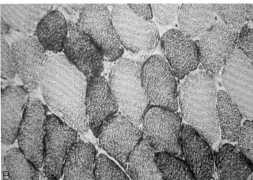

图113-1　肌活检可见脂滴增多，可疑RRF，未见炎细胞和坏死
　　　　注：A. HE；B. NADH。

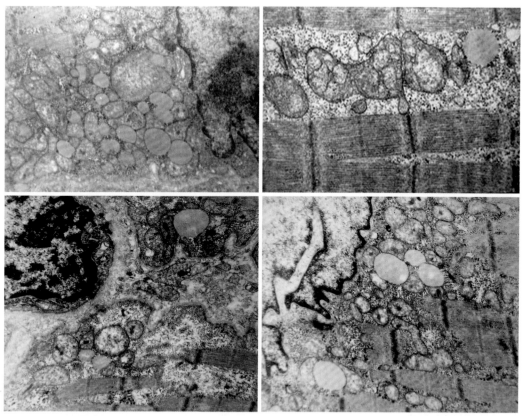

图113-2　脂滴增多，线粒体结构异常（电镜）

临床病理讨论

　　本例临床表现为亚急性进展的肌病，伴有肌痛，临床拟诊肌炎，肌活检未见肌肉坏死及炎细胞浸润，发现了线粒体结构异常，称为肌炎样线粒体肌病。本病发病较急，多呈亚急性或缓慢进展，以四肢近端无力伴不同程度的肌痛为特征。一般病情较轻，不伴多肌炎，常见伴发口咽肌和颈肌无力等症状。乳酸升高，肌酶多正常，进展缓慢，病程长为特点。肌活检线粒体异常和线粒体包涵体可提供诊断证据。

病例114
线粒体神经肌病之一

病史概要

男性，22岁。因"复发性肢体无力15年"于1985年在我院就诊。患者7岁时发现行走缓慢，当时曾诊断"肌营养不良"，一般对症治疗肌无力减轻。15岁时再次出现行走无力，曾用B族维生素和维生素E治疗，6个月后症状消失。20岁时第三次发病，1年左右症状缓解。2个月前症状再现。无家族史。查体：内科系统（−）。神经系统检查：脑神经（−），上肢肩带肌群轻度萎缩，肌力对称基本正常，双下肢肌力和肌容积对称正常。双侧腕以下和踝以下痛、触觉减退。肱二头肌反射减低，肱三头肌、膝腱、跟腱反射均未引出，病理征阴性。血肌酶谱正常。肌电图：神经源性损害。给予口服维生素B_1、维生素B_2、维生素B_{12}、维生素E和辅酶Q10治疗，症状好转。

镜下病理

肌活检可见RRF（图114-1）和线粒体包涵体（图114-2）。腓肠神经活检为轴索性神经病（图114-3）。

病理诊断

线粒体神经肌病

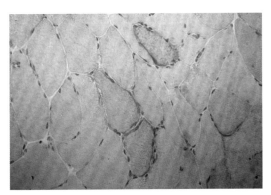

图114-1 肌活检可见RRF（MGT）

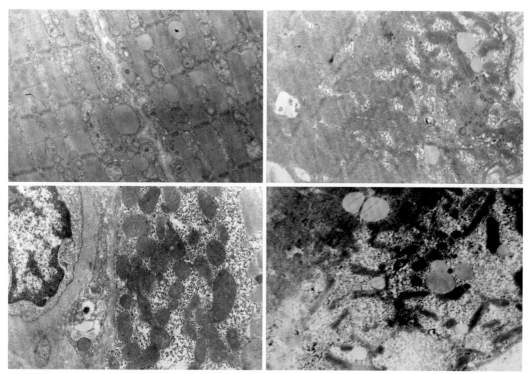

图114-2 肌纤维线粒体结构异常，可见包涵体（电镜）

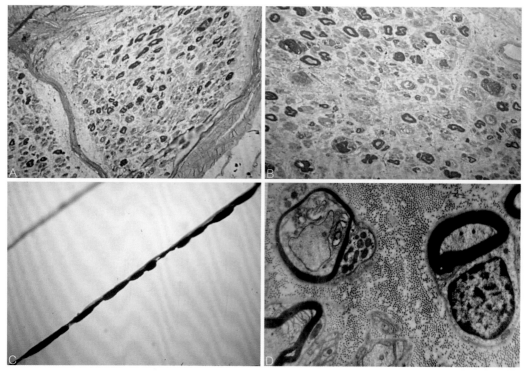

图114-3 腓肠神经活检提示周围神经轴索变性
注：A、B. 髓鞘；C、D. 单纤维，电镜。

病例115
线粒体神经肌病之二

病史概要

　　男性，32岁。因"间断性四肢麻木疼痛11年"于1988年在我院就诊。患者自21岁起感觉双手、前臂和双小腿阵发性麻木，不能活动，严重时行走困难，每次发作持续十多分钟自行缓解。近1年出现自腰痛区或右臀部向腘窝的串痛。近6个月出现下肢"抽筋"。近1个月出现上肢发作肌肉僵硬、疼痛，每次几分钟。昼夜均有发作，服镇静药可减轻。患者10年前有农药接触史。近8年饮酒，每天50～100ml。无家族遗传病史。查体：内科查体无特殊发现。神经系统：左眼内斜30°，无复视和上睑下垂，有不持续水平眼震，左耳传导性聋，其余脑神经未见异常。双上肢肌力Ⅴ级，双下肢近端肌力Ⅳ级，远端Ⅴ级。双上肢前臂下1/3痛、触觉减退，左足外侧痛、触觉减退，四肢腱反射存在，病理征阴性。血肌酶谱（－），AchR-Ab（－）。血乳酸运动试验阳性。腰椎X线片和CT示L_3～L_4椎间盘突出。肌电图：神经源性和肌源性损害。经维生素和辅酶Q10治疗病情稳定出院。

镜下病理

　　股四头肌活检可见RRF（图115-1）和线粒体晶格状包涵体（图115-2）。腓肠神经活检可见髓鞘、轴索变性（图115-3）。

病理诊断

　　线粒体神经肌病

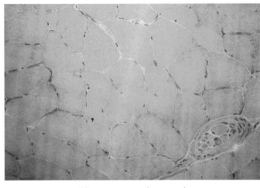
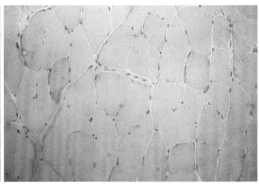

图115-1　肌活检可见RRF（MGT）

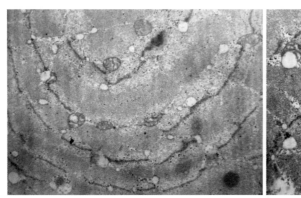
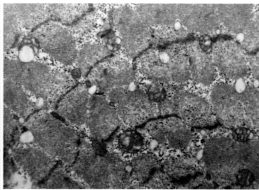

图115-2　肌纤维线粒体结构异常，包涵体（电镜）

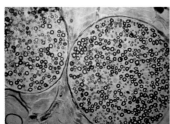
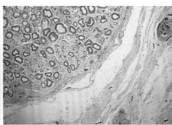
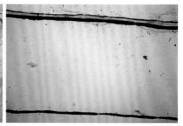

图115-3　腓肠神经活检可见神经纤维丢失，髓鞘脱失，轴索变性

临床病理讨论

　　以上两例临床均表现为肌病，同时合并四肢远端感觉障碍，电生理检查示神经源性损害合并肌源性损害，临床诊断困难，病理提示线粒体肌病，同时存在周围神经的轴索变性。线粒体病由于线粒体结构和功能异常复杂可导致多系统功能障碍和多种临床疾病变异重叠综合征，例如MNGIE、NARP、KSS等，神经肌病型线粒体肌病也可见到。其临床表现为儿童、青年或成年均可发病，可先以肌病或肌营养不良样临床表现发病，下肢或四肢近端无力，以后出现肢体远端无力伴麻木或疼痛，腱反射减低或消失的周围神经病。两者可先后发病或同时发病或先后交替发病。亦可先眼肌麻痹发病，几个月或几年后并发周围神经病。肌酶谱多正常，肌电图可见肌源性或神经源性改变或先后不同时出现。肌活检和腓肠神经活检可提供诊断依据。临床遇到电生理肌源性和神经源性共存，或者交替出现的情况，需要充分鉴别代谢、免疫等相关神经肌病，包括线粒体肌病。